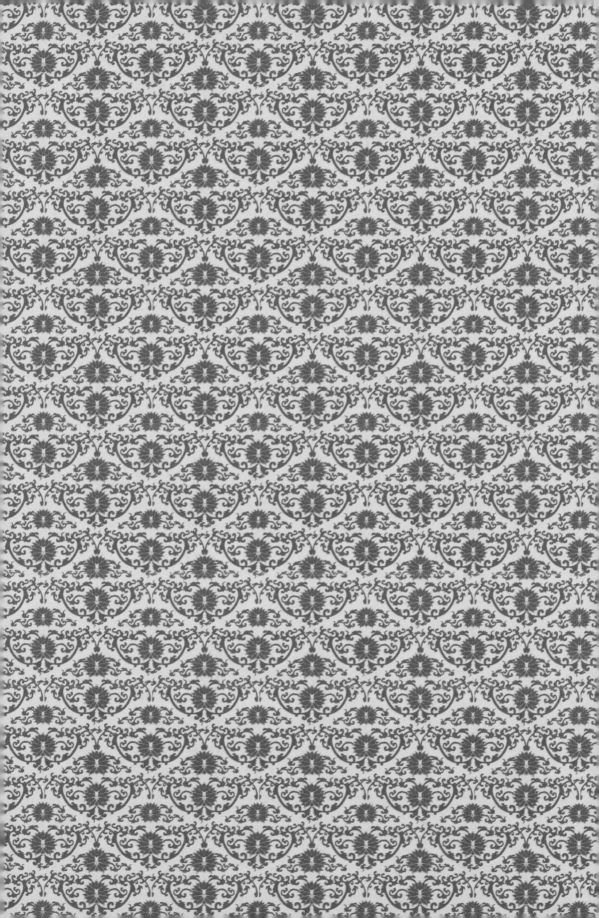

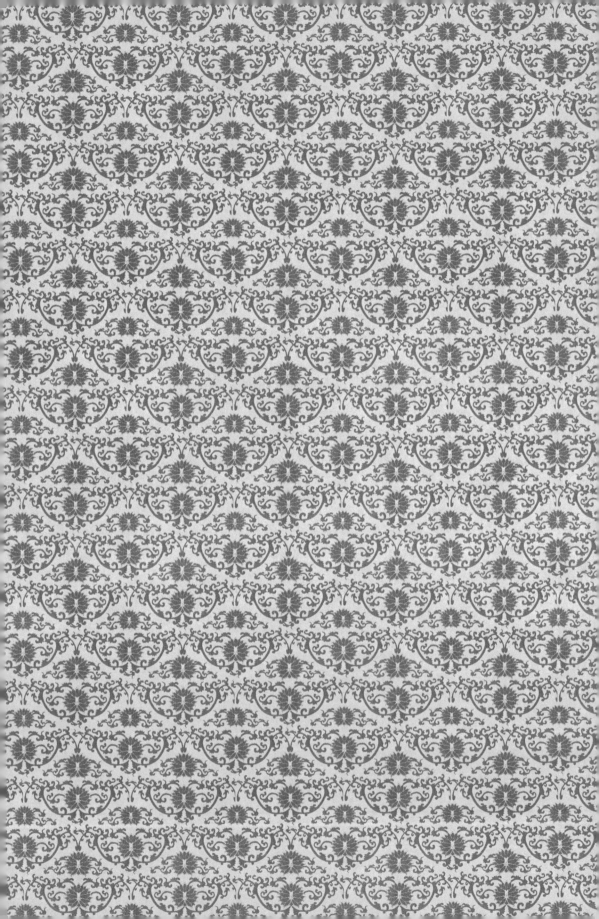

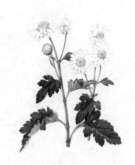

传承中华民族的中医文化瑰宝
再现中草药学研究的辉煌成就

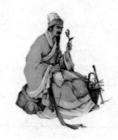

正本清源　传世经典　古为今用　养生养心

手绘典藏彩图本

# 《本草纲目》

（明）李时珍　著

宋敬东　主编

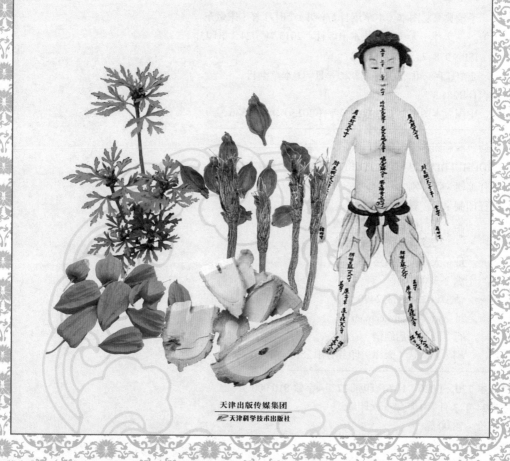

天津出版传媒集团

天津科学技术出版社

**图书在版编目（CIP）数据**

手绘典藏彩图本《本草纲目》/（明）李时珍著；宋敬东
主编 . -- 天津：天津科学技术出版社，2013.7（2024.3 重印）

ISBN 978-7-5308-8139-2

Ⅰ.①手… Ⅱ.①李… ②宋… Ⅲ.①本草纲目

Ⅳ.① R281.3

中国版本图书馆 CIP 数据核字（2013）第 169336 号

---

手绘典藏彩图本《本草纲目》

SHOUHUI DIANCANG CAITUBEN BENCAOGANGMU

责任编辑：孟祥刚

责任印制：兰　毅

出　　版：天津出版传媒集团

　　　　　天津科学技术出版社

地　　址：天津市西康路 35 号

邮　　编：300051

电　　话：（022）23332490

网　　址：www.tjkjcbs.com.cn

发　　行：新华书店经销

印　　刷：鑫海达（天津）印务有限公司

---

开本 720×1 020　1/16　印张 27.5　字数 810 000

2024 年 3 月第 1 版第 5 次印刷

定价：78.00 元

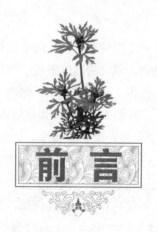

# 前　言

　　《本草纲目》是中国古代本草学集大成者，也是中国最具世界性影响的药学及博物学巨典。它集中国古代医学所取得的最高成就为一体，同时广泛涉及相关的生物、化学、天文、地理、地质、采矿等领域，成为中国古代科技史上规模最大、内容最丰富的巨著，曾被英国生物学家达尔文誉为"中国的百科全书"。2011年5月，《本草纲目》入选"世界记忆"名录。

　　这部皇皇巨著的作者李时珍是明朝伟大的医药学家，出身医生世家，祖父和父亲都是当地名医。李时珍天资聪颖，自幼熟读儒家经典，14岁时考中秀才。后来受父亲影响，便逐渐放弃科举考试，一心随父学医。李时珍白天跟父亲行医治病，晚上，在油灯下熟读《内经》《本草经》《伤寒杂病论》《脉经》等古典医学著作。

　　多年的临床实践使李时珍懂得，做一名医生，不仅要懂医理也要懂药理。如果把药物的形态和性能搞错了，就会闹出人命。他在阅读《神农本草经》的基础上，再仔细地阅读了南朝齐梁时期陶弘景著的《本草经集注》、唐代的《新修本草》、宋代的《开宝本草》《经史证类备急本草》《本草衍义》等。在阅读中发现了前人本草著作中的诸多错误，于是立志重新编撰一部本草著作。为写成这部书，他穷毕生精力亲历实践，广收博采，历时30年，几易其稿，终于完成《本草纲目》。

　　《本草纲目》成书后四百多年来成为医家、读书人必修之圣典，成为普通百姓活命养生的医药宝库。现代著名史学家、文学家郭沫若高度评价了李时珍在医学史上的丰功伟绩："医中之圣，集中国药学之大成，《本草纲目》乃1892种药物说明，广罗博采，曾费三十年之殚精。造福生民，使多少人延年活命！伟哉夫子，将随民族生命永生。"

　　《本草纲目》共有52卷，载有药物1892种，其中载有新药374种，收集药方11 096个，书中还绘制了1160幅精美的插图，约190万字，分为16部、60类。书中对药物的分类改变了此前本草学著作中上、中、下三品分类法，采取了"析族区类，振纲分目"的科学分类。它把药物分矿物药、植物药、动物药。又将矿物药分为金部、玉部、石部、卤部四部。植物药一类，根据植物的性能、形态及其生长的环境，区别为草部、谷部、菜部、果部、木部五部；草部又分为山草、芳草、毒草、水草、蔓草、石草等小类。动物一类，按低级向高级进化的顺序排列为虫部、鳞部、介部、禽部、兽部、人部六部。这种分类法，已经过渡到按自然演化的系统来进行。从无机到有机，从简单到复杂，从低级到高级，这种分类法明显含有生物进化的思想，受到达尔文的高度重视。每种药物分列释名（确定名称）、集解（叙述产地）、正误（更正过去文献的错误）、修治（炮制方法）、气味、主治、发明（前三项指分析药物的功能）、附方（收集民间流传的药方）等项。

《本草纲目》广泛涉及医学、药物学、生物学、矿物学、化学、环境与生物、遗传与变异等诸多科学领域。它在化学史上，较早地记载了纯金属、金属、金属氯化物、硫化物等一系列的化学反应。同时又记载了蒸馏、结晶、升华、沉淀、干燥等现代化学中应用的一些操作方法。《本草纲目》不仅是我国一部药物学巨著，也不愧是我国古代的百科全书。正如李建元《进本草纲目疏》中指出："上自坟典、下至传奇，凡有相关，靡不收采，虽命医书，实该物理。"

本书以最权威的金陵古本为蓝本，本着取古人之要义、为现代人所实用的原则，删繁就简，精选精校，辑录精华，保留了至今常见常用的本草，及切实有效的复方，原汁原味再现天下第一药典之精华，指导今人认识本草。本书仿金陵版古图风格，精心绘制了五百余幅彩图，生动、逼真地再现了四百多种药材的植物形态，读者可按图索骥，准确辨识药材，具有很强的实用性。同时，还用图片的形式清晰明了地诠释了原著中的一些中医用药理论，帮助毫无中医基础的读者轻松读懂《本草纲目》。本书不仅是家庭常备药典，更是传统中医药研究爱好者的典藏之选。

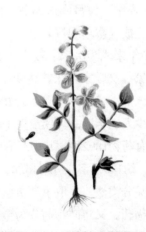

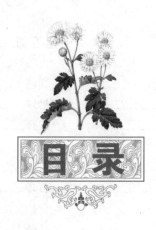

# 目 录

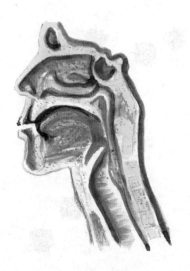

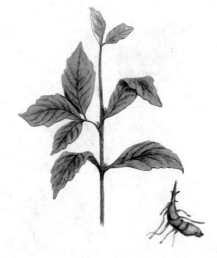

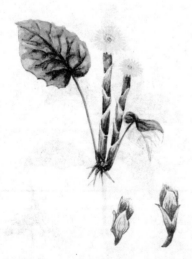

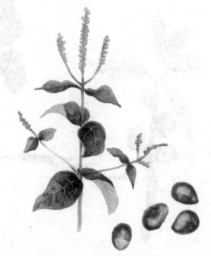

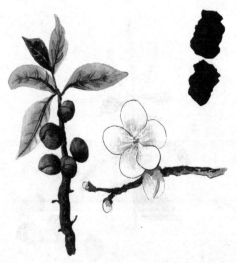

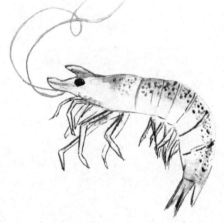

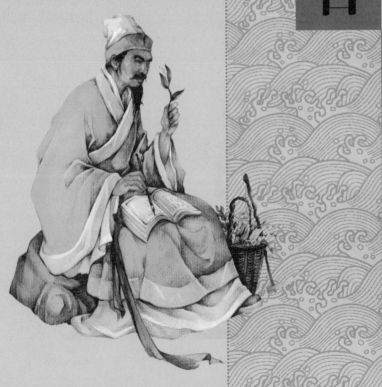

序例

本草纲目

# 七方

〔岐伯曰〕气有多少，形有盛衰，治有缓急，方有大小。又曰：病有远近，证有中外，治有轻重。近者奇之，远者偶之。汗不以奇，下不以偶。补上治上制以缓，补下治下制以急。近而奇偶，制小其服；远而奇偶，制大其服。大则数少，小则数多。多则九之，少则二之。奇之不去则偶之，偶之不去则反佐以取之，所谓寒热温凉，反从其病也。

〔王冰曰〕脏位有高下，腑气有远近，病证有表里，药用有轻重。单方为奇，复方为偶。心肺为近，肝肾为远，脾胃居中。肠膲胞胆，亦有远近。识见高远，权以合宜。方与其重也宁轻，与其毒也宁善，与其大也宁小。是以奇方不去，偶方主之；偶方不去，则反佐以同病之气而取之。夫微小之热，折之以寒，微小之冷，消之以热。甚大寒热，则必能与异气相格。声不同不相应，气不同不相合。是以反其佐以同其气，复令寒热参合，使其始同终异也。

〔时珍曰〕逆者正治，从者反治。反佐，即从治也。谓热在下而上有寒邪拒格，则寒药中入热药为佐，下膈之后，热气既散，寒性随发也。寒在下而上有浮火拒格，则热药中入寒药为佐，下膈之后，寒气既消，热性随发也。寒在下而上有浮火拒格，则热药中入寒

药为佐，下膈之后，寒气既消，热性随发也。此寒因热用，热因寒用之妙也。温凉仿此。

〔完素曰〕流变在乎病，主病在乎方，制方在乎人。方有七：大、小、缓、急、奇、偶、复也。制方之体，本于气味。寒、热、温、凉，四气生于天；酸、苦、辛、咸、甘、淡，六味成于地。是以有形为味，无形为气。气为阳，味为阴。辛甘发散为阳，酸苦涌泄为阴；咸味涌泄为阴，淡味渗泄为阳。或收或散，或缓或急，或燥或润，或软或坚，各随脏腑之证，而施药之品味，乃分七方之制也。故奇、偶、复者，三方也。大、小、缓、急者，四制之法也。故曰：治有缓急，方有大小。

## 【大方】

〔岐伯曰〕君一臣二佐九，制之大也。君一臣三佐五，制之中也。君一臣二，制之小也。又曰：远而奇偶，制大其服；近而奇偶，制小其服。大则数少，小则数多。多则九之，少则二之。

〔完素曰〕身表为远，里为近。大小者，制奇偶之法也。假如小承气汤、调胃承气汤，奇之小方也；大承

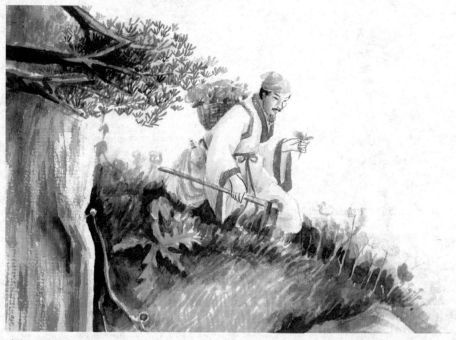

采药

气汤、抵当汤，奇之大方也，所谓因其攻里而用之也。

〔张从正曰〕大方有二：有君一臣三佐九之大方，病有兼证而邪不一，不可以一二味治者宜之；有分两大而顿服之大方，肝肾及下部之病道远者宜之。王太仆以心肺为近，肾肝为远，脾胃为中。刘河间以身表为远，身里为近。以予观之，身半以上其气三，天之分也。身半以下其气三，地之分也。中脘，人之分也。

## 【小方】

〔张从正曰〕小方有二：有君一臣二之小方，病无兼证，邪气专一，可一二味治者宜之；有分两少而频服之小方，心肺及在上之病者宜之，徐徐细呷是也。

〔完素曰〕肝肾位远，数多则其气缓，不能速达于下；必大剂而数少，取其迅急下走也。心肺位近，数少则其气急下走，不能升发于上；必小剂而数多，取其易散而上行也。王氏所谓肺服九、心服七、脾服五、肝服三、肾服一，乃五脏生成之数也。

## 【缓方】

〔岐伯曰〕补上治上制以缓，补下治下制以急，急则气味厚，缓则气味薄，适其至所。病所远而中道气味之者，食而过之，无越其制度也。

〔王冰曰〕假如病在肾而心气不足，服药宜急过之，不以气味饲心，肾药凌心，心复益衰矣。余上下远近例同。

〔完素曰〕圣人治上不犯下，治下不犯上，治中上下俱无犯。故曰：诛伐无过，命曰大惑。

〔好古曰〕治上必妨下，治表必连里。用黄芩以治肺必妨脾，用苁蓉以治肾必妨心，服干姜以治中必僭上，服附子以补火必涸水。

〔从正曰〕缓方有五：有甘以缓之之方，甘草、糖、蜜之属是也，病在胸膈，取其留恋也。有丸以缓之之方，比之汤散，其行迟慢也。有品件众多之缓方，药众则递相拘制，不得各骋其性也。有无毒治病之缓方，无毒性纯功缓也。有气味俱薄之缓方，气味薄则长于补上治上，比至其下，药力已衰矣。

## 【急方】

〔完素曰〕味厚者为阴，味薄者为阴中之阳；故味厚则下泄，味薄则通气。气厚者为阳，气薄为阳中之阴，故气厚则发热，气薄则发汗是也。

〔好古曰〕治主宜缓，缓则治其本也；治客宜急，急则治其标也。表里汗下，皆有所当缓、所当急。

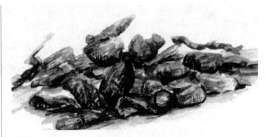

药材

〔从正曰〕急方有四：有急病急攻之急方，中风关格之病是也。有汤散荡涤之急方，下咽易散而行速也。有毒药之急方，毒性能上涌下泄以夺病势也。有气味俱厚之急方，气味俱厚，直趋于下而力不衰也。

## 【奇方】

〔王冰曰〕单方也。

〔从正曰〕奇方有二：有独用一物之奇方，病在上而近者宜之。有药合阳数一、三、五、七、九之奇方，宜下不宜汗。

〔完素曰〕假如小承气、调胃承气，奇之小方也；大承气、抵当汤，奇之大方也，所谓因其攻下而为之也。桂枝、麻黄，偶之小方也；葛根、青龙，偶之大方也，所谓因其发散而用之也。

## 【偶方】

〔从正曰〕偶方有三：有两味相配之偶方；有古之二方相合之偶方，古谓之复方，皆病在下而远者宜之；有药合阴数二、四、六、八、十之偶方，宜汗不宜下。

## 【复方】

〔岐伯曰〕奇之不去则偶之，是谓重方。

〔好古曰〕奇之不去复以偶，偶之不去复以奇，故曰复。复者，再也，重也。所谓十补一泄，数泄一补也。又伤寒见风脉，伤风得寒脉，为脉证不相应，宜以复方主之。

〔从正曰〕复方有三：有二方、三方及数方相合之复方。如桂枝二越婢一汤、五积散之属是也。有本方之外别加余药，如调胃承气加连翘、薄荷、黄芩、栀子为凉膈散之属是也。有分两均齐之复方，如胃风汤各等分之属是也。王太仆以偶为复方，今七方有偶又有复，岂非偶乃二方相合、复乃数方相合之谓乎？

# 十剂 纲目

〔徐之才曰〕药有宣、通、补、泄、轻、重、涩、滑、燥、湿十种，是药之大体，而《本经》不言，后人未述。凡用药者，审而详之，则靡所遗失矣。

## 【宣剂】

〔之才曰〕宣可去壅，生姜、橘皮之属是也。

〔杲曰〕外感六淫之邪，欲传入里，三阴实而不受，逆于胸中，天分气分窒塞不通，而或哕或呕，所谓壅也。三阴者，脾也。故必破气药，如姜、橘、藿香、半夏之类，泻其壅塞。

〔完素曰〕郁而不散为壅，必宣以散之，如痞满不通之类是矣。攻其里，则宣者上也，泄者下也。涌剂则瓜蒂、栀子之属是矣。发汗通表亦同。

〔好古曰〕《经》有五郁：木郁达之，火郁发之，土郁夺之，金郁泄之，水郁折之，皆宣也。

〔时珍曰〕壅者，塞也；宣者，布也，散也。郁塞之病，不升不降，传化失常。或郁久生病，或病久生郁。必药以宣布敷散之，如承流宣化之意，不独涌越为宣也。是以气郁有余，则香附、抚芎之属以开之，不足则补中益气以运之。火郁微则山栀、青黛以散之，甚则升阳解肌以发之。湿郁微则苍术、白芷之属以燥之，甚则风药以胜之。痰郁微则南星、橘皮之属以化之，甚则瓜蒂、藜芦之属以涌之。血郁微则桃仁、红花以行之，甚则或吐或利以逐之。食郁微则山楂、神麹以消之，甚则上涌下利以去之，皆宣剂也。

## 【重剂】

〔之才曰〕重可去怯，磁石、铁粉之属是也。

〔从正曰〕重者，镇缒之谓也。怯则气浮，如丧神守，而惊悸气上，朱砂、水银、沉香、黄丹、寒水石之伦，皆体重也。久病咳嗽，涎潮于上，形羸不可攻者，以此缒之。《经》云重者因而减之，贵其渐也。

〔时珍曰〕重剂凡四：有惊则气乱，而魂气飞扬，如丧神守者；有怒则气逆，而肝火激烈，病狂善怒者，并铁粉、雄黄之类以平其肝。有神不守舍，而多惊健忘、迷惑不宁者，宜朱砂、紫石英之类以镇其心。有恐则气下，精志失守而畏，如人将捕者，宜磁石、沉香之类以安其肾。

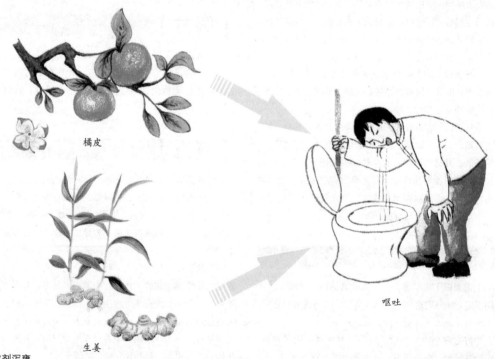

橘皮

生姜

呕吐

宣剂泻壅

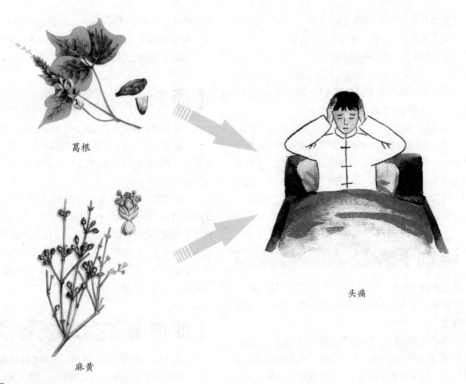

葛根

麻黄

轻剂发汗

大抵重剂压浮火而坠痰涎，不独治怯也。故诸风掉眩及惊痫痰喘之病，吐逆不止及反胃之病，皆浮火痰涎为害，俱宜重剂以坠之。

## 【轻剂】

〔之才曰〕轻可去实，麻黄、葛根之属是也。

〔从正曰〕风寒之邪，始客皮肤，头痛身热，宜解其表，《内经》所谓轻而扬之也。痈疮疥痤，俱宜解表，汗以泄之，毒以熏之，皆轻剂也。凡熏洗蒸灸，熨烙刺砭，导引按摩，皆汗法也。

〔时珍曰〕当作轻可去闭。有表闭、里闭、上闭、下闭。表闭者，风寒伤营，腠理闭密，阳气怫郁，不能外出，而为发热、恶寒、头痛、脊强诸病，宜轻扬之剂发其汗，而表自解也。里闭者，火热郁抑，津液不行，皮肤干闭，而为肌热、烦热、头痛、目肿、昏瞀、疮疡诸病，宜轻扬之剂以解其肌，而火自散也。上闭有二：一则外寒内热，上焦气闭，发为咽喉闭痛之证，宜辛凉之剂以扬散之，则闭自开；一则饮食寒冷，抑遏阳气在下，发为胸膈痞满闭塞之证，宜扬其清而抑其浊，则痞自泰也。下闭亦有二：有阳气陷下，发为里急后重，数至圊而不行之证，但升其阳而大便自顺，所谓下者举之也；有燥热伤肺，金气膹郁，窍闭于上，而膀胱闭于下，为小便不利之证，以升麻之类

探而吐之，上窍通而小便自利矣，所谓病在下取之上也。

## 【滑剂】

〔之才曰〕滑可去着，冬葵子、榆白皮之属是也。

〔完素曰〕涩则气着，必滑剂以利之。滑能养窍，故润利也。

〔从正曰〕大便燥结，宜麻仁、郁李之类；小便淋沥，宜葵子、滑石之类。前后不通，两阴俱闭也，名曰三焦约。约者，束也。宜先以滑剂润养其燥，然后攻之。

〔时珍曰〕着者，有形之邪，留着于经络脏腑之间也，便尿浊带、痰涎、胞胎、痈肿之类是矣。皆宜滑药以引去其留着之物。此与木通、猪苓通以去滞相类而不同。木通、猪苓，淡泄之物，去湿热无形之邪；葵子、榆皮，甘滑之类，去湿热有形之邪。故彼曰滞，此曰着也。大便涩者，菠薐、牵牛之属；小便涩者，车前、榆皮之属；精窍涩者，黄檗、葵花之属；胞胎涩者，黄葵子、王不留行之属；引痰涎自小便去者，则半夏、茯苓之属；引疮毒自小便去者，则五叶藤、萱草根之属，皆滑剂也。

## 【补剂】

〔之才曰〕补可去弱，人参、羊肉之属是也。

〔杲曰〕人参甘温，能补气虚；羊肉甘热，能补血虚。羊肉补形，人参补气，凡气味与二药同者皆是也。

〔从正曰〕五脏各有补泻，五味各补其脏，有表虚、里虚、上虚、下虚、阴虚、阳虚、气虚、血虚。《经》曰：精不足者补之以味，形不足者温之以气。五谷、五菜、五果、五肉，皆补养之物也。

〔时珍曰〕《经》云：不足者补之。又云：虚则补其母。生姜之辛补肝，炒盐之咸补心，甘草之甘补脾，五味子之酸补肺，黄檗之苦补肾。又如茯神之补心气，生地黄之补心血；人参之补脾气，白芍药之补脾血；黄芪之补肺气，阿胶之补肺血；杜仲之补肾气，熟地黄之补肾血；芎䓖之补肝气，当归之补肝血之类，皆补剂。

## 【湿剂】

〔之才曰〕湿可去枯。白石英、紫石英之属是也。

〔完素曰〕津耗为枯。五脏痿弱，荣卫涸流，必湿剂以润之。

〔从正曰〕湿者，润湿也。虽与滑类，少有不同。《经》云辛以润之，辛能走气、能化液故也。盐消味虽咸，属真阴之水，诚濡枯之上药也。人有枯涸皱揭之病，非独金化，盖有火以乘之，故非湿剂不能愈。

〔好古曰〕有减气而枯，有减血而枯。

〔时珍曰〕湿剂当作润剂。枯者燥也。阳明燥金之化，秋令也，风热怫甚，则血液涸而为燥病。上燥则渴，下燥则结，筋燥则强，皮燥则揭，肉燥则裂，骨燥则枯，肺燥则痿，肾燥则消。凡麻仁、阿胶膏润之属，皆润剂也。养血则当归、地黄之属；生津则麦门冬、栝楼根之属；益精则苁蓉、枸杞之属。

## 【通剂】

〔之才曰〕通可去滞，通草、防己之属是也。

〔从正曰〕通者，流通也。前后不得溲便，宜木通、海金沙、琥珀、大黄之属通之。痹痛郁滞，经隧不利，亦宜通之。

〔时珍曰〕滞，留滞也。湿热之邪留于气分，而为痛痹癃闭者，宜淡味之药上助肺气下降，通其小便，而泄气中之滞，木通、猪苓之类是也。湿热之邪留于血分，而为痹痛肿注、二便不通者，宜苦寒之药下引，通其前后，而泄血中之滞，防己之类是也。《经》曰味薄者通，故淡味之药谓之通剂。

## 【泄剂】

〔之才曰〕泄可去闭，葶苈、大黄之属是也。

〔杲曰〕葶苈苦寒，气味俱厚，不减大黄，能泄肺中之闭，又泄大肠。大黄走而不守，能泄血闭肠胃渣秽之物。一泄气闭利小便，一泄血闭利大便。凡与二药同者皆然。

〔从正曰〕实则泻之。诸痛为实，痛随利减。芒硝、大黄、牵牛、甘遂、巴豆之属，皆泻剂也。其催生下乳，

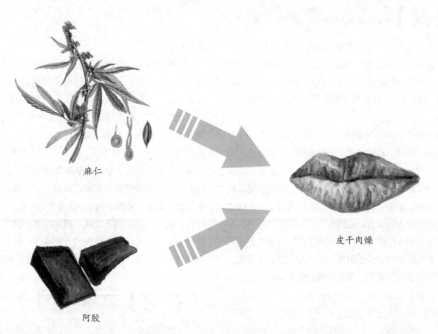

麻仁

阿胶

皮干肉燥

湿剂去枯

磨积逐水，破经泄气，凡下行者，皆下法也。

〔时珍曰〕去闭当作去实。《经》云实者泻之，实则泻其子是矣。五脏五味皆有泻，不独葶苈、大黄也。肝实泻以芍药之酸，心实泻以甘草之甘，脾实泻以黄连之苦，肺实泻以石膏之辛，肾实泻以泽泻之咸，是矣。

# 【涩剂】

〔之才曰〕涩可去脱，牡蛎、龙骨之属是也。

〔完素曰〕滑则气脱，如开肠洞泄，便溺遗失之类，必涩剂以收敛之。

〔从正曰〕寝汗不禁，涩以麻黄根、防风；滑泄不已，涩以豆蔻、枯矾、木贼、罂粟壳；喘嗽上奔，涩以乌梅、诃子。凡酸味同乎涩者，收敛之义也。

〔时珍曰〕脱者，气脱也，血脱也，精脱也，神脱也。脱则散而不收，故用酸涩温平之药，以敛其耗散。汗出亡阳，精滑不禁，泄痢不止，大便不固，小便自遗，久嗽亡津，皆气脱也。下血不已，崩中暴下，诸大亡血，皆血脱也。牡蛎、龙骨、海螵蛸、五倍子、五味子、乌梅、榴皮、诃黎勒、罂粟壳、莲房、棕灰、赤石脂、麻黄根之类，皆涩药也。气脱兼以气药，血脱兼以血药及兼气药，气者血之帅也。脱阳者见鬼，脱阴者目盲，此神脱也，非涩药所能收也。

# 【燥剂】

〔之才曰〕燥可去湿，桑白皮、赤小豆之属是也。

〔完素曰〕湿气淫胜，肿满脾湿，必燥剂以除之，桑皮之属。湿胜于上，以苦吐之，以淡渗之是也。

〔从正曰〕积寒久冷，吐利腥秽，上下所出水液澄澈清冷，此大寒之病，宜姜、附、胡椒辈为燥。若病湿气，则白术、陈皮、木香、苍术之属除之，亦燥剂也。而黄连、黄檗、栀子、大黄，其味皆苦，苦属火，皆能燥湿，此《内经》之本旨也，岂独姜、附之俦为燥剂乎。

〔好古曰〕湿有在上、在中、在下、在经、在皮、在里。

〔时珍曰〕湿有外感，有内伤。外感之湿，雨露岚雾地气水湿，袭于皮肉筋骨经络之间；内伤之湿，生于水饮酒食及脾弱肾强，固不可一例言也。故风药可以胜湿，燥药可以除湿，淡药可以渗湿，泄小便可以引湿，利大便可以逐湿，吐痰涎可以祛湿。湿而有热，苦寒之剂燥之；湿而有寒，辛热之剂燥之，不独桑皮、小豆为燥剂也。湿去则燥，故谓之燥。

〔刘完素曰〕制方之体，欲成七方十剂之用者，必本于气味也。寒、热、温、凉，四气生于天；酸、苦、辛、咸、甘、淡，六味成乎地。是以有形为味，无形为气。气为阳，味为阴。阳气出上窍，阴味出下窍。气化则精生，味化则形长。故地产养形，形不足者温之以气；天产养精，精不足者补之以味。辛甘发散为阳，酸苦涌泄为阴；咸味涌泄为阴，淡味渗泄为阳。辛散、酸收、甘缓、苦坚、咸软，各随五脏之病证，而施药性之品味。故方有七，剂有十。方不七，不足以尽方之变；剂不十，不足以尽剂之用。方不对证，非方也；剂不蠲疾，非剂也。此乃太古先师，设绳墨而取曲直；叔世方士，乃出规矩以为方圆。夫物各有性，制而用之，变而通之，施于品剂，其功用岂有穷哉。如是有因其性而为用者，有因其所胜而为制者，有气同则相求者，有气相克则相制者，有气有余而补不足者，有气相感则以意使者，有质同而性异者，有名异而实同者。故蛇之性上窜而引药，蝉之性外脱而退翳，虻饮血而用以治血，鼠善穿而用以治漏，所谓因其性而为用者如此。弩牙速产，以机发而不括也；杵糠下噎，以杵筑下也，所谓因其用而为使者如此。浮萍不沉水，可以胜酒；独活不摇风，可以治风，所谓因其所胜而为制也如此。麻，木谷而治风；豆，水谷而治水，所谓气相同则相求者如此。牛土畜，乳可以止渴疾；豕水畜，心可以镇恍惚，所谓因其相克则相制也如此。熊肉振羸，兔肝明视，所谓因其气有余补不足也如此。鲤之治水，鹜之利水，所谓因其气相感则以意使者如此。蜜成于蜂，蜜温而蜂寒；油生于麻，麻温而油寒，兹同质而异性也。蘼芜生于芎䓖，蓬蘽生于覆盆，兹名异而实同者也。所以如此之类，不可胜举。故天地赋形，不离阴阳，形色自然，皆有法象。毛羽之类，生于阳而属于阴；鳞介之类，生于阴而属于阳。空青法木，色青而主肝；丹砂法火，色赤而主心；云母法金，色白而主肺；磁石法水，色黑而主肾；黄石脂法土，色黄而主脾。故触类而长之，莫不有自然之理也。欲为医者，上知天文，下知地理，中知人事，三者俱明，然后可以语人之疾病。不然，则如无目夜游，无足登涉，动致颠殒，而欲愈疾者，未之有也。

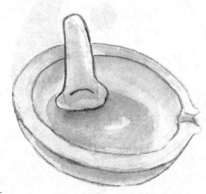

药钵

# 五味宜忌

〔岐伯曰〕木生酸，火生苦，土生甘，金生辛，水生咸。辛散，酸收，甘缓，苦坚，咸软。毒药攻邪，五谷为养，五果为助，五畜为益，五菜为充，气味合而服之，以补精益气。此五味各有所利，四时五脏，病随所宜也。又曰：阴之所生，本在五味；阴之五宫，伤在五味。骨正筋柔，气血以流，腠理以密，骨气以精，长有天命。又曰：圣人春夏养阳，秋冬养阴，以从其根，二气常存（春食凉，夏食寒，以养阳；秋食温，冬食热，以养阴）。

豕、栗、藿。肺病禁苦，宜食：麦、羊、杏、薤。肾病禁甘，宜食辛：黄黍、鸡、桃、葱。

〔思邈曰〕春宜省酸增甘以养脾，夏宜省苦增辛以养肺，秋宜省辛增酸以养肝，冬宜省咸增苦以养心，四季宜省甘增咸以养肾。

〔时珍曰〕五欲者，五味入胃，喜归本脏，有余之病，宜本味以通之。五禁者，五脏不足之病，畏其所胜，而宜其所不胜也。

## 【五欲】

肝欲酸，心欲苦，脾欲甘，肺欲辛，肾欲咸，此五味合五脏之气也。

## 【五宜】

青色宜酸，肝病宜食麻、犬、李、韭。赤色宜苦，心病宜食麦、羊、杏、薤。黄色宜甘，脾病宜食粳、牛、枣、葵。白色宜辛，肺病宜食黄黍、鸡、桃、葱。黑色宜咸，肾病宜食大豆黄卷、猪、栗、藿。

## 【五禁】

肝病禁辛，宜食甘：粳、牛、枣、葵。心病禁咸，宜食酸：麻、犬、李、韭。脾病禁酸，宜食咸：大豆、

## 【五走】

酸走筋，筋病毋多食酸，多食令人癃。酸气涩收，胞得酸而缩卷，故水道不通也。苦走骨，骨病毋多食苦，多食令人变呕。苦入下脘，三焦皆闭，故变呕也。甘走肉，肉病毋多食甘，多食令人悗心。甘气柔润，胃柔则缓，缓则虫动，故悗心也。辛走气，气病毋多食辛，多食令人洞心。辛走上焦，与气俱行，久留心下，故洞心也。咸走血，血病毋多食咸，多食令人渴。血与咸相得则凝，凝则胃汁注之，故咽路焦而舌本干。

## 【五伤】

酸伤筋，辛胜酸。苦伤气，咸胜苦。甘伤肉，酸胜甘。辛伤皮毛，苦胜辛。咸伤血，甘胜咸。

## 【五过】

味过于酸，肝气以津，脾气乃绝，肉胝胸而唇揭。味过于苦，脾气不濡，胃气乃厚，皮槁而毛拔。味过于甘，心气喘满，色黑，肾气不平，骨痛而发落。味过于辛，筋脉沮绝，精神乃失，筋急而爪枯。味过于咸，大骨气劳，短肌，心气抑，脉凝涩而变色。

〔时珍曰〕五走五伤者，本脏之味自伤也，即阴之五宫伤在五味也。五过者，本脏之味伐其所胜也，即脏气偏胜也。

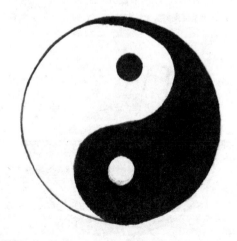

阴阳

# 五味偏胜

〔岐伯曰〕五味入胃，各归所喜。酸先入肝，苦先入心，甘先入脾，辛先入肺，咸先入肾。久而增气，物化之常；气增而久，夭之由也。

〔王冰曰〕入肝为温，入心为热，入肺为清，入肾为寒，入脾为至阴而四气兼之，皆为增其味而益其气。故各从本脏之气，久则从化。故久服黄连、苦参反热，从苦化也。余味仿此。气增不已，则脏气偏胜，必有偏绝；脏有偏绝，必有暴夭。是以药不具五味，不备四气，而久服之，虽暂获胜，久必致夭。故绝粒服饵者不暴亡，无五味资助也。

〔杲曰〕一阴一阳之谓道，偏阴偏阳之谓疾。阳剂刚胜，积若燎原，为消狂、痈疽之属，则天癸竭而荣涸。阴剂柔胜，积若凝水，为洞泄、寒中之病，则真火微而卫散。故大寒、大热之药，当从权用之，气平而止。有所偏助，令人脏气不平，夭之由也。

# 标本阴阳

〔李杲曰〕夫治病者，当知标本。以身论之，外为标，内为本；阳为标，阴为本。故六腑属阳为标，五脏属阴为本；脏腑在内为本，十二经络在外为标。而脏腑、阴阳、气血、经络，又各有标本焉。以病论之，先受为本，后传为标。故百病必先治其本，后治其标。否则邪气滋甚，其病益蓄。纵先生轻病，后生重病，亦先治其轻，后治其重，则邪气乃伏。有中满及病大小便不利，则无问先后标本，必先治满及大小便，为其急也。故曰：缓则治其本，急则治其标。又从前来者，为实邪；后来者，为虚邪。实则泻其子，虚则补其母。假如肝受心火为前来实邪，当于肝经刺荣穴以泻心火，为先治其本；于心经刺荣穴以泻心火，为后治其标。用药则入肝之药为引，用泻心之药为君。《经》云本而标之，先治其本，后治其标是也。又如肝受肾水为从后来虚邪，当于肾经刺井穴以补肝木，为先治其标；后于肝经刺合穴以泻肾水，为后治其本。用药则入肾之药为引，补肝之药为君。《经》云"标而本之，先治其标，后治其本"，是也。

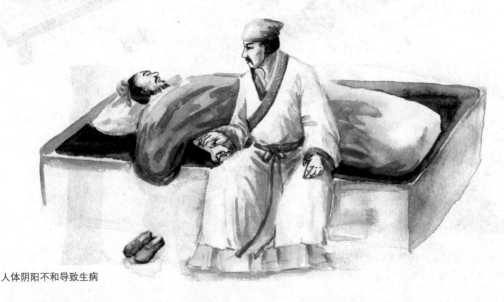

人体阴阳不和导致生病

# 升降浮沉

纲目

〔李杲曰〕药有升、降、浮、沉、化、生、长、收、藏、成，以配四时。春升，夏浮，秋收，冬藏，土居中化。是以味薄者，升而生；气薄者，降而收；气厚者，浮而长；味厚者，沉而藏；气味平者，化而成。但言补之以辛、甘、温、热及气味之薄者，即助春夏之升浮，便是泻秋冬收藏之药也。在人之身，肝心是矣。但言补之以酸、苦、咸、寒及气味之厚者，即助秋冬之降沉，便是泻春夏生长之药也。在人之身，肺肾是矣。淡味之药，渗即为升，泄即为降，佐使诸药者也。用药者，循此则生，逆此则死；纵令不死，亦危困矣。

〔王好古曰〕升而使之降，须知抑也；沉而使之浮，须知载也。辛散也，而行之也横；甘发也，而行之也上；苦泄也，而行之也下；酸收也，其性缩；咸软也，其性舒，其不同如此。鼓掌成声，沃火成沸，二物相合，象在其间矣。五味相制，四气相和，其变可轻用哉。《本草》不言淡味、凉气，亦缺文也。

〔味薄者升〕甘平、辛平、辛微温、微苦平之药是也。

〔气薄者降〕甘寒、甘凉、甘淡、寒凉、酸温、酸平、咸平之药是也。

〔气厚者浮〕甘热、辛热之药是也。

〔味厚者沉〕苦寒、咸寒之药是也。

〔气味平者，兼四气四味〕甘平、甘温、甘凉、甘辛平、甘微苦平之药是也。

〔李时珍曰〕酸咸无升，甘辛无降，寒无浮，热无沉，其性然也。而升者引之以咸寒，则沉而直达下焦；沉者引之以酒，则浮而上至颠顶。此非窥天地之奥而达造化之权者，不能至此。一物之中，有根升、梢降，生升、熟降，是升降在物亦在人也。

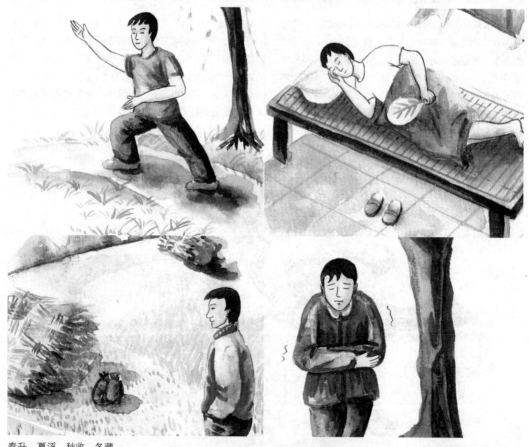

春升，夏浮，秋收，冬藏

# 四时用药例

纲目

〔李时珍曰〕《经》云：必先岁气，毋伐天和。又曰：升降浮沉则顺之，寒热温凉则逆之。故春月宜加辛温之药，薄荷、荆芥之类，以顺春升之气；夏月宜加辛热之药，香薷、生姜之类，以顺夏浮之气；长夏宜加甘苦辛温之药，人参、白术、苍术、黄檗之类，以顺化成之气；秋月宜加酸温之药，芍药、乌梅之类，以顺秋降之气；冬月宜加苦寒之药，黄芩、知母之类，以顺冬沉之气，所谓顺时气而养天和也。《经》又云：春省酸、增甘以养脾气，夏省苦、增辛以养肺气，长夏省甘、增咸以养肾气，秋省辛、增酸以养肝气，冬省咸、增苦以养心气。此则既

不伐天和，而又防其太过，所以体天地之大德也。味者，舍本从标，春用辛凉以伐木，夏用咸寒以抑火，秋用苦温以泄金，冬用辛热以涸水，谓之时药。殊背《素问》逆顺之理，以夏月伏阴，冬月伏阳，推之可知矣。虽然月有四时，日有四时，或春得秋病，夏得冬病，神而明之，机而行之，变通权宜，又不可泥一也。

〔王好古曰〕四时总以芍药为脾剂，苍术为胃剂，柴胡为时剂，十一脏皆取决于少阳，为发生之始故也。凡用纯寒、纯热之药，及寒热相杂，并宜用甘草以调和之，惟中满者禁用甘尔。

# 五脏五味补泻

纲目

## 【肝】

苦急，急食甘以缓之（甘草），以酸泻之（赤芍药）；实则泻子（甘草）。欲散，急食辛以散之（川芎），以辛补之（细辛）；虚则补母（地黄、黄檗）。

## 【心】

苦缓，急食酸以收之（五味子），以甘泻之（甘草、参、芪）；实则泻子（甘草）。欲软，急食咸以软之（芒硝），以咸补之（泽泻）；虚则补母（生姜）。

## 【脾】

苦湿，急食苦以燥之（白术），以苦泻之（黄连）；实则泻子（桑白皮）。欲缓，急食甘以缓之（炙甘草），以甘补之（人参）；虚则补母（炒盐）。

## 【肺】

苦气上逆，急食苦以泄之（黄芩），以辛泻之（桑白皮）；实则泻子（泽泻）。欲收，急食酸以收之（白芍药），以酸补之（五味子）；虚则补母（五味子）。

青色
肝属青色

肝脏

甘草补肝拘谨挛急

红色
心属红色

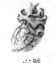

心脏

五味子补心脏气血不足

黄色
脾属黄色

脾脏

白术补脾湿邪致病

白色
肺属白色

肺脏

泽泻补肺气上逆

黑色
肾属黑色

肾脏

知母补肾阴虚燥

## 【肾】

苦燥,急食辛以润之(黄檗、知母),以咸泻之(泽泻);实则泻子(芍药)。欲坚,急食苦以坚之(知母),以苦补之(黄檗);虚则补母(五味子)。

〔张元素曰〕凡药之五味,随五脏所入而为补泻,亦不过因其性而调之。酸入肝,苦入心,甘入脾,辛入肺,咸入肾。辛主散,酸主收,甘主缓,苦主坚,咸主软。

辛能散结润燥,致津液,通气;酸能收缓敛散;甘能缓急调中;苦能燥湿坚软;咸能软坚;淡能利窍。

〔李时珍曰〕甘缓、酸收、苦燥、辛散、咸软、淡渗,五味之本性,一定而不变者也。其或补或泻,则因五脏四时而迭相施用者也。温、凉、寒、热,四气之本性也;其于五脏补泻,亦迭相施用也。此特洁古张氏因《素问》饮食补泻之义,举数药以为例耳,学者宜因意而充之。

# 六腑五脏用药气味补泻 [纲目]

肝、胆:温补凉泻,辛补酸泻。

心、小肠:热补寒泻,咸补甘泻。

肺、大肠:凉补温泻,酸补辛泻。

肾、膀胱:寒补热泻,苦补咸泻。

脾、胃:温热补,寒凉泻,各从其宜;甘补苦泻。

三焦、命门:同心。

〔张元素曰〕五脏更相平也。一脏不平,所胜平之。故云:安谷则昌,绝谷则亡。水去则营散,谷消则卫亡,神无所居。故血不可不养,卫不可不温。血温气和,营卫乃行,常有天命。

# 相反诸药 [纲目]

**凡三十六种**

〔甘草〕反大戟、芫花、甘遂、海藻。

〔大戟〕反芫花、海藻。

〔乌头〕反贝母、栝楼、半夏、白蔹、白及。

〔藜芦〕反人参、沙参、丹参、玄参、苦参、细辛、

芍药、狸肉。

〔河豚〕反煤炱、荆芥、防风、菊花、桔梗、甘草、乌头、附子。

〔蜜〕反生葱。

〔柿〕反蟹。

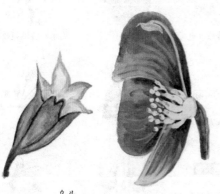

乌头

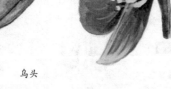

乌头反白及

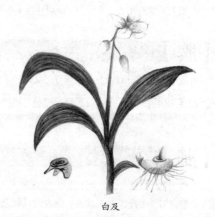

白及

# 脏腑虚实标本用药式 [纲目]

## 【肝】

藏魂，属木。胆火寄于中。主血，主目，主筋，主呼，主怒。

〔本病〕诸风眩晕，僵仆强直惊痫，两胁肿痛，胸胁满痛，呕血，小腹疝痛痃瘕，女人经病。

〔标病〕寒热疟，头痛吐涎，目赤面青，多怒，耳闭颊肿，筋挛卵缩，丈夫癫疝，女人少腹肿痛阴病。

### 有余泻之

泻子：甘草。

行气：香附、芎䓖、瞿麦、牵牛、青橘皮。

行血：红花、鳖甲、桃仁、莪术、京三棱、穿山甲、大黄、水蛭、虻虫、苏木、牡丹皮。

镇惊：雄黄、金薄、铁落、珍珠、代赭石、夜明砂、胡粉、银薄、铅丹、龙骨、石决明。

搜风：羌活、荆芥、薄荷、槐子、蔓荆子、白花蛇、独活、防风、皂荚、乌头、白附子、僵蚕、蝉蜕。

### 不足补之

补母：枸杞、杜仲、狗脊、熟地黄、苦参、萆薢、阿胶、菟丝子。

补血：当归、牛膝、续断、白芍药、血竭、没药、芎䓖。

补气：天麻、柏子仁、白术、菊花、细辛、密蒙花、决明、谷精草、生姜。

### 本热寒之

泻木：芍药、乌梅、泽泻。

泻火：黄连、龙胆草、黄芩、苦茶、猪胆。

攻里：大黄。

### 标热发之

和解：柴胡、半夏。

解肌：桂枝、麻黄。

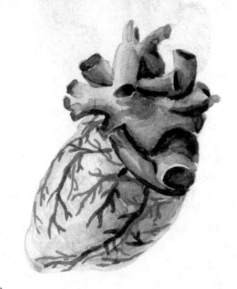

心

### 火实泻之

泻子：黄连、大黄。

气：甘草、人参、赤茯苓、木通、黄檗。

血：丹参、牡丹、生地黄、玄参。

镇惊：朱砂、牛黄、紫石英。

### 神虚补之

补母：细辛、乌梅、酸枣仁、生姜、陈皮。

气：桂心、泽泻、白茯苓、茯神、远志、石菖蒲。

血：当归、乳香、熟地黄、没药。

### 本热寒之

泻火：黄芩、竹叶、麦门冬、芒硝、炒盐。

凉血：地黄、栀子、天竺黄。

### 标热发之

散火：甘草、独活、麻黄、柴胡、龙脑。

## 【心】

藏神，为君火。包络为相火，代君行令。主血，主言，主汗，主笑。

〔本病〕诸热瞀瘛，惊惑谵妄烦乱，啼笑骂詈，怔忡健忘，自汗，诸痛痒疮疡。

〔标病〕肌热畏寒战栗，舌不能言，面赤目黄，手心烦热，胸胁满痛，引腰背肩胛肘臂。

## 【脾】

藏意，属土，为万物之母。主营卫，主味，主肌肉，主四肢。

〔本病〕诸湿肿胀，痞满噫气，大小便闭，黄疸痰饮，吐泻霍乱，心腹痛，饮食不化。

〔标病〕身体浮肿，重困嗜卧，四肢不举，舌本强痛，足大趾不用，九窍不通，诸痉项强。

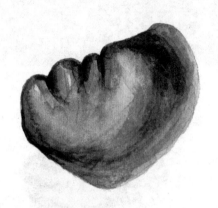

脾

### 土实泻之

泻子：诃子、防风、桑白皮、葶苈。

吐：豆豉、萝卜子、常山、瓜蒂、郁金、藜芦、苦参、赤小豆、盐汤、苦茶。

下：大黄、芒硝、青礞石、大戟、甘遂、续随子、芫花。

### 土虚补之

补母：桂心、茯苓。

气：人参、黄芪、升麻、葛根、甘草、陈橘皮、藿香、葳蕤、缩砂仁、木香、扁豆。

血：白术、苍术、白芍药、胶饴、大枣、干姜、木瓜、乌梅、蜂蜜。

### 本湿除之

燥中宫：白术、苍术、橘皮、半夏、吴茱萸、南星、豆蔻草、白芥子。

洁净府：木通、赤茯苓、猪苓、藿香。

### 标湿渗之

开鬼门：葛根、苍术、麻黄、独活。

## 【肺】

藏魄，属金，总摄一身元气。主闻，主哭，主皮毛。

〔本病〕诸气膹郁，诸痿喘呕，气短，咳嗽上逆，咳唾脓血，不得卧，小便数而欠，遗失不禁。

〔标病〕洒淅寒热，伤风自汗，肩背痛冷，臑臂前廉痛。

### 气实泻之

泻子：泽泻、葶苈、桑白皮、地骨皮。

除湿：半夏、白矾、白茯苓、薏苡仁、木瓜、橘皮。

泻火：粳米、石膏、寒水石、知母、诃子。

通滞：枳壳、薄荷、干生姜、木香、厚朴、杏仁、皂荚、桔梗、紫苏梗。

### 气虚补之

补母：甘草、人参、升麻、黄芪、山药。

润燥：蛤蚧、阿胶、麦门冬、贝母、百合、天花粉、天门冬。

敛肺：乌梅、粟壳、五味子、芍药、五倍子。

### 本热清之

清金：黄芩、知母、麦门冬、栀子、沙参、紫菀、天门冬。

### 本寒温之

温肺：丁香、藿香、款冬花、檀香、白豆蔻、益智、缩砂、糯米、百部。

### 标寒散之

解表：麻黄、葱白、紫苏。

## 【肾】

藏志，属水，为天一之源。主听，主骨，主二阴。

〔本病〕诸寒厥逆，骨痿腰痛，腰冷如冰，足胻肿寒，少腹满急疝瘕，大便闭泄，吐利腥秽，水液澄澈，清冷不禁，消渴引饮。

〔标病〕发热不恶热，头眩头痛，咽痛舌燥，脊股后廉痛。

### 水强泻之

泻子：大戟、牵牛。

泻腑：泽泻、猪苓、车前子、防己、茯苓。

### 水弱补之

补母：人参、山药。

补气：知母、玄参、补骨脂、砂仁、苦参。

补血：黄柏、枸杞、熟地黄、锁阳、肉苁蓉、山茱萸、阿胶、五味子。

### 本热攻之

攻下：伤寒少阴证，口燥咽干，大承气汤。

### 本寒温之

温里：附子、干姜、官桂、蜀椒、白术。

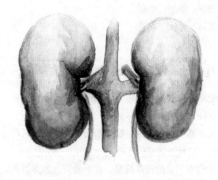

肾

标寒解之

解表：麻黄、细辛、独活、桂枝。

标热凉之

清热：玄参、连翘、甘草、猪肤。

# 【胆】

属木，为少阳相火，发生万物，为决断之官，十一脏之主。主同肝。

〔本病〕口苦，呕苦汁，善太息，澹澹如人将捕状，目昏不眠。

〔标病〕寒热往来，痎疟，胸胁痛，头额痛，耳痛鸣聋，瘰疬结核马刀，足小指、次指不用。

**实火泻之**

泻胆：龙胆、牛胆、猪胆、生蕤仁、生酸枣仁、黄连、苦茶。

**虚火补之**

温胆：人参、细辛、半夏、炒蕤仁、炒酸枣仁、当归、地黄。

**本热平之**

降火：黄芩、黄连、芍药、连翘、甘草。

镇惊：黑铅、水银。

**标热和之**

和解：柴胡、芍药、黄芩、半夏、甘草。

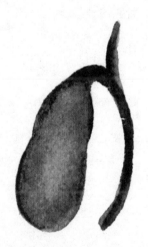

胆

# 【胃】

属土，主容受，为水谷之海。主同脾。

〔本病〕噎膈反胃，中满肿胀，呕吐泻痢，霍乱腹痛，消中善饥，不消食，伤饮食，胃管当心痛，支两胁。

〔标病〕发热蒸蒸，身前热，身前寒，发狂谵语，咽痹，

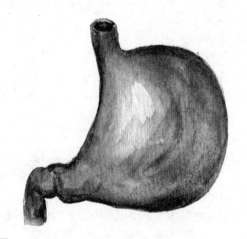

胃

上齿痛，口眼㖞斜，鼻痛鼽衄赤齇。

**胃实泻之**

湿热：大黄、芒硝。

饮食：巴豆、神曲、山楂、阿魏、硇砂、郁金、三棱、轻粉。

**胃虚补之**

湿热：苍术、白术、半夏、茯苓、橘皮、生姜。

寒湿：干姜、附子、草果、官桂、丁香、肉豆蔻、人参、黄芪。

**本热寒之**

降火：石膏、地黄、犀角、黄连。

**标热解之**

解肌：升麻、葛根、豆豉。

# 【大肠】

属金，主变化，为传送之官。

〔本病〕大便闭结，泻痢下血，里急后重，疝痔脱肛，肠鸣而痛。

〔标病〕齿痛喉痹，颈肿口干，咽中如核，鼽衄目黄，手大指、次指痛，宿食发热寒栗。

**肠实泻之**

热：大黄、芒硝、桃花、牵牛、巴豆、郁李仁、石膏。

气：枳壳、木香、橘皮、槟榔。

**肠虚补之**

气：皂荚。

燥：桃仁、麻仁、杏仁、地黄、乳香、松子、当归、肉苁蓉。

湿：白术、苍术、半夏、硫黄。

陷：升麻、葛根。

脱：龙骨、白垩、诃子、粟壳、乌梅、白矾、赤石脂、禹余粮、石榴皮。

**本热寒之**

清热：秦艽、槐角、地黄、黄芩。

**本寒温之**

温里：干姜、附子、肉豆蔻。

**标热散之**

解肌：石膏、白芷、升麻、葛根。

# 【小肠】

主分泌水谷，为受盛之官。

〔**本**病〕大便水谷下利，小便短，小便闭，小便血，小便自利，大便后血，小肠气痛，宿食夜热旦止。

〔**标**病〕身热恶寒，嗌痛颔肿，口糜耳聋。

**实热泻之**

气：木通、猪苓、滑石、瞿麦、泽泻、灯草。

血：地黄、蒲黄、赤茯苓、栀子、牡丹皮。

**虚寒补之**

气：白术、楝实、茴香、砂仁、神曲、扁豆。

血：桂心、玄胡索。

**本热寒之**

降火：黄檗、黄芩、黄连、连翘、栀子。

**标热散之**

解肌：藁本、羌活、防风、蔓荆。

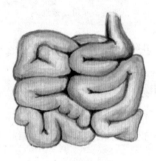

小肠

# 【膀胱】

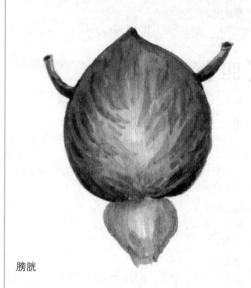

膀胱

主津液，为胞之府，气化乃能出，号州都之官，诸病皆干之。

〔**本**病〕小便淋沥，或短数，或黄赤，或白，或遗矢，或气痛。

〔**标**病〕发热恶寒，头痛，腰脊强，鼻窒，足小趾不用。

**实热泻之**

泻火：滑石、猪苓、泽泻、茯苓。

**下虚补之**

热：黄檗、知母。

寒：桔梗、升麻、益智、乌药、山茱萸。

**本热利之**

降火：地黄、栀子、茵陈、黄檗、牡丹皮、地骨皮。

**标寒发之**

发表：麻黄、桂枝、羌活、苍术、防己、黄芪、木贼。

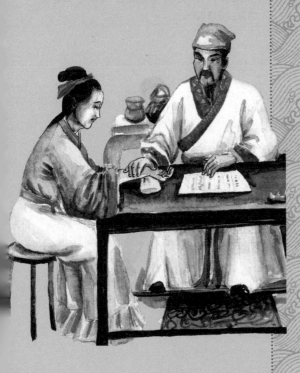

百病主治药

本草
纲目

# 诸风

有中脏、中腑、中经、中气、痰厥、痛风、破伤风、麻痹。

## 【擦牙】

白梅肉、南星末、蜈蚣末、苏合丸、白矾、盐、龙脑、南星。

## 【吐痰】

藜芦：或煎，或散。

皂荚末：酒服。

食盐：煎汤。

人参芦：或煎，或散。

瓜蒂、赤小豆：齑汁调服。

莱菔子：擂汁。

牙皂、莱菔子：为末，煎灌。

醋、蜜：和服。

牙皂、晋矾末：水服。

大虾：煮熟，食虾饮汁，探吐。

苦茗茶：探吐。

橘红：一斤，熬逆流水一碗服，乃吐痰圣药也。

## 【贴喎】

蓖麻仁：捣贴。

炒石灰：醋调贴。

乌头末：龟血调贴。

鸡冠血、蜗牛：捣贴。

鲇鱼尾：切贴。

皂荚末：醋调贴。

桂末：水调贴。

大蒜膏：贴合谷穴。

巴豆：贴手掌心。

## 【痰气】

**草部**

前胡：化痰热，下气散风。

旋覆花：风气湿痹，胸上痰结，留饮。中风壅滞，蜜丸服。

木香：中气不省人事，研末服之，行肝气，调诸气。

藿香：升降诸气。

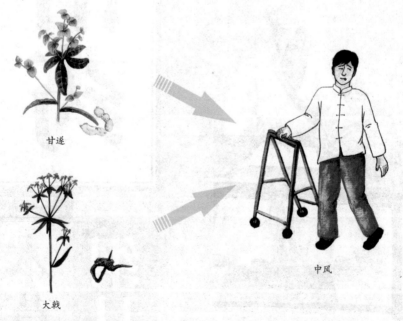

甘遂

大戟

中风

大戟、甘遂并治经络痰饮留滞

大戟、甘遂：并治经络痰饮留滞，麻痹隐痛，牵引走注。

威灵仙：治诸风，宣通五脏，去冷滞痰水，利腰膝。

**果木**

杏仁：头面风气，往来烦热，散风降气化痰。逐日生吞，治偏风不遂，失音不语，肺中风热。

陈橘皮：理气除湿痰。

# 【发散】

麻黄：发散贼风、风寒、风热、风湿、身热麻痹不仁。熬膏服之，治风病取汗。

薄荷：治贼风，散风热、风寒，利关节，发毒汗，为小儿风涎要药。

葛根：发散肌表风寒、风热，止渴。

白芷：解利阳明及肺经风寒、风热，皮肤风痹瘙痒，利九窍，表汗不可缺之。

升麻：发散阳明风邪。

葱白：散风寒、风热、风湿、身痛。

生姜：散风寒、风湿。

桂枝：治一切风冷、风湿，骨节挛痛，解肌开腠理，抑肝气，扶脾土，熨阴痹。

黄荆根：治肢体诸风、心风、头风，解肌发汗。

水萍：治热毒风湿麻痹，左瘫右痪，三十六风，蜜丸酒服取汗。治风热瘙痒，煎水浴取汗。

# 【血滞】

**草部**

当归、芎藭：并主一切风、一切气、一切虚。破恶血，养新血。蜜丸服，治风痰，行气解郁。

芍药：治风，除血痹，泻肝，安脾肺。风毒在骨髓痛，同虎骨浸酒饮。

地黄：逐血痹，填骨髓。

茺蔚子：治风解热。茎叶，治血风痛。

地榆：汁酿酒，治风痹补脑。

虎杖：煮酒，治风在骨节间。

红蓝花：治六十二种风及血气痛。子煎服，治女子中风烦渴。

**谷菜**

韭汁：肥白人，中风失音。

**果木**

桃仁：血滞风痹，大便结。酒浸作丸，治偏风。

**虫兽**

阿胶：男女一切风疾，骨节痛不随。

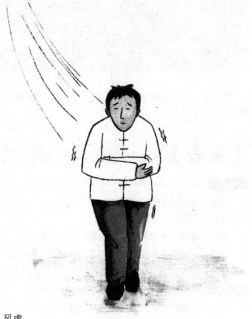

风虚

# 【风虚】

**草部**

天麻：主肝气不足，风虚内作，头晕目旋，麻痹不仁，语言不遂，为定风神药。

人参：补元气，定魂魄，止烦躁，生津液，消痰。

沙参：去皮肌浮风，宣五脏风气，养肝气。

葳蕤：治中风暴热，不能动摇，虚风湿毒，风温自汗灼热，一切虚乏。

牛膝：寒湿痿痹，拘挛膝痛，强筋，补肝脏风虚。

仙茅：一切风气，腰脚风冷，挛痹不能行。九蒸九晒，浸酒服。

淫羊藿：一切冷风，挛急不任，老人昏耄。浸酒服，治偏风。

补骨脂：风虚冷痹，骨髓伤败，一切风气痛。作丸服。

菟丝子：补肝风虚，利腰脚。

白及：胃中邪气，风痱不收，补肺气。

**菜果**

栗：肾虚腰脚无力。日食十颗。

松子：诸风，骨节风。

**木部**

松叶：风痛脚痹，浸酒服。出汗。

杜仲、海桐皮、山茱萸、枸杞子：并主风虚，腰脚痛。

# 伤寒热病

纲目

寒乃标，热乃本。春为温，夏为热，秋为瘅，冬为寒，四时天行为疫疠。

## 【发表】

### 草部

麻黄、羌活：太阳、少阴。

苍术：太阴。

荆芥、薄荷、紫苏：并发四时伤寒不正之汗。

香薷：四时伤寒不正之气。为末，热酒服，取汗。

艾叶：时气温疫，煎服取汗。

### 谷菜

豆豉：治数种伤寒，同葱白，发汗通关节。

生姜、小蒜、葱白。

### 果木

茗茶：并发汗。

杏仁：同酢煎，发时行温病汗。

## 【攻里】

### 草部

大黄：阳明、太阴、少阴、厥阴，燥热满痢诸证。

栝楼实：利热实结胸。

甘遂：寒实结胸。

葶苈：结胸狂躁。

大戟、芫花：胁下水饮。

莞花：行水。

蜀漆：行水。

千里及：主天下疫气，煮汁吐利。

### 果木

桃仁：下瘀血。

巴豆：寒热结胸。

## 【和解】

### 草部

柴胡：少阳寒热诸证。伤寒余热，同甘草煎服。

半夏、黄芩、芍药、牡丹、贝母、甘草：并主寒热。

白术、葳蕤、白薇、白鲜皮、防风、防己：并主风温、风湿。

泽泻、秦艽、海金沙、木通、海藻：并主湿热。

知母、玄参、连翘、天门冬、麦门冬、栝楼根：并主热病烦渴。

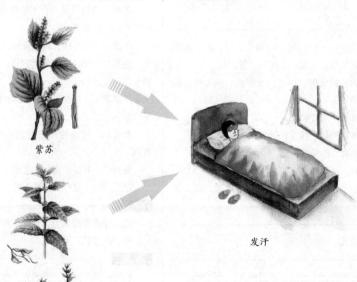

紫苏

薄荷

发汗

紫苏、薄荷发汗

前胡、恶实、射干、桔梗：并主痰热咽痛。

地黄：温毒发斑，熬黑膏服。同薄荷汁服，主热瘴昏迷。

蕙草、白头翁：热痢。

五味子：咳嗽。

苦参：热病狂邪，不避水火。蜜丸服。

龙胆草：伤寒发狂。末服二钱。

青黛：阳毒发斑，及天行头痛寒热。水研服。

薄荷：温病初得，头痛壮热。捣汁服。

芦根：伤寒内热，时疾烦闷。煮汁服。

**谷部**

黑大豆：疫疠发肿，炒熟，同甘草煎服。

赤小豆：除湿热。

薏苡仁：风湿痛。

粳米：烦热。

**菜部**

蕶菜汁：解时行壮热。

生瓜菜汁：解阳毒壮热头痛。

**果部**

大枣：和营卫。

杏仁：利肺气。

桃仁：行血。

乌梅：烦渴及蛔厥。

橘皮：呕哕痰气。

梨汁：热毒烦渴。木皮，伤寒温病，同甘草、秫米、锅煤服。

**禽部**

鸡子：伤寒发斑下痢。生吞一枚，治伤寒发狂烦躁。打破煮浑入浆啜之，治天行不解。

# 【温经】

人参：伤寒厥逆发躁，脉沉，以半两煎汤，调牛胆南星末服。坏证不省人事，一两煎服，脉复即苏。夹阴伤寒，小腹痛，呕吐厥逆，脉伏，同姜、附煎服，即回阳。

附子：治三阴经证，及阴毒伤寒，阴阳易病。

草乌头：阴毒。插入谷道中。

**谷菜**

黑大豆：阴毒。炒焦投酒热服，取汗。

韭根：阴阳易病。

葱白：阴毒。炒热熨脐。

**果部**

蜀椒：阴毒。入汤液用。

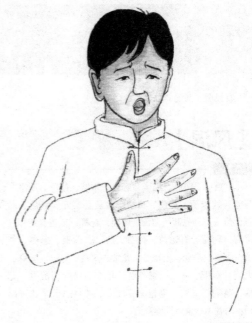

胸闷

胡椒：阴毒。同葱白、麝香和蜡作挺，插入茎内，出汗愈。

# 【食复劳复】

**草部**

麦门冬：伤寒后小劳，复作发热。同甘草、竹叶、粳米煎服。

胡黄连：劳复。同栀子丸服。

芦根：劳复食复。煮汁服。

**谷果**

饭：伤寒多食，复作发热。烧末饮服。

麴：食复。煮服。

橘皮：食复。水煎服。

**木石**

枳壳：劳复发热。同栀子、豉、浆水煎服。

栀子：食复发热，上方加大黄。劳复发热，同枳壳、鼹鼠屎、葱白煎服。

胡粉：食复劳复。水服少许。

凝水石：解伤寒劳复。

鳖甲：食复劳复。烧研水服。

抱出鸡子壳：劳复。炒研汤服一合，取汗。

马屎：劳复。烧末冷酒服。

砧上垢：食复劳复。同病人足下土、鼠屎煎服。

饭箩：食复。烧灰水服。

# 湿

有风湿、寒湿、湿热。

## 【风湿】

### 草部

羌独活、防风、细辛、麻黄、木贼、浮萍、藁本、芎䓖、蛇床子、黄芪、黄精、葳蕤、秦艽、菖蒲、漏卢、菊花、马先蒿、白蒿、庵䕡、旋覆、豨莶、苍耳、薇衔、蒴藋、石龙芮、茵蓣、防己、茜根、忍冬、苏子、南星、草薢、土茯苓、龙常、葱白、薏苡、胡麻、大豆、秦椒、蔓椒、蜀椒红、柏实、松叶、沉香、龙脑、蔓荆、皂荚、枸杞、五加皮、桂枝、伏牛花、厚朴：与苍术、橘皮同除湿病。

### 石部

磁石、白石英。

### 虫鳞

蝎：风淫湿痹。炒研入麝香，酒服。

鳝鱼：湿风恶气。作臛食。

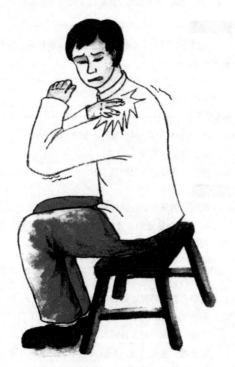

风湿

## 【寒湿】

### 草部

苍术：除上、中、下三焦湿，发汗，利小便，逐水功最大。湿气身重作痛，熬膏服。

草乌头：除风湿，燥脾胃。同苍术制煮作丸服。

附子、乌头、芫花、王孙、狗脊、牛膝、山柰、红豆蔻、草果、蠡实、艾叶、木香、杜若、山姜、廉姜。

### 谷菜

葡萄酒、烧酒、豆黄、生姜、干姜、芥子、蒜、葫、茇香。

### 果木

吴茱萸、胡椒、榄子、莲实、桂心、丁香、樟脑、乌药、山茱萸。

### 兽部

貘皮、木狗皮、诸兽毛、皮毡、火针。

## 【湿热】

### 草部

山茵陈、黄芩、黄连、防己、连翘、白术、柴胡、苦参、龙胆草、车前、木通、泽泻、通草、白鲜、茺草、半夏、海金沙、地黄、甘遂、大戟、萱草、牵牛：气分。

大黄：血分。

营实根、夏枯草。

### 谷菜

赤小豆、大豆黄卷、薏苡仁、旱芹：丸服。

干姜、生姜。

### 木部

椿白皮、茯苓、猪苓、酸枣、柳叶、木槿、榆皮。

### 介石

蚬子：下湿热气。

滑石、石膏、矾石、绿矾。

# 火热

绎目

有郁火、实火、虚火，气分热、血分热、五脏热、十二经热。

## 【升散】

### 草部

柴胡：平肝、胆、三焦、包络相火，除肌热潮热，寒热往来，小儿骨热疳热，妇人产前产后热。虚劳发热，同人参煎服。

升麻：解肌肉热，散郁火。

葛根：解阳明烦热，止渴散郁火。

羌活：散火郁发热。

白芷：散风寒身热，浴小儿热。

薄荷汁：骨蒸劳热。

水萍：暴热身痒，能发汗。

香附：散心腹客热气郁。

## 【泻火】

### 草部

黄连：泻肝、胆、心、脾火，退客热。

黄芩：泻肺及大肠火，肌肉骨蒸诸热。肺热如火燎，烦躁咳嗽引饮，一味煎服。

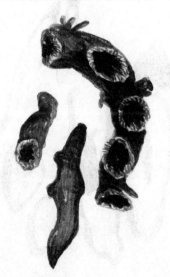

升麻解肌肉热，散郁火

胡黄连：骨蒸劳热，小儿疳热，妇人胎蒸。

秦艽：阳明湿热，劳热潮热骨蒸。

沙参：清肺热。

桔梗：肺热。

龙胆：肝胆火，胃中伏热。

青黛：五脏郁火。

蛇莓、白鲜皮、大青：并主时行腹中大热。

连翘：少阳阳明三焦气分之火。

青蒿：热在骨间。

恶实：食前挼吞三枚，散诸结节筋骨烦热毒。

灯笼草：骨热肺热。

积雪草：暴热，小儿热。

虎杖：压一切热毒。

茵陈：去湿热。

景天：身热，小儿惊热。

钩藤：平心肝火，利小便。同甘草、滑石服，治小儿惊热。

酸浆、防己、木通、通草、灯芯、泽泻、车前、地肤、石韦、瞿麦：并利小便，泄火热。

乌韭：热在肠胃。

屋游：热在皮肤。

土马骔：骨热烦败。

大黄：泻诸实热不通，足太阴手足阳明厥阴五经血分药。

### 菜果

莙荙子、李叶、桃叶、枣叶。

### 木部

楮叶、楝实、羊桃、秦皮、梓白皮：并浴小儿身热。

栀子：心肺胃小肠火，解郁，利小便。

鼠李根皮：身皮热毒。

木兰皮：身热面疱。

桑白皮：虚劳肺火。

地骨皮：泻肺火、肾火、胞中火，补正气，去骨间有汗之蒸。同防风、甘草煎服。

竹叶、竹茹、竹沥：并主烦热有痰。

荆沥：热痰。

### 水石

雪水、冰水、井水：并除大热。

23

石膏：除三焦、肺、胃、大肠火，解肌发汗退热，潮热骨蒸发热，为丸散服。食积痰火，为丸服。小儿壮热，同青黛丸服。

长石：胃中热，四肢寒。

理石：营卫中大热烦毒。

方解石：胸中留热。

玄精石：风热。

凝水石：身热，皮中如火烧，烦满，水饮之，凉血降火。

食盐、卤碱：除大热。

消石：五脏积热。

朴硝：胃中结热。紫雪、碧雪、红雪、金石凌，皆解热结药也。

玄明粉：胃中实热，肠中宿垢。

### 虫介

白颈蚯蚓：解热毒狂烦。

雪蛆玳瑁：凉心解毒。

### 兽部

犀角：泻肝、凉心、清胃，解大热诸毒气。

牛黄：凉心肝。

羚羊角：风热寒热。

象牙：骨蒸热。

牛胆、猪胆、熊胆：并除肝火。

白马胫骨：煅过，降火可代芩、连。

## 【缓火】

### 草部

甘草：生用，泻三焦五脏六腑火。

黄芪：泻阴火，补元气，去虚热。无汗则发，有汗则止。

人参：与黄芪、甘草三味，为益气泻火、除肌热躁热之圣药，甘温除大热也。

麦门冬：降心火，清肺热，虚劳客热，止渴。

五味子：与人参、麦门冬三味，为清金滋水、泻火止渴、止汗生脉之剂。

天门冬：肺劳风热，丸服。阴虚火动有痰热，同五味子丸服。妇人骨蒸，同生地黄丸服。

葳蕤：五劳七伤虚热。煎服，治发热、口干、小便少。

白术：除胃中热、肌热，止汗。妇人血虚发热，小儿脾虚骨蒸，同茯苓、甘草、芍药煎服。

茅根、地筋：客热在肠胃。

甘蕉根、菰根、芦根、天花粉：并主大热烦渴。

栝楼根：润肺、降火、化痰。饮酒发热，同青黛、姜汁丸服。妇人月经不调，夜热痰嗽，同青黛、香附末服。

### 菜谷

山药：除烦热，凉而补。

小麦：客热烦渴，凉心。

粱米：脾胃客热。

麻仁：虚劳客热，水煎服。

### 果部

梨：消痰降火，凉心肺。

柿：凉肺，压胃热。

李：暴食，去骨间劳热。

乌梅：下气除热。

马槟榔：热病。嚼食。

蕉子：凉心。

甘蔗：解热。

### 介禽

鳖肉：同柴胡诸药丸服，治骨蒸。

鸭肉、鸽肉：并解热。

### 兽人

兔肉：凉补。

豪猪肉、猪肉：肥热人宜食之。

猪乳、酥酪、醍醐、人乳。

## 【滋阴】

### 草部

生地黄：诸经血热，滋阴退阳。蜜丸服，治女人发

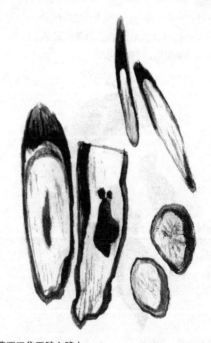

甘草泻三焦五脏六腑火

热成劳。蜜煎服，治小儿壮热，烦渴昏沉。

熟地黄：血虚劳热，产后虚热，老人虚燥。同生地黄为末，姜汁糊丸，治妇人劳热。

玄参：烦躁骨蒸，滋阴降火，与地黄同功。治胸中氤氲之气，无根之火，为圣剂。同大黄、黄连丸服，治三焦积热。

当归：血虚发热，困渴引饮，目赤面红，日夜不退，脉洪如白虎证者，同黄芪煎服。

丹参：冷热劳，风邪留热。同鼠屎末服，主小儿中风，身热拘急。

牡丹：治少阴、厥阴、血分、伏火，退无汗之骨蒸。

知母：心烦，骨热劳往来，产后蓐劳，热劳。泻肺命火，滋肾水。

**木部**

黄檗：下焦湿热，滋阴降火。

# 诸气

怒则气逆，喜则气散，悲则气消，恐则气下，惊则气乱，劳则气耗，思则气结，炅则气泄，寒则气收。

## 【郁气】

**草部**

香附：心腹膀胱连胁下气妨，常日忧愁。总解一切气郁，行十二经气分，有补有泻，有升有降。

苍术：消气块，解气郁。

抚芎：与香附、苍术，总解诸郁。

木香：心腹一切滞气。和胃气，泄肺气，行肝气。凡气郁而不舒者，宜用之。冲脉为病，逆气里急。同补药则补，同泻药则泻。中气，竹沥、姜汁调灌。气胀，同诃子丸服。一切走注，酒磨服。

**谷菜**

赤小豆：缩气，散气。

莱菔子：练五脏恶气，化积滞。

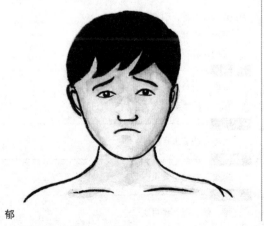

郁

葱白：除肝中邪气，通上下阳气。

胡荽：热气结滞，经年数发。煎饮。

莴苣、白苣：开胸膈壅气。

马齿苋：诸气不调。煮粥食。

**果木**

青橘皮：疏肝散滞。同茴香、甘草末服。

## 【痰气】

**草部**

半夏：消心腹胸胁痰热结气。

贝母：散心胸郁结之气，消痰。

桔梗、前胡、白前、苏子：并主消痰，一切逆气。

射干：散胸中痰结热气。

芫花：诸般气痛。醋炒，同玄胡索服。

威灵仙：宣通五脏，去心腹冷滞，推陈致新。男妇气痛，同韭根、乌药、鸡子煮酒服。

牵牛：利一切气壅滞。三焦壅滞，涕唾痰涎，昏眩不爽，皂角汁丸服。气筑奔冲，同槟榔末服。

**谷菜**

荞麦：消气宽肠。

黑大豆：调中下气。

生姜：心胸冷热气。暴逆气上，嚼数片即止。

莱菔子、白芥子：消痰下气。

**果部**

山楂：行结气。

橘皮：痰隔气胀，水煎服。下焦冷气，蜜丸服。

橙皮：消痰下气。同生姜、檀香、甘草作饼服。

柚皮：消痰下气，及愤懑之痰。酒煮蜜拌服。

枸橼皮：除痰，止心下气痛。

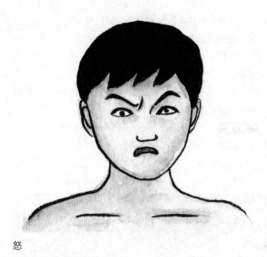

怒

金橘：下气快肠。

枇杷叶：下气止呕。

杨梅：除愤愤恶气。

## 【血气】

### 草部

当归：气中之血。

芎䓖：血中之气。

蓬莪术：气中之血。

姜黄：血中之气。

郁金：血气。

### 木部

乳香、没药、骐骥竭、安息香：并活血散气。

## 【冷气】

### 草部

附子：升降诸气。煎汁入沉香服。

乌头：一切冷气。童尿浸，作丸服。

肉豆蔻、草豆蔻、红豆蔻、高良姜、益智子、荜茇、毕教没、缩砂、补骨脂、胡卢巴、蒟酱：并破冷气。

五味子：奔豚冷气，心腹气胀。

### 菜部

蒜、葫、芸薹、蔓菁、芥、干姜、马蕲：并破冷气。

茴香：肾邪冷气，同附子制为末服。

白芥子：腹中冷气，微炒为丸服。

### 果木

蜀椒：解郁结。其性下行通三焦。凡人食饱气上，生吞一二十枚即散。

秦椒、胡椒、荜澄茄、吴茱萸、食茱萸、桂、沉香、丁香、丁皮、檀香、乌药、樟脑、苏合香、阿魏、龙脑树子：并破冷气，下恶气。

厚朴：男女气胀，饮食不下，冷热相攻，姜汁炙研末饮服。

### 鱼禽

鳢鱼：下一切气。同胡椒、大蒜、小豆、葱，水煮食。

# 脾胃

纲目

有劳倦内伤，有饮食内伤，有湿热，有虚寒。

## 【劳倦】

### 草部

甘草：补脾胃，除邪热，益三焦元气，养阴血。

人参：劳倦内伤，补中气，泻邪火。煎膏合姜、蜜服。

黄芪：益脾胃，实皮毛，去肌热，止自汗。

白术：熬膏服，良。

苍术：安脾除湿。熬膏作丸散，有四制、八制、坎离、交感诸丸。

柴胡：平肝，引清气自左而上。

升麻：入胃，引清气自右而上。

芍药：泻肝，安脾肺，收胃气。

连翘：脾胃湿热。

### 菜谷

罗勒、莳萝、马芹：并理元气。

茴香：同生姜炒黄丸服，开胃进食。

### 果木

大枣：同姜末点服。

### 虫部

蜂蜜、蚕蛹、乳虫。

### 鳞介

鲤、鲈、鳜、比目鱼。

**禽兽**

鸡、雉、猪脾舌、狗肉、羊肉、牛肉、牛胘、兔肉。

# 【虚寒】

**草部**

附子、草豆蔻、高良姜、山姜、廉姜、益智子、荜茇、蒟酱、肉豆蔻。

**菜谷**

干姜、生姜、蒜、韭、薤、芥、芜菁、糯米、秫、烧酒。

**果木**

胡椒、荜澄茄、秦椒、蜀椒、吴茱萸、食茱萸、丁香、桂。

# 【食滞】

**草部**

大黄：荡涤宿食，推陈致新。

地黄：去胃中宿食。

香附、三棱、木香、柴胡：消谷。

荆芥、薄荷、苏荏、水苏：并消鱼鲙。

**谷菜**

大麦、荞麦、豆黄、蒸饼、女麹、黄蒸、麹、神曲：同苍术丸服。

红曲、蘖米、麦蘖、饴糖、酱、醋、酒、糟、蒜、葱、胡葱、胡荽、白菘、莱菔、芜菁、姜。

**果木**

杏仁：停食，用巴豆炒过，末服。

橘皮：为末，煎饮代茶。

青皮：盐、醋、酒、汤四制为末，煎服。

柑皮、橙皮、柚皮、木瓜、榅桲、山楂：消肉。

柰子、杨梅、银杏：生食。

皂荚、楸白皮、厚朴、乌药、樟材、檀香、桂：食果腹胀，饭丸吞七枚。

**金石**

食盐：酒肉过多胀闷，擦牙漱下，如汤沃雪。

**介禽**

鳖甲、淡菜、海月、白鲞：并消宿食。

鳝头：烧服，去痞证，食不消。

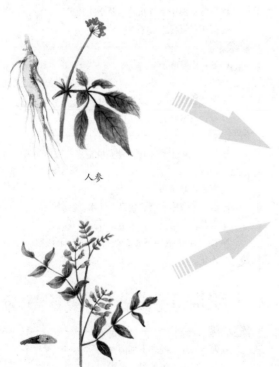

人参

甘草

人参、甘草补脾胃，除邪热

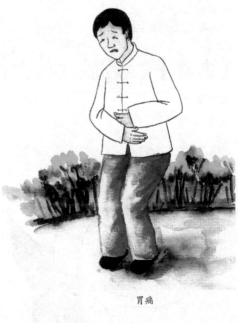

胃痛

# 呕吐 [纲目]

有痰热，有虚寒，有积滞。

## 【痰热】

### 草部

葛根：大热呕吐，小儿呕吐。荡粉食。

泽泻：行水止吐。

香附：妊娠恶阻。同藿香、甘草煎服。

黄连、苦耽：劳乏呕逆。

麦门冬：止呕吐燥渴。

前胡：化痰止吐。

芦根：主呕逆不食，除膈间客热。水煮服。或入童尿。

赤小豆、豌豆：止呕逆。

### 果木

茯苓、猪苓、栀子、楸白皮、梓白皮：止呕逆，下气。

苏方木：人常呕吐，用水煎服。

杨梅：止呕吐，除烦愦。

枇杷：止吐下气。

木白皮：止呕逆。煮服大佳。

## 【虚寒】

### 草部

细辛：虚寒呕吐，同丁香末服。

苍术：暖胃消谷，止呕吐。

白术：胃虚呕逆，及产后呕吐。

人参：止呕吐，胃虚有痰，煎汁入姜汁、竹沥服。胃寒，同丁香、藿香、橘皮煎服。妊娠吐水，同干姜丸服。

艾叶：口吐清水。煎服。

半夏：呕逆厥冷，内有寒痰，同面作弹丸，煮吞之。妊娠呕吐，同人参、干姜丸服。小儿痰吐，同面包、丁香煨熟丸服。

南星：除痰下气止呕。

旋覆花：止呕逆不下食，消痰下气。

香薷：伤暑呕吐。

藿香：脾胃吐逆为要药。

木香、当归：温中，止呕逆。

茅香：温胃止吐。

白豆蔻：止呕逆，散冷气，胃冷忽恶心，嚼数枚酒下。小儿胃寒吐乳，同缩砂、甘草末饮服。

肉豆蔻：温中下气止吐，及小儿乳霍。

益智子：胃冷。

### 谷菜

糯米：虚寒吐逆。

烧酒、白扁豆、豇豆、干姜、生姜：煎醋食。又同半夏煎服，去痰下气，杀虫止呕吐。

芥子：胃寒吐食。

### 果木

橘皮：止吐消痰温中。嘈杂吐清水，去白研末，时舐之。

蜀椒：止吐杀虫。

胡椒：去胃中寒痰，食已即吐水，甚验。

荜澄茄、吴茱萸、食茱萸：并止冷吐。

厚朴：痰壅呕逆不食，姜汁炙研，米饮服。主胃冷，吐不止。

## 【积滞】

### 草谷

香附子：止呕吐，下气消食。

大黄：口中常呕淡泔，煎服。

### 木禽

巴豆、五灵脂：治呕吐汤药不能下者，狗胆丸服。

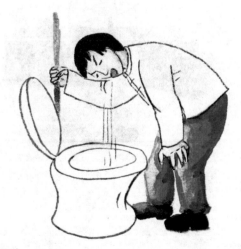

呕吐

# 泻泻

有湿热、寒湿、风暑、积滞、惊痰、虚陷。

## 【湿热】

### 草部

白术：除湿热，健脾胃。湿泄，同车前子末服。虚泄，同肉豆蔻、白芍药丸服。久泄，同茯苓、糯米丸服。小儿久泄，同半夏、丁香丸服。老人脾泄，同苍术、茯苓丸服。老小滑泄，同山药丸服。

苍术：湿泄如注，同芍药、黄芩、桂心煎服。

车前子：暑月暴泄。炒研服。

芐叶：骤然水泄。阴干研服。

秦艽：暴泄引饮。同甘草煎。

黄连：湿热脾泄。同生姜末服。食积脾泄，同大蒜丸服。

胡黄连：疳泻。

### 谷菜

粟米：并除湿热，利小便，止烦渴，燥脾胃。

青粱米、丹黍米、山药：湿泄。同苍术丸服。

薏苡仁。

### 木石

栀子：食物直出。十个微炒，煎服。

黄蘗：小儿热泻。焙研米汤服，去下焦湿热。

茯苓、猪苓、石膏：水泄腹鸣如雷。煅研，饭丸服二十丸，不二服，愈。

雄黄：暑毒泻痢。丸服。

## 【虚寒】

### 草部

甘草、人参、黄芪、白芍药：平肝补脾。同白术丸服。

防风、藁本：治风泄，风胜湿。

蘼芜：湿泄。作饮服。

升麻、葛根、柴胡：并主虚泄风泄，阳气下陷作泄。

半夏：湿痰泄。同枣煎服。

五味子：五更肾泄。同茱萸丸服。

补骨脂：水泄日久，同粟壳丸服。脾胃虚泄，同豆蔻丸服。

肉豆蔻：温中消食，固肠止泄。热泄，同滑石丸

服。冷泄，同附子丸服。滑泄，同粟壳丸服。久泄，同木香丸服。老人虚泻，同乳香丸服。

木香：煨热，实大肠，和胃气。

缩砂：虚劳冷泄，宿食。

益智子：腹胀忽泄，日夜不止，诸药不效，元气脱也。浓煎二两服。

附子：少阴下利厥逆，同干姜、甘草煎服。脏寒脾泄，同肉豆蔻丸服。大枣煮丸服。

草乌头：水泄寒利。半生半炒丸服。

艾叶：泄泻。同吴茱萸煎服；同姜煎服。

莨菪子：久泄。同大枣烧服。

### 谷菜

糯米粉：同山药、砂糖食，止久痢泄。

神曲、白扁豆、薏苡仁、干姜：中寒水泄。炮研饮服。

## 【积滞】

麦蘖、荞麦粉：脾积泄。砂糖水服三钱。

芜荑：气泄久不止，小儿疳泄。同豆蔻、诃子丸服。

楮叶：止一切泄利。同巴豆皮炒研蜡丸服。

巴豆：积滞泄泻，可以通肠，可以止泄。夏月水泄，及小儿吐泻下痢，灯上烧，蜡丸水服。

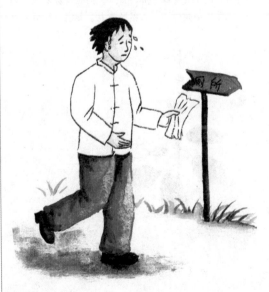

泄泻

29

# 痢

有积滞、湿热、暑毒、虚滑、冷积、蛊毒。

## 【积滞】

大黄：诸痢初起。浸酒服，或同当归煎服。

巴豆：治积痢，同杏仁丸服。小儿用百草霜同化蜡丸服。

巴豆皮：同楮叶烧丸服，治一切泻痢。

藜芦：主泻痢。

紫苋、马苋：和蜜食，主产后痢。

莱菔：汁和蜜服，干者嚼之，止噤口痢。

莱菔子：下痢后重。

青木香：下痢腹痛，气滞里急，实大肠。

山楂：煮服，止痢。

荞麦粉：消积垢。鸡子白丸服，主噤口痢。

## 【湿热】

### 草部

黄连：热毒赤痢，水煎，露一夜，热服。小儿入蜜，或炒焦，同当归末、麝香米汤服。下痢腹痛，酒煎服。伤寒痢，同艾水煎服。暴痢，同黄芩煎服。气痢后重，同干姜末服。赤白日久，同盐梅烧末服；鸡子白丸服。诸痢脾泄，入猪肠煮丸。湿痢，同吴茱萸

炒丸服。香连丸加减，通治诸痢。四治黄连丸，治五疳八痢。

胡黄连：热痢，饭丸服。血痢，同乌梅、灶下土末、茶服。

柴胡：积热痢。同黄芩半水半酒煎服。

青蒿：冷热久痢。同艾叶、豆豉作饼，煎服。

白蒿：夏月暴水痢。为末服。

益母草：同米煮粥，止疳痢。同盐梅烧服，止杂痢。

荆芥：烧末。

黄芩：下痢腹痛日久。同芍药、甘草用。

地黄：止下痢腹痛。汁，主蛊痢。

鸡肠草：汁，和蜜服。

车前汁：和蜜服。

蒲根：同粟米煎服。

苦参：炒焦，水服。

### 谷菜

绿豆：火麻汁煮。皮蒸食，二三年赤痢。

豆豉：炒焦酒服，入口即定。

小豆花：热痢，入豉汁作羹食。痢后气满不能食，煮食一顿即愈。

豇豆、豌豆、荠根茎：烧灰水服。

白扁豆：并主赤白痢。

豆腐：休息痢。醋煎服。

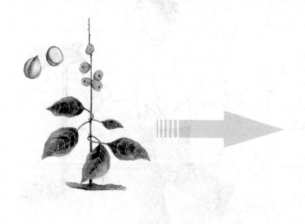

巴豆

巴豆治积滞

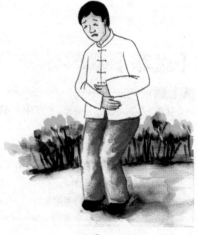

积滞

葱白：下痢腹痛。煮粥食，又煮鲫鱼鲊食。

黄瓜：小儿热痢。同蜜食。

## 【虚寒】

### 草部

甘草：泻火止痛。久痢，煎服。又浆水炙，同生姜煎服。同肉豆蔻煎服。

芍药：补脾散血，止腹痛后重。

人参：冷痢厥逆，同诃子、生姜煎服。禁口痢，同莲肉煎呷。老人虚痢，同鹿角末服。

当归：止腹痛里急后重，生血养血。久痢，吴茱萸炒过蜜丸服。

白术：胃虚及冷痢多年。

苍术：久痢。同川椒丸服。

熟艾叶：止腹痛及痢后寒热。醋煎服，或入生姜。久痢，同橘皮，酒糊丸服。

乌头：久痢。烧研蜡丸服。

附子：休息痢。鸡子白丸服。

玄胡索：下痢腹痛。酒服二钱。

### 谷菜

大蒜：禁口痢及小儿痢，同冷水服，或丸黄丹服。

韭白：醋炒食。

生姜：久痢。同干姜作馄饨食。

麦面：炒焦服。

### 果木

砂糖：禁口痢。同乌梅煎呷。

### 虫鳞介部

蜂蜜：赤白痢。和姜汁服。

鲤鱼：暴痢。烧灰，饮服。

鲫鱼：久痢，酿五倍子烧服。血痢，酿白矾烧服。

## 【止涩】

### 草部

木贼：煎水。

营实根：疳痢。煎服。

五味子。

### 谷果

乌梅：止渴，除冷热痢，水煎服。血痢，同茶、醋服；同黄连丸服。休息痢，同建茶、干姜丸服。

大枣：疳痢。和光粉烧食。

## 【外治】

木鳖子：六个，研，以热面饼挖孔，安一半，热贴脐上，少顷再换即止。

黄丹：同蒜捣封脐，仍贴足心。

田螺：入麝捣，贴脐。

蓖麻：同硫黄捣，填脐。

# 脚气

有风湿，寒湿，湿热，食积。

## 【风寒湿气】

### 草部

忍冬：脚气筋骨引痛。热酒服末。

丹参：风痹足软。渍酒饮。

### 谷菜

薏苡仁：干湿脚气。煮粥食，大验。

藿香：干湿脚气。为末酒服。

### 禽兽

猪肚：烧研酒服。

羊乳、牛乳：调硫黄末服，取汗。

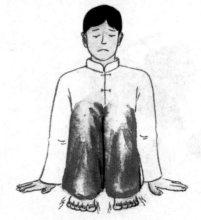

脚气

## 【湿热流注】

### 草部

木通、防己、泽泻、香薷、荆芥、车前子、海金沙、海藻、大黄、商陆：合小豆、绿豆煮饭食。

牵牛：风毒脚气肠秘。蜜丸日服，亦生吞之。

### 谷菜

胡麻：腰脚痛痹。炒末，日服至一年，永瘥。

大麻仁：脚气腹痹，浸酒服。肿渴，研汁煮小豆食。

赤小豆：同鲤鱼煮食，除湿热脚气。

马齿苋：脚气浮肿，尿涩。煮食。

### 果木

木瓜：湿痹，脚气冲心，煎服。枝、叶皆良。

橘皮：脚气冲心。同杏仁丸服。

桃仁：脚气腰痛。为末酒服，一夜即消。

枇杷叶：脚气恶心。

## 【敷贴】

天雄、草乌头：姜汁调，或加大黄、木鳖子末。

皂荚：同小豆末。

木瓜：袋盛踏之。

# 胀满

纲目

有湿热，寒湿，气积，食积，血积。

## 【湿热】

术：除湿热，益气和中。脾胃不和，冷气客之为胀满，同陈皮丸服。

黄连：去心火及中焦湿热。

黄芩：脾经诸湿，利胸中热。

柴胡：宣畅气血，引清气上行。

桔梗：腹满肠鸣，伤寒腹胀。同半夏、橘皮煎服。

射干：主胸胁满，腹胀气喘。

薄荷、防风、车前、泽泻、木通、白芍药：去脏腑壅气，利小便，于土中泻木而补脾。

大黄：主肠结热，心腹胀满。

橘皮

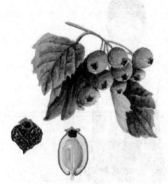

山楂

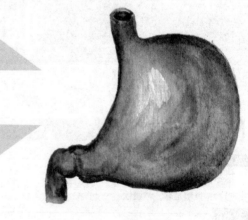

胃胀满

橘皮、山楂治胃胀满

半夏：消心腹痰热满结，除腹胀。小儿腹胀，以酒和丸，姜汤下，仍姜汁调，贴脐中。

忍冬：治腹胀满。

泽泻：渗湿热。

赤小豆：治热，利小便，下腹胀满，散气。

木瓜：治腹胀、善噫。

皂荚：主腹胀满。胸腹胀满，煨研丸服，取利甚妙。

枳实：消食破积，去胃中湿热。

茯苓：主心腹胀满，渗湿热。

## 【寒湿】

草豆蔻：除寒燥湿，开郁破气。

益智子：主客寒犯胃。腹胀忽泻，日夜不止，二两煎汤服，即止。

胡卢巴：治肾冷，腹胁胀满，面色青黑。

胡椒：虚胀腹大。同全蝎丸服。

附子：胃寒气满，不能传化，饥不能食。同人参、生姜末，煎服。

## 【气虚】

甘草：除腹胀满，下气。

人参：治心腹鼓痛，泻心肺脾中火邪。

莪蕤：主心腹结气。

青木香：主心腹一切气，散滞气，调诸气。

香附子：治诸气胀满。同缩砂、甘草为末服。

紫苏：治一切冷气，心腹胀满。

莱菔子：气胀气蛊。取汁浸缩砂炒七次，为末服。

生姜：下气，消痰喘胀满，亦纳下部导之。

姜皮：消胀痞，性凉。

马芹子：主心腹胀满，开胃下气。

山药：心腹虚胀，手足厥逆，或过服苦寒者。半生半炒为末，米饮服。

百合：除浮肿，胪胀痞满。

沉香：升降诸气。

## 【积滞】

刘寄奴穗：血气胀满。为末，酒服三钱，乃破血下胀仙药也。

蘖米：消食下气，去心腹胀满。产后腹胀，不得转气，坐卧不得，酒服一合，气转即愈。

葫蒜：下气，消谷化肉。

山楂：化积消食，行结气。

橘皮：下气破癥，除痰水滞气。

胡椒：腹中虚胀。同蝎尾、莱菔子丸服。

胡粉：化积消胀。小儿腹胀，盐炒摩腹。

# 齿出血

级目

## 【除热】

防风、羌活、生苄、黄连。

## 【清补】

人参：齿缝出血成条，同茯苓、麦门冬煎服，奇效。上盛下虚，服凉药益甚者，六味地黄丸、黑锡丹。

## 【外治】

香附：姜汁炒研，或同青盐、百草霜。

丝瓜藤灰、寒水石：同朱砂、甘草、片脑。

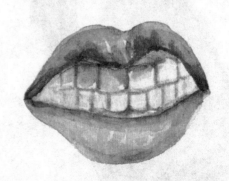

齿出血

33

# 咳嗽

纲目

有风寒，痰湿，火热，燥郁。

## 【风寒】

### 草菜

麻黄：发散风寒，解肺经火郁。

细辛：去风湿，泄肺破痰。

白前：风寒上气，能保定肺气，多以温药佐使。久咳唾血，同桔梗、桑白皮、甘草煎服。

百部：止暴嗽，浸酒服。三十年嗽，煎膏服。小儿寒嗽，同麻黄、杏仁丸服。

款冬花：为温肺治嗽要药。

牛蒡根：风寒伤肺壅咳。

生姜：寒湿嗽，烧含之。久嗽，以白饧或蜜煮食。小儿寒嗽，煎汤浴之。

### 虫鱼

蜂房：小儿咳嗽。烧灰服。

鲫鱼：烧服，止咳嗽。

### 禽兽

鸡子白皮：久咳。同麻黄末服。

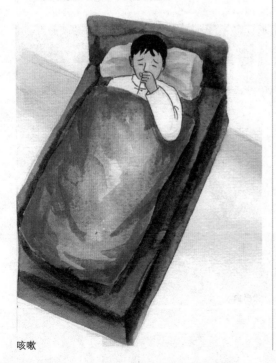

咳嗽

## 【痰湿】

### 草部

莨菪子：久嗽不止，煮炒研末，同酥煮枣食。三十年呷嗽，同木香熏黄烧烟吸。

葶苈：肺壅痰嗽。同知母、贝母、枣肉丸服。

芫花：卒得痰嗽，煎水煮枣食。有痰，入白糖，少少服。

### 菜谷

白芥子、蔓菁子：并主痰气咳嗽。

莱菔子：痰气咳嗽，炒研和糖含。上气痰嗽，唾脓血，煎汤服。

莱菔：痨瘦咳嗽。煮食之。

丝瓜：化痰止嗽。烧研，枣肉丸服。

### 果木

橘皮：痰嗽，同甘草丸服。经年气嗽，同神曲、生姜、蒸饼丸服。

皂荚：咳嗽囊结。卒寒嗽，烧研，豉汤服。咳嗽上气，蜜炙丸服。又同桂心、干姜丸服。

### 金石

雄黄：冷痰劳嗽。

## 【痰火】

### 草部

甘草：除火伤肺咳。小儿热嗽，猪胆汁浸炙，蜜丸服。

沙参：益肺气，清肺火，水煎服。

麦门冬：心肺虚热，火嗽。嚼食甚妙，寒多人禁服。

灯笼草：肺热咳嗽喉痛。为末汤服，仍敷喉外。

知母：消痰润肺，滋阴降火。久近痰嗽，同贝母末，姜片蘸食。

### 谷菜

百合：肺热咳嗽。蜜蒸含之。

### 果木

杏仁：除肺中风热咳嗽。童尿浸，研汁熬丸，酒服。

甘蔗汁：虚热咳嗽涕唾。入青粱米煮粥食。

大枣、石蜜、刺蜜、桑叶：并主热咳。

### 金石

石膏：热盛喘咳，同甘草末服。热嗽痰涌如泉，煅过，醋糊丸服。

五倍子：敛肺降火，止嗽。

# 【虚劳】

### 草部

黄芪：补肺泻火，止痰嗽、自汗及咳脓血。

人参：补肺气。肺虚久嗽，同鹿角胶末煎服。化痰止嗽，同明矾丸服。喘嗽有血，鸡子清五更调服。小儿喘嗽，发热自汗，有血，同天花粉服。

五味子：收肺气，止咳嗽，乃火热必用之药。久咳肺胀，同粟壳丸服。久嗽不止，同甘草、五倍子、风化消末噙。又同甘草、细茶末噙。

紫菀：止咳脓血，消痰益肺。肺伤咳嗽，水煎服。吐血咳嗽，同五味子丸服。久嗽，同款冬花、百部末

服。小儿咳嗽，同杏仁丸服。

款冬花：肺热劳咳，连连不绝，涕唾稠黏，为温肺治嗽之最。痰嗽带血，同百合丸服。以三两烧烟，筒吸之。

地黄：咳嗽吐血。为末酒服。

柴胡：除劳热胸胁痛，消痰止嗽。

牛蒡子：咳嗽伤肺。

### 谷果

桃仁：急劳咳嗽。同猪肝、童尿煮，丸服。

胡桃：润燥化痰。久咳不止，同人参、杏仁丸服。

### 诸虫鳞介

鲫鱼头：烧研服。

鳖：骨蒸咳嗽。同柴胡诸药煮食。

### 禽兽

猪肾：同椒煮食。卒嗽，同干姜煮食，取汗。

羊胰：久嗽，温肺润燥。同大枣浸酒服。

羊肺、羊肉、貒骨、獭肝、阿胶：并主劳咳。

# 虚损

有气虚，血虚，精虚，五脏虚，虚热，虚寒。

# 【气虚】

### 草部

甘草：五劳七伤，一切虚损，补益五脏。大人羸瘦，童尿煮。小儿羸瘦，炙焦蜜丸服。

人参：五劳七伤，虚而多梦者加之，补中养营。虚劳发热，同柴胡煎服。房劳吐血，独参汤煎服。

黄芪：五劳羸瘦，寒热自汗，补气实表。

五味子：壮水锁阳，收耗散之气。

淫羊藿、狗脊：并主冷风虚劳。

柴胡、秦艽、薄荷：并解五劳七伤虚热。

### 菜谷

五芝、石耳、韭白、薤白、山药、甘薯：并补中益气。

大麻子：虚劳内热，大小便不利。水煎服。

### 果木

莲实：补虚损，交心肾，固精气，利耳目，厚肠胃。酒浸入猪肚煮丸服，或蒸熟蜜丸服，仙方也。

枸杞叶：五劳七伤。煮粥食。

地骨皮：去下焦肝肾虚热。虚劳客热，末服。热劳

如燎，同柴胡煎服。虚劳寒热苦渴，同麦门冬煎服。

五加皮：五劳七伤。采茎叶末服。

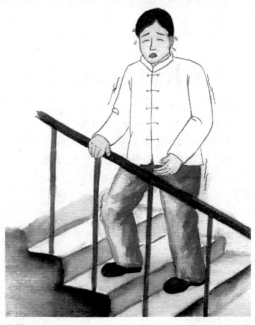

虚损

### 石虫

云母粉：并主五劳七伤虚损。

五色石脂：补五脏。

枸杞虫：起阳益精。同地黄丸服。

海蚕：虚劳冷气，久服延年。

### 鳞介禽兽

鲫鱼、鲥鱼、鳜鱼、鳖肉、淡菜、海蛇、鸡肉：炙食。

犬肉、牛肉、牛肚：作脍生食。

狗肾：产后肾劳，如疟体冷。

猪肚：同人参、粳米、姜、椒煮食，补虚。

## 【血虚】

### 草木

地黄：男子五劳七伤，女子伤中失血。同人参、茯苓熬、琼玉膏。酿酒、煮粥皆良。面炒研末酒服，治男女诸虚积冷，同菟丝子丸服。

麦门冬：五劳七伤客热。男女血虚，同地黄熬膏服。

泽兰：妇人频产劳瘦，丈夫面黄。丸服。

黄檗：下焦阴虚。同知母丸服，或同糯米丸服。

### 介兽

羊肉：益产妇。

羊肝：同枸杞根汁作羹食。

羊胃：久病虚赢，同白术煮饮。

## 【精虚】

### 草木

肉苁蓉：五劳七伤，茎中寒热痛，强阴益精髓。同羊肉煮食。

覆盆子：益精强阴，补肝明目。每旦水服三钱，益男子精，女人有子。

何首乌：益精血气，久服有子，服食有方。

### 石虫

羊肾：虚劳精竭，作羹食。五劳七伤，同肉苁蓉煮羹食。虚损劳伤，同白术煮粥饮。

鹿茸：虚劳洒洒如疟，四肢酸痛，腰脊痛，小便数。同当归丸服；同牛膝丸服。

# 健忘

纲目

心虚，兼痰，兼火。

## 【补虚】

### 草木

甘草：安魂魄，泻火养血，主健忘。

人参：开心益智，令人不忘。同猪肪炼过，酒服。

远志：定心肾气，益智慧不忘。为末，酒服。

石菖蒲：开心孔，通九窍，久服不忘不惑。为末，酒下。

丹参、当归、地黄：并养血安神定志。

预知子：心气不足，恍惚错忘，松悸烦郁。同人参、菖蒲、山药、黄精等，为丸服。

### 谷菜果木

山药：镇心神，安魂魄，主健忘，开达心孔，多记事。

龙眼：安志强魂，主思虑伤脾，健忘怔忡，自汗惊悸。归脾汤用之。

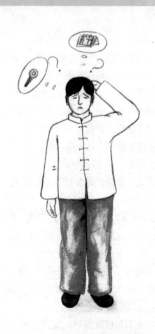

健忘

## 【痰热】

### 草果

黄连：降心火，令人不忘。

麦门冬、牡丹皮、紫胡、木通：通利诸经脉壅寒热之气，令人不忘。

商陆花：人心昏塞，多忘喜误，为末，夜服。梦中亦醒悟也。

# 诸汗

纲目

有气虚，血虚，风热，湿热。

## 【气虚】

黄芪：泄邪火，益元气，实皮毛。

人参：一切虚汗。同当归、猪肾煮食，止怔忡自汗。

白术：末服，或同小麦煎服，止自汗。同黄芪、石斛、牡蛎末服，主脾虚自汗。

麻黄根：止诸汗必用，或末，或煎，或外扑。

附子：亡阳自汗。

何首乌：贴脐。

### 果木

杜仲：产后虚汗。同牡蛎服。

吴茱萸：产后盗汗恶寒。

### 虫兽

五倍子：同荞麦粉作饼，煨食，仍以唾和填脐中。

黄雌鸡：伤寒后虚汗。同麻黄根煮汁，入肉苁蓉、牡蛎粉煎服。

猪肝：脾虚。食即汗出，为丸服。

羊胃：作羹食。

## 【血虚】

### 草兽

当归、地黄、白芍药、猪膏：产后虚汗。同姜汁、蜜、酒煎服。

猪心：心虚自汗。同参、归煮食。

## 【风热】

### 草部

白芷：盗汗。同朱砂服。

荆芥：冷风出汗。煮汁服。

黄连：降心火，止汗。

胡黄连：小儿自汗。

麦门冬。

### 果木

竹沥：产后虚汗。热服。

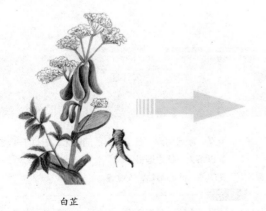

白芷

白芷止盗汗

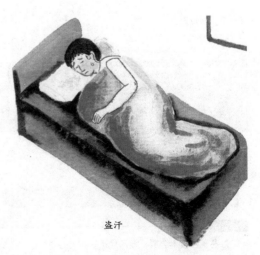

盗汗

# 惊悸

[纲目]

有火，有痰，兼虚。

## 【清镇】

### 草谷

黄连：泻心肝火，去心窍恶血，止惊悸。

麦门冬、远志、丹参、牡丹皮、玄参、知母：并定心，安魂魄，止惊悸。

甘草：惊悸烦闷，安魂魄。伤寒心悸脉代，煎服。

天南星：心胆被惊，神不守舍，恍惚健忘，妄言妄见。同朱砂、琥珀丸服。

芍药：泻肝，除烦热惊狂。

人参、黄芪、白及、胡麻、山药、黄檗、柏实、茯神、茯苓、乳香、没药、血竭、酸枣仁、厚朴、震烧木：火惊失志，煮汁服。

### 鳞介禽兽

猪心血：同青黛、朱砂丸服，治心病邪热。

猪肾：心肾虚损。同参、归煮食。

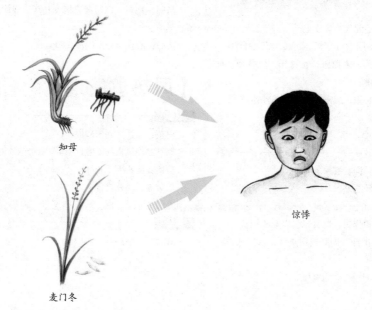

知母

麦门冬

麦门冬、知母定心，止惊悸

惊悸

# 不眠

[纲目]

有心虚，胆虚，兼火。

## 【清热】

### 草部

灯芯草：夜不合眼。煎汤代茶。

半夏：阳盛阴虚，目不得瞑。同秫米，煎以千里流水，炊以苇火，饮之即得卧。

麦门冬：除心肺热，安魂魄。

### 谷菜

秫米、大豆：日夜不眠。以新布火炙熨目，并蒸豆枕之。

干姜：虚劳不眠。研末二钱，汤服取汗。

**果木**

乌梅、榔榆：并令人得睡。

榆荚仁：作糜羹食，令人多睡。

酸枣：胆虚烦心不得眠。炒熟为末，竹叶汤下。或加人参、茯苓、白术、甘草，煎服。或加人参、辰砂、乳香，丸服。

大枣：烦闷不眠。同葱白煎服。

乳香：治不眠，入心活血。

**虫兽**

蜂蜜、白鸭：煮汁。

# 消渴 [纲目]

上消少食，中消多食，下消小便如膏油。

## 【生津润燥】

**草部**

芭蕉根汁：日饮。

牛蒡子、葵根：消渴，小便不利，煎服；消中尿多，亦煎服。

**谷菜**

青粱米、粟米、麻子仁：煮汁。

蔓菁根、竹笋、生姜：鲫鱼胆和丸服。

**果木**

乌梅：止渴生津。微研水煎，入豉，再煎服。

**禽兽**

焐鸡汤：澄清饮，不过三只。

焐猪汤：澄清日饮。

## 【降火清金】

**草部**

麦门冬：心肺有热。同黄连丸服。

浮萍：捣汁服。同栝楼根丸服。

紫葛：产后烦渴。煎水服。

款冬花：消渴喘息。

**谷菜**

小麦：作粥饭食。

薏苡仁：煮汁。

赤小豆：煮汁。

豌豆：淡煮。

冬瓜：利小便，止消渴，杵汁饮。干瓢煎汁。苗、叶、子俱良。

**果木**

桑白皮：煮汁。

**虫兽**

蚕茧：煮汁饮。

## 【补虚滋阴】

**草部**

地黄、知母、葳蕤：止烦渴。煎汁饮。

人参：生津液，止消渴，为末，鸡子清调服。同栝楼根，丸服。同粉草、猪胆汁，丸服。同葛粉、蜜，熬膏服。

黄芪：诸虚发渴，生痈或痈后作渴。同粉草半生半炙末服。

香附：消渴累年。同茯苓末，日服。

牛膝：下虚消渴。地黄汁浸曝，为丸服。

五味子：生津补肾。

菟丝子：煎饮。

蔷薇根：水煎。

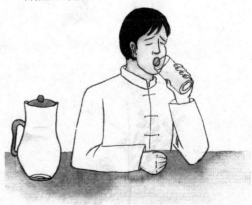

消渴

谷菜果木

糯米粉：作糜一斗食，或绞汁和蜜服。

藕汁、椰子浆、栗壳：煮汁服。

枸杞、桑葚：单食。

石鳞禽兽

鹅：煮汁。

白雄鸡、黄雌鸡：煮汁。

白鸽：切片，同土苏煎汁，咽之。

猪脊骨：同甘草、木香、石莲、大枣煎服。

羊肺、羊肉：同瓠子、姜汁、白面煮食。

牛胃、牛髓、牛脂：同栝楼汁，熬膏服。

牛脑、水牛肉、牛鼻：同石燕，煮汁服。

# 瘀血 〔纲目〕

有郁怒，有劳力，有损伤。

## 【破血散血】

### 草部

生甘草：行厥阴、阳明二经污浊之血。

黄芪：逐五脏间恶血。

白术：利腰脐间血。

黄芩：热入血室。

黄连：赤目瘀血，上部见血。

败酱：破多年凝血。

射干：消瘀血、老血在心脾间。

桔梗：打击瘀血久在肠内时发动者。为末，米饮服。

常春藤：腹内诸冷血风血。煮酒服。

当归、丹参、芎藭、白芷、泽兰、马兰、大小蓟、芒硝、芒茎：并破宿血，养新血。

### 谷菜

赤小豆、米醋、黄麻根、麻子仁：并消散瘀血。

韭汁：清胃脘恶血。

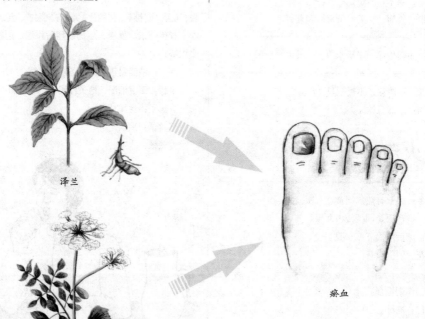

泽兰

当归

泽兰、当归逐瘀血

瘀血

# 心腹痛

[纲目]

有寒气，热气，火郁，食积，死血，痰澼，虫物，虚劳，中恶，阴毒。

## 【温中散郁】

### 草部

木香：心腹一切冷痛、气痛，九种心痛，妇人血气刺痛，并磨酒服。心气刺痛，同皂角末丸服。内钓腹痛，同乳、没丸服。

香附子：一切气，心腹痛，利三焦，解六郁，同缩砂仁、甘草末点服。心脾气痛，同高良姜末服。血气痛，同荔枝烧研酒服。

艾叶：心腹一切冷气鬼气，捣汁饮，或末服。同香附，醋煮丸服，治心腹小腹诸痛。

芎䓖：开郁行气。诸冷痛中恶，为末，烧酒服。

藁本：大实心痛，已用利药。同苍术煎服，彻其毒。

苍术：心腹胀痛，解郁宽中。

甘草：去腹中冷痛。

高良姜：腹内暴冷久冷痛，煮饮。心脾痛，同干姜丸服。又四制丸服。

苏子：一切冷气痛。同高良姜、橘皮等分，丸服。

姜黄：冷气痛，同桂末，醋服。小儿胎寒，腹痛，吐乳，同乳香、没药、木香丸服。

附子：心腹冷痛，胃寒蛔动，同炒厄子酒糊丸服。寒厥心痛，同郁金、橘红，醋糊丸服。

香薷：暑月腹痛。

### 谷部

烧酒：冷痛，入盐服。阴毒腹痛，尤宜。

黑大豆：肠痛如打。炒焦，投酒饮。

神曲：食积心腹痛。烧红淬酒服。

### 菜部

葱白：主心腹冷气痛，虫痛，疝痛，大人阴毒，小儿盘肠内钓痛。卒心痛，牙关紧急欲死，捣膏，麻油送下，虫物皆化黄水出。阴毒痛，炒熨脐下，并搋酒灌之。盘肠痛，炒贴脐上，并浴腹，良久尿出愈。

小蒜：十年五年心痛，醋煮饱食即愈。

韭：腹中冷痛，煮食。胸痹痛如锥刺，服汁，吐去恶血。

薤白：胸痹刺痛彻心背，喘息咳唾。同栝楼实，白酒煮服。

生姜：心下急痛。同半夏煎服，或同杏仁煎。

干姜：卒心痛，研末服。心脾冷痛，同高良姜丸服。

芥子：酒服，止心腹冷痛。阴毒，贴脐。

马芹子：卒心痛。炒末酒服。

### 果部

乌梅：胀痛欲死，煮服。

大枣：急心痛，同杏仁、乌梅丸服。陈枣核仁，止腹痛。

胡桃：急心痛。同枣煨嚼，姜汤下。

橘皮：途路心痛。煎服，甚良。

胡椒：心腹冷痛。酒吞三七粒。

茱萸：心腹冷痛，及中恶心腹痛。揩酒服。叶亦可。

楤子：同上。

### 木部

乌药：冷痛，磨水入橘皮、苏叶煎服。

## 【活血流气】

### 草部

当归：和血，行气，止疼。心下刺疼，酒服方寸匕。女人血气，同干漆丸服。产后痛，同白蜜煎服。

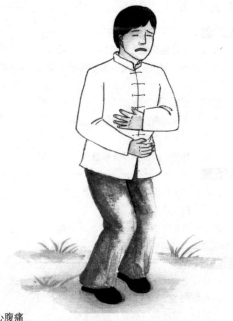

心腹痛

41

郁金：血气冷气，痛欲死。烧研醋服，即苏。

姜黄：产后血痛。同桂末酒服，血下即愈。

刘寄奴：血气。为末酒服。

红蓝花：血气。擂酒服。

大黄：干血气，醋熬膏服。冷热不调，高良姜丸服。

蒲黄：血气，心腹诸疼。同五灵脂煎醋或酒服。

丹参、牡丹、三棱、败酱。

## 【痰饮】

半夏：湿痰心痛。油炒丸服。

狼毒：九种心痛，同吴茱萸、巴豆、人参、附子、干姜丸服。心腹冷痰胀痛，同附子、旋覆花丸服。

草乌头：冷痰成包，心腹疗痛。

百合椒目：留饮腹痛。同巴豆丸服。

牡荆子：炒研服。

枳实：胸痹痰水痛。末服。

枳壳：心腹结气痰水。

矾石：诸心痛。以醋煎一皂子服；同半夏丸服。

五倍子：心腹痛。炒焦，酒服立止。

牡蛎粉：烦满心脾痛。煅研酒服。

蛤粉：心气痛。炒研，同香附末服。

## 【火郁】

#### 草部

黄连：卒热，心腹烦痛。水煎服。

苦参：大热，腹中痛，及小腹热痛，面色青赤，煎醋服。

黄芩：小腹绞痛，小儿腹痛。得厚朴、黄连，止腹痛。

山豆根：卒腹痛。水研服，入口即定。

马兰汁：绞肠痧痛。

沙参、玄参。

#### 谷果

生麻油：卒热心痛。饮一合。

# 腰痛 纲目

有肾虚，湿热，痰气，瘀血，闪肭，风寒。

## 【虚损】

#### 草部

补骨脂：骨髓伤败，腰膝冷。肾虚腰痛，为末，酒服，或同杜仲、胡桃，丸服。妊娠腰痛，为末，胡桃、酒下。

菊花：腰痛去来陶陶。

艾叶：带脉为病，腰溶溶如坐水中。

附子：补下焦之阳虚。

蒺藜：补肾，治腰痛及奔豚肾气。蜜丸服。

#### 谷菜

山药：并主男子腰膝强痛，补肾益精。

韭子：同安息香丸服。

茴香：肾虚腰痛，猪肾煨食。腰痛如刺，角茴末，盐汤或酒服，或加杜仲、木香，外以糯米炒熨。

#### 果木

山楂：老人腰痛。同鹿茸丸服。

阿月浑子、莲实、芡实、沉香、乳香：并补腰膝命门。

枸杞根：同杜仲、草薢，浸酒服。

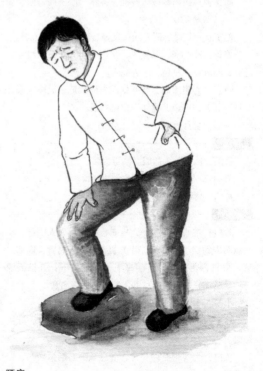

腰痛

### 介兽

鳖甲：卒腰痛，不可俯仰。炙研酒服。

猪肾：腰虚痛。包杜仲末煨食。

## 【湿热】

### 草部

知母：腰痛，泻肾火。

葳蕤：湿毒腰痛。

威灵仙：宿脓恶水，腰膝冷疼。酒服一钱取利。或丸服。

青木香：气滞腰痛。同乳香酒服。

牵牛子：除湿热气滞，腰痛下冷脓。半生半炒，同硫黄末，白面作丸，煮食。

木鳖子、蕙草。

### 果木

槟榔：腰重作痛。为末酒服。

甜瓜子：腰腿痛。酒浸末服。

皂荚子：腰脚风痛。酥炒丸服。

郁李仁：宣腰胯冷脓。

茯苓：利腰脐间血。

## 【风寒】

羌活、麻黄：太阳病腰脊痛。

藁本：十种恶风鬼注，流入腰痛。

# 痛风

属风、寒、湿、热、挟痰及血虚、污血。

## 【风寒风湿】

### 草木

麻黄：风寒、风湿、风热痹痛，发汗。

羌活：风湿相搏，一身尽痛，非此不除。同松节煮酒，日饮。

防风：主周身骨节尽痛，乃治风去湿仙药。

苍术：散风，除湿，燥痰，解郁，发汗，通治上中下湿气。湿气身痛，熬汁作膏，点服。

茜根：治骨节痛，燥湿行血。

苍耳子：风湿周痹，四肢拘痛。为末煎服。

牵牛子：除气分湿热，气壅腰脚痛。

羊踯躅：风湿痹痛走注，同糯米、黑豆、酒、水煎服，取吐利。风痰注痛，同生南星捣饼，蒸四五次收之，临时焙丸，温酒下三丸，静卧避风。

芫花：风湿痰注作痛。

草乌头：风湿痛涎，历节走痛不任。入豆腐中煮过，晒研，每服五分，仍外敷痛处。

乌头、附子：并燥湿痰，为引经药。

薏苡仁：久风湿痹，筋急不可屈伸。风湿身痛，日晡甚者，同麻黄、杏仁、甘草煎服。

桂枝：引诸药横行手臂。同椒、姜浸酒，絮熨阴痹。

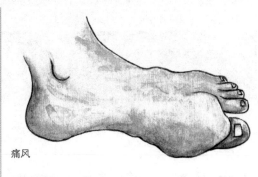

痛风

### 虫兽

蚯蚓：脚风宜用。

水龟：风湿拘挛，筋骨疼痛。同天花粉、枸杞子、雄黄、麝香、槐花煎服。版，亦入阴虚骨痛方。

## 【风痰湿热】

### 草部

半夏、天南星：并治风痰、湿痰、热痰凝滞，历节走注。右臂风痰作痛，南星、苍术煎服。

大戟、甘遂：并治湿气化为痰饮，流注胸膈经络，发为上下走注，疼痛麻痹。能泄脏腑经隧之湿。

大黄：泄脾胃血分之湿热。酥炒煎服，治腰脚风痛，取下冷脓恶物，即止。

威灵仙：治风湿痰饮，为痛风要药，上下皆宜。腰膝积年冷病诸痛，为末酒下，或丸服，以微利为效。

黄芩：三焦、湿热、风热，历节肿痛。

秦艽：除阳明风湿、湿热，养血荣筋。

龙胆草、木通：煎服。

防己、木鳖子：并主湿热肿痛。在下加之。

姜黄：治风痹臂痛，能入手臂，破血中之滞气。

红蓝花：活血滞，止痛。瘦人宜之。

### 菜果

白芥子：暴风毒肿，痰饮流入四肢、经络，作痛。

桃仁：血滞、风痹、挛痛。

橘皮：下滞气，化湿痰。风痰麻木，或手木，或十指麻木，皆是湿痰死血。以一斤去白，逆流水五碗，煮烂去滓至一碗，顿服取吐，乃吐痰之圣药也。

槟榔：一切风气，能下行。

### 木石

枳壳：风痒麻痹，散痰疏滞。

黄檗：除下焦湿热痛肿。下身甚者加之。

茯苓：渗湿热。

竹沥：化热痰。

## 【补虚】

### 草部

当归、芎䓖、芍药、地黄、丹参：并养新血，破宿血，止痛。

牛膝：补肝肾，逐恶血，治风寒湿痹，膝痛不可屈伸，能引诸药下行。痛在下者加之。

石斛：脚膝冷痛痹弱，酒浸酥蒸，服满一镒，永不骨痛。

土茯苓：治疮毒，筋骨痛，去风湿，利关节。

### 谷木

罂粟壳：收敛固气，能入肾。治骨痛尤宜。

乳香：补肾活血，定诸经之痛。

没药：逐经络滞血，定痛。历节诸风痛不止，同虎胫骨末，酒服。

## 【外治】

芥子：走注风毒痛，同醋涂。

# 眩晕

纲目

眩是目黑，晕是头旋，皆是气虚挟痰，挟火，挟风，或挟血虚，或兼外感四气。

## 【风虚】

### 草菜

天麻：目黑头旋，风虚内作，非此不能除，为治风神药，名定风草。头风旋晕，消痰定风，同川芎，蜜丸服。

白芷：头风、血风、眩晕。蜜丸服。

苍耳子：诸风头晕，蜜丸服。女人血风头眩，闷绝不省，为末酒服，能通顶门。

菊苗：男女头风眩晕，发落有痰，发则昏倒。四月收，阴干为末，每酒服二钱。秋月收花浸酒，或酿酒服。

蘹蘼根：头风眩晕，同独活、石膏煎酒服。产后血晕，煎服。

排风子：目赤头旋。同甘草、菊花末。

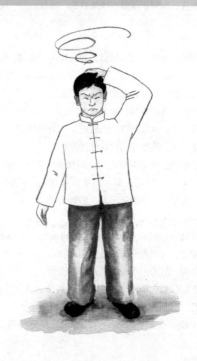

眩晕

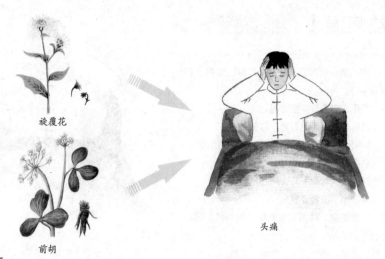

旋覆花

前胡

头痛

**旋覆花、前胡止头痛**

当归：失血眩晕，苇劳煎服。

芎䓖：头风眩晕。

红药子：产后血晕。

附子、乌头、薄荷、细辛、木香、紫苏、水苏、白蒿、飞廉、卷柏、蘼芜、羌活、藁本、地黄、人参、黄芪、升麻、柴胡、山药：并治风虚眩晕。

生姜。

**木虫鳞兽**

松花：头旋脑肿。浸酒饮。

槐实：风眩欲倒，吐涎如醉，漾漾如舟车上。

辛夷：眩冒，身兀兀如在车船上。

蔓荆实：脑鸣昏闷。

伏牛花、丁香、茯神、茯苓、山茱萸、地骨皮、全蝎、白花蛇、乌蛇：并头风眩晕。

鹿茸：眩晕，或见一为二。半两煎酒，入麝服。

驴头：中风头眩，身颤，心肺浮热。同豉煮食。

兔头骨及肝、羚羊角、羊头、蹄及头骨、羊肉、牛胃、猪脑、猪血、熊脑：并主风眩瘦弱。

## 【痰热】

**草菜**

天南星：风痰眩晕吐逆。同半夏、天麻、白面煮丸。

半夏：痰厥昏运。同甘草、防风煎服。风痰眩晕，研末水沉粉，入朱砂丸服。

金花丸：同南星、寒水石、天麻、雄黄、白面，煮丸服。

白附子：风痰。同石膏、朱砂、龙脑丸服。

大黄：湿热眩晕。炒末茶服。

旋覆花、天花粉、前胡、桔梗、黄芩、黄连、泽泻、白芥子：热痰烦晕。同黑芥子、大戟、甘遂、芒硝、朱砂丸服。

**果木**

橘皮、荆沥、竹沥：头风眩晕目眩，心头漾漾欲吐。

# 头痛

纲目

有外感，气虚，血虚，风热，湿热，寒湿，痰厥，肾厥，真痛，偏痛。右属风虚，左属痰热。

## 【引经】

太阳：麻黄、藁本、羌活、蔓荆。

阳明：白芷、葛根、升麻、石膏。

少阳：柴胡、芎䓖。

太阴：苍术、半夏。

少阴：细辛。

厥阴：吴茱萸、芎䓖。

# 【 湿热痰湿 】

### 草部

黄芩：一味，酒浸晒研，茶服，治风湿、湿热、相火、偏正诸般头痛。

薄荷：除风热，清头目。蜜丸服。

菊花：头目风热肿痛。同石膏、芎蒡末服。

蔓荆实：头痛，脑鸣，目泪；太阳头痛。为末浸酒服。

水苏：风热痛。同皂荚、芫花丸服。

半夏：痰厥头痛，非此不除。同苍术用。

栝楼：热病头痛。洗瓢温服。

香附子：气郁头痛，同川芎末常服。偏头风，同乌头、甘草丸服。

大黄：热厥头痛。酒炒三次，为末，茶服。

钓藤：平肝风心热。

茺蔚子：血逆，大热头痛。

木通、青黛、大青、白鲜皮、茵陈、白蒿、泽兰、沙参、丹参、知母、吴蓝、景天：并主天行头痛。

### 菜果

竹笋：并主痰热头痛。

杨梅：头痛。为末茶服。

### 木石

竹茹：饮酒人头痛。煎服。

# 【 风寒湿厥 】

### 草谷菜果

芎蒡：风入脑户头痛，行气开郁，必用之药。风热及气虚，为末茶服。偏风，浸酒服。卒厥，同乌药末服。

防风：头面风去来。偏正头风，同白芷，蜜丸服。

天南星：风痰头痛，同荆芥丸服。痰气，同茴香丸服。妇人头风，为末酒服。

乌头、附子：浸酒服，煮豆食，治头痛。同白芷末服，治风毒痛。同川芎或同高良姜服，治风寒痛。同葱汁丸，或同钟乳、全蝎丸，治气虚痛。同全蝎、韭根丸，肾厥痛。同釜墨，止痰厥痛。

天雄：头面风去来痛。

草乌头：偏正风头。同苍术、葱汁丸服。

白附子：偏正头风，同牙皂末服。痰厥痛，同半夏、南星丸服。

地肤子：雷头风肿。同生姜擂酒服，取汗。

杜衡：风寒头痛初起。末服，发汗。

蒴藋：煎酒取汁。

蓖麻子：同川芎烧服，取汗。

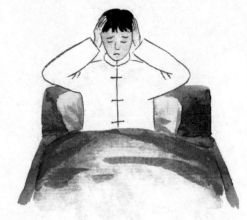

头痛

草薢：同虎骨、旋覆花末服，取汗。

南藤：酿酒服，并治头风。

通草：烧研酒服，治洗头风。

菖蒲：头风泪下。

杜若：风入脑户，痛肿涕泪。

胡卢巴：气攻痛。同三棱、干姜末，酒服。

牛膝：脑中痛。

当归：煮酒。

地黄、芍药：并血虚痛。

葳蕤、天麻、人参、黄芪：并气虚痛。

苍耳、大豆黄卷：并头风痹。

胡麻：头面游风。

百合：头风目眩。

胡荽、葱白、生姜：并风寒头痛。

杏仁：时行头痛，解肌。风虚痛欲破，研汁入粥食，得大汗即解。

### 木石虫兽

柏实：并主头风。

桂枝：伤风、头痛、自汗。

乌药：气厥头痛，及产后头痛，同川芎末，茶服。

皂荚：时气头痛，烧研，同姜、蜜，水服，取汗。

山茱萸：脑骨痛。

辛夷、伏牛花、空青、曾青：并风眩头痛。

石硫黄：肾厥头痛，头风，同消石丸服。同胡粉丸服。同食盐丸服。同乌药丸服。

蜂子、全蝎、白僵蚕：葱汤服。或入高良姜，或以蒜制为末服，治痰厥、肾厥痛。

白花蛇：脑风头痛，及偏头风。同南星、荆芥诸药末服。

羊肉：头脑大风，汗出虚劳。

羊屎：雷头风。焙研酒服。

## 【外治】

谷精草：为末嘈鼻，调糊贴脑，烧烟熏鼻。

玄胡索：同牙皂、青黛为丸。

瓜蒂、藜芦、细辛、苍耳子、大黄、远志、荜茇、高良姜、牵牛：同砂仁、杨梅末。

雄黄：同细辛。

玄精石、消石、人中白：同地龙末、羊胆为丸。

旱莲汁、萝卜汁、大蒜汁、苦瓠汁：并嘈鼻。

艾叶：揉丸嗅之，取出黄水。

半夏烟、木槿子烟、龙脑烟：并熏鼻。

灯火：焠之。

荞麦面：作大饼，更互合头，出汗。或作小饼，贴四眼角，灸之。

黄蜡：和盐作兜鍪，合之即止。

茱萸叶：蒸热枕之，治大寒犯脑痛，亦浴头。

桐木皮、冬青叶、石南叶、牡荆根、槐子皮、莽草、葶苈、豉汁、驴头汁：并治头风。

柚叶：同葱白。

山豆根、南星：同川乌。

乌头、草乌头：同栀子、葱汁。

乳香：同蓖麻仁。

决明子：并贴太阳穴。

露水：八月朔旦取，磨墨点太阳，止头疼。

桂木：阴雨即发痛，酒调，涂顶额。

井底泥：同消、黄敷。

朴硝：热痛，涂顶上。

诃子：同芒硝，醋摩之。

牛蒡根：同酒煎膏摩之。

绿豆：作枕去头风。决明、菊花皆良。

麦面：头皮虚肿，薄如裹水。口嚼敷之良。

栀子：蜜和敷舌上，追涎去风，甚妙。

# 面

纲目

面肿是风热。面紫赤是血热。疱是风热，即谷嘴。齇是血热，即酒齇。䵟𪒟是风邪客于皮肤，痰饮渍于腑脏，即雀卵斑，女人名粉滓斑。

## 【瘢痕】

葵子：涂。

大麦曲：和酥敷。秋冬用小麦麨。

冬青子及木皮灰：入面脂。

真玉：摩面。

马蔺根：洗。

鸡子黄：炒黑拭之。

羊髓、獭髓、牛髓、牛酥：并灭瘢痕。

## 【面疮】

### 草部

蓖麻子：肺风面疮，同大枣、瓦松、白果、肥皂为丸，日洗。

何首乌：洗。

牵牛：涂。

### 谷菜果木

白米：并涂小儿面上甜疮。

丝瓜：同牙皂烧，擦面疮。

枇杷叶：茶服，治面上风疮。

桃花：面上黄水疮，末服。

杏仁：鸡子白和涂。

银杏：和糟嚼涂。

柳叶：洗面上恶疮。

### 土石

盐汤：搨面上恶疮。

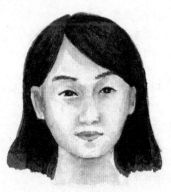

面

# 眼目

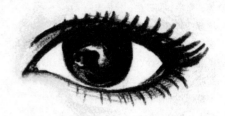

有赤目传变，内障昏盲，外障翳膜，物伤睐目。

## 【赤肿】

#### 草部

黄连：消目赤肿，泻肝胆心火，不可久服。赤目痛痒，出泪羞明，浸鸡子白点。蒸人乳点。同冬青煎点。同干姜、杏仁煎点。水调贴足心。烂弦风赤，同人乳、槐花、轻粉蒸熨。风热盲翳，羊肝丸服。

黄芩：消肿赤瘀血。

芍药：目赤涩痛，补肝明目。

葳蕤：目痛眦烂泪出。赤目涩痛，同芍药、当归、黄连煎洗。

薄荷：去风热。烂弦，以姜汁浸研，泡汤洗。

荆芥：头目一切风热疾。为末酒服。

防己：目睛暴痛。酒洗三次，末服。

地黄：血热，睡起目赤，煮粥食。暴赤痛，小儿蓐内目赤，并贴之。

地肤子：风热赤目，同地黄作饼，晒研服。

苦参、细辛：并明目，益肝胆，止风眼下泪。

五味子：同蔓荆子煎，洗烂弦。

#### 谷菜

豆腐：热贴。

黑豆：袋盛泡热，互熨数十次。

生姜：目暴赤肿。取汁点之。

干姜：目睛久赤，及冷泪作痒，泡汤洗之。取粉点之，尤妙。末，贴足心。

#### 果部

西瓜：日干，末服。

石莲子：眼赤痛。同粳米作粥食。

梨汁：点弩肉。赤目，入腻粉、黄连末。

甘蔗汁：合黄连煎，点暴赤肿。

杏仁：同古钱埋之，化水点目中赤脉。同腻粉，点小儿血眼。油烧烟，点胎赤眼。

#### 木部

黄檗：目热赤痛，泻阴火。时行赤目，浸水蒸洗。婴儿赤目，浸人乳点。

栀子：目赤热痛，明目。

枸杞根皮：洗天行赤目。

眼目

槐花：退目赤。胎赤，以枝磨铜器汁涂之。

丁香：百病在目。同黄连煎乳点之。

蕤核仁：和胡粉、龙脑，点烂生翳眼。

桑叶：赤目涩疼。为末，纸卷烧烟熏鼻中。

#### 水土

热汤：沃赤目。

#### 金石

玛瑙：熨赤烂。

水精、玻璃：熨热肿。

#### 介鳞

田螺：入盐化汁，点肝热目赤。入黄连、珍珠，止目痛。入铜绿，点烂眼。

蚌：赤目、目暗，入黄连，取汁点。

#### 禽兽

乌鸡胆、鸭胆、鸡子白：并点赤目。

鸡卵白皮：风眼肿痛。同枸杞白皮㗜鼻。

鸡冠血：点目泪不止。

驴乳：浸黄连，点风热赤目。

猪胆、犬胆、羊胆：蜜蒸九次。

## 【昏盲】

#### 草部

人参：益气明目。酒毒目盲，苏木汤调末服。小儿惊后，瞳人不正，同阿胶煎服。

黄精：补肝明目。同蔓荆子九蒸九晒为末，日服。

玄参：补肾明目。赤脉贯瞳，猪肝蘸末服。

当归：内虚目暗。同附子丸服。

地黄：补阴，主目晾晾无所见。补肾明目，同椒红丸服。

麦门冬：明目轻身，同地黄、车前丸服。

决明子：除肝胆风热，淫肤赤白膜，青盲。益肾明目，每旦吞一匙，百日后夜见物光。补肝明目，同蔓菁酒煮为末，日服。积年失明，青盲雀目，为末，米饮服；或加地肤子丸服。

营实：目热暗。同枸杞子、地肤子丸服。

淫羊藿：病后青盲，同淡豉煎服。小儿雀目，同蚕蛾、甘草、射干末，入羊肝内煮食。

天麻、芎䓖、草薢：并补肝明目。

菊花：风热，目疼欲脱，泪出，养目去盲，作枕明目。叶同。

五味子：补肾明目，收瞳子散。

覆盆子：补肝明目。

柴胡：目暗，同决明子末，人乳和敷目上，久久目视五色。

### 谷菜

大豆：肝虚目暗。牛胆盛之，夜吞三七粒。

葱白：归目益精，除肝中邪气。

葱实：煮粥食，明目。

芥子：雀目，炒末，羊肝煮食。按入目中，去翳。

### 果部

梅核仁、胡桃：并明目。

石蜜：明目，去目中热膜，同巨胜子丸服。

### 木部

桂、辛夷、枳实、山茱萸：并明目。

沉香：肾虚目黑。同蜀椒丸服。

槐子：久服，除热明目除泪。煮饮。或入牛胆中风干吞之。或同黄连末丸服。

五加皮：明目。浸酒，治目僻目瞤。

黄檗：目暗，每旦含洗，终身无目疾。

### 金石

丹砂：目昏内障，神水散大。同磁石、神曲丸服。

食盐：洗目，明目止泪。

### 虫介鳞部

蜂蜜：目肤赤胀。肝虚雀目，同蛤粉、猪肝煮食。

蚌粉：雀目夜盲。同猪肝、米泔煮食。与夜明砂同功。

玳瑁：迎风目泪，肝肾虚热也。同羚羊角、石燕子末服。

鲫鱼：热病目暗，作臛食。弩肉，贴之。

鲤鱼脑：和胆，点青盲。

### 禽兽

雄鸡胆：目为物伤。同羊胆、鲫鱼胆点。

乌鸡肝：风热目暗。作羹食。

猪肝：补肾明目。雀目，同海螵蛸、黄蜡煮食。

牛肝：补肝明目。

犬胆：肝虚目暗，同萤火末点。目中脓水，上伏日酒服。

牛胆：明目，酿槐子吞。酿黑豆吞。和柏叶、夜明砂丸服。

鹿茸：补虚明目。

---

# 耳

纲目

耳鸣、耳聋。有肾虚，有气虚，有郁火，有风热。耳痛是风热，聤耳是湿热。

## 【补虚】

### 草谷

熟地黄、当归、肉苁蓉、菟丝子、枸杞子：肾虚耳聋。诸补阳药皆可通用。

百合：为末，日服。

### 石禽兽

鸡子：作酒，止耳鸣。和蜡炒食，治聋。

羊肾：补肾治聋。脊骨，同磁石、白术诸药煎服。

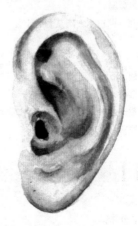

耳

# 【耳痛】

### 草木

连翘、柴胡、黄芩、龙胆、鼠黏子、商陆：塞。

楝实、牛蒡根：熬汁。

蓖麻子：并涂。

木鳖子：耳卒热肿，同小豆、大黄，油调涂。

木香：以葱黄染鹅脂，蘸末内入。

菖蒲：作末炒罨，甚效。

郁金：浸水滴。

### 水石

矾石（化水）、芒硝水。磨刀水：并滴。

蚯蚓屎：涂。

炒盐：枕。

### 虫兽

蛇蜕：耳忽大痛，如虫在内走，或流血水，或干痛，烧灰吹入，痛立止。

鳝血：滴。

穿山甲：同土狗吹。

麝香：通窍。

---

# 鼻 纲目

鼻渊，流浊涕，是脑受风热。鼻鼽，流清涕，是脑受风寒，包热在内。脑崩臭秽，是下虚。鼻窒，是阳明湿热，生瘜肉。鼻齄，是阳明风热及血热，或脏中有虫。鼻痛，是阳明风热。

# 【窒瘜】

### 【内治】

#### 草菜

白薇：肺实鼻塞，不知香臭。同贝母、款冬、百部为末服。

小蓟：煎服。

#### 果木

荜澄茄：同薄荷、荆芥丸服。

#### 鳞兽

蛇肉：肺风鼻塞。

羊肺：鼻瘜。同白术、肉苁蓉、干姜、芎䓖为末，日服。

### 【外治】

细辛：鼻齆，不闻香臭。时时吹之。

皂荚、麻鞋灰、礜石、麝香：并吹。

蒺藜：同黄连煎汁，灌入鼻中，嚏出瘜肉如蛹。

雄黄：一块塞，不过十日，自落。

# 【鼻痛】

石硫黄：搽。

酥、羊脂：并涂之。

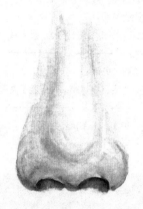

鼻

# 【鼻干】

黄米粉：小儿鼻干无涕，脑热也。同矾末，贴囟门。

# 【赤齄】

### 【内治】

使君子：酒齄面疮。以香油浸润，卧时嚼三五个，久久自落。

苍耳叶：酒蒸焙研服。

栀子：鼻齄面疮。炒研，黄蜡丸服；同枇杷叶为末，酒服。

橘核：鼻赤酒齄。炒研三钱，同胡桃一个，擂酒服。

**【外治】**

黄连：鼻齆。同天仙藤灰，油调搽。

蜀葵花：夜涂旦洗。

牵牛：鸡子白调，夜涂旦洗。

银杏：同酒糟嚼敷。

硫黄：同枯矾末，茄汁调涂。或加黄丹，或加轻粉。

槟榔：同硫黄、龙脑涂，仍研蓖麻、酥油搽。

大风子：同硫黄、轻粉、木鳖子涂。

# 口舌 〔纲目〕

舌苦是胆热，甘是脾热，酸是湿热，涩是风热，辛是燥热，咸是脾湿，淡是胃虚，麻是血虚，生胎是脾热闭，出血是心火郁，肿胀是心脾火毒，疮裂是上焦热，木强是风痰湿热，短缩是风热。舌出数寸有伤寒、产后、中毒、大惊数种。口糜是膀胱移热于小肠，口臭是胃火食郁。喉腥是肺火痰滞。

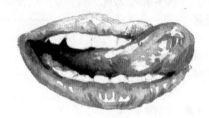

口舌

皂荚、矾石：并擦痰壅舌麻。

## 【舌胀】

### 草谷

甘草：木强肿胀塞口，不治杀人。浓煎噙漱。

芍药：同甘草煎。

### 木部

龙脑香：伤寒舌出数寸。掺之随消。

冬青叶：舌胀出口。浓煎浸之。

### 虫鳞禽兽

五倍子：并掺之。

鸡冠血：中蜈蚣毒，舌胀出口。浸之咽下。

## 【强痹】

雄黄：中风舌强。同荆芥末，豆淋酒服。

## 【舌苦】

柴胡、黄芩、苦参、黄连、龙胆：泻胆。

麦门冬：清心。

## 【口臭】

### 草菜

大黄：烧研揩牙。

细辛：同白豆蔻含。

香薷、鸡苏、藿香、益智、缩砂、草果、山姜、高良姜、山柰、甘松、杜若、香附：掺牙。

# 咽喉 〔纲目〕

咽痛是君火，有寒包热。喉痹是相火，有嗌疸，俗名走马喉痹，杀人最急，惟火及针烁效速，次则拔发咬指，吐痰畜鼻。

## 【降火】

### 草部

甘草：缓火，去咽痛，蜜炙煎服。肺热，同桔梗煎。

知母、黄芩：并泻肺火。

薄荷、荆芥、防风：并散风热。

玄参：去无根之火。急喉痹，同鼠黏子末服。发斑咽痛，同升麻、甘草煎服。

恶实：除风热，利咽膈。喉肿，同马兰子末服。悬痈肿痛，同甘草煎咽，名开关散。

麦门冬：虚热上攻咽痛。同黄连丸服。

乌敛莓：同车前、马蔺杵汁咽。

通草：含咽，散诸结喉痹。

灯芯草：烧灰，同盐吹喉痹甚捷。同蓬砂，同箬叶灰皆可。同红花灰，酒服一钱，即消。

白芷：同雄黄水和，涂顶。

### 谷部

豆豉：咽生瘜肉。刺破出血，同盐涂之，神效。

白面：醋和涂喉外。

### 果木

西瓜汁、橄榄、无花果、苦茗：并噙咽。

吴茱萸：醋调涂足心。

龙脑香：同黄檗、灯芯、白矾烧吹。

### 兽部

牛靥：喉痹。

猪肤：咽痛。

猪胆：腊月盛黄连、朴硝，风干吹之。

# 【风痰】

### 草部

菖蒲汁：和烧铁锤焠酒服。

蛇床子：冬月喉痹，烧烟熏之，其痰自出。

蓖麻油：烧燃熏焠，其毒自破。仁，同朴硝，研水服，取吐。

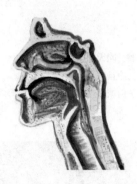

咽喉

麻黄：尸咽痛痒。烧熏。

高良姜：同皂荚吹鼻。

### 谷菜

饴糖、大豆汁：并含咽。

韭根、蕹根、芥子：并敷喉外。

百合、桑耳：并浸蜜含。

生姜汁：和蜜服，治食诸禽中毒，咽肿痹。

### 果木

秦椒、瓜蒂：并吐风痰。

桃皮、荔枝根：并煮含。

杏仁：炒，和桂末服。

皂荚：急喉痹。生研点之，即破，外以醋调涂之。接水灌。

楮实：水服一个。

### 金石

雄黄：磨水服，同巴豆研服，取吐下。或入瓶烧烟熏鼻，追涎。

### 鳞介

鲤鱼胆：同灶底灰，涂喉外。

### 禽兽

猪脑：喉痹已破。蒸熟，入姜食之。

# 牙齿    纲目

牙痛，有风热，湿热，胃火，肾虚，虫䘌。

# 【风热、湿热】

### 草部

秦艽：阳明湿热。

黄芩：中焦湿热。

白芷：阳明风热。同细辛掺。入朱砂掺。

黄连：胃火湿热。牙痛恶热，揩之立止。

升麻：阳明本经药，主牙根浮烂疳蜃。胃火，煎漱。

羌活：风热，煮酒漱。同地黄末煎服。

荆芥：风热。同葱根、乌桕根煎服。

细辛：和石灰掺。

缩砂仁：嚼。

附子尖：同天雄尖、蝎梢末，点之即止。

大黄：胃火牙痛。烧研揩牙。同地黄贴之。

生地黄：牙痛牙长，并含咋之。食蟹龈肿，皂角蘸汁炙研，掺之。

苍术：盐水浸烧，揩牙，去风热、湿热。

香附：同青盐、生姜，日擦固齿。同艾叶煎漱。

高良姜：同蝎。

青木香：并擦牙。

蕙草：同升麻、细辛。

### 谷菜

薏苡根、胡麻、黑豆：并煎漱。

水芹：利口齿。

赤小豆、老姜：同矾。

干姜：同椒。

鸡肠草：同旱莲、细辛。

丝瓜：烧。并同盐擦。

大蒜：煨擦。

木耳：同荆芥。

### 土石

朴硝：皂荚煎过，擦风热，及食蟹龈肿。

## 【肾虚】

### 草菜

旱莲草：同青盐炒焦，揩牙，乌须固齿。

补骨脂：同青盐日揩。风虫，同乳香。

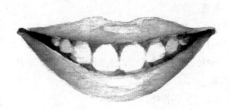

牙齿

蒺藜：打动牙痛，擦漱。

骨碎补：同乳香塞。

独蒜：熨。

甘松：同硫黄煎漱。

牛膝：含漱。

## 【虫蠹】

### 草部

桔梗：同薏苡根，水煎服。

大黄：同地黄贴。

覆盆子：点目取虫。

细辛、莽草、苦参、恶实：并煎漱。

附子：塞孔。又塞耳。

### 果木

银杏：食后生嚼一二枚。

皂荚子：醋煮烙之。

胡桐泪：为口齿要药。热湿牙痛，及风疳蠹齿骨槽风，为末，入麝，夜夜贴之。宣露臭气，同枸杞根漱。虫黑，同丹砂、麝香掺。

巴豆：风虫，绵裹咬。烧烟熏。同蒜塞耳。

# 须发

级目

## 【发落】

### 草部

骨碎补：病后发落。同野蔷薇枝煎刷。

香薷：小儿发迟。同猪脂涂。

茉莉花：蒸油。

蓬藟子：榨汁。

芭蕉油、蓖麻子、金星子、兰草、蕙草、昨叶何草：并浸油梳头，长发令黑。

### 谷菜

胡麻油及叶、大麻子及叶：并沐日梳，长发。

蒲公英、旱莲：并揩牙乌须。

生姜：擦。

莴苣子、白菘子油、芸薹子油。

### 果木

枣根：蒸汁。

蜀椒：浸酒。

皂荚：地黄、姜汁炙研，揩牙乌须。

桑葚：浸水。并涂头，生毛发。

桐叶：同麻子煮米泔，沐发则长。连子蒸取汁，沐发则黑。

桑白皮：同柏叶，沐发不落。

## 禽兽

犬乳：涂赤发。

# 【生眉】

## 草谷

白鲜皮：眉发脆脱。

香附：长须眉。

苦参、仙茅：大风，眉发脱落。

昨叶何草：生眉发膏为要药。

半夏：眉发堕落，涂之即生。茎涎同。

## 菜木

芥子：同半夏、姜汁。

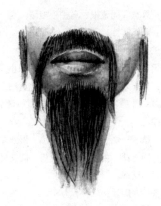

须发

蔓菁子：醋和，并涂。

生姜：擦。

柳叶：同姜汁，擦眉落。

白矾：眉发脱落。蒸饼丸服。

雄黄：和醋涂。

狗脑：眉发火瘢不生。和蒲黄，日三敷之。

蒜汁：眉毛动摇，目不能眨，唤之不应。和酒服，即愈。

# 跌仆折伤 [纲目]

肠出，杖疮。

# 【内治活血】

大黄：同当归煎服。或同桃仁。

刘寄奴：同玄胡索、骨碎补，水煎服。

土当归：煎酒服。或同葱白、荆芥，水煎服。

三七：磨酒。

虎杖：煎酒。

何首乌：同黑豆、皂角等丸服，治损宽筋。

黑大豆：煮汁频饮。

生姜：汁，同香油，入酒。

补骨脂：同茴香、辣桂末，酒服。

干藕：同茴香末，日服。

荷叶：烧研，童尿服，利血甚效。

白莴苣子：同乳香、乌梅、白术服，止痛。

胡桃：擂酒。

杏枝、松节、白杨皮：并煎酒服。

鲍鱼：煎服，主损伤，瘀血在四肢不散者。

猪肉：伤损，血在胸膈不食者。生剁，温水送下一钱，即思食。

# 【外治散瘀接骨】

大黄：姜汁调涂，一夜变色。

糯米：寒食浸至小满，酒研，如用，水调涂之。

白杨皮：血沥在骨肉间，痛不可忍。杂五木煎汤浸之。

乌鸡：一切折伤，兽触胸腹者。连毛捣烂醋和，隔布揾之，待振寒欲吐，徐取下，再上。

牛马血：折伤垂死。破牛或马腹纳入，浸热血中，愈。

地黄：炒热杵泥。

麦麸：醋炒。

麦面：水和，并服。

稗草、绿豆粉：炒紫。

豆黄、豆腐：贴，频易。

酒糟、葱白：煨。

萝卜、生姜：同葱白、面炒。汁，同酒调面。

桃仁、李核仁、肥皂：醋调。

桑白皮：煎膏。

鳖肉：生捣。

龟肉、摄龟：并生捣。

羊脂、野驼脂、酥牛酥、牛髓、猪髓：并摩。

猪肉：炙贴。

牛肉：炙贴。

母猪蹄：煮，洗伤挞诸败疮。

栗子：筋骨断碎，瘀血肿痛。生嚼涂之，有效。

蟹肉：筋骨折伤断绝，连黄捣泥，微纳罾，筋即连也。

五灵脂：骨折肿痛，同白及、乳、没，油调涂。接骨，同茴香，先敷乳香，次涂小米粥，乃上药，帛裹木

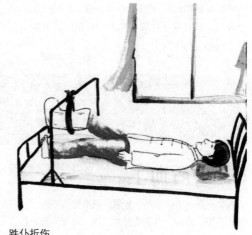

跌仆折伤

夹，三五日效。

牛蹄甲：接骨。同乳、没烧研，黄米糊和敷。

# 胎前

子烦，胎啼。

## 【安胎】

黄芩：同白术。为安胎清热圣药。

白术：同枳壳丸服，束胎易生。

续断：三月孕，防胎堕。同杜仲丸服。

益母草：子同。胎前宜熬膏服。

丹参：安生胎，落死胎。

青竹茹：八九月伤动作痛，煎酒服。

竹沥：因交接动胎。饮一升。

白药子：胎热不安。同白芷末服。

黄连：因惊胎动出血。酒饮。

知母：月未足，腹痛如欲产状。丸服。

枳壳：腹痛，同黄芩煎服。同甘草、白术丸服，令胎瘦易生也。

大枣：腹痛。烧研，小便服。

缩砂仁：行气止痛。胎气伤动，痛不可忍，炒研，酒服。子痫昏瞀，炒黑，酒下。

香附子：安胎顺气，为末，紫苏汤服，名铁罩散。恶阻，同藿香、甘草末，入盐汤服。

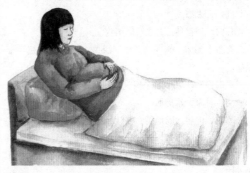

胎前

益智子：漏胎下血。同缩砂末，汤服。

大腹皮、榉皮、陈橘皮、藿香、木香、紫苏：并行气安胎。

芎䓖：损动胎气，酒服二钱。亦可验胎有无。

当归：妊娠伤动，或子死腹中，服此，未损即安，已损即下，同芎䓖末，水煎服。堕胎下血，同葱白煎服。

朱砂：上症，用末一钱，鸡子白三枚，和服，未死安，已死出。

葱白：下血抢心困笃。浓煎服，未死安，已死出。

阿胶：胎动下血。葱豉汤化服。葱、艾同煎服。

秦艽：同甘草、白胶、糯米，煎服。同阿胶、艾叶，煎服。

生地黄：捣汁，或末，或渍酒，或煮鸡子。

# 产后

纲目

## 【补虚活血】

人参：血运，同紫苏、童尿，煎酒服。不语，同石菖蒲，煎服。发喘，苏木汤服末二钱。秘塞，同麻仁、枳壳，丸服。诸虚，同当归、猪肾煮食。

当归：血痛，同干姜末服。自汗，同黄芪、白芍药，煎服。

蒲黄：血运、血证、血烦、血痛、胞衣不下，并水服二钱。或煎服。

苏木：血运、血胀、血噤，及气喘欲死，并煎服。

黄芪：产后一切病。

杜仲：诸病。枣肉丸服。

泽兰：产后百病。根，作菜食。

益母草：熬膏，主胎前产后诸病。

地黄：酿酒，治产后百病。酒服，下恶血。

桃仁：煮酒。

薤白、何首乌：并主产后诸疾。

玄参、蜀椒、蚺蛇膏、蛏、淡菜、阿胶：并主产乳余疾。

羊肉：利产妇字乳余疾。腹痛虚弱，腹痛厥逆。同归、芍、甘草，水煎服。

羊脂：上症。同地黄、姜汁，煎食。

狗头：产后血奔入四肢。煮食。

繁缕：破血，产妇宜食之。或酒炒，或绞汁，或醋糊丸服。

马齿苋：破血，止产后虚汗及血痢。

## 【血气痛】

丹参：破宿血，生新血。

三七：酒服。

芎䓖、三棱、莪术、甘蕉根、玄胡索：酒服。

鸡冠花：煎酒。

大黄：醋丸。

虎杖：水煎。

赤小豆、羊蹄实、败酱、牛膝、红曲：擂酒。

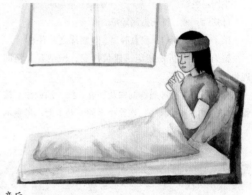

产后

生姜：水煎。

三岁陈枣核：烧。

山楂：水煎。

刘寄奴：煎或末。

## 【下血过多】

贯众：心腹痛。醋炙，研末服。

艾叶：血不止，同老姜煎服，立止。感寒腹痛，焙熨脐上。

紫菀：水服。

石菖蒲：煎酒。

楮木皮：煎水。

椿白皮、桑白皮：炙，煎水。

百草霜：同白芷末服。

乌毡皮：酒服。并止血。

鳝鱼：宜食。

凌霄花：并主产后恶漏淋沥。

旋覆花：同葱煎服。

紫背金盘：酒服。

小蓟：同益母草煎服。

代赭石：地黄汁和服。

松烟墨：煅研酒服。并主堕胎下血不止。

# 水部

## 本草纲目

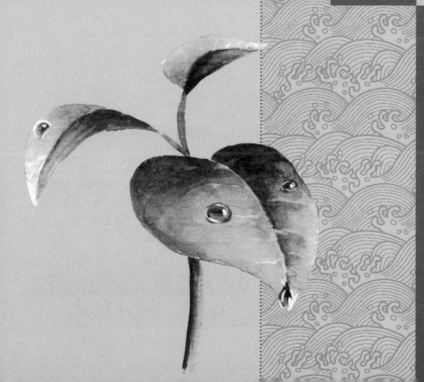

李时珍曰：水者，坎之象也。其文横则为二，纵则为川。其体纯阴，其用纯阳。上则为雨露霜雪，下则为海河泉井。流、止、寒、温，气之所钟既异；甘、淡、咸、苦，味之所入不同。是以昔人分别九州水土，以辨人之美恶寿夭。盖水为万化之源，土为万物之母。饮资于水，食资于土。饮食者，人之命脉也，而营卫赖之。故曰：水去则营竭，谷去则卫亡。然则水之性味，尤慎疾卫生者之所当潜心也。

# 雨水

《拾遗》

**释名** 〔时珍曰〕地气升为云，天气降为雨，故人之汗，以天地之雨名之。

【气味】咸，平，无毒。

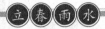
立春雨水

【主治】宜煎发散及补中益气药。（时珍）

【发明】〔时珍曰〕虞抟《医学正传》云：立春节雨水，其性始是春升生发之气，故可以煮中气不足、清气不升之药。古方，妇人无子，是日夫妇各饮一杯，还房有孕，亦取其资始发育万物之义也。

梅雨水

【主治】洗疮疥，灭瘢痕，入酱易熟。（藏器）

【发明】〔藏器曰〕江淮以南，地气卑湿，五月上旬连下旬尤甚。月令土润溽暑，是五月中气。过此节以后，皆须曝书画。梅雨沾衣，便腐黑。浣垢如灰汁，有异他水。但以梅叶汤洗之乃脱，余并不脱。

〔时珍曰〕梅雨或作霉雨，言其沾衣及物，皆生黑霉也。芒种后逢壬为入梅，小暑后逢壬为出梅。又以三月为迎梅雨，五月为送梅雨。此皆湿热之气，郁遏熏蒸，酿为霏雨。人受其气则生病，物受其气则生

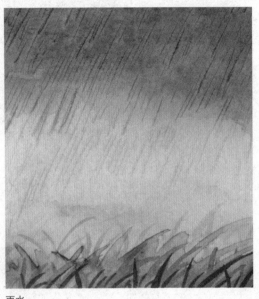
雨水

霉，故此水不可造酒醋。其土润溽暑，乃六月中气，陈氏之说误矣。

# 夏冰

《拾遗》

**释名** 凌（去声）。〔时珍曰〕冰者，太阴之精，水极似土，变柔为刚，所谓物极反兼化也。故字从水，从仌。

【气味】甘，冷，无毒。

【主治】去热烦，熨人乳石发热肿。（藏器）

解烦渴，消暑毒。（吴瑞）

伤寒阳毒，热盛昏迷者，以冰一块置于膻中，良。亦解烧酒毒。（时珍）

【发明】〔藏器曰〕夏暑盛热食冰，应与气候相反，便非宜人，诚恐入腹冷热相激，却致诸疾也。《食谱》云：凡夏用冰，止可隐映饮食，令气凉尔，不可食之。虽当时暂快，久皆成疾也。

〔时珍曰〕宋徽宗食冰太过，病脾疾，国医不效，召杨介诊之。介用大理中丸。上曰：服之屡矣。介曰：疾因食冰，臣因以冰煎此药，是治受病之原也。服之果愈。若此，可谓活机之士矣。

附方

灭瘢痕。以冻凌频熨之，良。（《千金方》）

# 甘露

《拾遗》

**释名** 膏露、瑞露、天酒、神浆。〔时珍曰〕按《瑞应图》云：甘露，美露也。神灵之精，仁瑞之泽，其凝如脂，其甘如饴，故有甘、膏、酒、浆之名。《晋中兴书》云：王者敬养耆老，则降于松柏；尊贤容众，则降于竹苇。《列星图》云：天乳一星明润，则甘露降。已上诸说，皆瑞气所感者也。《吕氏春秋》云：水之美者，三危之露。和之美者，揭霄之露，其色紫。《拾遗记》云：昆仑之山有甘露，望之如丹，着草木则皎莹如雪。《山海经》云：诸沃之野，摇山之民，甘露是饮，不寿者八百岁。《一统志》云：雅州蒙山常有甘露。已上诸说，皆方域常产者也。杜镐言，甘露非瑞也，乃草木将枯，精华顿发于外，谓之雀饧，于理甚通。

【气味】甘，大寒，无毒。

【主治】食之润五脏，长年，不饥，神仙。（藏器）

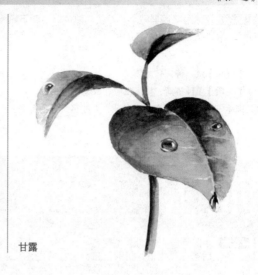

甘露

# 热汤

宋《嘉祐》

**释名** 百沸汤、麻沸汤、太和汤。

【气味】甘，平，无毒。

【主治】助阳气，行经络。（宗奭）

【发明】〔宗奭曰〕热汤能通经络，患风冷气痹人，以汤渫脚至膝上，厚覆取汗周身，然别有药，亦假汤气而行尔。四时暴泄痢，四肢冷，脐腹疼，深汤中坐，浸至腹上，频频作之，生阳佐药，无速于此。虚寒人始坐汤中必颤，仍常令人伺守之。

〔张从正曰〕凡伤寒、伤风、伤食、伤酒，初起无药，便饮太和汤碗许，或酸齑汁亦可，以手揉肚，觉恍惚，再饮再揉，至无所容，探吐，汗出则已。

〔时珍曰〕张仲景治心下痞，按之濡，关上脉浮，大黄黄连泻心汤，用麻沸汤煎之，取其气薄而泄虚热也。朱真人《灵验篇》云：有人患风疾数年，掘坑令坐坑内，解衣，以热汤淋之，良久以草盖之，汗出而愈。此亦通经络之法也。时珍常推此意，治寒湿加艾煎汤，治风虚加五枝或五加煎汤淋洗，觉效更速也。

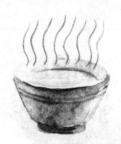

热汤

初感风寒（头痛憎寒者）。用水七碗，烧锅令赤，投水于内，取起再烧再投，如此七次，名沸汤，乘热饮一碗，以衣被覆头取汗，神效。（《伤寒蕴要》）

忤恶猝死。铜器或瓦器盛热汤，隔衣熨其腹上，冷即易，立愈。（陈藏器《本草》）

# 盐胆水

《拾遗》

**释名** 卤水。〔藏器曰〕此乃盐初熟，槽中沥下黑汁也。〔时珍曰〕盐不沥水，则味苦不堪食。今人用此水，收豆腐。独孤滔云：盐胆煮四黄，焊物。

【气味】咸，苦，有大毒。

【主治】蜃蚀疥癣，瘘疾虫咬，及马牛为虫蚀，毒虫入肉生子。六畜饮一合，当时死，人亦然。凡疮有血者，不可涂之。（藏器）

痰厥不省，灌之取吐，良。（时珍）

# 腊雪

宋《嘉祐》

**释名** 〔时珍曰〕按刘熙《释名》云：雪，洗也。洗除瘴疠虫蝗也。凡花五出，雪花六出，阴之成数也。冬至后第三戊为腊，腊前三雪，大宜菜麦，又杀虫蝗。腊雪密封阴处，数十年亦不坏；用水浸五谷种，则耐旱不生虫；洒几席间，则蝇自去；淹藏一切果食，不蛀蠹，岂非除虫蝗之验乎。

【气味】甘，冷，无毒。

【主治】解一切毒，治天行时气温疫，小儿热痫狂啼，大人丹石发动，酒后暴热，黄疸，仍小温服之。（藏器）

洗目，退赤。（张从正）

煎茶煮粥，解热止渴。（吴瑞）

宜煎伤寒火暍之药，抹痱亦良。（时珍）

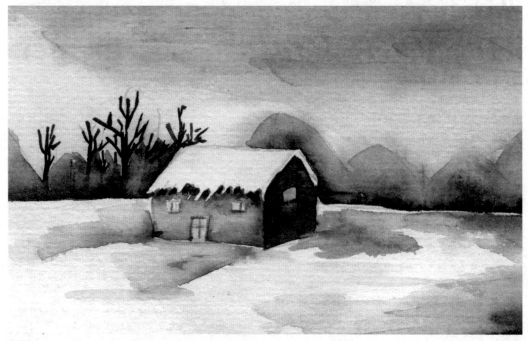

腊雪

# 火部

## 本草纲目

李时珍曰：水火所以养民，而民赖以生者也。本草医方，皆知辨水而不知辨火，诚缺文哉。火者，南方之行，其文横则为二卦，直则为火字，炎上之象也。其气行于天，藏于地，而用于人。太古燧人氏上观下察，钻木取火，教民熟食，使无腹疾。周官司烜氏以燧取明火于日，鉴取明水于月，以供祭祀。司爟氏掌火之政令，四时变国火以救时疾。《曲礼》云：圣王用水火金木，饮食必时。则古先圣王之于火政，天人之间，用心亦切矣，而后世慢之何哉？

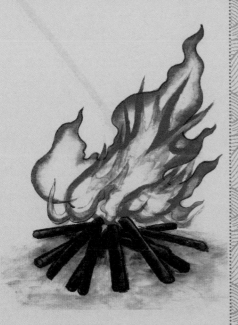

# 艾火

【主治】灸百病。若灸诸风冷疾，入硫黄末少许，尤良。（时珍）

【发明】〔时珍曰〕凡灸艾火者，宜用阳燧、火珠承日，取太阳真火。其次则钻槐取火，为良。若急卒难备，即用真麻油灯，或蜡烛火，以艾茎烧点于炷，滋润灸疮，至愈不痛也。其戛金、击石、钻燧八木之火，皆不可用。邵子云：火无体，因物以为体，金石之火，烈于草木之火，是矣。八木者，松火难瘥，柏火伤神多汗，桑火伤肌肉，柘火伤气脉，枣火伤内吐血，橘火伤营卫经络，榆火伤骨失志，竹火伤筋损目也。《南齐书》载武帝时，有沙门从北齐赍赤火来，其火赤于常火而小，云以疗疾，贵贱争取之，灸至七炷，多得其验。吴兴杨道庆虚疾二十年，灸之即瘥。咸称为圣火，诏禁之不止。不知此火，何物之火也。

# 火针

**释名** 燔针、焠针、烧针、煨针。〔时珍曰〕火针者，《素问》所谓燔针、焠针也，张仲景谓之烧针，川蜀人谓之煨针。其法：麻油满盏，以灯草二七茎点灯，将针频涂麻油，灯上烧令通赤用之。不赤或冷，则反损人，且不能去病也。其针须用火箸铁造之为佳。点穴墨记要明白，差则无功。

【主治】风寒筋急挛引痹痛，或瘫缓不仁者，针下疾出，急按孔穴则疼止，不按疼甚。癥块结积冷病者，针下慢出，仍转动，以发出污浊。痈疽发背有脓无头者，针令脓溃，勿按孔穴。凡用火针，太深则伤经络，太浅则不能去病，要在消息得中。针后发热恶寒，此为中病。凡面上及夏月湿热在两脚时，皆不可用此。（时珍）

【发明】〔时珍曰〕《素问》云：病在筋，调之筋，燔针劫刺其下，及筋急者。病在骨，调之骨，焠针药熨之。又《灵枢经》叙十二经筋所发诸痹痛，皆云治在燔针劫刺，以知为度，以痛为输。又云：经筋之病，寒则反折筋急，热则纵弛不收，阴痿不用。焠刺者，焠寒急也。纵缓不收者，无用燔针。观此，则燔针乃为筋寒而急者设，以热治寒，正治之法也。而后世以针积块，亦假火气以散寒涸，而发出污浊也。或又以治痈疽者，则是以从治之法，溃泄其毒气也。而昧者以治伤寒热病，则非矣。张仲景云：太阳伤寒，加温针必发惊。营气微者，加烧针则血流不行，更发热而烦躁。太阳病，下之，心下痞。表里俱虚，阴阳俱竭，复加烧针，胸烦、面色青黄、肤润者，难治。此皆用针者不知往哲设针之理，而谬用以致害人也。又凡肝虚目昏多泪，或

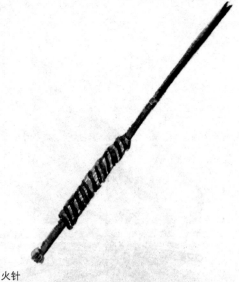

火针

风赤，及生翳膜顽厚，或病后生白膜失明，或五脏虚劳风热，上冲于目生翳，并宜熨烙之法。盖气血得温则宣流，得寒则凝涩故也。其法用平头针如翳大小，烧赤，轻轻当翳中烙之，烙后翳破，即用除翳药敷点。

# 炭火

**│集解│** 〔时珍曰〕烧木为炭。木久则腐，而炭入土不腐者，木有生性，炭无生性也。葬家用炭，能使虫蚁不入，竹木之根自回，亦缘其无性耳。古者冬至、夏至前二日，垂土炭于衡两端，轻重令匀，阴气至则土重，阳气至则炭重也。

【主治】栎炭火，宜煅炼一切金石药。烰炭火，宜烹煎焙炙百药丸散。（时珍）

 白炭

【主治】误吞金银铜铁在腹，烧红，急为末，煎汤呷之；甚者，刮末三钱，井水调服，未效再服。又解水银、轻粉毒。带火炭纳水底，能取水银出也。上立炭带之，辟邪恶鬼气。除夜立之户内，亦辟邪恶。（时珍）

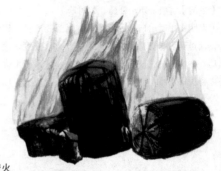
炭火

#### 附方

卒然咽噎。炭末蜜丸，含咽。（《千金方》）

白虎风痛（日夜走注，百节如啮）。炭灰五

升，蚯蚓屎一升，红花七捻，和熬。以醋拌之，用故布包二包，更互熨痛处，取效。（《圣惠方》）

久近肠风（下血）。用羊胫紧炭三钱，枳壳（烧存性）五钱，为末。每服三钱，五更米饮下一服，天明再服，当日见效。忌油腻毒物。（《普济方》）

汤火灼疮。炭末，香油调涂。（《济急方》）

阴囊湿痒。麸炭、紫苏叶末，扑之。（《经验方》）

# 桑柴火

【主治】痈疽发背不起，瘀肉不腐，及阴疮瘰疬流注，臁疮顽疮，然火吹灭，日炙二次，未溃拔毒止痛，已溃补接阳气，去腐生肌。凡一切补药诸膏，宜此火煎之。但不可点艾，伤肌。（时珍）

【发明】〔震亨曰〕火以畅达拔引郁毒，此从治之法也。

〔时珍曰〕桑木能利关节，养津液。得火则拔引毒气，而祛逐风寒，所以能去腐生新。《抱朴子》云：一切仙药，不得桑煎不服。桑乃箕星之精，能助药力，除风寒痹诸痛，久服终身不患风疾故也。

〔藏器曰〕桑柴火炙蛇，则足见。

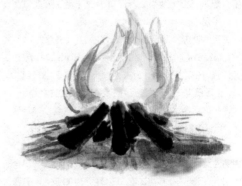
桑柴火

# 芦火、竹火

【主治】宜煎一切滋补药。（时珍）

【发明】〔时珍曰〕凡服汤药，虽品物专精，修治如法，而煎药者鲁莽造次，水火不良，火候失度，则药亦无功。观夫茶味之美恶，饭味之甘飨，皆系于水火，烹饪之得失即可推矣。是以煎药须用小心老成人，以深

罐密封，新水活火，先武后文，如法服之，未有不效者。火用陈芦、枯竹，取其不强，不损药力也。桑柴火取其能助药力，烊炭取其力慢，栎炭取其力紧。温养用糠及马屎、牛屎者，取其缓而能使药力匀遍也。

# 灯火

【主治】小儿惊风、昏迷、搐搦、窜视诸病。又治头风胀痛，视头额太阳络脉盛处，以灯芯蘸麻油点灯焠之，良。外痔肿痛者，亦焠之。油能去风解毒，火能通经也。小儿初生，因冒寒气欲绝者，勿断脐，急烘絮包之，将胎衣烘热，用灯炷于脐下往来燎之，暖气入腹内，气回自苏。又烧铜匙柄熨烙眼弦内，去风退赤，甚妙。（时珍）

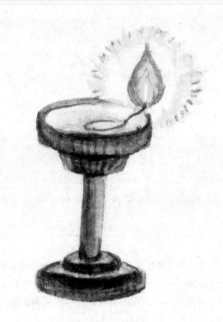

灯火

### 附方

小儿诸惊。仰向后者，灯火焠其囟门、两眉际之上下。眼翻不下者，焠其脐之上下。不省人事者，焠其手足心，心之上下。手拳不开、目往上者，焠其顶心、两手心。撮口出白沫者，焠其口上下、手足心。（《小儿惊风秘诀》）

百虫咬伤。以灯火熏之，出水妙。（《济急方》）

杨梅毒疮。方广《心法附余》：用铅汞结砂、银朱各二钱，白花蛇一钱，为末，作纸捻七条。初日用三条，自后日用一条，香油点灯于烘炉中，放被内盖卧，勿透风。须食饱口含椒茶，热则吐去，再含。神灯熏法：用银朱二钱，孩儿茶、龙挂香、皂角子各一钱，为末，以纸卷作灯芯大，长三寸，每用一条，安灯盏内，香油浸点，置水桶中，以被围坐，用鼻吸烟咽之。口含冷茶，热则吐去。日熏二次。三日后口中破皮，以陈酱

水漱之。神灯照法：治杨梅疮，年久破烂坑陷者。用银朱、水粉、线香各三钱，乳香、没药各五分，片脑二分，为末，以纸卷作捻，浸油点灯照疮，日三次，七日见效。须先服通圣散数贴，临时口含椒茶，以防毒气入齿也。

# 土部

## 本草纲目

李时珍曰：土者，五行之主，坤之体也。其五色而以黄为正色，具五味而以甘为正味。是以《禹贡》辨九州之土色，《周官》辨十有二壤之土性。盖其为德，至柔而刚，至静有常，兼五行生万物而不与其能，坤之德其至矣哉。在人则脾胃应之，故诸土入药，皆取其裨助戊己之功。

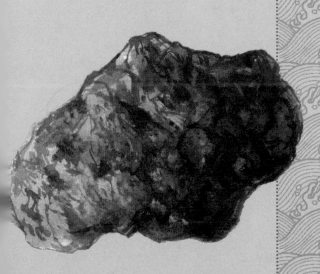

# 蚯蚓泥

《纲目》

**[释名]** 蚓蝼、六一泥。

**【气味】** 甘、酸，寒，无毒。

**【主治】** 赤白久热痢，取一升炒烟尽，沃汁半升，滤净饮之。（藏器）

小儿阴囊忽虚热肿痛，以生甘草汁入轻粉末调涂之。以盐研敷疮，去热毒，及蛇犬伤。（《日华》）

敷狂犬伤，出犬毛，神效。（苏恭）

### 附方

伤寒谵语。蚯蚓屎，凉水调有服。（《简便方》）

小便不通。蚯蚓粪、朴硝等分，水和敷脐下，即通。（《皆效方》）

小儿吐乳。取田中地龙粪一两，研末，空心以米汤服半钱，不过二三服效。（《圣惠方》）

小儿卵肿。地龙粪，以薄荷汁和涂之。（危氏《得效方》）

妇人吹乳。用韭地中蚯蚓屎，研细筛过，米醋调，厚敷，干则换，三次即愈。凉水调亦可。（蔺氏《经验方》）

脚心肿痛（因久行久立致者）。以水和蚯蚓粪厚敷，一夕即愈。（《永类钤方》）

耳后月蚀。烧蚯蚓粪，猪脂和敷。（《子母秘录》）

聤耳出水（成疮）。蚯蚓粪为末敷之，并吹入。（《千金方》）

咽喉骨哽。五月五日午时韭畦中，面东勿语，取蚯蚓泥收之。每用少许，搽喉外，其骨自消，名六一泥。

蜈蚣螫伤。蚯蚓泥敷之，效。（《集效方》）

反胃转食。地龙粪一两，木香三钱，大黄七钱。为末，每服五钱，无根水调服，忌煎煿酒醋椒姜热物，一二服，其效如神。（邵真人《经验方》）

小儿头热（鼻塞不通）。湿地龙粪捻饼，贴囟上，日数易之。（《圣惠方》）

# 白瓷器

《唐本草》

**[集解]** 〔恭曰〕定州者良，余皆不如。〔时珍曰〕此以白土为坯，坯烧成者，古人以代白垩用，今饶州者亦良。

**【气味】** 平，无毒。

**【主治】** 妇人带下白崩，止呕吐，破血止血。水磨，涂疮灭瘢。（《唐本》）

研末，敷痈肿，可代针。又点目，去瞖。（时珍）

### 附方

鼻衄不止。定州白瓷细末，吹少许，立止。（《经验方》）

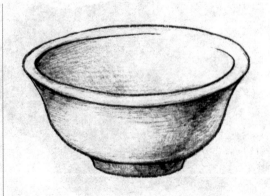

白瓷器

吐血不止。上色白瓷器末二钱，皂荚子仁煎汤下，连服三服，即愈。（《圣济方》）

目生翳膜。用细料白瓷钟一个，大火煅过，研末，纸筛，加雄黄二分，为末。早晚各点少许，不可多用，牛角簪拨出翳膜为妙。若红，用人退末点四角即愈。（孙天仁《集效方》）

赤黑丹疥（或痒或燥，不急治，遍身即死）。白瓷末，猪脂和涂之。（《圣济录》）

# 古砖

《拾遗》

【主治】哕气，水煮汁服之。久下白痢虚寒者，秋月小腹多冷者，并烧热，布裹坐之，令热气入腹，良。又治妇人五色带下，以面作煎饼七个，安于烧赤黄砖上，以黄栝楼敷面上，安布两重，令患者坐之，令药气入腹熏之，当有虫出如蚕子，不过三五度瘥。（藏器）

## 附方

寒湿脚气。砖烧红，以陈臭米泔水淬之，乘热布包三块，用膝夹住，绵被覆之，三五次愈。（《扶寿方》）

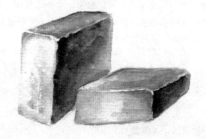

古砖

赤眼肿痛。新砖浸粪池中，年久取放阴处，生花刷下，入脑子和点之。（《普济方》）

# 石碱

《补遗》

**■释名** 灰碱、花碱。〔时珍曰〕状如石，类碱，故亦得碱名。

**■集解** 〔时珍曰〕石碱，出山东济宁诸处。彼人采蒿蓼之属，开窖浸水，滤起晒干烧灰，以原水淋汁，每百引入粉面二三斤，久则凝淀如石，连汁货之四方，浣衣发面，甚获利也。他处以灶灰淋浓汁，亦去垢发面。

【气味】辛、苦，温，微毒。

【主治】去湿热，止心痛，消痰，磨积块，去食滞，洗涤垢腻，量虚实用，过服损人。（震亨）

杀齿虫，去目翳，治噎膈反胃，同石灰烂肌肉，溃痈疽瘰疬，去瘀血，点痣靥疣赘痔核，神效。（时珍）

## 附方

消积破气。石碱三钱，山楂三两，阿魏五钱，半夏（皂荚水制过）一两，为末，以阿魏化醋煮糊丸服。（《摘玄方》）

一切目疾。白硷（拣去黑碎者），厚纸七层，包挂风处，四十九日取，研极细，日日点之。（《普济方》）

拳毛倒睫。用刀微划动，以药泥眼胞上，睫自起也。石碱一钱，石灰一钱，醋调涂之。（《摘玄方》）

# 墨

宋《开宝》

**■ 释名** 乌金、陈玄、玄香、乌玉玦。〔时珍曰〕古者以黑土为墨，故字从黑土。许慎《说文》云：墨，烟煤所成，土之类也，故从黑土。刘熙《释名》云：墨者，晦也。

**■ 集解** 〔时珍曰〕上墨，以松烟用栳皮汁解胶和造，或加香药等物。今人多以窑突中墨烟，再三以麻油入内，用火烧过造墨，谓之墨烟，墨光虽黑，而非松烟矣，用者详之。

【气味】辛，温，无毒。

【主治】止血，生肌肤，合金疮，治产后血运，崩中卒下血，醋磨服之，又止血痢，及小儿客忤，捣筛温服之。又眯目物芒入目，点摩瞳子上。（《开宝》）

利小便，通月经，治痈肿。（时珍）

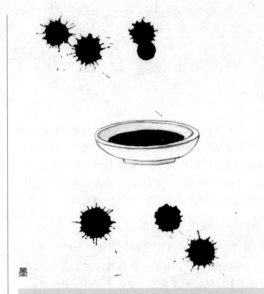

墨

## 附方

吐血不止。金墨磨汁，同莱菔汁饮。或生地黄汁亦可。（《集简方》）

衄血不止（眩冒欲死）。浓墨汁滴入鼻中。（《梅师方》）

热病衄血（出数升者）。取好墨为末，鸡子白丸梧子大。用生地黄汁下一二十丸，少顷再服。仍以葱汁磨墨，滴入鼻内，即止。（《外台秘要》）

大小便血。好墨细末二钱，阿胶化汤调服。热多者尤相宜。（寇氏《本草衍义》）

卒淋不通。好墨（烧）一两，为末。每服一字，温水服之。（《普济方》）

崩中漏下（青黄赤白，使人无子）。好墨一钱，水服，日二服。（《肘后方》）

堕胎血溢（不止）。墨三两（火烧醋淬三次，出火毒），没药一两。为末，每服二钱，醋汤下。（《普济方》）

胞衣不出（痛引腰脊）。好墨，温酒服二钱。（《肘后方》）

# 锻灶灰

《别录》下品

**■ 集解** 〔弘景曰〕此锻铁灶中灰尔，得铁力故也。

【主治】癥瘕坚积，去邪恶气。（《别录》）

## 附方

产后阴脱。铁炉中紫尘、羊脂，二味和匀，布裹炙热，熨推纳上。（徐氏《胎产方》）

# 金石部

## 本草纲目

李时珍曰：石者，气之核，土之骨也。大则为岩，细则为砂尘。其精为金为玉，其毒为礜为砒。气之凝也，则结而为丹青；气之化也，则液而为矾汞。其变也：或自柔而刚，乳卤成石是也；或自动而静，草木成石是也；飞走含灵之为石，自有情而之无情也；雷震星陨之为石，自无形而成有形也。大块资生，鸿钧炉鞴，金石虽若顽物，而造化无穷焉。身家攸赖，财剂卫养，金石虽曰死瑶，而利用无穷焉。是以《禹贡》《周官》列其土产，农经、轩典详其性功，亦良相、良医之所当注意者也。

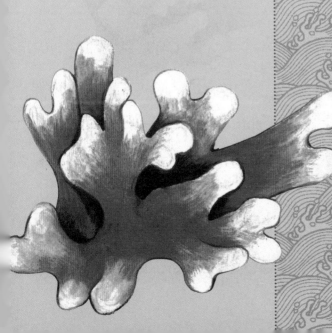

# 青琅玕

《本经》下品

**释名** 石阑干、石珠、青珠。〔时珍曰〕琅玕，象其声也。可碾为珠，故得珠名。

**集解** 〔别录曰〕青琅玕生蜀郡平泽，采无时。

〔弘景曰〕此《蜀都赋》所称青珠、黄环者也。琅玕亦是昆仑山上树名，又《九真经》中大丹名。

〔藏器曰〕石阑干生大海底，高尺余，如树，有根茎，茎上有孔，如物点之。渔人以网罾得之，初从水出微红，后渐青。

〔时珍曰〕按许慎《说文》云：琅玕，石之似玉者。孔安国云：石之似珠者。《总龟》云：生南海石崖间，状如笋，质如玉。《玉册》云：生南海崖石内，自然感阴阳之气而成，似珠而赤。《列子》云：蓬莱之山，珠玕之树丛生。……在山为琅玕，在水为珊瑚，珊瑚亦有碧色者。今回回地方出一种青珠，与碧靛相似，恐是琅玕所作者也。《山海经》云：开明山北有珠树。《淮南子》云：曾城九重，有珠树在其西。珠树即琅玕也。

【气味】辛，平，无毒。

【主治】身痒，火疮痈疡，疥瘙死肌。（《本经》）

白秃，浸淫在皮肤中，煮炼服之，起阴气，可化为丹。（《别录》）

疗手足逆胪。（弘景）

石阑干主石淋、破血、产后恶血，磨服，或煮服，亦火烧投酒中服。（藏器）

# 珊瑚

《唐本草》

**释名** 钵捞娑福罗。

**集解** 〔恭曰〕珊瑚生南海，又从波斯国及师子国来。

〔颂曰〕今广州亦有，云生海底，作枝柯状，明润如红玉，中多有孔，亦有无孔者，枝柯多者更难得，采无时。谨按《海中经》云：取珊瑚，先作铁网沉水底，珊瑚贯中而生，岁高三二尺，有枝无叶，因绞网出之，皆摧折在网中，故难得完好者。不知今之取者果尔否？汉积翠池中，有珊瑚高一丈二尺，一本三柯，上有四百六十条，云是南越王赵佗所献，夜有光景。晋石崇家有珊瑚高六七尺。今并不闻有此高大者。

〔宗奭曰〕珊瑚有红油色者，细纵文可爱。有如铅丹色者，无纵文，为下品。入药用红油色者。波斯国海中有珊瑚洲，海人乘大舶堕铁网水底取之。珊瑚初生磐石上，白如菌，一岁而黄，三岁变赤，枝干交错，高三四尺。人没水以铁发其根，系网舶上，绞而出之，失时不取则腐蠹。

〔时珍曰〕珊瑚生海底，五七株成林，谓之珊瑚林。居水中直而软，见风日则曲而硬，变红色者为上，汉赵佗谓之火树是也。亦有黑色者，不佳，碧色者亦良。昔人谓碧者为青琅玕，俱可作珠。许慎《说文》云：珊瑚色赤，或生于海，或生于山。据此说，则生于海者为珊瑚，生于山者为琅玕，尤可征矣。

【气味】甘，平，无毒。

【主治】去目中翳，消宿血。为末吹鼻，止鼻衄。（《唐本》）

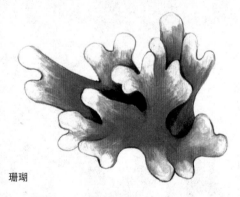

珊瑚

明目镇心，止惊痫。（《大明》）

点眼，去飞丝。（时珍）

【发明】〔藏器曰〕珊瑚刺之，汁流如血，以金投之为丸，名金浆，以玉投之为玉髓，久服长生。

**附方**

小儿麸翳。未坚，不可乱药，宜以珊瑚研如粉，日少少点之，三日愈。（钱相公《箧中方》）

# 丹砂

**■ 释名** 朱砂。〔时珍曰〕丹乃石名，其字从井中一点，象丹在井中之形，义出许慎《说文》。后人以丹为朱色之名，故呼朱砂。

**■ 集解** 〔时珍曰〕丹砂以辰、锦者为最。麻阳即古锦州地。佳者为箭镞砂，结不实者为肺砂，细者为末砂。色紫不染纸者为旧坑砂，为上品；色鲜染纸者为新坑砂，次之。

【气味】甘，微寒，无毒。

【主治】身体五脏百病，养精神，安魂魄，益气明目，杀精魅邪恶鬼。久服通神明不老。能化为汞。（《本经》）

通血脉，止烦满消渴，益精神，悦泽人面，除中恶腹痛，毒气疥瘘诸疮。轻身神仙。（《别录》）

【发明】〔时珍曰〕丹砂生于炎方，禀离火之气而成，体阳而性阴，故外显丹色而内含真汞。其气不热而寒，离中有阴也。其味不苦而甘，火中有土也。是以同远志、龙骨之类，则养心气；同当归、丹参之类，则养心血；同枸杞、地黄之类，则养肾；同厚朴、川椒之类，则养脾；同南星、川乌之类，则祛风。可以明目，可以安胎，可以解毒，可以发汗，随佐使而见功，无所往而不可。夏子益《奇疾方》云：凡人自觉本形作两人，并行并卧，不辨真假者，离魂病也。用辰砂、人参、茯苓，浓煎日饮，真者气爽，假者化也。《类编》云：钱不少卿夜多噩梦，通宵不寐，自虑非吉。遇邓州推官胡用之曰：昔常如此。有道士教戴辰砂如箭镞者，涉旬即验，四五年不复有梦。因解髻中一绛囊遗之。即夕无梦，神魂安静。道书谓丹砂辟恶安魂，观此二事可征矣。

〔颂曰〕郑康成注《周礼》，以丹砂、石胆、雄黄、礜石、磁石为五毒。古人惟以攻疮疡，而《本经》以丹砂为无毒，故多炼治服食，鲜有不为药患者，岂五毒之说胜乎？当以为戒。

〔宗奭曰〕朱砂镇养心神，但宜生使。若炼服，少有不作疾者。一医疾，服伏火者数粒，一旦大热，数夕而毙。沈存中云：表兄李善胜炼朱砂为丹，岁余，沐浴再入鼎，误遗一块。其徒丸服之，遂发懵冒，一夕而毙。夫生朱砂，初生小儿便可服；因火力所变，遂能杀人，不可不谨。

〔时珍曰〕叶石林《避暑录》载：林彦振、谢任伯皆服伏火丹砂，俱病脑疽死。张杲《医说》载：张悫服食丹砂，病中消数年，发鬓疽而死。皆可为服丹之戒。而周密《野语》载：临川周推官平生屡弱，多服丹砂、

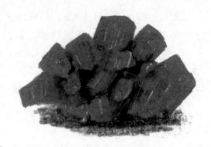

丹砂

乌、附药，晚年发背疽。医悉归罪丹石，服解毒药不效。疡医老祝诊脉曰：此乃极阴证，正当多服伏火丹砂及三建汤。乃用小剂试之，复作大剂，三日后用膏敷贴，半月而疮平，凡服三建汤一百五十服。此又与前诸说异。盖人之脏腑禀受万殊，在智者辨其阴阳脉证，不以先入为主。非妙入精微者，不能企此。

明目轻身。去三尸，除疥癞。美酒五升，浸朱砂五两，五宿，日干研末，蜜丸小豆大。每服二十丸，白汤下，久服见效。（《卫生易简方》）

神注丹方。白茯苓四两（糯米酒煮，软竹刀切片，阴干为末），入朱砂末二钱，以乳香水打糊丸梧子大，朱砂末二钱为衣。阳日二丸，阴日一丸。要秘精，新汲水下；要逆气过精，温酒下。并空心。（王好古《医垒元戎》）

乌髭变白。小雌鸡二只，只与乌油麻一件同水饲之。放卵时，收取先放者打窍，以朱砂末填入糊定，同众卵抱出鸡取出，其药自然结实，研粉，蒸饼和丸绿豆大。每酒下五七丸。不惟变白，亦且愈疾。（张潞方）

小儿初生（六日，解胎毒，温肠胃，壮气血）。朱砂豆大，细研，蜜一枣大，调与吮之，一日令尽。（姚和众《至宝方》）

小儿惊热（夜卧多啼）。朱砂半两，牛黄一分，为末。每服一字，犀角磨水调下。（《普济方》）

惊忤不语（打扑惊忤，血入心窍，不能言

语）。朱砂为末，以雄猪心血和，丸麻子大。每枣汤下七丸。（《直指方》）

产后癫狂（败血及邪气入心，如见祟物，癫狂）。用大辰砂一二钱，研细飞过，用饮人乳汁三四茶匙调湿，以紫项地龙一条入药，滚三滚，刮净，去地龙不用，入无灰酒一盏，分作三四次服。（何氏方）

心虚遗精。猪心一个，批片相连，以飞过朱砂末掺入，线缚，白水煮熟食之。（唐瑶《经验方》）

男妇心痛。朱砂、明矾（枯）等分，为末。沸汤调服。（《摘玄方》）

诸般吐血。朱砂、蛤粉等分，为末。酒服二钱。又

方：丹砂半两，金箔四片，蚯蚓三条。同研，丸小豆大。每冷酒下二丸。（《圣济录》）

妊妇胎动。朱砂末一钱，和鸡子白三枚，搅匀顿服。胎死即出，未死即安。（《普济方》）

目生障翳。生辰砂一块，日日擦之，自退。王居云病此，用之如故。（《普济方》）

目生弩肉（及珠管）。真丹、贝母等分，为末。点注，日三四度。（《肘后方》）

木蛭疮毒。南方多雨，有物曰木蛭，大类鼻涕，生于古木之上，闻人气则闪闪而动。人过其下，堕人体间，即立成疮，久则遍体。惟以朱砂、麝香涂之，即愈。（张杲《医说》）

# 雄黄

**释名** 黄金石、石黄、熏黄。〔普曰〕雄黄生山之阳，是丹之雄，所以名雄黄也。

**集解** 〔《别录》曰〕雄黄生武都山谷、敦煌山之阳，采无时。

〔时珍曰〕武都水窟雄黄，北人以充丹砂，但研细色带黄耳。《丹房镜源》云：雄黄千年化为黄金。武都者上，西番次之。铁色者上，鸡冠次之。

【气味】苦，平、寒，有毒。

【主治】寒热，鼠瘘恶疮，疽痔死肌，杀精物恶鬼邪气百虫毒，胜五兵。炼食之，轻身神仙。（《本经》）

疗疥虫䘌疮，目痛，鼻中瘜肉，及绝筋破骨，百节中大风，积聚癖气，中恶腹痛鬼疰，杀诸蛇虺毒，解藜芦毒，悦泽人面。饵服之者，皆飞入脑中，胜鬼神，延年益寿，保中不饥。得铜可作金。（《别录》）

主疥癣风邪，癫痫岚瘴，一切虫兽伤。（《大明》）

搜肝气，泻肝风，消涎积。（好古）

治疟疾寒热，伏暑泄痢，酒饮成癖，惊痫，头风眩晕，化腹中瘀血，杀劳虫疳虫。（时珍）

【发明】〔权曰〕雄黄能杀百毒，辟百邪，杀蛊毒。人佩之，鬼神不敢近；入山林，虎狼伏；涉川水，毒物不敢伤。

〔《抱朴子》曰〕带雄黄入山林，即不畏蛇。若蛇中人，以少许敷之，登时愈。吴楚之地，暑湿郁蒸，多毒虫及射工、沙虱之类，但以雄黄、大蒜等分，合捣一

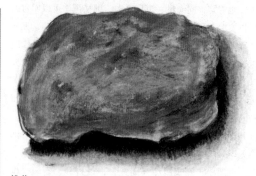

雄黄

丸佩之。或已中者，涂之亦良。

〔宗奭曰〕焚之，蛇皆远去。治蛇咬方，见五灵脂下。《唐书》云：甄立言究习方书，为太常丞。有尼年六十余，患心腹鼓胀，身体羸瘦，已二年。立言诊之，曰：腹内有虫，当是误食发而然。令饵雄黄一剂，须臾吐出一蛇，如拇指，无目，烧之犹有发气，乃愈。又《明皇杂录》云：有黄门奉使交广回。太医周顾曰：此人腹中有蛟龙。上惊问黄门有疾否？曰：臣驰马大庾岭，热困且渴，遂饮涧水，竟腹中坚痞如石。周遂以消石、雄黄煮服之。立吐一物，长数寸，大如指，视之鳞甲皆具。此皆杀蛊毒之验也。

〔颂曰〕雄黄治疮疡尚矣。《周礼》：疡医，疗疡

以五毒攻之。郑康成注云：今医方有五毒之药，作之，合黄垫，置石胆、丹砂、雄黄、礜石、磁石其中，烧之三日三夜，其烟上着，鸡羽扫取以注疮，恶肉破骨则尽出也。

〔时珍曰〕五毒药。范汪《东阳方》变为飞黄散，治缓疽恶疮，蚀恶肉。其法取瓦盆一个，安雌黄于中，丹砂居南。磁石居北，曾青居东，白石英居西，礜石居上，石膏次之，钟乳居下，雄黄覆之，云母布于下，各二两末。以一盆盖之，羊毛泥固济，作三隅灶，以陈苇烧一日，取其飞黄用之。夫雄黄乃治疮杀毒要药也，而入肝经气分，故肝风肝气、惊痫痰涎、头痛眩晕、暑疟泄痢、积聚诸病，用之有殊功。又能化血为水。而方士乃炼治服饵，神异其说，被其毒者多矣。按洪迈《夷坚志》云：虞雍公允文感暑痢，连月不瘥。忽梦至一处，见一人如仙官，延之坐。壁间有药方，其辞云：暑毒在脾，湿气连脚；不泄则痢，不痢则疟。独炼雄黄，蒸饼和药；别作治疗，医家大错。公依方。用雄黄水飞九度，竹筒盛，蒸七次，研末，蒸饼和丸梧子大。每甘草汤下七丸，日三服。果愈。

## 附方

小儿诸痫。雄黄、朱砂等分，为末。每服一钱，猪心血入齑水调下。（《直指方》）

骨蒸发热。雄黄末一两，入小便一升，研如粉。

乃取黄理石一枚（方圆一尺者），炭火烧之三食顷，浓淋汁于石上。置薄毡于上，患人脱衣坐之，衣被围住，勿令泄气，三五度瘥。（《外台秘要》）

偏头风病。至灵散：用雄黄、细辛等分，为末。每以一字吹鼻，左痛吹右，右痛吹左。（《博济方》）

腹胁痞块。雄黄一两，白矾一两，为末。面糊调膏摊贴，即见功效。未效再贴，待大便数百斤之状乃愈，秘方也。（《集玄方》）

饮酒成癖。酒证丸：治饮酒过度，头旋恶心呕吐，及酒积停于胃间，遇饮即吐，久而成癖。雄黄（皂角子大）六个，巴豆（连皮油）十五个，蝎梢十五个。同研，入白面五两半，滴水丸豌豆大，将干，入麸内炒香。将一粒放水试之，浮则取起收之。每服二丸，温酒下。（《和剂局方》）

小腹痛满（不得小便）。雄黄末，蜜丸，塞阴孔中。（《伤寒类要》）

阴肿如斗（痛不可忍）。雄黄、矾石各二两，甘草一尺，水五升，煮二升，浸之。（《肘后方》）

中饮食毒。雄黄、青黛等分，为末。每服二钱。新汲水下。（邓笔峰方）

中风舌强。正舌散：用雄黄、荆芥穗等分，为末。豆淋酒服二钱。（《卫生宝鉴》）

破伤中风。雄黄、白芷等分。为末。酒煎灌之，即苏。（邵真人《经验方》）

# 雌黄

《本经》中品

■ 释名　〔时珍曰〕生山之阴，故曰雌黄。《土宿本草》云：阳气未足者为雌，已足者为雄，相距五百年而结为石。造化有夫妇之道，故曰雌雄。

■ 集解　〔《别录》曰〕雌黄生武都山谷，与雄黄同山生。其阴山有金，金精熏则生雌黄。采无时。

〔弘景曰〕今雌黄出武都仇池者，谓之武都仇池黄，色小赤。出扶南林邑者，谓之昆仑黄，色如金，而似云母甲错，画家所重。既有雌雄之名，又同山之阴阳，合药便以武都为胜。《仙经》无单服法，惟以合丹砂、雄黄飞炼为丹尔。金精是雌黄，铜精是空青，而服空青反胜于雌黄，其义了。

〔时珍曰〕按独孤滔《丹房镜源》云：背阴者，雌黄也。淄成者，即黑色轻干，如焦锡块。臭黄作者，硬而无衣。试法：但于甲上磨之，上色者好。又烧熨斗底，以雌划之，如赤黄线一道者好。舶上

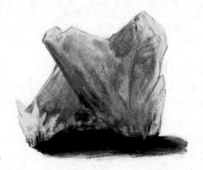

雌黄

来如噀血者上，湘南者次之，青者尤佳。叶子者为上，造化黄金非此不成。亦能柔五金，干汞，转硫黄，伏粉霜。又云：雄黄变铁，雌黄变锡。

【气味】辛，平，有毒。

【主治】恶疮头秃痂疥，杀毒虫虱身痒邪气诸毒。炼之久服，轻身增年不老。（《本经》）

蚀鼻内瘜肉，下部䘌疮，身面白驳，散皮肤死肌，及恍惚邪气，杀蜂蛇毒。久服令人脑满。（《别录》）

治冷痰劳嗽，血气虫积，心腹痛，癫痫，解毒。（时珍）

【发明】〔保昇曰〕雌黄法土，故色黄而主脾。

〔时珍曰〕雌黄、雄黄同产，但以山阳山阴受气不同分别。故服食家重雄黄，取其得纯阳之精也；雌黄则兼有阴气故尔。若夫治病，则二黄之功亦仿佛，大要皆取其温中、搜肝杀虫、解毒祛邪焉尔。

# 石胆

《本经》上品

**释名** 胆矾、黑石、毕石、君石、铜勒、立制石。〔时珍曰〕胆以色味命名，俗因其似矾，呼为胆矾。

**集解** 〔《别录》曰〕石胆生秦州羌道山谷大石间，或羌里句青山。二月庚子、辛丑日采。其为石也，青色多白文，易破，状似空青。能化铁为铜，合成金银。

〔弘景曰〕《仙经》时用，俗方甚少，此药殆绝。今人时有采者，其色青绿，状如琉璃而有白文，易破折。梁州、信都无复有，俗乃以青色矾当之，殊无仿佛。

〔时珍曰〕石胆出蒲州山穴中，鸭嘴色者为上，俗呼胆矾；出羌里者，色少黑次之；信州者又次之。此物乃生于石，其经煎炼者，即多伪也。但以火烧之成汁者，必伪也。涂于铁及铜上烧之红者，真也。又以铜器盛水，投许入中，及不青碧，数日不异者，真也。《玉洞要诀》云：石胆，阳石也。出嵩岳及蒲州中条山。禀灵石异气，形如瑟瑟，其性流通，精感入石，能化五金，变化无穷。沈括《笔谈》载：铅山有苦泉，流为涧，挹水熬之，则成胆矾。所熬之釜，久亦化为铜也。此乃煎熬作伪，非真石胆也，不可入药。

【气味】酸、辛，寒，有毒。

【主治】明目目痛，金疮诸痫痉，女子阴蚀痛，石淋寒热，崩中下血，诸邪毒气，令人有子。炼饵服之，不老。久服，增寿神仙。（《本经》）

散癥积，咳逆上气，及鼠瘘恶疮。（《别录》）

治虫牙，鼻内息肉。（《大明》）

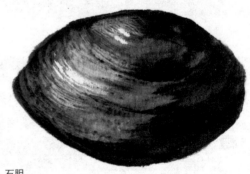

石胆

带下赤白，面黄，女子脏急。（苏恭）

入吐风痰药最快。（苏颂）

【发明】〔时珍曰〕石胆气寒，味酸而辛，入少阳胆经。其性收敛上行，能涌风热痰涎，发散风木相火，又能杀虫，故治咽喉口齿疮毒，有奇功也。周密《齐东野语》云：密过南浦，有老医授治喉痹极速垂死方，用真鸭嘴胆矾末，醋调灌之，大吐胶痰数升，即瘥。临汀一老兵妻苦此，绝水粒三日矣，如法用之即瘥。屡用无不立验，神方也。

## 附方

老小风痰。胆矾末一钱（小儿一字），温醋汤调下，立吐出涎，便醒。（谭氏《小儿方》）

女人头运（天地转动，名曰心眩，非血风也）。胆子矾一两，细研，用胡饼剂子一个，按平一指厚，以箆子勒成骰子，大块勿界断，于瓦上焙干。每服一骰子，为末，灯芯竹茹汤调下。（许学士《本事方》）

喉痹喉风。二圣散：用鸭嘴胆矾二钱半、白僵蚕（炒）五钱，研。每以少许吹之，吐涎。（《济生方》）

齿痛及落。研细石胆，以人乳和膏擦之，日三四次。止痛，复生齿，百日后复效乃止。每日以新汲水漱净。（王焘《外台秘要》）

口舌生疮（众疗不瘥）。胆矾半两，入银锅内火煅赤，出毒一夜，细研。每以少许敷之，吐出酸涎水，二三次瘥。（《胜金方》）

小儿鼻疳（蚀烂）。胆矾烧烟尽，研末。掺之，一二日愈。（《集简方》）

风眼赤烂。胆矾三钱，烧研，泡汤日洗。（《明目经验方》）

风犬咬毒。胆矾末敷之，立愈。（《济急方》）

一切诸毒。胆子矾末，糯米糊丸鸡头子大，以朱砂为衣，仍以朱砂养之。冷水化一丸服，立愈。（《胜金方》）

腋下狐臭。胆矾半生半熟，入腻粉少许，为末。每用半钱，以自然姜汁调涂，十分热痛乃止。数日一用，以愈为度。（黎居士《简易方》）

赤白癜风。胆矾、牡蛎粉各半两，生研，醋调，摩之。（《圣济录》）

痔疮热肿。鸭嘴青胆矾煅研，蜜水调敷，可以消脱。（《直指方》）

杨梅毒疮。醋调胆矾末搽之。痛甚者，加乳香、没药。出恶水，一二上即干。又方：胆矾、白矾、水银各三钱半，研不见星，入香油、津唾各少许，和匀。坐帐内，取药涂两足心，以两手心对足心摩擦，良久再涂再擦，尽即卧。汗出，或大便去垢，口出秽涎为验。每一次，强者用四钱，弱者二钱，连用三日。外服疏风散，并澡洗。（刘氏《经验方》）

# 石膏

**释名** 细理石、寒水石。〔时珍曰〕其文理细密，故名细理石。其性大寒如水，故名寒水石，与凝水石同名异物。

**集解** 〔《别录》曰〕石膏生齐山山谷及齐卢山、鲁蒙山，采无时。细理白泽者良，黄者令人淋。

〔弘景曰〕二郡之山，即青州、徐州也。今出钱塘县，皆在地中，雨后时时自出，取之如棋子，白澈最佳。彭城者亦好。近道多有而大块，用之不及彼也。《仙经》不须此。

〔恭曰〕石膏、方解石大体相似，而以未破为异。今市人皆以方解代石膏，未见有真石膏也。石膏生于石旁。其方解不因石而生，端然独处，大者如升，小者如拳，或在土中，或生溪水，其上皮随土及水苔色，破之方解，大者方尺。今人以此为石膏，疗风去热虽同，而解肌发汗不如真者。

〔《大明》曰〕石膏通亮，理如云母者上。又名方解石。

〔时珍曰〕石膏有软、硬二种。软石膏，大块生于石中，作层如压扁米糕形，每层厚数寸。硬石膏，作块而生，直理起棱，如马齿坚白，击之则段段横解，光亮如云母、白石英，有墙壁，烧之亦易散，仍硬不作粉。古法惟打碎如豆大，绢包入汤煮。近人因其性寒，火煅过用，或糖拌炒过，则不妨脾胃。

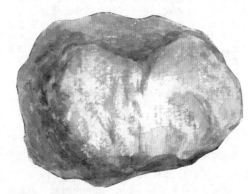

石膏

【气味】辛，微寒，无毒。

【主治】中风寒热，心下逆气惊喘，口干舌焦，不能息，腹中坚痛，除邪鬼，产乳金疮。（《本经》）

除时气头痛身热，三焦大热，皮肤热，肠胃中结气，解肌发汗，止消渴烦逆，腹胀暴气，喘息咽热，亦可作浴汤。（《别录》）

治伤寒头痛如裂，壮热皮如火燥。和葱煎茶，去头痛。（甄权）

治天行热狂，头风旋，下乳，揩齿益齿。（《大明》）

除胃热肺热，散阴邪，缓脾益气。（李杲）

止阳明经头痛，发热恶寒，日晡潮热，大渴引饮，中暑潮热，牙痛。（元素）

**附方**

热盛喘嗽。石膏二两，甘草（炙）半两，为末。每服三钱，生姜、蜜调下。（《普济方》）

雀目夜昏（百治不效）。石膏末，每服一钱，猪肝一片薄批，掺药在上缠定，沙瓶煮熟，切食之，一日一服。（《明目方》）

小便卒数（非淋，令人瘦）。石膏半斤（捣碎），水一斗，煮五升。每服五合。（《肘后方》）

乳汁不下。石膏三两，水二升，煮三沸。三日饮尽，妙。（《子母秘录》）

# 食盐

《别录》中品

**释名** 鹾。〔时珍曰〕盐字像器中煎卤之形。《礼记》：盐曰咸鹾。《尔雅》云：天生曰卤，人生曰盐。许慎《说文》云：盐，咸也。东方谓之斥，西方谓之卤，河东谓之咸。黄帝之臣宿沙氏，初煮海水为盐。《本经》大盐，即今解池颗盐也。《别录》重出食盐，今并为一。方士呼盐为海砂。

**集解** 〔《别录》曰〕大盐出邯郸及河东池泽。

〔恭曰〕大盐即河东印盐也，人之常食者，形粗于食盐。

〔藏器曰〕四海之内何处无之，惟西南诸夷稍少，人皆烧竹及木盐当之。

〔时珍曰〕盐品甚多：海盐取海卤煎炼而成，今辽冀、山东、两淮、闽浙、广南所出是也。井盐取井卤煎炼而成，今四川、云南所出是也。池盐出河东安邑、西夏灵州，今惟解州种之。疏卤地为畦陇，而堑围之。引清水注入，久则色赤。待夏秋南风大起，则一夜结成，谓之盐南风。如南风不起，则盐失利。亦忌浊水淀淀盐脉也。海丰、深州者，亦引海水入池晒成。并州、河北所出，皆硷盐也，刮取咸土，煎炼而成。阶、成、凤州所出，皆崖盐也，生于土崖之间，状如白矾，亦名生盐。此五种皆食盐也，上供国课，下济民用。海盐、井盐、硷盐三者出于人，池盐、崖盐二者出于天。

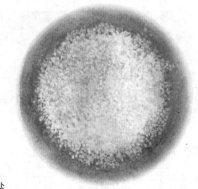

食盐

【气味】甘、咸，寒，无毒。

【主治】肠胃结热喘逆，胸中病，令人吐。（《本经》）

伤寒寒热，吐胸中痰癖，止心腹卒痛，杀鬼蛊邪疰毒气，下部䘌疮，坚肌骨。（《别录》）

除风邪，吐下恶物，杀虫，去皮肤风毒。调和脏腑，消宿物，令人壮健。（藏器）

助水脏，及霍乱心痛，金疮，明目，止风泪邪气，一切虫伤疮肿火灼疮，长肉补皮肤，通大小便，疗疝

气，滋五味。（《大明》）

空心揩齿，吐水洗目，夜见小字。（甄权）

解毒，凉血润燥，定痛止痒，吐一切时气风热、痰饮关格诸病。（时珍）

【发明】〔弘景曰〕五味之中，惟此不可缺。西北方人食不耐咸，而多寿少病好颜色；东南方人食绝欲咸，而少寿多病，便是损人伤肺之效。然以浸鱼肉，则能经久不败，以沾布帛，则易致朽烂，所施各有所宜也。

〔宗奭曰〕《素问》云：咸走血。故东方食鱼盐之人多黑色，走血之验可知。病喘嗽人及水肿者，宜全禁之。北狄用以淹尸，取其不坏也。其烧剥金银熔汁作药，仍须解州大盐为佳。

〔时珍曰〕《洪范》：水曰润下作咸。《素问》曰：水生咸。此盐之根源也。夫水周流于天地之间，润下之性无所不在，其味作咸，凝结为盐，亦无所不在。在人则血脉应之。盐之气味咸腥，人之血亦咸腥。咸走血，血病无多食咸，多食则脉凝泣而变色，从其类也。煎盐者用皂角收之，故盐之味微辛。辛走肺，咸走肾。喘嗽水肿消渴者，盐为大忌。或引痰吐，或泣血脉，或助水邪故也。然盐为百病之主，百病无用之。故服补肾药用盐汤者，咸归肾，引药气入本脏也。补心药用炒盐者，心苦虚，以咸补之也。补脾药用炒盐者，虚则补其母，脾乃心之子也。治积聚结核用之者，咸能软坚也。诸痈疽眼目及血病用之者，咸走血也。诸风热病用之者，寒胜热也。大小便病用之者，咸能润下也。骨病齿病用之者，肾主骨，咸入骨也。吐药用之者，咸引水聚也。能收豆腐与此同义。诸蛊及虫伤用之者，取其解毒也。

### 附方

中恶心痛（或连腰脐）。盐和鸡子大，青布裹，烧赤，纳酒中，顿服。当吐恶物，愈。（甄权《药性论》）

中风腹痛。盐半斤，熬水干，着口中，饮热汤二斤，得吐，愈。（《肘后方》）

脱阳虚证。四肢厥冷，不省人事，或小腹紧痛，冷汗气喘。炒盐熨脐下气海，取暖。（《救急方》）

心腹胀坚（痛闷欲死）。盐五合，水一升，煎服。吐下即定，不吐更服。（《梅师方》）

腹胀气满。黑盐，酒服六铢。（《后魏书》）

酒肉过多（胀满不快）。用盐花搽牙，温水漱下二三次，即如汤沃雪也。（《简便方》）

脚气疼痛。每夜用盐擦腿膝至足甲，淹少时，以热汤泡洗。有一人病此，曾用，验。（《救急方》）

胸中痰饮。伤寒热病疟疾须吐者，并以盐汤吐之。（《外台秘要》）

小便不通。湿纸包白盐，烧过，吹少许入尿孔中，立通。（《普济方》）

漏精白浊。雪白盐一两（并筑紧固济，煅一日，出火毒），白茯苓、山药各一两。为末，枣肉和蜜丸梧子大。每枣汤下三十丸。盖甘以济咸，脾肾两得也。（《直指方》）

饮酒不醉。凡饮酒，先食盐一匕，则后饮必倍。（《肘后方》）

风热牙痛。槐枝煎浓汤二碗，入盐一斤，煮干炒研，日用揩牙，以水洗目。（唐瑶《经验方》）

齿疼出血。每夜盐末厚封龈上，有汁沥尽乃卧。其汁出时，叩齿勿住。不过十夜，疼血皆止。忌猪、鱼、油菜等。极验。（《肘后方》）

# 朴硝

**释名** 硝石朴、盐硝、皮硝。〔志曰〕硝是本体之名，石乃坚白之号，朴者未化之义也。以其芒硝、英硝皆从此出，故曰硝石朴也。

**集解** 〔时珍曰〕硝有三品：生西蜀者，俗呼川硝，最胜；生河东者，俗呼盐硝，次之；生河北、青、齐者，俗呼土硝。皆生于斥卤之地，彼人刮扫煎汁，经宿结成，状如末盐，犹有沙土搅杂，其色黄白，故《别录》云：朴硝黄者伤人，赤者杀人。须再以水煎化，澄去滓脚，入萝卜数枚同煮熟，去萝卜倾入盆中，经宿则结成白硝，如冰如蜡，故俗呼为盆硝。

【气味】苦，寒，无毒。

【主治】百病，除寒热邪气，逐六腑积聚，结固留癖。能化七十二种石。炼饵服之，轻身神仙。（《本经》）

胃中食饮热结，破留血闭绝，停痰痞满，推陈致

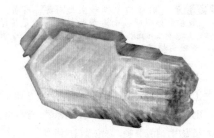

朴硝

新。（《别录》）

疗热胀，养胃消谷。（皇甫谧）

治腹胀，大小便不通。女子月候不通。（甄权）

通泄五脏百病及癥结，治天行热疾，头痛，消肿毒，排脓，润毛发。（《大明》）

《别录》

【气味】辛、苦，大寒，无毒。

【主治】五脏积聚，久热胃闭，除邪气，破留血，腹中痰实结搏，通经脉，利大小便及月水，破五淋，推陈致新。（《别录》）

下瘰疬黄疸病，时疾壅热，能散恶血，堕胎。敷漆疮。（甄权）

宋《嘉祐》

【气味】甘，大寒，无毒。

【主治】除五脏积热伏气。（甄权）

末筛点眼赤，去赤肿障翳涩泪痛，亦入点眼药中用。（《大明》）

功同芒硝。（时珍）

【发明】〔时珍曰〕朴硝澄下，消之粗者也，其质重浊。芒硝、牙硝结于上，硝之精者也，其质清明。甜硝、风化硝，则又芒硝、牙硝之去气味而甘缓轻爽者也。故朴硝止可施于鲁莽之人，及敷涂之药；若汤散服饵，必须芒硝、牙硝为佳。张仲景《伤寒论》只用芒硝，不用朴硝，正此义也。

附方

骨蒸热病。芒硝末，水服方寸匕，日二服，神良。（《千金方》）

食物过饱（不消，遂成痞膈）。马牙硝一两，吴茱萸半斤，煎汁投硝，乘热服之。良久未转，更进一服，立效。窦群在常州，此方得效也。（《经验方》）

关格不通（大小便闭，胀欲死，两三日则杀人）。芒硝三两，泡汤一升服，取吐即通。（《百一方》）

小便不通。白花散：用芒硝三钱，茴香酒下。（《简要济众方》）

赤眼肿痛。朴硝置豆腐上蒸化，取汁收点。（《简便方》）

风眼赤烂。明净皮硝一盏，水二碗煎化，露一夜，滤净澄清。朝夕洗目。三日其红即消，虽半世者亦愈也。（杨诚《经验方》）

诸眼障翳。牙硝十两，汤泡汁，厚纸滤过，瓦器熬干，置地上一夜，入飞炒黄丹一两，麝香半分，再罗过，入脑子。日点。（《济急仙方》）

牙齿疼痛。皂荚浓浆，同朴硝煎化，淋于石上，待成霜。擦之。（《普济方》）

# 蓬砂

《日华》

**释名** 鹏砂、盆砂。〔时珍曰〕名义未解。一作硼砂。或云：炼出盆中结成，为之盆砂，如盆消之义也。

**集解** 〔时珍曰〕硼砂生西南番，有黄、白二种。西者白如明矾，南者黄如桃胶，皆是炼结成，如硇砂之类。西者柔物去垢，杀五金，与消石同功，与砒石相得也。

【气味】苦、辛，暖，无毒。

【主治】消痰止嗽，破癥结喉痹。（《大明》）

上焦痰热，生津液，去口气，消障翳，除噎膈反胃，积块结瘀肉，阴㿗骨哽，恶疮及口齿诸病。（时珍）

【发明】〔颂曰〕今医家用硼砂治咽喉，最为要切。

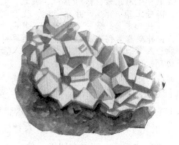

蓬砂

〔宗奭曰〕含化咽津，治喉中肿痛，膈上痰热，初觉便治，不能成喉痹，亦缓取效可也。

〔时珍曰〕硼砂，味甘微咸而气凉，色白而质轻，故能去胸膈上焦之热。《素问》云：热淫于内，治以咸寒，以甘缓之，是也。其性能柔五金而去垢腻，故治噎膈积聚、骨哽结核、恶肉阴癀用之者，取其柔物也；治痰热、眼目障翳用之者，取其去垢也。洪迈《夷坚志》云：鄱阳汪友良，因食误吞一骨，哽于咽中，百计不下。恍惚梦一

朱衣人曰：惟南蓬砂最妙。遂取一块含化咽汁，脱然而失。此软坚之征也。《日华》言其苦辛暖，误矣。

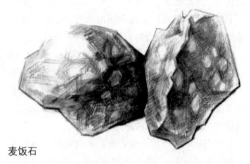

**附方**

鼻血不止。硼砂一钱，水服立止。（《集简方》）

咽喉谷贼（肿痛）。蓬砂、牙消等分，为末，蜜和半钱，含咽。（《直指方》）

# 麦饭石

宋《图经》

**释名** 〔时珍曰〕象形。

**集解** 〔时珍曰〕李迅云：麦饭石处处山溪中有之。其石大小不等，或如拳，或如鹅卵，或如盏，或如饼，大略状如握聚一团麦饭，有粒点如豆如米，其色黄白。

【气味】甘，温，无毒。

【主治】一切痈疽发背。（时珍）

【发明】〔颂曰〕大凡石类多主痈疽。世传麦饭石膏，治发背疮甚效，乃中岳山人吕子华秘方。裴员外喟之以名第，河南尹胁之以重刑，吕宁绝荣望，守死不传其方。取此石碎如棋子，炭火烧赤，投米醋中浸之，如此十次，研末筛细，入乳钵内，用数人更碾五七日，要细腻如面，四两。鹿角一具，要生取连脑骨者，其自脱者不堪用，每二三寸截之，炭火烧令烟尽即止，为末研细，二两。白敛生研末，二两。用三年米醋入银石器内，煎令鱼目沸，旋旋入药在内，竹杖子不住搅，熬一二时久，稀稠得所，倾在盆内，待冷以纸盖收，勿令尘入。用时，以鹅翎拂膏，于肿上四围赤处尽涂之，中留钱大泄气。如未有脓即内消，已作头

麦饭石

即撮小，已溃即排脓如湍水。若病久肌肉烂落，见出筋骨者，即涂细布上贴之，干即易，逐日疮口收敛。但中隔不穴者，即无不瘥。已溃者，用时先以猪蹄汤洗去脓血，故帛挹干，乃用药。其疮切忌手触动，嫩肉仍不可以口气吹风，及腋气、月经、有孕人见之，合药亦忌此等。初时一日一洗一换，十日后二日一换。此药要极细，方有效；若不细，涂之即极痛也。此方孙真人《千金月令》已有之，但不及此详悉耳。

# 石硫黄

《本经》中品

**释名** 硫黄、黄硇砂、黄牙、阳候、将军。〔时珍曰〕硫黄，秉纯阳火石之精气而结成，性质通流，色赋中黄，故名硫黄。含其猛毒，为七十二石之将，故药品中号为将军。外家谓之阳候，亦曰黄牙，又曰黄硇砂。

**集解** 〔时珍曰〕凡产石硫黄之处，必有温泉，作硫黄气。《庚辛玉册》云：硫黄有二种：石硫

黄，生南海琉球山中；土硫黄，生于广南。以嚼之无声者为佳，舶上倭硫黄亦佳。今人用配消石作烽燧烟火，为军中要物。

【气味】酸，温，有毒。

【主治】妇人阴蚀，疽痔恶血，坚筋骨，除头秃。能化金银铜铁奇物。（《本经》）

疗心腹积聚，邪气冷癖在胁，咳逆上气，脚冷疼弱无力，及鼻衄，恶疮，下部䘌疮，止血，杀疥虫。（《别录》）

治妇人血结。（吴普）

下气，治腰肾久冷，除冷风顽痹，寒热。生用治疥癣，炼服主虚损泄精。（甄权）

壮阳道，补筋骨劳损，风劳气，止嗽，杀脏虫邪魅。（《大明》）

长肌肤，益气力，老人风秘，并宜炼服。（李珣）

主虚寒久痢，滑泄霍乱，补命门不足，阳气暴绝，阴毒伤寒，小儿慢惊。（时珍）

【发明】〔弘景曰〕俗方用治脚弱及痼冷甚效。《仙经》颇用之，所化奇物，并是黄白术及合丹法。

〔颂曰〕古方未有服饵硫黄者。《本经》所用，止于治疮蚀、攻积聚、冷气脚弱等，而近世遂火炼治为常服丸散。观其治炼服食之法，殊无本源，非若乳石之有论议节度。故服之其效虽紧，而其患更速，可不戒之？土硫黄辛热臭臊，止可治疥杀虫，不可服。

〔宗奭曰〕今人治下元虚冷，元气将绝，久患寒泄，脾胃虚弱，垂命欲尽，服之无不效。中病当便已，不可尽剂。世人盖知用为之福，而不知其为祸，此物损益兼行故也。如病势危急，可加丸数服，少则不效，仍加附子、干姜、桂。

〔好古曰〕如太白丹、来复丹，皆用硫黄佐以硝石，至阳佐以至阴，与仲景白通汤佐以人尿、猪胆汁大意相同。所以治内伤生冷、外冒暑热、霍乱诸病，能去格拒之寒，兼有伏阳，不得不尔。如无伏阳，只是阴证，更不必以阴药佐之。何也？硫黄亦号将军，功能破邪归正，返滞还清，挺出阳精，消阴化魄。

〔时珍曰〕硫黄秉纯阳之精，赋大热之性，能补命门真火不足，且其性虽热而疏利大肠，又与躁涩者不同，盖亦救危妙药也。但炼制久服，则有偏胜之害。况服食者，又皆假此纵欲，自速其咎，于药何责焉？按孙升《谈圃》云：硫黄，神仙药也。每岁三伏日饵百粒，去脏腑积滞有验。但硫黄伏生于石下，阳气溶液凝结而就，其性大热，火炼服之，多发背痈。方勺《泊宅编》云：金液丹，乃硫黄炼成，纯阳之物，有痼冷者所宜。今夏至人多饵之，反为大患。韩退之作文戒服食，而晚年服硫黄而死，可不戒乎？夏英公有冷病，服硫黄、

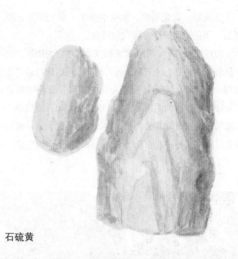

石硫黄

钟乳，莫之纪极，竟以寿终，此其禀受与人异也。洪迈《夷坚志》云：唐与正亦知医，能以意治疾。吴巡检病不得溲，卧则微通，立则不能涓滴，遍用通利药不效。唐问其平日自制黑锡丹常服，因悟曰：此必结砂时，硫飞去，铅不死。铅砂入膀胱，卧则偏重，犹可溲；立则正塞水道，故不通。取金液丹三百粒，分为十服，煎瞿麦汤下。铅得硫气则化，累累水道下，病遂愈。硫之化铅，载在经方，苟无通变，岂能臻妙？《类编》云：仁和县一吏，早衰齿落不已。一道人令以生硫黄入猪脏中煮熟捣丸，或入蒸饼丸梧子大，随意服之。饮啖倍常，步履轻捷，年逾九十，犹康健。后醉食牛血，遂洞泄如金水，尫悴而死。内医官管范云：猪肪能制硫黄，此用猪脏尤妙。王枢使亦常服之。

硫黄杯。此杯配合造化，调理阴阳，夺天地冲和之气，乃水火既济之方。不冷不热，不缓不急，有延年却老之功，脱胎换骨之妙。大能清上实下，升降阴阳。通九窍，杀九虫，除梦泄，悦容颜，解头风，开胸膈，化痰涎，明耳目，润肌肤，添精髓，蠲痃癖。又治妇人血海枯寒、赤白带下。其法用瓷碗以胡桃擦过，用无砂石硫黄生熔成汁，入明矾少许，则尘垢悉浮，以杖掠去，绵滤过，再入碗熔化，倾入杯内，荡成杯，取出，埋土中一夜，木贼打光用之。欲红入朱砂，欲青则入葡萄，研匀同煮成。每用热酒二杯，清早空心温服，则百病皆除，无出此方也。（《惠民和剂局方》）

阴证伤寒（极冷，厥逆烦躁，腹痛无脉，危甚者）。舶上硫黄为末，艾汤服三钱，就得睡汗出而愈。（《本事方》）

元脏冷泄（腹痛虚极）。硫黄一两，黄蜡化丸梧子大。每服五丸，新汲水下。一加青盐二钱，蒸饼和丸，酒下。（《普济方》）

伤暑吐泻。硫黄、滑石等分，为末。每服一钱，米饮下，即止。（《救急良方》）

下痢虚寒。硫黄半两，蓖麻仁七个，为末。填脐中，以衣隔，热汤熨之，止乃已。（《仁存方》）

肾虚头痛。《圣惠方》：用硫黄一两，胡粉为末，饭丸梧子大。痛时冷水服五丸，即止。《本事方》：用硫黄末、食盐等分，水调生面糊丸梧子大。每薄荷茶下五丸。《普济方》：用生硫黄六钱，乌药四钱，为末，蒸饼丸梧子大。每服三五丸，食后茶清下。

小儿口疮（糜烂）。生硫黄水调，涂手心、足心。效即洗去。（危氏《得效方》）

耳卒聋闭。硫黄、雄黄等分，研末。绵裹塞耳，数日即闻人语也。（《千金方》）

诸疮弩肉（如蛇出数寸）。硫黄末一两，肉上薄之，即缩。（《圣惠方》）

痛疽不合。石硫黄粉，以箸蘸插入孔中，以瘥为度。（《外台秘要》）

一切恶疮。真君妙神散：用好硫黄三两，荞麦粉二两，为末，井水和捏作小饼，日干收之。临用细研，新汲水调敷之。痛者即不痛，不痛则即痛而愈。（《坦仙皆效方》）

疠风有虫。硫黄末酒调少许，饮汁。或加大风子油更好。（《直指方》）

小儿夜啼。硫黄二钱半，铅丹二两，研匀，瓶固煅过，埋土中七日取出，饭丸黍米大。每服二丸，冷水下。（《普济方》）

# 矾石

《本经》上品

■ 释名 涅石、羽涅、羽泽。煅枯者名巴石，轻白者名柳絮矾。〔时珍曰〕矾者，燔也，燔石而成也。《山海经》云：女床之山，其阴多涅石。郭璞注云：矾石也，楚人名涅石，秦人名为羽涅。

■ 集解 〔《别录》曰〕矾石生河西山谷及陇西武都、石门，采无时。能使铁为铜。
〔时珍曰〕矾石析而辨之，不止于五种也。白矾，方士谓之白君，出晋地者上，青州、吴中者次之。洁白者为雪矾；光明者为明矾，亦名云母矾；文如束针，状如粉扑者，为波斯白矾，并入药为良。黑矾，铅矾也，出晋地，其状如黑泥者，为昆仑矾；其状如赤石脂有金星者，为铁矾；其状如紫石英，火引之成金线，画刀上即紫赤色者，为波斯紫矾，并不入服饵药，惟丹灶及疮家用之。

【气味】酸，寒，无毒。

【主治】寒热，泄痢白沃，阴蚀恶疮，目痛，坚骨齿。炼饵服之，轻身不老增年。（《本经》）

除风去热，消痰止渴，暖水脏，治中风失音。和桃仁、葱汤浴，可出汗。（《大明》）

生含咽津，治急喉痹。疗鼻衄齆鼻鼠漏，瘰疬疔癣。（甄权）

枯矾贴嵌甲，牙缝中血出如衄。（宗奭）

吐下痰涎饮澼，燥湿解毒，追涎，止血定痛，蚀恶肉，生好肉，治痈疽疔肿恶疮，癫痫疸疾，通大小便，口齿眼目诸病，虎犬蛇蝎百虫伤。（时珍）

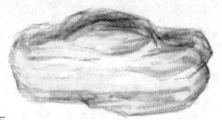

矾石

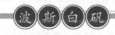

《海药》
【气味】酸、涩，温，无毒。
【主治】赤白漏下阴蚀，泄痢疮疥，解一切虫蛇等毒，去目赤暴肿齿痛，火炼之良。（李珣）

《嘉祐》
【气味】同矾石。
【主治】消痰止渴，润心肺。（《大明》）

**附方**

中风痰厥（四肢不收，气闭膈塞者）。白矾一两，牙皂角五钱，为末。每服一钱，温水调下，吐痰为度。（陈师古方）

风痰痫病。化痰丸：生白矾一两，细茶五钱，为末，炼蜜丸如梧子大。一岁十丸，茶汤下；大人，五十丸。久服痰自大便中出，断病根。（邓笔峰《杂兴》）

小儿胎寒（躽啼发病）。白矾煅半日，枣肉丸黍米大。每乳下一丸，愈乃止，去痰良。（《保幼大全》）

牙关紧急（不开者）。白矾、盐花等分搽之，涎出自开。（《集简方》）

走马喉痹。用生白矾末涂于绵针上，按于喉中，立破。绵针者，用榆条，上以绵缠作枣大也。（《儒门事亲》方）

牙齿肿痛。白矾一两，烧灰，大露蜂房一两（微炙）。每用二钱，水煎含漱去涎。（《简要济众方》）

风热喉痛。白矾半斤，研末化水，新砖一片，浸透取晒，又浸又晒，至水干，入粪厕中浸一月，取洗，安阴处，待霜出扫收。每服半钱，水下。（《普济方》）

齿龈血出（不止）。矾石一两烧，水三升，煮一升，含漱。（《千金方》）

小儿舌疮（饮乳不得）。白矾和鸡子置醋中，涂儿足底，二七日愈。（《千金方》）

鼻中瘜肉。《千金》：用矾烧末，猪脂和绵裹塞之。数日瘜肉随药出。

眉毛脱落。白矾十两烧研，蒸饼丸梧子大。每空心温水下七丸，日加一丸，至四十九日减一丸，周而复始，以愈为度。（《圣惠方》）

折伤止痛。白矾末一匙，泡汤一碗，帕蘸，乘热熨伤处。少时痛止，然后排整筋骨，点药。（《灵苑方》）

腋下狐臭。矾石绢袋盛之，常粉腋下，甚妙。（许尧臣方）

# 方解石

《别录》下品

**▌释名** 黄石。〔志曰〕敲破，块块方解，故以为名。

**▌集解** 〔《别录》曰〕方解石生方山，采无时。

〔弘景曰〕《本经》长石一名方石，疗体相似，疑即此也。

〔恭曰〕此物大体与石膏相似，不附石而生，端然独处。大者如升，小者如拳，甚大者方尺，或在土中，或生溪水，其上皮随土及水苔色，破之方解。今人以为石膏，用疗风去热虽同，而解肌发汗不及也。

〔志曰〕今沙州大鸟山出者，佳。

〔颂曰〕方解石，《本草》言生方山，陶隐居疑与长石为一物，苏恭云疗热不减石膏。若然，似可通用，但主头风不及石膏也。其肌理、形段刚柔皆同，但以附石不附石为言，岂得功力顿异？如雌黄、雄黄亦有端然独处者，亦有附石生者，不闻别有名号，功力相异也。

〔时珍曰〕方解石与硬石膏相似，皆光洁如白石英，但以敲之段段片碎者，为硬石膏；块块方棱者，为方解石，盖一类二种，亦可通用。唐宋诸方皆以此为石膏，今人又以为寒水石，虽俱不是，而其性寒治热之功，大抵不相远，惟解肌发汗不能如硬石膏为异尔。

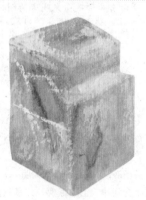

方解石

**【气味】** 苦、辛，大寒，无毒。

**【主治】** 胸中留热结气，黄疸，通血脉，去蛊毒。（《别录》）

# 石钟乳

《本经》上品

**▌释名** 公乳、虚中、芦石、鹅管石、夏石、黄石砂。〔时珍曰〕石之津气，钟聚成乳，滴溜成石，故名石钟乳。芦与鹅管，像其空中之状也。

**▌集解** 〔《别录》曰〕石钟乳生少室山谷及太山，采无时。

〔普曰〕生太山山谷阴处岸下，溜汁所成，如乳汁，黄白色，空中相通，二月、三月采，阴干。

〔时珍曰〕按：范成大《桂海志》所说甚详明。云桂林接宜、融山洞穴中，钟乳甚多。仰视石脉涌起处，即有乳床，白如玉雪，石液融结成者。乳床下垂，如倒数峰小山，峰端渐锐且长如冰柱，柱端轻薄中空如鹅翎。乳水滴沥不已，且滴且凝，此乳之最精者，以竹管仰承取之。炼治家又以鹅管之端，尤轻明如云母爪甲者为胜。

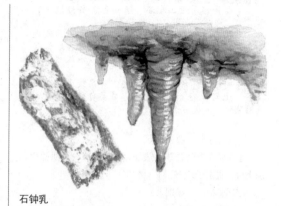

石钟乳

【气味】甘，温，无毒。

【主治】咳逆上气，明目益精，安五脏，通百节，利九窍，下乳汁。（《本经》）

益气，补虚损，疗脚弱疼冷，下焦伤竭，强阴。久服延年益寿，好颜色，不老，令人有子。不炼服之，令人淋。（《别录》）

主泄精寒嗽，壮元气，益阳事，通声。（甄权）

补五劳七伤。（大明）

补髓，治消渴引饮。（青霞子）

【发明】〔时珍曰〕石钟乳乃阳明经气分药也，其气慓疾，令阳气暴充，饮食倍进，而形体壮盛。昧者得此自庆，益肆淫泆，精气暗损，石气独存，孤阳愈炽。久之营卫不从，发为淋渴，变为痈疽，是果乳石之过耶？抑人之自取耶？凡人阳明气衰，用此合诸药以救其衰，疾平则止，夫何不可？五谷五肉久嗜不已，犹有偏绝之弊，况石药乎？《种树书》云：凡果树，作穴纳钟乳末少许固密，则子多而味美。纳少许于老树根皮间，则树复茂。信然，则钟乳益气、令人有子之说，亦可类推。但恐嗜欲者未获其福，而先受其祸也。然有禀赋异常之人，又不可执一而论。

## 附方

钟乳酒。安五脏，通百节，利九窍，主风虚，补下膲，益精明目。钟乳（炼成粉）五两，以夹练袋盛之，清酒六升，瓶封，汤内煮减三之二，取出添满，封七日，日饮三合。忌房事、葱、豉、生食、硬食。（《外台秘要》）

钟乳丸。治丈夫衰老，阳绝肢冷，少气减食，腰疼脚痹，下气消食，和中长肌。钟乳粉二两，菟丝子（酒浸，焙）、石斛各一两，吴茱萸（汤泡七次，炒）半两，为末，炼蜜和丸梧子大。每服七丸，空心温酒或米汤下，日二服。服讫行数百步，觉胸口热，稍定即食干饭豆酱。忌食粗臭恶食，及闻尸秽等气。初服七日，勿为阳事，过七日乃可行，不宜伤多。服过半剂，觉有功，乃续服。此曹公卓方也。（《和剂局方》）

一切劳嗽（胸膈痞满）。焚香透膈散：用鹅管石、雄黄、佛耳草、款冬花等分，为末。每用一钱，安香炉上焚之，以筒吸烟入喉中，日二次。（《宣明方》）

肺虚喘急（连绵不息）。生钟乳粉（光明者）五钱，蜡三两化和，饭甑内蒸熟，研丸梧子大。每温水下一丸。（《圣济录》）

吐血损肺。炼成钟乳粉，每服二钱，糯米汤下，立止。（《十便良方》）

大肠冷滑（不止）。钟乳粉一两，肉豆蔻（煨）半两，为末，煮枣肉丸梧子大。每服七十丸，空心米饮下。（《济生方》）

乳汁不通。气少血衰，脉涩不行，故乳少也。炼成钟乳粉二钱，浓煎漏卢汤调下。或与通草等分为末，米饮服方寸匕，日三次。（《千金方》）

# 石灰

**▌释名** 石垩、垩灰、希灰、锻石、白虎、矿灰。

**▌集解** 〔《别录》曰〕石灰生中山川谷。

〔弘景曰〕近山生石，青白色，作灶烧竟，以水沃之，即热蒸而解。俗名石垩。

〔颂曰〕所在近山处皆有之，烧青石为灰也。又名石锻。有风化、水化二种：风化者，取锻了石置风中自解，此为有力；水化者，以水沃之，热蒸而解，其力差劣。

〔时珍曰〕今人作窑烧之，一层柴或煤炭一层在下，上累青石，自下发火，层层自焚而散。入药惟用风化、不夹石者良。

【气味】辛，温，有毒。

【主治】疽疡疥瘙，热气，恶疮癞疾，死肌堕眉，杀痔虫，去黑子瘜肉。（《本经》）

疗髓骨疽。（《别录》）

治瘑疥，蚀恶肉。止金疮血，甚良。（甄权）

生肌长肉，止血，白癜疬疡，瘢疵痔瘘，瘿赘疣子。妇人粉刺，产后阴不能合。解酒酸，治酒毒，暖水脏，治气。（《大明》）

堕胎。（保昇）

【发明】〔弘景曰〕石灰性至烈，人以度酒饮之，则腹痛下利。古今多以构冢，用捍水而辟虫。故古冢中水洗诸疮，皆即瘥。

〔颂曰〕古方多用合百草团末，治金疮殊胜。今医家或以腊月黄牛胆汁搜和，纳入胆中阴干研用，更胜草药者。古方以诸草杂石灰熬煎，点疣痣黑子，丹灶家亦用之。

〔时珍曰〕石灰，止血神品也。但不可着水，着水即烂肉。

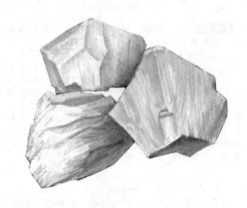

石灰

### 附方

风牙肿痛。二年石灰、细辛等分，研。搽即止。（《普济方》）

虫牙作痛。矿灰，砂糖和，塞孔中。（《普济方》）

风虫牙痛。百年陈石灰（为末）四两，蜂蜜三两，拌匀，盐泥固济，火煅一日，研末。擦牙神效。名神仙失笑散。（张三丰方）

干霍乱病。千年石灰，砂糖水调服二钱，或淡醋汤亦可。名落盏汤。（《摘玄方》）

偏坠气痛。陈石灰（炒）、五倍子、山卮子等

分，为末，面和醋调，敷之，一夜即消。（《医方摘要》）

产后血渴（不烦者）。新石灰一两，黄丹半钱，渴时浆水调服一钱。名桃花散。（张洁古《活法机要》）

白带白淫。风化石灰一两，白茯苓三两，为末，糊丸梧子大。每服二三十丸，空心米饮下，绝妙。（《集玄方》）

酒积下痢。石灰五两，水和作团，黄泥包，煅一日夜，去泥为末，醋糊丸梧子大。每服三十丸，姜汤空心下。（《摘玄方》）

虚冷脱肛。石灰烧热，故帛裹坐，冷即易之。（《圣惠方》）

腹胁积块。风化石灰半斤，瓦器炒极热，入大黄末一两，炒红取起，入桂末半两，略烧，入米醋和成膏，摊绢上贴之。内服消块药，甚效。（《丹溪心法》）

疟疾寒热（一日一发或二、三发，或三日一发）。古城石灰二钱，头垢、五灵脂各一钱，研末，饭丸皂子大。每服一丸，五更无根水下，即止。（《集玄方》）

发落不止。乃肺有劳热，瘙痒。用石灰三升（水拌炒焦），酒三斗浸之。每服三合，常令酒气相接，则新发更生，神验。（《千金翼》）

染发乌须。矿灰一两，水化开，七日，用铅粉

一两研匀，好醋调搽，油纸包一夜。先以皂角水洗净乃用。（《集玄方》）

面靥疣痣。水调矿灰一盏，好糯米全者，半插灰中，半在灰外，经宿米色变如水精。先以针微拨动，点少许于上，经半日汁出，剔去药，不得着水，二日而愈也。（《集玄方》）

疣痣留赘。石灰一两，用桑灰淋汁熬成膏。刺破点之。（《普济方》）

多年恶疮。多年石灰，研末，鸡子清和成块，

煅过再研，姜汁调敷。（《救急方》）

脑上痈疖。石灰入饭内捣烂，合之。（李楼《奇方》）

痔疮有虫。古石灰、川乌头（炮）等分，为末，烧饭丸梧子大。每服二三十丸，白汤下。（《活法机要》）

疥疮有虫。石灰淋汁，洗之数次。（孙真人方）

汤火伤灼。年久石灰敷之。或加油调。（《肘后方》）

# 磁石

《本经》中品

■释名 玄石、处石、熁铁石、吸针石。〔藏器曰〕磁石取铁，如慈母之招子，故名。〔时珍曰〕石之不慈者，不能引铁，谓之玄石，而《别录》复出玄石于后。

■集解 〔《别录》曰〕磁石生太山川谷及慈山山阴，有铁处则生其阳。采无时。

〔宗奭曰〕磁石其毛轻紫，石上颇涩，可吸连针铁，俗谓之熁铁石。其玄石，即磁石之黑色者，磁磨铁锋，则能指南，然常偏东，不全南也。其法取新纩中独缕，以半芥子许蜡，缀于针腰，无风处垂之，则针常指南。以针横贯灯芯，浮水上，亦指南。然常偏丙位，盖丙为大火，庚辛受其制，物理相感尔。

〔土宿真君曰〕铁受太阳之气，始生之初，石产焉。一百五十年而成磁石，又二百年孕而成铁。

【气味】辛，寒，无毒。

【主治】周痹风湿，肢节中痛，不可持物，洗洗酸痟，除大热烦满及耳聋。（《本经》）

养肾脏，强骨气，益精除烦，通关节，消痈肿鼠瘘，颈核喉痛，小儿惊痫，炼水饮之。亦令人有子。（《别录》）

补男子肾虚风虚。身强，腰中不利，加而用之。（甄权）

治筋骨羸弱，补五劳七伤，眼昏，除烦躁。小儿误吞针铁等，即研细末，以筋肉莫令断，与末同吞，下之。（《大明》）

明目聪耳，止金疮血。（时珍）

【发明】〔宗奭曰〕养肾气，填精髓，肾虚耳聋目昏者皆用之。

〔藏器曰〕重可去怯，磁石、铁粉之类是也。

〔时珍曰〕磁石法水，色黑而入肾，故治肾家诸病

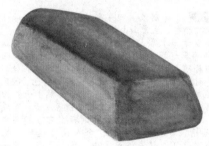

磁石

而通耳明目。一士子频病目，渐觉昏暗生翳。时珍用东垣羌活胜风汤加减法与服，而以慈朱丸佐之。两月遂如故。盖磁石入肾，镇养真精，使神水不外移；朱砂入心，镇养心血，使邪火不上侵；而佐以神曲，消化滞气，生熟并用，温养脾胃发生之气，乃道家黄婆媒合婴姹之理，制方者宜窥造化之奥乎。方见孙真人《千金方》神曲丸，但云明目，百岁可读细书，而未发出药微义也，孰谓古方不可治今病耶。

## 附方

耳卒聋闭。熁铁石半钱，入病耳内，铁砂末入不病耳内，自然通透。（《直指方》）

肾虚耳聋。真磁石一豆大，穿山甲（烧存性，研）一字，新绵塞耳内，口含生铁一块，觉耳中如

风雨声即通。（《济生方》）

老人耳聋。磁石一斤捣末，水淘去赤汁，绵裹之。猪肾一具，细切。以水五斤煮石，取二斤，入肾，下盐豉作羹食之。米煮粥食亦可。（《养老方》）

老人虚损（风湿，腰肢痹痛）。磁石三十两，白石英二十两，捶碎瓮盛，水二斗浸于露地。每日取水作粥食，经年气力强盛，颜如童子。（《养老方》）

阳事不起。磁石五斤研，清酒渍二七日。每服

三合，日三夜一。（《千金》）

金疮血出。磁石末敷之，止痛断血。（《千金方》）

误吞针铁。真磁石枣核大，钻孔线穿吞，拽之立出。（钱相公《箧中方》）

丁肿热毒。磁石末，酢和封之，拔根立出。（《外台秘要》）

诸般肿毒。吸铁石三钱，金银藤四两，黄丹八两，香油一斤，如常熬膏，贴之。（《乾坤秘韫》）

# 凝水石

《本经》中品

**释名** 白水石、寒水石、凌水石、盐精石、泥精、盐枕、盐根。〔时珍曰〕拆片投水中，与水同色，其水凝动；又可夏月研末，煮汤入瓶，倒悬井底，即成凌冰，故有凝水、白水、寒水、凌水诸名。生于积盐之下，故有盐精以下诸名。石膏亦有寒水之名，与此不同。

**集解** 〔《别录》曰〕凝水石，色如云母可析者，盐之精也。生常山山谷、中水县及邯郸。

〔弘景曰〕常山（即恒山）属并州，中水属河间，邯郸属赵郡。此处地皆碱卤，故云盐精，而碎之亦似朴硝。此石末置水中，夏月能为冰者，佳。

〔时珍曰〕《别录》言凝水，盐之精也。陶氏亦云卤地所生，碎之似朴硝。《范子计然》云：出河东。河东，卤地也。独孤滔《丹房镜源》云：盐精出盐池，状如水精。据此诸说，则凝水即盐精石也，一名泥精，昔人谓之盐枕，今人谓之盐根。生于卤地积盐，精液渗入土中，久久结而成石，大块有齿棱，如马牙消，清莹如水精，亦有带青黑色者，皆至暑月回润，入水浸久亦化。陶氏注戎盐，谓盐池泥中自有凝盐如石片，打破皆方，而色青黑者，即此也。苏颂注玄精石，谓解池有盐精石，味更咸苦，乃玄精之类；又注食盐，谓盐枕作精块，有孔窍，若蜂窠，可缄封为礼赞者，皆此物也。唐宋诸医不识此石，而以石膏、方解石为注，误矣。

【气味】辛，寒，无毒。

【主治】身热，腹中积聚邪气，皮中如火烧，烦满，水饮之。久服不饥。（《本经》）

除时气热盛，五脏伏热，胃中热，止渴，水肿，小腹痹。（《别录》）

压丹石毒风，解伤寒劳复。（甄权）

治小便白，内痹，凉血降火，止牙疼，坚牙明目。（时珍）

【发明】〔时珍曰〕凝水石禀积阴之气而成，其气大寒，其味辛咸，入肾走血除热之功，同于诸盐。古方

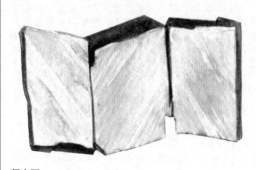

凝水石

所用寒水石是此石，唐宋诸方寒水石是石膏，近方寒水石则是长石、方解石，俱附各条之下，用者详之。

**附方**

男女转脬（不得小便）。寒水石二两，滑石一两，葵子一合。为末。水一斗，煮五升，时服一升，即利。（《永类方》）

牙龈出血（有窍）。寒水石粉三两，朱砂二钱，甘草脑子一字，为末。干掺。（《普济方》）

小儿丹毒（皮肤热赤）。寒水石半两，白土一分，为末。米醋调涂之。（《经验方》）

# 五色石脂

《本经》上品

**释名** 〔时珍曰〕膏之凝者曰脂。此物性粘，固济炉鼎甚良，盖兼体用而言也。

**集解** 〔《别录》曰〕五色石脂，生南山之阳山谷中。又曰：青石脂生齐区山及海涯。黄石脂生嵩高山，色如莺雏。黑石脂生颍川阳城。白石脂生太山之阴。赤石脂生济南、射阳，又太山之阴。并采无时。

〔普曰〕五色五脂，一名五色符。青符生南山或海涯。黄符生嵩山，色如蛢脑、雁雏。黑符生洛西山空地。白符生少室天娄山或太山。赤符生少室或太山，色绛滑如脂。

【气味】五种石脂，并甘、平。

【主治】黄疸，泄痢肠澼脓血，阴蚀下血赤白，邪气痈肿，疽痔恶疮，头疡疥瘙。久服补髓益气，肥健不饥，轻身延年。五石脂各随五色，补五脏。（《本经》）

治泄痢，血崩带下，吐血衄血，涩精淋沥，除烦，疗惊悸，壮筋骨，补虚损。久服悦色。治疮疖痔漏，排脓。（《大明》）

【气味】酸，平，无毒。

【主治】养肝胆气，明目，疗黄疸泄痢肠澼，女子带下百病，及疽痔恶疮。久服补髓益气，不饥延年。（《别录》）

【气味】苦，平，无毒。

【主治】养脾气，安五脏，调中，大人小儿泄痢肠澼下脓血，去白虫，除黄疸痈疽虫。久服，轻身延年。（《别录》）

〔别录曰〕一名石墨，一名石涅。〔时珍曰〕此乃石脂之黑者，亦可为墨，其性黏涩，与石炭不同。南人谓之画眉石。许氏《说文》云：黛，画眉石也。

【气味】咸，平，无毒。

【主治】养肾气，强阴，主阴蚀疮，止肠澼泄痢，疗口疮咽痛。久服，益气不饥延年。（《别录》）

【气味】甘、酸，平，无毒。

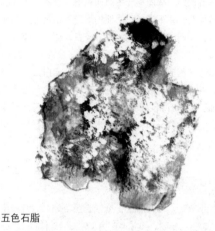

五色石脂

【主治】养肺气，厚肠，补骨髓，疗五脏惊悸不足，心下烦，止腹痛下水，小肠澼热溏，便脓血，女子崩中漏下赤白沃，排痈疽疮痔。久服，安心不饥，轻身延年。（《别录》）

### 附方

小儿水痢（形羸不胜汤药）。白石脂半两研粉，和白粥空肚食之。（《子母秘录》）

小儿滑泄。白龙丸：白石脂、白龙骨等分，为末，水丸黍米大。每量大小，木瓜、紫苏汤下。（《全幼心鉴》）

久泄久痢。白石脂、干姜等分，研，百沸汤和面为稀糊搜之，并手丸梧子大。每米饮下三十丸。（《斗门方》）

儿脐汁出（赤肿）。白石脂末熬温，扑之，日三度。勿揭动。（韦宙《独行方》）

儿脐血出（多啼）。方同上。（寇氏《衍义》）

粉滓面䵟。白石脂六两，白敛十二两，为末，鸡子白和。夜涂旦洗。（《圣济录》）

【气味】甘、酸、辛，大温，无毒。

【主治】养心气，明目益精，疗腹痛肠澼，下痢赤白，小便利，及痈疽疮痔，女子崩中漏下，产难

胞衣不出。久服补髓好颜色，益智不饥，轻身延年。（《别录》）

补五脏虚乏。（甄权）

补心血，生肌肉，厚肠胃，除水湿，收脱肛。（时珍）

【发明】〔时珍曰〕五石脂皆手足阳明药也。其味甘，其气温，其体重，其性涩。涩而重，故能收湿止血而固下；甘而温，故能益气生肌而调中。中者，肠胃肌肉惊悸黄疸是也；下者，肠澼泄痢崩带失精是也。五种主疗，大抵相同。故《本经》不分条目，但云各随五色补五脏。《别录》虽分五种，而性味、主治亦不甚相远，但以五味配五色为异，亦是强分尔。赤白二种，一入气分，一入血分。故时用尚之。张仲景用桃花汤治下痢便脓血。取赤石脂之重涩，入下焦血分而固脱；干姜之辛温，暖下焦气分而补虚；粳米之甘温，佐石脂、干姜而润肠胃也。

### 附方

小儿疳泻。赤石脂末，米饮调服半钱，立瘥。加京芎等分，更妙。（《斗门方》）

大肠寒滑（小便精出）。赤石脂、干姜各一两，胡椒半两。为末，醋糊丸梧子大。每空心米饮下五七十丸。有人病此，热药服至一斗二升，不效；或教服此，终四剂而愈。（寇氏《衍义》）

赤白下痢。赤石脂末，饮服一钱。（《普济方》）

冷痢腹痛（下白冻如鱼脑）。桃花丸：赤石脂（煅）、干姜（炮）等分。为末，蒸饼和丸。量大小服，日三服。（《和剂局方》）

伤寒下痢（便脓血不止）。桃花汤主之。赤石脂一斤（一半全用，一半末用），干姜一两，粳米半升，水七升，煮米熟去滓。每服七合。纳末方寸匕，日三服，愈乃止。（张仲景方）

痢后脱肛。赤石脂、伏龙肝为末，敷之。一加白矾。（钱氏《小儿方》）

小便不禁。赤石脂（煅）、牡蛎（煅）各三两，盐一两，为末，糊丸梧子大。每盐汤下十五丸。（《普济方》）

痰饮吐水（无时节者）。其原因冷冻饮料过度，遂令脾胃气弱，不能消化饮食。饮食入胃，皆变成冷水，反吐不停。赤石脂散主之。赤石脂一斤，捣筛，服方寸匕，酒饮自任，稍加至三匕。

# 玄精石

宋《开宝》

**释名** 太阴玄精石、阴精石、玄英石。〔时珍曰〕此石乃碱卤至阴之精凝结而成，故有诸名。

**集解** 〔颂曰〕玄精石出解州解池，及通、泰州积盐仓中亦有之。其色青白龟背者佳，采无时。又解池有盐精石，味更咸苦，亦玄精之类也。

〔时珍曰〕玄精是碱卤津液流渗入土，年久结成石片，片状如龟背之形。蒲、解出者，其色青白通彻。蜀中赤盐之液所结者，色稍红光。沈存中《笔谈》云：太阴玄精生解州盐泽大卤中，沟渠土内得之。大者如杏叶，小者如鱼鳞，悉皆六角，端正似刻，正如龟甲状。其裙襕小椭，其前则下刻，其后则上刻，正如穿山甲相掩之处，全是龟甲，更无异也。色绿而莹彻，叩之则直理而折，莹明如鉴，折处亦六角，如柳叶尖。烧过则悉解析，薄如柳叶，片片相离，白如霜雪，平洁可爱。此乃禀积阴之气凝结，故皆六角。今天下所用玄精，乃绛州山中所出绛石，非玄精也。

【气味】咸，温，无毒。

【主治】除风冷邪气湿痹，益精气，妇人痼冷漏下，心腹积聚冷气，止头痛，解肌。（《开宝》）

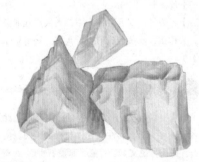

玄精石

主阴证伤寒，指甲面色青黑，心下胀满结硬，烦渴，虚汗不止，或时狂言，四肢逆冷，咽喉不利肿痛，脉沉细而疾，宜佐他药服之。又合他药，涂大风疮。（宗奭）

【发明】〔时珍曰〕玄精石禀太阴之精，与盐同性，其气寒而不温，其味甘咸而降，同硫黄、消石治上盛下虚，救阴助阳，有扶危拯逆之功。故铁瓮申先生来复丹用之，正取其寒，以配消、硫、之热也。《开宝本草》言其性温，误矣。

〔颂曰〕古方不见用，近世补药及伤寒多用之。其著者，治伤寒正阳丹出汗也。

### 附方

小儿风热（挟风蕴热，体热）。太阴玄精石一两，石膏七钱半，龙脑半钱，为末。每服半钱，新汲水下。（《普济方》）

冷热霍乱（分利阴阳）。玄精石、半夏各一两，硫黄三钱，为末，面糊丸梧子大。每米饮服三十丸。（《指南方》）

头风脑痛。玄精石末，入羊胆中阴干。水调一字，吹鼻中，立止。（《千金方》）

目赤涩痛。玄精石半两，黄檗（炙）一两，为末。点之，良。（《普济方》）

赤目失明（内外障翳）。太阴玄精石（阴阳火煅）、石决明各一两，蕤仁、黄连各二两，羊子肝七个（竹刀切晒）。为末，粟米饭丸梧子大。每卧时茶服二十丸。服至七日，烙顶心以助药力，一月见效。宋丞相言：黄典史病此，梦神传此方，愈。（朱氏《集验方》）

目生赤脉。玄精石一两，甘草半两。为末。每服一钱，小儿半钱，竹叶煎汤调下。（《总微论》）

重舌涎出（水浆不入）。太阴玄精石二两，牛黄、朱砂、龙脑各一分，为末。以𬻝针舌上去血，盐汤漱口，掺末咽津，神效。（《圣惠方》）

# 石炭

《纲目》

**释名** 煤炭、石墨、铁炭、乌金石、焦石。〔时珍曰〕石炭即乌金，上古以书字，谓之石墨，今俗呼为煤炭，煤、墨音相近也。《拾遗记》言焦石如炭，《岭表录》言康州有焦石穴，即此也。

**集解** 〔时珍曰〕石炭南北诸山产处亦多，昔人不用，故识之者少。今则人以代薪炊爨，煅炼铁石，大为民利。土人皆凿山为穴，横入十余丈取之。有大块如石而光者，有疏散如炭末者，俱作硫黄气，以酒喷之则解。入药用坚块如石者。昔人言夷陵黑土为劫灰者，即此疏散者也。《孝经·援神契》云：王者德至山陵，则出黑丹。《水经》言：石炭可书，燃之难尽，烟气中人。《酉阳杂俎》云：无劳县出石墨，㸌之弥年不消。《夷坚志》云：彰德南郭村井中产石墨。宜阳县有石墨山，阳县有石墨洞。燕之西山，楚之荆州、兴国州，江西之庐山、袁州、丰城、赣州，皆产石炭，可以炊爨。并此石也。又有一种石墨，舐之黏舌，可书字画眉，名画眉石者，即黑石脂也。

【气味】甘、辛，温，有毒。

【主治】妇人血气痛，及诸疮毒，金疮出血，小儿痰痫。（时珍）

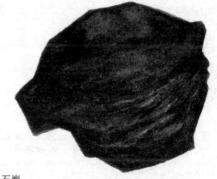

石炭

### 附方

误吞金银（及钱，在腹中不下者）。光明石炭一杏核大，硫黄一皂子大，为末，酒下。（《普济方》）

腹中积滞。乌金石（即铁炭也）三两，自然铜（为末，醋熬）一两，当归一两，大黄（童尿浸晒）一两，为末。每服二钱，红花酒一盏，童尿半盏，同调，食前服，日二服。（张子和《儒门事亲》）

产后儿枕（刺痛）。黑白散：用乌金石（烧酒淬七次）、寒水石（煅为末），等分，每用粥饮服一钱半，即止，未止再服。（洁古《保命集》）

# 砒石

宋《开宝》

**■释名** 信石、人言。生者名砒黄，炼者名砒霜。〔时珍曰〕砒，性猛如貔，故名。惟出信州，故人呼为信石，而又隐信字为人言。

**■集解** 〔时珍曰〕此乃锡之苗，故新锡器盛酒日久能杀人者，为有砒毒也。生砒黄以赤色者为良，熟砒霜以白色者为良。

【气味】苦，酸，暖，有毒。

【主治】砒黄：治疟疾肾气，带之辟蚤虱。（《大明》）

冷水磨服，解热毒，治痰壅。（陈承）

磨服，治癖积气。（宗奭）

除胸喘积痢，烂肉，蚀瘀腐瘰疬。（时珍）

砒霜：疗诸疟，风痰在胸膈，可作吐药。不可久服，伤人。（《开宝》）

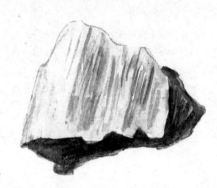

砒石

### 附方

中风痰壅（四肢不收，昏聩若醉）。砒霜如绿豆大，研。新汲水调下少许，以热水投之，大吐即愈。未吐再服。（《圣惠方》）

走马牙疳（恶疮）。砒石、铜绿等分，为末。摊纸上贴之，其效如神。又方：砒霜半两，醋调如糊，碗内盛，待干刮下。用粟米大，绵裹安齿缝，来日取出，有虫自死。久患者，不过三日即愈。（《普济方》）

# 石脑油

宋《嘉祐》

**■释名** 石油、石漆、猛火油、雄黄油、硫黄油。

**■集解** 〔宗奭曰〕真者难收，多渗蚀器物。入药最少。烧炼家研生砒入油，再研如膏，入坩埚内，瓦盖置火上，俟油泣尽出之，又研又入油，又上火炼之，砒即伏矣。

【气味】辛、苦，有毒。

【主治】小儿惊风，化涎，可和诸药作丸散。（《嘉祐》）

涂疮癣虫癞，治针、箭入肉药中用之。（时珍）

【发明】〔时珍曰〕石油气味与雄、硫同，故杀虫治疮。其性走窜，诸器皆渗，惟瓷器、琉璃不漏。故钱乙治小儿惊热膈实，呕吐痰涎，银液丸中，用和水银、轻粉、龙脑、蝎尾、白附子诸药为丸，不但取其化痰，亦取其能透经络、走关窍也。

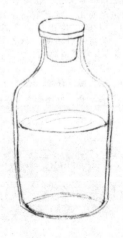

石脑油

# 草部

## 本草纲目

李时珍曰：天造地化而草木生焉。刚交于柔而成根荄，柔交于刚而成枝干。叶萼属阳，华实属阴。由是草中有木，木中有草。得气之粹者为良，得气之戾者为毒。故有五形焉（金、木、水、火、土）、五气焉（香、臭、燥、腥、膻）、五色焉（青、赤、黄、白、黑）、五味焉（酸、苦、甘、辛、咸）、五性焉（寒、热、温、凉、平）、五用焉（升、降、浮、沉、中）。

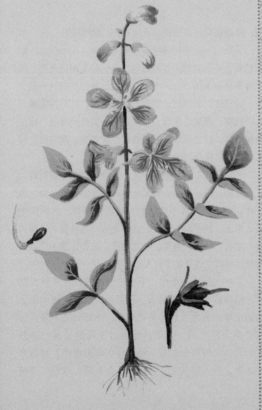

# 甘草

《本经》上品

**释名** 蜜甘、国老。〔弘景曰〕国老即帝师之称，虽非君而为君所宗，是以能安和草石而解诸毒也。〔甄权曰〕诸药中甘草为君，治七十二种乳石毒，解一千二百般草木毒，调和众药有功，故有国老之号。

**集解** 〔李时珍曰〕按沈括《笔谈》云：《本草》注引《尔雅》蘦大苦之注为甘草者，非矣。郭璞之注，乃黄药也，其味极苦，故谓之大苦，非甘草也。甘草枝叶悉如槐，高五六尺，但叶端微尖而糙涩，似有白毛，结角如相思角，作一本生，至熟时角拆，子如小扁豆，极坚，齿啮不破，今出河东西界。寇氏《衍义》亦取此说，而不言大苦非甘草也。以理度之，郭说形状殊不相类，沈说近之。今人惟以大径寸而结紧断纹者为佳，谓之粉草。其轻虚细小者，皆不及之。刘绩《霏雪录》言安南甘草大者如柱，土人以架屋，不识果然否也？

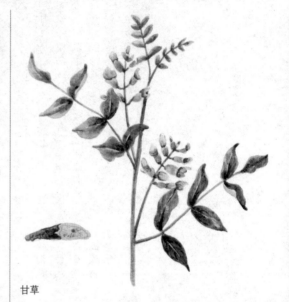

甘草

 **根**

【气味】甘，平，无毒。

【主治】五脏六腑寒热邪气，坚筋骨，长肌肉，倍气力，金疮尰，解毒。久服轻身延年。（《本经》）

温中下气，烦满短气，伤脏咳嗽，止渴，通经脉，利血气，解百药毒，为九土之精，安和七十二种石，一千二百种草。（《别录》）

主腹中冷痛，治惊痫，除腹胀满，补益五脏，养肾气内伤，令人阴不痿，主妇人血沥腰痛，凡虚而多热者加用之。（甄权）

安魂定魄，补五劳七伤，一切虚损，惊悸烦闷健忘，通九窍，利百脉，益精养气，壮筋骨。（《大明》）

生用泻火热，熟用散表寒，去咽痛，除邪热，缓正气，养阴血，补脾胃，润肺。（李杲）

吐肺痿之脓血，消五发之疮疽。（好古）

解小儿胎毒惊痫，降火止痛。（时珍）

 **梢**

【主治】生用治胸中积热，去茎中痛，加酒煮玄胡索、苦楝子尤妙。（元素）

 **头**

【主治】生用能行足厥阴、阳明二经污浊之血，消肿导毒。（震亨）

主痈肿，宜入吐药。（时珍）

【发明】〔震亨曰〕甘草味甘，大缓诸火，黄中通理，厚德载物之君子也。欲达下焦，须用梢子。

〔杲曰〕甘草气薄味厚，可升可降，阴中阳也。阳不足者，补之以甘。甘温能除大热，故生用则气平，补脾胃不足而大泻心火；炙之则气温，补三焦元气而散表寒，除邪热，去咽痛，缓正气，养阴血。凡心火乘脾，腹中急痛，腹皮急缩者，宜倍用之。其性能缓急，而又协和诸药，使之不争。故热药得之缓其热，寒药得之缓其寒，寒热相杂者用之得其平。

〔时珍曰〕甘草外赤中黄，色兼坤离；味浓气薄，资全土德。协和群品，有元老之功；普治百邪，得王道之化。赞帝力而人不知，敛神功而己不与，可谓药中之良相也。然中满、呕吐、酒客之病，不喜其甘；而大戟、芫花、甘遂、海藻，与之相反。是亦迂缓不可以救昏昧，而君子尝见嫉于宵人之意欤？

〔颂曰〕按孙思邈《千金方》论云：甘草解百药毒，如汤沃雪。有中乌头、巴豆毒，甘草入腹即定，验如反掌。方称大豆汁解百药毒，予每试之不效，加入甘草为甘豆汤，其验乃奇也。又葛洪《肘后备急方》云：席辩刺史尝言，岭南俚人解蛊毒药，并是常用之物，畏人得其法，乃言三百头牛药，或言三百两银药。久与亲狎，乃得其详。凡饮食时，先取炙熟甘草一寸，嚼之咽汁，若中毒随即吐出。仍以炙甘草三两，生姜四两，水六升，煮二升，日三服。或用都淋藤、黄藤二物，酒煎温常服，则毒随大小溲出。又常带甘草数寸，随身备急。若经含甘草而食物不吐者，非毒物也。

### 附方

伤寒咽痛（少阴证）。甘草汤主之。用甘草二两（蜜水炙），水二升，煮一升半，服五合，日二服。（张仲景《伤寒论》）

肺热喉痛（有痰热者）。甘草（炒）二两，桔梗（米泔浸一夜）一两，每服五钱，水一钟半，入阿胶半片，煎服。（钱乙《直诀》）

肺痿多涎。肺痿吐涎沫，头眩，小便数而不咳者，肺中冷也，甘草干姜汤温之。甘草（炙）四两，干姜（炮）二两，水三升，煮一升五合，分服。（张仲景《金匮要略》）

肺痿久嗽（涕唾多，骨节烦闷，寒热）。以甘草三两（炙），捣为末。每日取小便三合，调甘草末一钱，服之。（《广利方》）

小儿热嗽。甘草二两，猪胆汁浸五宿，炙，研末，蜜丸绿豆大，食后薄荷汤下十丸。名凉膈丸。（《圣惠方》）

初生便闭。甘草、枳壳（煨）各一钱，水半盏煎服。（《全幼心鉴》）

小儿遗尿。大甘草头煎汤，夜夜服之。（危氏《得效方》）

小儿羸瘦。甘草三两，炙焦为末，蜜丸绿豆大。每温水下五丸，日二服。（《金匮玉函》）

大人羸瘦。甘草三两（炙），每旦以小便煮三四沸，顿服之，良。（《外台秘要》）

阴头生疮。蜜煎甘草末，频频涂之，神效。（《千金方》）

# 黄耆

**释名**　〔时珍曰〕耆，长也。黄耆色黄，为补药之长，故名。今俗通作黄芪。

**集解**　〔时珍曰〕黄耆叶似槐叶而微尖小，又似蒺藜叶而微阔大，青白色。开黄紫花，大如槐花。结小尖角，长寸许。根长二三尺，以紧实如箭杆者为良。嫩苗亦可煤淘茹食。

【气味】甘，微温，无毒。

【主治】痈疽久败疮，排脓止痛，大风癞疾，五痔鼠瘘，补虚，小儿百病。（《本经》）

妇人子脏风邪气，逐五脏间恶血，补丈夫虚损，五劳羸瘦，止渴，腹痛泄痢，益气，利阴气。（《别录》）

主虚喘，肾衰耳聋，疗寒热，治发背，内补。（甄权）

助气壮筋骨，长肉补血，破症癖，瘰疬瘿赘，肠风血崩，带下赤白痢，产前后一切病，月候不匀，痰嗽，头风热毒赤目。（《日华》）

治虚劳自汗，补肺气，泻肺火心火，实皮毛，益胃气，去肌热及诸经之痛。（元素）

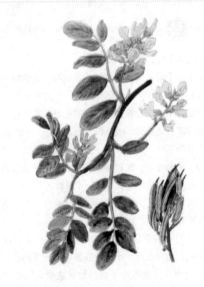

黄耆

主太阴疟疾，阳维为病苦寒热，督脉为病逆气里急。（好古）

【发明】〔元素曰〕黄耆甘温纯阳，其用有五：补诸虚不足，一也；益元气，二也；壮脾胃，三也；去肌热，四也；排脓止痛，活血生血，内托阴疽，为疮家圣药，五也。

〔好古曰〕黄耆治气虚盗汗，并自汗及肤痛，是皮表之药；治咯血，柔脾胃，是中州之药；治伤寒尺脉不至，补肾脏元气，是里药，乃上中下内外三焦之药也。

〔嘉谟曰〕人参补中，黄耆实表。凡内伤脾胃，发热恶寒，吐泄怠卧，胀满痞塞，神短脉微者，当以人参为君，黄耆为臣；若表虚自汗亡阳，溃疡痘疹阴疮者，当以黄耆为君，人参为臣，不可执一也。

**茎** **叶**

【主治】疗渴及筋挛，痈肿疽疮。（《别录》）

**附方**

小便不通。绵黄耆二钱，水二盏，煎一盏，温服。小儿减半。（《总微论》）

# 人参

《本经》上品

■ **释名** 人薓（音参）、血参、人衔、鬼盖、神草、土精、地精。〔时珍曰〕人薓年深，浸渐长成者，根如人形，有神，故谓之人薓、神草。

■ **集解** 〔时珍曰〕上党，今潞州也。民以人参为地方害，不复采取。今所用者皆是辽参。亦可收子，于十月下种，如种菜法。秋冬采者坚实，春夏采者虚软，非地产有虚实也。辽参连皮者黄润色如防风，去皮者坚白如粉，伪者皆以沙参、荠苨、桔梗采根造作乱之。沙参体虚无心而味淡，荠苨体虚无心，桔梗体坚有心而味苦。人参体实有心而味甘，微带苦，自有余味，俗名金井玉阑也。其似人形者，谓之孩儿参，尤多赝伪。

 **根**

【气味】甘，微寒，无毒。

【主治】补五脏，安精神，定魂魄，止惊悸，除邪气，明目开心益智。久服轻身延年。（《本经》）

疗肠胃中冷，心腹鼓痛，胸胁逆满，霍乱吐逆，调中，止消渴，通血脉，破坚积，令人不忘。（别录）

主五劳七伤，虚损痰弱，止呕哕，补五脏六腑，保中守神。消胸中痰，治肺痿及痫疾，冷气逆上，伤寒不下食，凡虚而多梦纷纭者加之。（甄权）

治肺胃阳不足，肺气虚促，短气少气，补中缓中，泻心肺脾胃中火邪，止渴生津液。（元素）

治男妇一切虚证，发热自汗，眩晕头痛，反胃吐食，痎疟，滑泻久痢，小便频数淋沥，劳倦内伤，中风中暑，痿痹，吐血嗽血下血，血淋血崩，胎前产后诸病。（时珍）

【发明】〔弘景曰〕人参为药切要，与甘草同功。

〔杲曰〕人参甘温，能补肺中元气，肺气旺则四脏

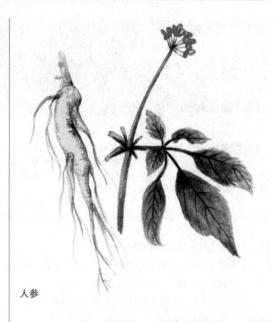

人参

之气皆旺，精自生而形自盛，肺主诸气故也。张仲景云，病人汗后身热亡血脉沉迟者，下痢身凉脉微血虚者，并加人参。古人血脱者益气，盖血不自生，须得生阳气之药乃生，阳生则阴长，血乃旺也。若单用补血药，血无由而生矣。《素问》言：无阳则阴无以生，无阴则阳无以化。故补气须用人参，血虚者亦须用之。《本草十剂》云：补可去弱，人参、羊肉之属是也。盖人参补气，羊肉补形，形气者，有无之象也。

〔好古曰〕洁古老人言，以沙参代人参，取其味甘也。然人参补五脏之阳，沙参补五脏之阴，安得无异？虽云补五脏，亦须各用本脏药相佐使引之。

### 附方

胃寒气满（不能传化，易饥不能食）。人参末二钱，生附子末半钱，生姜二钱，水七合，煎二合，鸡子清一枚，打转空心服之。（《圣济总录》）

脾胃虚弱（不思饮食）。生姜半斤取汁，白蜜十两，人参末四两，银锅煎成膏，每米饮调服一匙。（《普济方》）

喘急欲绝（上气鸣息者）。人参末，汤服方寸匕，日五六服效。（《肘后方》）

产后诸虚（发热自汗）。人参、当归等分，为末，用猪腰子一个，去膜切小片，以水三升，糯米半合，葱白二茎，煮米熟，取汁一盏，入药煎至八分，食前温服。（《永类方》）

房后困倦。人参七钱，陈皮一钱，水一盏半，煎八分，食前温服，日再服，千金不传。（赵永庵方）

喘咳嗽血（咳喘上气，喘急，嗽血吐血，脉无力者）。人参末每服三钱，鸡子清调之，五更初服便睡，去枕仰卧，只一服愈。年深者，再服。咯血者，服尽一两甚好。（沈存中《灵苑方》）

齿缝出血。人参、赤茯苓、麦门冬各二钱，水一钟，煎七分，食前温服，日再。苏东坡得此，自谓神奇。后生小子多患此病，予累试之，累如所言。（谈野翁《试效方》）

【气味】苦，温，无毒。

【主治】吐虚劳痰饮。（时珍）

【发明】〔吴绶曰〕人弱者，以人参芦代瓜蒂。

〔震亨曰〕人参入手太阴，补阳中之阴，芦则反能泻太阴之阳。一女子性躁味厚，暑月因怒而病呃，每作则举身跳动，昏冒不知人。其形气俱实，乃痰因怒郁，气不得降，非吐不可。遂以人参芦半两，逆流水一盏半，煎一大碗饮之，大吐顽痰数碗，大汗昏睡，一日而安。

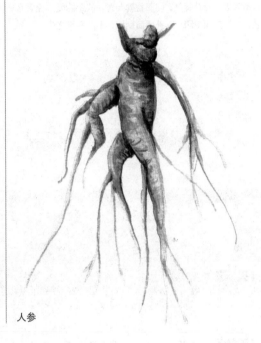

人参

# 沙参

《本经》上品

■ 释名　白参、知母、羊婆奶。〔弘景曰〕此与人参、玄参、丹参、苦参是为五参，其形不尽相类，而主疗颇同，故皆有参名。〔时珍曰〕沙参白色，宜于沙地，故名。其根多白汁，俚人呼为羊婆奶。

■ 集解　〔时珍曰〕沙参处处山原有之。其根生沙地者长尺余，大一虎口，黄土地则短而小。根茎皆有白汁。

【气味】苦，微寒，无毒。

【主治】血积惊气，除寒热，补中，益肺气。（《本经》）

疗胃痹心腹痛，结热邪气头痛，皮间邪热，安五脏。久服利人。又云：羊乳主头眩痛，益气，长肌肉。（《别录》）

去皮肌浮风，疝气下坠，治常欲眠，养肝气，宣五脏风气。（甄权）

补虚，止惊烦，益心肺，并一切恶疮疥癣及身痒，排脓，消肿毒。（《大明》）

清肺火，治久咳肺痿。（时珍）

【发明】〔元素曰〕肺寒者，用人参；肺热者，用沙参代之，取其味甘也。

〔好古曰〕沙参味甘微苦，厥阴本经之药，又为脾经气分药。微苦补阴，甘则补阳，故洁古取沙参代人参。盖人参性温，补五脏之阳；沙参性寒，补五脏之阴。虽云补五脏，亦须各用本脏药相佐，使随所引而相辅之可也。

〔时珍曰〕人参甘苦温，其体重实，专补脾胃元气，因而益肺与肾，故内伤元气者宜之。沙参甘淡而寒，其体轻虚，专补肺气，因而益脾与肾，故金能受火克者宜之。一补阳而生阴，一补阴而制阳，不可不辨之也。

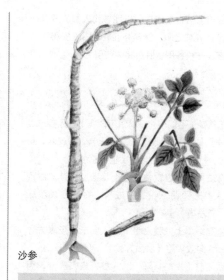

沙参

### 附方

肺热咳嗽。沙参半两，水煎服之。（《卫生易简方》）

卒得疝气。沙参捣筛为末，酒服方寸匕，立

瘥。（《肘后方》）

妇人白带。沙参为末，每服二钱，米饮调下。（《证治要诀》）

# 荠苨

《别录》中品

**释名** 杏参、杏叶沙参、菧苨（菧音底）、甜桔梗、白面根。苗名隐忍。〔时珍曰〕荠苨多汁，有济苨之状，故以名之。济苨，浓露也。其根如沙参而叶似杏，故河南人呼为杏叶沙参。苏颂《图经》杏参，即此也。俗谓之甜桔梗。《尔雅》云：苨，菧苨也。郭璞云：即荠苨也。

**集解** 〔弘景曰〕荠苨根茎都似人参，而叶小异，根味甜绝，能杀毒。以其与毒药共处，毒皆自然歇，不正入方家用也。荠苨叶甚似桔梗，但叶下光明滑泽无毛为异，又不如人参相对耳。

〔恭曰〕人参苗似五加而阔短，茎圆有三四桠，桠头有五叶，陶引荠苨乱人参，误矣。且荠苨、桔梗又有叶差互者，亦有叶三四对者，皆一茎直上，叶既相乱，惟以根有心为别尔。

〔颂曰〕今川蜀、江浙皆有之。春生苗茎，都似人参，而叶小异，根似桔梗，但无心为异。润州、陕州尤多，人家收以为果，或作脯啖，味甚甘美，兼可寄远，二月、八月采根暴干。

〔承曰〕今人多以蒸过压扁乱人参，但味淡尔。

〔时珍曰〕荠苨苗似桔梗，根似沙参，故奸商往往以沙参、荠苨通乱人参。

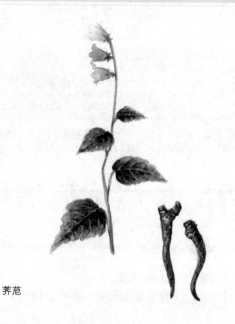

【气味】甘，寒，无毒。

【主治】解百药毒。（《别录》）

荠苨

杀蛊毒，治蛇虫咬，热狂温疾，罯毒箭。（《大明》）

利肺气，和中明目止痛，蒸切作羹粥食，或作菹菹食。（咎殷）

食之，压丹石发动。（孟诜）

主咳嗽消渴强中，疮毒丁肿，辟沙虱短狐毒。（时珍）

【发明】〔时珍曰〕荠苨寒而利肺，甘而解毒，乃良品也，而世不知用，惜哉。按葛洪《肘后方》云：一药而兼解众毒者，惟荠苨汁浓饮二升，或煮嚼之，亦可作散服。此药在诸药中，毒皆自解也。又张鷟《朝野佥载》云：各医言虎中药箭，食清泥而解；野猪中药箭，嚽荠苨而食。物犹知解毒，何况人乎？又孙思邈《千金方》，治强中为病，茎长兴盛，不交精出，消渴之后，发为痈疽，有荠苨丸、猪肾荠苨汤方，此皆本草所未及者。

# 桔梗

《本经》下品

**释名** 白药、梗草、荠苨。〔时珍曰〕此草之根结实而梗直，故名。

**集解** 〔颂曰〕今在处有之。根如小指大，黄白色。春生苗，茎高尺余。叶似杏叶而长椭，四叶相对而生，嫩时亦可煮食。夏开小花紫碧色，颇似牵牛花，秋后结子。

**根**

【气味】辛，微温，有小毒。

【主治】胸胁痛如刀刺，腹满肠鸣幽幽，惊恐悸气。（《本经》）

利五脏肠胃，补血气，除寒热风痹，温中消谷，疗喉咽痛，下蛊毒。（《别录》）

治下痢，破血积气，消积聚痰涎，去肺热气促嗽逆，除腹中冷痛，主中恶及小儿惊痫。（甄权）

下一切气，止霍乱转筋，心腹胀痛，补五劳，养气，除邪辟温，破症瘕肺痈，养血排脓，补内漏及喉痹。（《大明》）

利窍，除肺部风热，清利头目咽嗌，胸膈滞气及痛，除鼻塞。（元素）

治寒呕。（李杲）

主口舌生疮，赤目肿痛。（时珍）

【发明】〔好古曰〕桔梗气微温，味苦辛，味厚气轻，阳中之阴，升也。入手太阴肺经气分及足少阴经。

〔元素曰〕桔梗清肺气，利咽喉，其色白，故为肺部引经。与甘草同行，为舟楫之剂。如大黄苦泄峻下之药，欲引至胸中至高之分成功，须用辛甘之剂升之。譬如铁石入江，非舟楫不载。所以诸药有此一味，不能下沉也。

〔时珍曰〕朱肱《活人书》治胸中痞满不痛，用桔梗、枳壳，取其通肺利膈下气也。张仲景《伤寒论》治

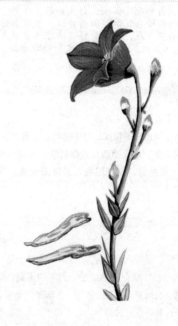

桔梗

寒实结胸，用桔梗、贝母、巴豆，取其温中消谷破积也。又治肺痈唾脓，用桔梗、甘草，取其苦辛清肺，甘温泻火，又能排脓血、补内漏也。其治少阴证二三日咽痛，亦用桔梗、甘草，取其苦辛散寒，甘平除热，合而用之，能调寒热也。

**附方**

胸满不痛。桔梗、枳壳等分，水二钟，煎一钟，温服。（《南阳活人书》）

骨槽风痛（牙根肿痛）。桔梗为末，枣瓤和丸皂子大，绵裹咬之。仍以荆芥汤漱之。（《经验后方》）

妊娠中恶（心腹疼痛）。桔梗一两（剉），水一钟，生姜三片，煎六分，温服。（《圣惠方》）

# 长松

《拾遗》

**▎释名** 仙茆。〔时珍曰〕其叶如松，服之长年，功如松脂及仙茆，故有二名。

**▎集解** 〔藏器曰〕长松生关内山谷中，草似松，叶上有脂，山人服之。

〔时珍曰〕长松生古松下，根色如荠苨，长三五寸，味甘微苦，类人参，清香可爱。按《张天觉文集》云：僧普明居五台山，患大风，眉发俱堕，哀苦不堪。忽遇异人，教服长松，示其形状。明采服之，旬余毛发俱生，颜色如故。今并、代间土人，多以长松杂甘草、山药为汤，煎服甚佳。然本草及方书皆不载，独释慧祥《清凉传》始叙其详如此。韩悉《医通》云：长松产太行西北诸山，根似独活而香。

【气味】甘，温，无毒。

【主治】风血冷气宿疾，温中去风。（藏器）

治大风恶疾，眉发堕落，百骸腐溃。每以一两，入甘草少许，水煎服，旬日即愈。又解诸虫毒，补益长年。（时珍）

### 附方

长松酒。滋补一切风虚，乃庐山休休子所传。长松一两五钱，状似独活而香，乃酒中圣药也。熟地黄八钱，生地黄、黄芪（蜜炙）、陈皮各七钱，当归、厚朴、黄檗各五钱，白芍药（煨）、人参、枳壳

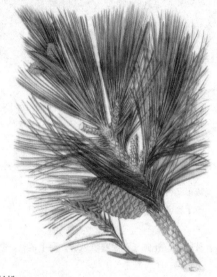

长松

各四钱，苍术（米泔制）、半夏（制）、天门冬、麦门冬、砂仁、黄连各三钱，木香、蜀椒、胡桃仁各二钱，小红枣肉八个，老米一撮，灯芯五寸长一百二十根，一料分十剂，绢袋盛之。凡米五升，造酒一尊，煮一袋，窨久乃饮。（韩氏《医通》）

# 黄精

《别录》上品

**▎释名** 黄芝、戊已芝、仙人余粮。〔时珍曰〕黄精为服食要药，故《别录》列于草部之首，仙家以为芝草之类，以其得坤土之精粹，故谓之黄精。

**▎集解** 〔时珍曰〕黄精野生山中，亦可劈根长二 | 寸，稀种之，一年后极稠，子亦可种。

【气味】甘，平，无毒。

【主治】补中益气，除风湿，安五脏。（《别录》）

补五劳七伤，助筋骨，耐寒暑，益脾胃，润心肺。（《大明》）

补诸虚，止寒热，填精髓，下三尸虫。（时珍）

【发明】〔时珍曰〕黄精受戊己之淳气，故为补黄宫之胜品。土者万物之母，母得其养，则水火既济，木金交合，而诸邪自去，百病不生矣。《神仙芝草经》云：黄精宽中益气，使五脏调良，肌肉充盛，骨髓坚强，其力增倍，多年不老，颜色鲜明，发白更黑，齿落更生。又能先下三尸虫：上尸名彭质，好宝货，百日下；中尸名彭矫，好五味，六十日下；下尸名彭居，好五色，三十日下，皆烂出也。根为精气，花实为飞英，皆可服食。又按雷氏《炮炙论》序云：驻色延年，精蒸神锦。

〔禹锡曰〕按《抱朴子》云：黄精服其花胜其实，服其实胜其根。但花难得，得其生花十斛，干之才可得五六斗尔，非大有力者不能办也。日服三合，服之十年，乃得其益。其断谷不及术。术饵令人肥健，可以负重涉险；但不及黄精甘美易食，凶年可与老少代粮，谓之米脯也。

〔慎微曰〕徐铉《稽神录》云：临川士家一婢，逃入深山中，久之见野草枝叶可爱，取根食之，久久不饥。夜息大树下，闻草中动，以为虎攫，上树避之。及晓下地，其身欻然凌空而去，若飞鸟焉。数岁家人采薪见之，捕之不得，临绝壁下网围之，俄而腾上山顶。

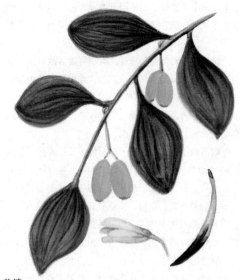

黄精

或云此婢安有仙骨，不过灵药服食尔。遂以酒饵置往来之路，果来，食讫，遂不能去，擒之，具述其故。指所食之草，即是黄精也。

大风癞疮。营气不清，久风入脉，因而成癞，鼻坏色败。用黄精根去皮洗净二斤，日中暴令软，纳粟米饭中，蒸至米熟，时时食之。（《圣济总录》）

# 萎蕤

《本经》上品

█释名█ 女萎、葳蕤。〔时珍曰〕按黄公绍《古今韵会》云：葳蕤，草木叶垂之貌。此草根长多须，如冠缨下垂之绥而有威仪，故以名之。

█集解█ 〔时珍曰〕处处山中有之。其根横生似黄精，差小，黄白色，性柔多须，最难燥。其叶如竹，两两相值。

【气味】甘，平，无毒。

【主治】女萎：主中风暴热，不能动摇，跌筋结肉，诸不足。久服去面黑䵠，好颜色润泽，轻身不老。（《本经》）

萎蕤：主心腹结气，虚热湿毒腰痛，茎中寒，及目痛眦烂泪出。（《别录》）

时疾寒热。内补不足，去虚劳客热。头痛不安，加而用之，良。（甄权）

补中益气。（萧炳）

除烦闷，止消渴，润心肺，补五劳七伤虚损，腰脚疼痛。天行热狂，服食无忌。（《大明》）

服诸石人不调和者，煮汁饮之。（弘景）

主风温自汗灼热，及劳疟寒热，脾胃虚乏，男子小便频数，失精，一切虚损。（时珍）

【发明】〔杲曰〕萎蕤能升能降，阳中阴也。其用有四：主风淫四末，两目泪烂，男子湿注腰痛，女子面生黑黫。

〔时珍曰〕萎蕤性平味甘，柔润可食。故朱肱《南阳活人书》，治风温自汗身重，语言难出，用萎蕤汤，以之为君药。予每用治虚劳寒热痁疟，及一切不足之证，用代参、耆，不寒不燥，大有殊功，不止于去风热湿毒而已，此昔人所未阐者也。

〔藏器曰〕陈寿《魏志·樊阿传》云：青粘一名黄芝，一名地节。此即萎蕤，极似偏精。本功外，主聪明，调血气，令人强壮。和漆叶为散服，主五脏益精，去三虫，轻身不老，变白，润肌肤，暖腰脚，惟有热不可服。晋嵇绍有胸中寒疾，每酒后苦唾，服之得愈。草似竹，取根花叶阴干用。昔华佗入山见仙人所服，以告樊阿，服之寿百岁也。

〔颂曰〕陈藏器以青粘即葳蕤。世无识者，未敢以为信然。

〔时珍曰〕苏颂注黄精，疑青粘是黄精，与此说不同。今考黄精、萎蕤性味功用大抵相近，而萎蕤之功更胜。故青粘一名黄芝，与黄精同名；一名地节，与萎蕤同名。则二物虽通用亦可。

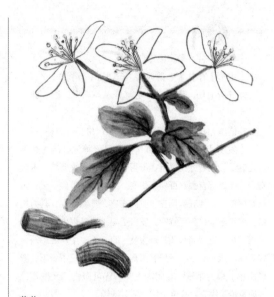

萎蕤

## 附方

服食法。二月、九月采萎蕤根，切碎一石，以水二石煮之，从旦至夕，以手挼烂，布囊榨取汁，熬稠。其渣晒为末，同熬至可丸，丸如鸡头子大。每服一丸，白汤下，日三服。导气脉，强筋骨，治中风湿毒，

去面皱颜色，久服延年。（《臞仙神隐书》）

赤眼涩痛。萎蕤、赤芍药、当归、黄连等分，煎汤熏洗。（《卫生家宝方》）

眼见黑花，赤痛昏暗。甘露汤：用萎蕤（焙）四两，每服二钱，水一盏，入薄荷二叶，生姜一片，蜜少许，同煎七分，卧时温服，日一服。（《圣济总录》）

小便卒淋。萎蕤一两，芭蕉根四两，水二大碗，煎一碗半，入滑石二钱，分三服。（《太平圣惠方》）

发热口干（小便涩）。用萎蕤五两，煎汁饮之。（《外台秘要》）

# 知母

《本经》中品

**释名** 蚳母。〔时珍曰〕宿根之旁，初生子根，状如蚳虻之状，故谓之蚳母。

**集解** 〔《别录》曰〕知母生河内川谷，二月、八月采根暴干。

【气味】苦，寒，无毒。

【主治】消渴热中，除邪气，肢体浮肿，下水，补不足，益气。（《本经》）

疗伤寒久疟烦热，胁下邪气，膈中恶，及风汗内疸。多服令人泄。（《别录》）

心烦躁闷，骨热劳住来，产后蓐劳，肾气劳，憎寒虚烦。（甄权）

热劳传尸疰病，通小肠，消痰止嗽，润心肺，安心，止惊悸。（《大明》）

凉心去热，治阳明火热，泻膀胱、肾经火，热厥头

痛，下痢腰痛，喉中腥臭。（元素）

　　泻肺火，滋肾水，治命门相火有余。（好古）

　　安胎，止子烦，辟射工、溪毒。（时珍）

　　【发明】〔权曰〕知母治诸热劳，患人虚而口干者，加用之。

　　〔杲曰〕知母入足阳明、手太阴。其用有四：泻无根之肾火，疗有汗之骨蒸，止虚劳之热，滋化源之阴。仲景用此入白虎汤治不得眠者，烦躁也。烦出于肺，躁出于肾，君以石膏，佐以知母之苦寒，以清肾之源；缓以甘草、粳米，使不速下也。

　　〔时珍曰〕肾苦燥，宜食辛以润之。肺苦逆，宜食辛以泻之。知母之辛苦寒凉，下则润肾燥而滋阴，上则清肺金而泻火，乃二经气分药也。黄檗则是肾经血分药。故二药必相须而行，昔人譬之虾与水母，必相依附。

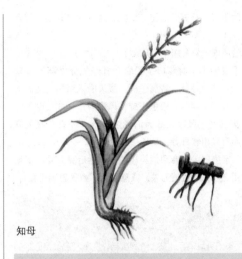

知母

### 附方

　　妊娠子烦。因服药致胎气不安，烦不得卧者。知母一两，洗焙为末，枣肉丸弹子大。每服一丸，人参

汤下。医者不识此病，作虚烦治，反损胎气。产科郑宗文得此方于陈藏器《本草拾遗》中，用之良验。（杨归厚《产乳集验方》）

　　紫癜风疾。醋磨知母擦之，日三次。（《卫生易简方》）

# 赤箭、天麻

《本经》上品

**释名**　独摇芝、定风草、离母、合离草、神草、鬼督邮。〔时珍曰〕赤箭以状而名，独摇、定风以性异而名，离母、合离以根异而名，神草、鬼督邮以功而名。天麻即赤箭之根。

**集解**　〔时珍曰〕《本经》止有赤箭，后人称为天麻。沈括《笔谈》云：《神农本草》明言赤箭采根。后人谓其茎如箭，疑当用茎，盖不然也。譬如鸢尾、牛膝，皆因茎叶相似，则用其根，何足疑哉？上品五芝之外，补益上药，赤箭为第一。世人惑于天麻之说，遂止用之治风，良可惜哉。沈公此说虽是，但根茎并皆可用。天麻子从茎中落下，俗名"还筒子"。其根暴干，肉色坚白，如羊角色，呼羊角天麻；蒸过黄皱如干瓜者，俗呼酱瓜天麻，皆可用者。一种形尖而空，薄如玄参状者，不堪用。

赤箭

　　【气味】辛，温，无毒。

　　【主治】杀鬼精物，蛊毒恶气。久服益气力，长阴肥健，轻身增年。（《本经》）

　　消痈肿，下支满，寒疝下血。（《别录》）

　　天麻主诸风湿痹，四肢拘挛，小儿风痫惊气，利腰膝，强筋力。久服益气，轻身长年。（《开宝》）

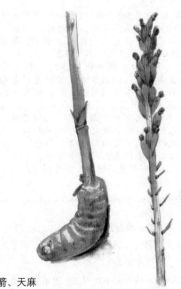

赤箭、天麻

助阳气，补五劳七伤，鬼疰，通血脉，开窍。服食无忌。（《大明》）

治风虚眩晕头痛。（元素）

【发明】〔时珍曰〕天麻乃肝经气分之药。《素问》云：诸风掉眩，皆属于肝。故天麻入厥阴之经而治诸病。按罗天益云：眼黑头旋，风虚内作，非天麻不能治。天麻乃定风草，故为治风之神药。今有久服天麻药，遍身发出红丹者，是其祛风之验也。

〔宗奭曰〕天麻须别药相佐使，然后见其功，仍须加而用之。人或蜜渍为果，或蒸煮食，当深思则得矣。

附方

天麻丸。消风化痰，清利头目，宽胸利膈。治心松烦闷，头运欲倒，项急，肩背拘倦，神昏多睡。天麻半两，芎劳二两，为末，炼蜜丸如芡子大。每食后嚼一丸，茶酒任下。（《普济方》）

【主治】定风补虚，功同天麻。（时珍）

附方

益气固精。补血黑发益寿，有奇效。还筒子半两，芡实半两，金银花二两，破故纸酒浸，春三、夏一、秋二、冬五日，焙，研末二两，各研末，蜜糊丸如梧子大。每服五十丸，空心盐汤温酒任下。郑西泉所传方。（邓才《杂兴方》）

# 巴戟天

《本经》上品

**释名** 不凋草、三蔓草。〔时珍曰〕名义殊不可晓。

**集解** 〔《别录》曰〕巴戟天生巴郡及下邳山谷，二月、八月采根阴干。

〔弘景曰〕今亦用建平、宜都者，根状如牡丹而细，外赤内黑，用之打去心。

〔恭曰〕其苗俗名三蔓草。叶似茗，经冬不枯。根如连珠，宿根青色，嫩根白紫，用之亦同，以连珠多肉厚者为胜。

〔《大明》曰〕紫色如小念珠，有小孔子，坚硬难捣。

〔宗奭曰〕巴戟天本有心，干缩时偶自落，或抽去，故中心或空，非自有小孔也。今人欲要中间紫色，则多伪以大豆汁沃之，不可不察。

〔颂曰〕今江淮、河东州郡亦有，但不及蜀州者佳，多生山林内。内地生者，叶似麦门冬而厚大，至秋结实。今方家多以紫色为良。蜀人云：都无紫色者。采时或用黑豆同煮，欲其色紫，殊失气味，尤宜辨之。又有一种山葎根，正似巴戟，但色白。土人采得，以醋水煮之，乃以杂巴戟，莫能辨也。但击破视之，中紫而鲜洁者，伪也；其中虽紫，又有微白，糁有粉色，而理小暗者，真也。真巴戟嫩时亦白，干时亦煮治使紫，力劣弱耳。

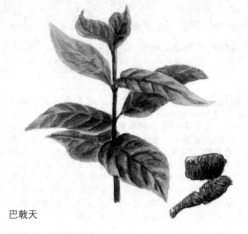

巴戟天

利男子。（《别录》）

治男子夜梦鬼交精泄，强阴下气，治风癞。（甄权）

【发明】〔好古曰〕巴戟天，肾经血分药也。

〔权曰〕病人虚损，加而用之。

〔宗奭曰〕有人嗜酒，日须五七杯，后患脚气甚危。或教以巴戟半两，糯米同炒，米微转色，去米不用，大黄一两，剉炒，同为末，熟蜜丸，温水服五七丸，仍禁酒，遂愈。

**根**

【气味】辛、甘，微温，无毒。

【主治】大风邪气，阴痿不起，强筋骨，安五脏，补中增志益气。（《本经》）

疗头面游风，小腹及阴中相引痛，补五劳，益精，

**■释名** 山蓟、山姜。〔时珍曰〕按《六书》本义，术字篆文，像其根干枝叶之形。

**■集解** 〔时珍曰〕苍术，山蓟也，处处山中有之。苗高二三尺，其叶抱茎而生，梢间叶似棠梨叶，其脚下叶有三五叉，皆有锯齿小刺。根如老姜之状，苍黑色，肉白有油膏。白术，桴蓟也，吴越有之。人多取根栽莳，一年即稠。嫩苗可茹，叶稍大而有毛。根如指大，状如鼓槌，亦有大如拳者。彼人剖开暴干，谓之削术，亦曰片术。陈自良言白而肥者，是浙术；瘦而黄者，是幕阜山所出，其力劣。昔人用术不分赤白。自宋以来，始言苍术苦辛气烈，白术苦甘气和，各自施用，亦颇有理。并以秋采者佳，春采者虚软易坏。嵇含《南方草木状》云：药有乞力伽，即术也。濒海所产，一根有至数斤者，采饵尤良。

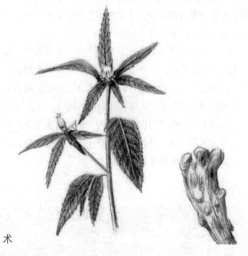

术

术，白术也。

【气味】甘，温，无毒。

【主治】风寒湿痹，死肌痉疸，止汗除热消食。（《本经》）

主大风在身面，风眩头痛，目泪出，消痰水，逐皮间风水结肿，除心下急满，霍乱吐下不止，利腰脐间血，益津液，暖胃消谷嗜食。（《别录》）

治心腹胀满，腹中冷痛，胃虚下利，多年气痢，除寒热，止呕逆。（甄权）

反胃，利小便，主五劳七伤，补腰膝，长肌肉，治冷气，痃癖气块，妇人冷症瘕。（《大明》）

除湿益气，和中补阳，消痰逐水，生津止渴，止泻痢，消足胫湿肿，除胃中热、肌热。得枳实，消痞满气分。佐黄芩，安胎清热。（元素）

理胃益脾，补肝风虚，主舌本强，食则呕，胃脘痛。身体重，心下急痛，心下水痞。冲脉为病，逆气里急，脐腹痛。（好古）

【发明】〔好古曰〕本草无苍白术之名。近世多用白术，治皮间风，止汗消痞，补胃和中，利腰脐间血，通水道。上而皮毛，中而心胃，下而腰脐，在气主气，在血主血，无汗则发，有汗则止，与黄耆同功。

〔元素曰〕白术除湿益燥，和中补气。其用有九：温中，一也；去脾胃中湿，二也；除胃中热，三也；强脾胃，进饮食，四也；和脾胃，生津液，五也；止肌热，六也；治四肢困倦，嗜卧，目不能开，不思饮食，七也；止渴，八也；安胎，九也。凡中焦不受湿不能下利，必须白术以逐水益脾。非白术不能去湿，非枳实不能消痞，故枳术丸以之为君。

〔机曰〕脾恶湿，湿胜则气不得施化，津何由生？故曰膀胱者津液之府，气化则能出焉。用白术以除其湿，则气得周流而津液生矣。

**附方**

胸膈烦闷。白术末，水服方寸匕。（《千金方》）

中风口噤（不知人事）。白术四两，酒三升，煮取一升，顿服。（《千金方》）

湿气作痛。白术切片，煎汁熬膏，白汤点服。（《集简方》）

牙齿日长（渐至难食）。白术煎汤，漱服取效，即愈也。（张锐《鸡峰备急良方》）

【气味】苦，温，无毒。

【主治】风寒湿痹，死肌痉疸。作煎饵久服，轻身延年不饥。（《本经》）

主头痛，消痰水，逐皮间风水结肿，除心下急满及霍乱吐下不止，暖胃消谷嗜食。（《别录》）

明目，暖水脏。（刘完素）

除湿发汗，健胃安脾，治痿要药。（李杲）

散风益气，总解诸郁。（震亨）

治湿痰留饮或挟瘀血成窠囊，及脾湿下流，浊沥带下，滑泻肠风。（时珍）

【发明】〔宗奭曰〕苍术气味辛烈，白术微辛苦而不烈。古方及《本经》止言术，未分苍、白。只缘陶隐居言术有两种，自此人多贵白者，往往将苍术置而不用。如古方平胃散之类，苍术为最要药，功效尤速。殊不详本草原无白术之名。

〔杲曰〕本草但言术，不分苍、白。而苍术别有雄壮上行之气，能除湿，下安太阴，使邪气不传入脾也。以其经泔浸火炒，故能出汗，与白术止汗特异，用者不可以此代彼。盖有止发之殊，其余主治则同。

〔元素曰〕苍术与白术主治同，但比白术气重而体沉，若除上湿发汗，功最大；若补中焦，除脾胃湿，力少不如白术。腹中窄狭者，须用之。

### 狗脊

《本经》中品

| 释名 | 强膂、扶筋、百枝、狗青。〔时珍曰〕强膂、扶筋，以功名也。

| 集解 | 〔时珍曰〕狗脊有二种：一种根黑色，如狗脊骨；一种有金黄毛，如狗形，皆可入药。

 根

【气味】苦，平，无毒。

【主治】腰背强，关机缓急，周痹寒湿膝痛，颇利老人。（《本经》）

疗失溺不节，男女脚弱腰痛，风邪淋露，少气目暗，坚脊利俯仰，女子伤中关节重。（《别录》）

男子女人毒风软脚，肾气虚弱，续筋骨，补益男子。（甄权）

强肝肾，健骨，治风虚。（时珍）

#### 附方

固精强骨。金毛狗脊、远志肉、白茯神、当归身等分，为末，炼蜜丸梧子大。每酒服五十丸。（《集简方》）

#### 附方

小儿癖疾。苍术四两，为末，羊肝一具，竹刀批开，撒术末线缚，入沙锅煮熟，捣作丸服。（《生生编》）

补虚明目，健骨和血。苍术（泔浸）四两，熟地黄（焙）二两，为末，酒糊丸梧子大。每温酒下三五十丸，日三服。（《普济方》）

婴儿目涩（不开，或出血）。苍术二钱，入猪胆中扎煮。将药气熏眼后，更嚼取汁与服妙。（《幼幼新书》）

苗

【主治】作饮甚香，去水。（弘景）

亦止自汗。

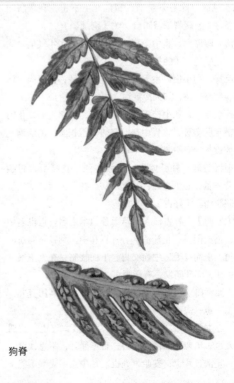

狗脊

# 马勃

**释名**　马疕、灰菰、牛屎菰。

**集解**　〔《别录》曰〕马勃生园中久腐处。

〔弘景曰〕俗呼马勃是也。紫色虚软，状如狗肺，弹之粉出。

〔宗奭曰〕生湿地及腐木上，夏秋采之。有大如斗者，小亦如升勺。韩退之所谓牛溲、马勃，俱收并畜者是也。

【气味】辛，平，无毒。

### 附方

咽喉肿痛（咽物不得）。马勃一分，蛇退皮一条烧，细研为末。绵裹一钱，含咽立瘥。（《圣惠方》）

声失不出。马勃、马牙消等分，研末，砂糖和丸芡子大。噙之。（《摘玄方》）

久嗽不止。马勃为末，蜜丸梧子大。每服二十丸，白汤下，即愈。（《普济方》）

鱼骨哽咽。马勃末，蜜丸弹子大。噙咽。（《圣济录》）

斑疮入眼。马勃、蛇皮各五钱，皂角子十四个，为末，入罐内，盐泥固济，烧存性，研。每温酒服一钱。（阎孝忠《集效方》）

【主治】恶疮马疥。（《别录》）

敷诸疮甚良。（弘景）

去膜，以蜜拌揉，少以水调呷，治喉痹咽疼。（宗奭）

清肺散血，解热毒。（时珍）

【发明】〔时珍曰〕马勃轻虚，上焦肺经药也。故能清肺热、咳嗽、喉痹、衄血、失音诸病。李东垣治大头病，咽喉不利，普济消毒饮亦用之。

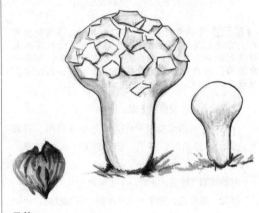

马勃

# 远志

**释名**　苗名小草、细草、棘菀。〔时珍曰〕此草服之能益智强志，故有远志之称。

**集解**　〔时珍曰〕远志有大叶、小叶两种，大叶者花红。

【气味】苦，温，无毒。

【主治】咳逆伤中，补不足，除邪气，利九窍，益智慧，耳目聪明，不忘，强志倍力。久服轻身不老。（《本经》）

利丈夫，定心气，止惊悸，益精，去心下膈气，皮肤中热，面目黄。（《别录》）

治健忘，安魂魄，令人不迷，坚壮阳道。（甄权）

长肌肉，助筋骨，妇人血噤失音，小儿客忤。（《日华》）

治一切痈疽。（时珍）

叶

【主治】益精补阴气，止虚损梦泄。（《别录》）

【发明】〔好古曰〕远志，肾经气分药也。

〔时珍曰〕远志入足少阴肾经，非心经药也。其功专于强志益精，治善忘。盖精与志，皆肾经之所藏也。肾精不足，则志气衰，不能上通于心，故迷惑善忘。

### 附方

喉痹作痛。远志肉为末，吹之，涎出为度。（《直指方》）

一切痈疽。远志酒：用远志不以多少，米泔浸洗，捶去心，为末。每服三钱，温酒一盏调，澄少顷，饮其清，以滓敷患处。（《三因方》）

# 肉苁蓉

《本经》上品

**释名** 肉松容。〔时珍曰〕此物补而不峻，故有从容之号。

**集解** 〔弘景曰〕代郡雁门属并州，多马处便有之，言是野马精落地所生。生时似肉，以作羊肉羹补虚乏极佳，亦可生啖，芮芮河南间至多。今第一出陇西，形扁广，柔润多花而味甘。次出北国者，形短而少花。巴东建平间亦有，而不嘉也。

【气味】甘，微温，无毒。

【主治】五劳七伤，补中，除茎中寒热痛，养五脏，强阴，益精气，多子，妇人症瘕，久服轻身。（《本经》）

除膀胱邪气腰痛，止痢。（《别录》）

益髓，悦颜色，延年，大补壮阳，日御过倍，治女人血崩。（甄权）

男子绝阳不兴，女子绝阴不产，润五脏，长肌肉，暖腰膝，男子泄精尿血遗沥，女子带下阴痛。（《大明》）

【发明】〔好古曰〕命门相火不足者，以此补之，乃肾经血分药也。凡服苁蓉以治肾，必妨心。

〔震亨曰〕峻补精血。骤用，反动大便滑也。

〔藏器曰〕强筋健髓，以苁蓉、鳝鱼二味为末，黄精汁丸服之，力可十倍。此说出《干宁记》。

〔颂曰〕西人多用作食。只刮去鳞甲，以酒浸洗去黑汁，薄切，合山芋、羊肉作羹，极美好，益人，胜服补药。

〔宗奭曰〕洗去黑汁，气味皆尽矣。然嫩者方可作羹，老者味苦。入药少则不效。

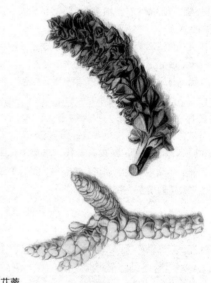

肉苁蓉

### 附方

补益劳伤（精败面黑）。用苁蓉四两，水煮令烂，薄切细研精羊肉，分为四度，下五味，以米煮

粥空心食。（《药性论》）

肾虚白浊。肉苁蓉、鹿茸、山药、白茯苓等分，为末，米糊丸梧子大，每枣汤下三十丸。（《圣济总录》）

汗多便秘（老人虚人皆可用）。肉苁蓉（酒浸，焙）二两，研沉香末一两，为末，麻子仁汁打糊，丸梧子大。每服七十丸，白汤下。（《济生方》）

破伤风病。口禁身强。肉苁蓉切片晒干，用一小盏，底上穿定，烧烟于疮上熏之，累效。（《卫生总微》）

# 淫羊藿

《本经》中品

**释名** 仙灵脾、放杖草、弃杖草、千两金、干鸡筋、黄连祖、三枝九叶草。〔弘景曰〕服之使人好为阴阳。西川北部有淫羊，一日百遍合，盖食此藿所致，故名淫羊藿。

**集解** 〔颂曰〕江东、陕西、泰山、汉中、湖湘间皆有之。茎如粟秆。叶青似杏，叶上有刺。根紫色有须。四月开白花，亦有紫花者。碎小独头子。五月采叶晒干。湖湘出者，叶如小豆，枝茎紧细，经冬不凋，根似黄连。关中呼为三枝九叶草。苗高一二尺许，根叶俱堪用。《蜀本草》言生处不闻水声者良。
〔时珍曰〕生大山中。一根数茎，茎粗如线，高一二尺。一茎三桠，一桠三叶。叶长二三寸，如杏叶及豆藿，面光背淡，甚薄而细齿，有微刺。

**【气味】** 辛，寒，无毒。

**【主治】** 阴痿绝伤，茎中痛，利小便，益气力，强志。（《本经》）

坚筋骨，消瘰疬赤痈，下部有疮，洗出虫。丈夫久服，令人无子。（《别录》）

丈夫绝阳无子，女人绝阴无子，老人昏耄，中年健忘，一切冷风劳气，筋骨挛急，四肢不仁，补腰膝，强心力。（《大明》）

**【发明】** 〔时珍曰〕淫羊藿味甘气香，性温不寒，能益精气，乃手足阳明、三焦、命门药也。真阳不足者宜之。

### 附方

仙灵脾酒。益丈夫兴阳，理腰膝冷。用淫羊藿一斤，酒一斗，浸三日，逐时饮之。（《食医心镜》）

三焦咳嗽（腹满不饮食，气不顺）。仙灵脾、

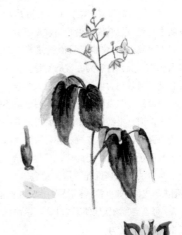

淫羊藿

覆盆子、五味子（炒）各一两，为末，炼蜜丸梧子大，每姜茶下二十丸。（《圣济录》）

病后青盲（日近者可治）。仙灵脾一两，淡豆豉一百粒，水一碗半，煎一碗，顿服即瘥。（《百一选方》）

小儿雀目。仙灵脾根、晚蚕蛾各半两，炙甘草、射干各二钱半，为末。用羊子肝一枚，切开掺药二钱，扎定，以黑豆一合，米泔一盏，煮熟，分二次食，以汁送之。（《普济方》）

痘疹入目。仙灵脾、威灵仙等分，为末。每服五分，米汤下。（《痘疹便览》）

# 仙茅

宋《开宝》

**释名** 独茅、茅爪子、婆罗门参。〔珣曰〕其叶似茅，久服轻身，故名仙茅。

**集解** 〔时珍曰〕处处大山中有之。人惟取梅岭 │ 者用，而会典成都岁贡仙茅二十一斤。

**根**

【气味】辛，温，有毒。

【主治】心腹冷气不能食，腰脚风冷挛痹不能行，丈夫虚劳，老人失溺无子，益阳道。久服通神强记，助筋骨，益肌肤，长精神，明目。（《开宝》）

治一切风气，补暖腰脚，清安五脏。久服轻身，益颜色。丈夫五劳七伤，明耳目，填骨髓。（李珣）

开胃消食下气，益房事不倦。（《大明》）

【发明】〔颂曰〕五代伪唐筠州刺史王颜著《续传信方》，因国书编录西域婆罗门僧服仙茅方，当时盛行。云五劳七伤，明目益筋力，宣而复补。云十斤乳石不及一斤仙茅，表其功力也。本西域道人所传。开元元年婆罗门僧进此药，明皇服之有效，当时禁方不传。天宝之乱，方书流散，上都僧不空三藏始得此方，传与司徒李勉、尚书路嗣供、给事齐杭、仆射张建封服之，皆得力。路公久服金石无效，得此药，其益百倍。齐给事守缙云曰，少气力，风疹继作，服之遂愈。八、九月采得，竹刀刮去黑皮，切如豆粒，米泔浸两宿，阴干捣筛，熟蜜丸梧子大，每旦空心酒饮任便下二十丸。忌铁器，禁食牛乳及黑牛肉，大减药力。

〔机曰〕五台山有仙茅，患大风者，服之多瘥。

〔时珍曰〕按许真君书云：仙茅久服长生。其味甘能养肉，辛能养节，苦能养气，咸能养骨，滑能养肤，酸能养筋，宜和苦酒服之，必效也。又范成大《虞衡志》云：广西英州多仙茅，其羊食之，举体悉化为筋，不复有血肉，食之补人，名乳羊。沈括《笔谈》云：夏文庄公禀赋异于人，但睡则身冷如逝者，既觉须令人温之，良久乃能动。常服仙茅、钟乳、硫黄，莫知纪极。观此则仙茅盖亦性热，补三焦命门之药也，惟阳弱精寒、禀赋素怯者宜之。若体壮相火炽盛者服之，反能动火。按张杲《医说》云：一人中仙茅毒，舌胀出口，渐大与肩齐。因以小刀剺之，随破随合，剺至百数，始有血一点出，曰可救矣。煮大黄、朴硝与服，以药掺之，

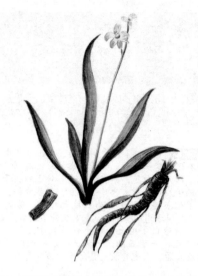

仙茅

应时消缩。此皆火盛性淫之人过服之害也。弘治间，东海张弼梅岭仙茅诗，有使君昨日才持去，今日人来乞墓铭之句。皆不知服食之理，惟借药纵恣以速其生者，于仙茅何尤？

**附方**

仙茅丸。壮筋骨，益精神，明目，黑髭须。仙茅二斤，糯米泔浸五日，去赤水，夏月浸三日，铜刀刮剉阴干，取一斤；苍术二斤，米泔浸五日，刮皮焙干，取一斤；枸杞子一斤；车前子十二两；白茯苓（去皮）、茴香（炒）、柏子仁（去壳）各八两；生地黄（焙）、熟地黄（焙）各四两；为末，酒煮糊丸如梧子大。每服五十丸，食前温酒下，日二服。（《圣济总录》）

定喘下气（补心肾）。神秘散：用白仙茅半两，米泔浸三宿，晒炒；团参二钱半；阿胶一两半，炒；鸡膍胵一两，烧；为末。每服二钱，糯米饮空心下，日二。（《三因方》）

# 玄参

《本经》中品

**▌释名▌** 黑参。〔时珍曰〕玄，黑色也。〔弘景曰〕其茎微似人参，故得参名。

**▌集解▌** 〔时珍曰〕今用玄参，正如苏颂所说。其根有腥气，宿根多地蚕食之，故其中空。花有紫、白二种。

【气味】苦，微寒，无毒。

【主治】腹中寒热积聚，女子产乳余疾，补肾气，令人明目。（《本经》）

热风头痛，伤寒劳复，治暴结热，散瘤瘰瘰疬。（甄权）

治游风，补劳损，心惊烦躁，骨蒸传尸邪气，止健忘，消肿毒。（《大明》）

滋阴降火，解斑毒，利咽喉，通小便血滞。（时珍）

【发明】〔时珍曰〕肾水受伤，真阴失守，孤阳无根，发为火病，法宜壮水以制火，故玄参与地黄同功。其消瘰疬亦是散火，刘守真言结核是火病。

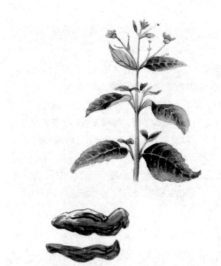

玄参

附方

发斑咽痛。玄参升麻汤：用玄参、升麻、甘草各半两，水三盏，煎一盏半，温服。（《南阳活人书》）

小肠疝气。黑参咬咀，炒，为丸。每服一钱半，空心酒服，出汗即效。（孙天仁《集效方》）

鼻中生疮。玄参末涂之。或以水浸软塞之。（《卫生易简方》）

# 地榆

《本经》中品

▍释名 玉豉、酸赭。〔时珍曰〕按《外丹方》言：地榆一名酸赭，其味酸、其色赭故也。

▍集解 〔弘景曰〕其根亦入酿酒。道方烧作灰，能烂石，故煮石方用之。其叶山人乏茗时，采作饮亦好，又可煠茹。

【气味】苦，微寒，无毒。

【主治】妇人乳产痓痛七伤，带下五漏，止痛止汗，除恶肉，疗金疮。（《本经》）

止脓血，诸瘘恶疮热疮，补绝伤，产后内塞，可作金疮膏，消酒，除渴，明目。（《别录》）

【发明】〔宗奭曰〕其性沉寒，入下焦。若热血痢则可用。若虚寒人及水泻白痢，即未可轻使。

〔时珍曰〕地榆除下焦热，治大小便血证。止血取上截切片炒用。其梢则能行血，不可不知。

【主治】作饮代茶，甚解热。（苏恭）

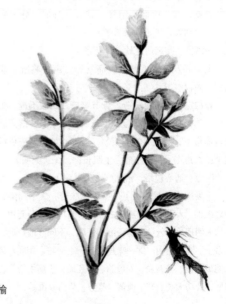

地榆

附方

男女吐血。地榆三两，米醋一升，煮十余沸，去滓，食前稍热服一合。（《圣惠方》）

妇人漏下。赤白不止，令人黄瘦。方同上。

血痢不止。地榆晒研，每服二钱，掺在羊血上，炙熟食之，以捻头煎汤送下。一方：以地榆煮汁似饴，每服三合。（《圣济》）

赤白下痢（骨立者）。地榆一斤，水三升，煮一升半，去滓，再煎如稠饧，绞滤，空腹服三合，日再服。

（崔元亮《海上方》）

久病肠风（痛痒不止）。地榆五钱，苍术一两，水二钟，煎一钟，空心服，日一服。（《活法机要》）

下血不止（二十年者）。取地榆、鼠尾草各二两。水二升，煮一升，顿服。若不断，以水渍屋尘饮一小杯投之。（《肘后方》）

小儿湿疮。地榆煮浓汁，日洗二次。（《千金方》）

小儿面疮（焮赤肿痛）。地榆八两，水一斗，煎五升，温洗之。（《卫生总微方》）

# 丹参

《本经》上品

▌释名 赤参、山参、奔马草。〔时珍曰〕五参五色配五脏。故人参入脾曰黄参，沙参入肺曰白参，玄参入肾曰黑参，牡蒙入肝曰紫参，丹参入心曰赤参。

▌集解 〔时珍曰〕处处山中有之。一枝五叶，叶如野苏而尖，青色皱毛。小花成穗如蛾形，中有细子。其根皮丹而肉紫。

【气味】苦，微寒，无毒。

【主治】心腹邪气，肠鸣幽幽如走水，寒热积聚，破症除瘕，止烦满，益气。（《本经》）

养血，去心腹痼疾结气，腰脊强脚痹，除风邪留热。久服利人。（《别录》）

渍酒饮，疗风痹足软。（弘景）

主中恶及百邪鬼魅，腹痛气作，声音鸣吼，能定精。（甄权）

养神定志，治冷热劳，骨节疼痛，四肢不遂，头痛赤眼，热温狂闷，破宿血，生新血，安生胎，落死胎，止血崩带下，调妇人经脉不匀，血邪心烦，恶疮疥癣，瘿赘肿毒丹毒，排脓止痛，生肌长肉。（《大明》）

活血，通心包络，治疝痛。（时珍）

【发明】〔时珍曰〕丹参色赤味苦，气平而降，阴中之阳也。入手少阴、厥阴之经，心与包络血分药也。按《妇人明理论》云：四物汤治妇人病，不问产前产后，经水多少，皆可通用。惟一味丹参散，主治与之相同。盖丹参能破宿血、补新血，安生胎、落死胎，止崩中带下，调经脉，其功大类当归、地黄、芎䓖、芍药故也。

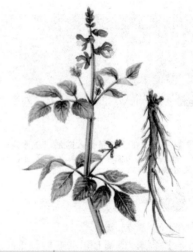

丹参

附方

丹参散。治妇人经脉不调，产前胎不安，产后恶血不下，兼治冷热劳，腰脊痛，骨节烦疼。用丹参洗净，切晒为末。每服二钱，温酒调下。（《妇人明理方》）

寒疝腹痛。以丹参一两为末。每服二钱，热酒调下。（《圣惠方》）

热油火灼。丹参八两，以水微调，取羊脂二斤，煎三上三下，以涂疮上。（《肘后方》）

# 紫草

《本经》中品

**▌释名** 紫丹、紫芙（音袄）、茈蒬（音紫戾）、藐（音邈）、地血、鸦衔草。〔时珍曰〕此草花紫根紫，可以染紫，故名。《尔雅》作茈草。瑶、侗人呼为鸦衔草。

**▌集解** 〔《别录》曰〕紫草生砀山山谷及楚地，三月采根阴干。

〔弘景曰〕今出襄阳，多从南阳新野来，彼人种之，即是今染紫者，方药都不复用。《博物志》云：平氏阳山紫草特好，魏国者染色殊黑，比年东山亦种之，色小浅于北者。

〔恭曰〕所在皆有，人家或种之。苗似兰香，茎赤节青，二月开花紫白色，结实白色，秋月熟。

〔时珍曰〕种紫草，三月逐垄下子，九月子熟时刈草，春社前后采根阴干，其根头有白毛如茸。未花时采，则根色鲜明；花过时采，则根色黯恶。采时以石压扁曝干。收时忌人溺及驴马粪并烟气，皆令草黄色。

【气味】苦，寒，无毒。

【主治】心腹邪气，五疸，补中益气，利九窍，通水道。（《本经》）

疗肿胀满痛。以合膏，疗小儿疮，及面皶。（《别录》）

治恶疮瘑癣。（甄权）

治斑疹痘毒，活血凉血，利大肠。（时珍）

【发明】〔颂曰〕紫草古方稀用。今医家多用治伤寒时疾发疮疹不出者，以此作药，使其发出。韦宙《独行方》，治豌豆疮，煮紫草汤饮，后人相承用之，其效尤速。

〔时珍曰〕紫草味甘咸而气寒，入心包络及肝经血分。其功长于凉血活血，利大小肠。故痘疹欲出未出、血热毒盛、大便闭涩者，宜用之。已出而紫黑便闭者，亦可用。若已出而红活，及白陷大便利者，切宜忌之。故杨士瀛《直指方》云：紫草治痘，能导大便，使发出亦轻。得木香、白术佐之，尤为有益。又曾世荣《活幼心书》云：紫草性寒，小儿脾气实者犹可用，脾气虚者反能作泻。古方惟用茸，取其初得阳气，以类触类，所以用发痘疮。今人不达此理，一概用之，非矣。

## 附方

消解痘毒。紫草一钱，陈皮五分，葱白三寸，新汲水煎服。（《直指方》）

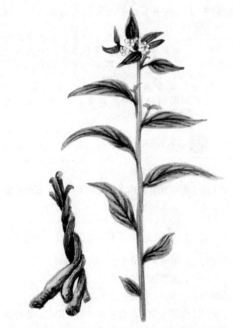

紫草

婴童疹痘（三四日，隐隐将出未出，色赤便闭者）。紫草二两剉，以百沸汤一盏泡，封勿泄气，待温时服半合，则疮虽出亦轻。大便利者勿用。煎服亦可。（《经验后方》）

痘毒黑疔。紫草三钱，雄黄一钱，为末，以胭脂汁调，银簪挑破，点之极妙。（《集简方》）

小儿白秃。紫草煎汁涂之。（《圣惠方》）

痈疽便闭。紫草、栝楼实等分，新水煎服。（《直指方》）

小便卒淋。紫草一两，为散，每食前用井华水服二钱。（《圣惠方》）

产后淋沥。方同上。（《产宝》）

恶虫咬人。紫草煎油涂之。（《圣惠方》）

火黄身热。午后却凉（身有赤豆或黑点者，不可治）。宜烙手足心、背心、百会、下廉。内服紫草汤：紫草、吴蓝一两，木香、黄连各半两，粗捣筛，每服五匕，水煎服。（《三十六黄方》）

# 白头翁

《本经》上品

**释名** 野丈人、胡王使者、奈何草。〔弘景曰〕处处有之。近根处有白茸，状似白头老翁，故以为名。〔时珍曰〕丈人、胡使、奈何，皆状老翁之意。

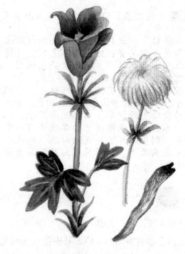

白头翁

**集解** 〔《别录》曰〕白头翁生高山山谷及田野，四月采。

〔宗奭曰〕白头翁生河南洛阳界，其新安山野中屡尝见之，正如苏恭所说。至今本处山中及人卖白头翁丸，言服之寿考，又失古人命名之义。陶氏所说，失于不审，宜其排叱也。

〔机曰〕寇宗奭以苏恭为是，苏颂以陶说为是。大抵此物用根，命名取象，当准苏颂《图经》，而恭说恐别是一物也。

## 根

【气味】苦，温，无毒。

【主治】温疟狂易寒热，症瘕积聚瘿气，逐血止腹痛，疗金疮。（《本经》）

鼻衄。（《别录》）

止毒痢。（弘景）

赤痢腹痛，齿痛，百节骨痛，项下瘤疬。（甄权）

一切风气，暖腰膝，明目消赘。（《大明》）

【发明】〔颂曰〕俗医合补下药甚验，亦冲人。

〔杲曰〕气厚味薄，可升可降，阴中阳也。张仲景治热痢下重，用白头翁汤主之。盖肾欲坚，急食苦以坚之。痢则下焦虚，故以纯苦之剂坚之。男子阴疝偏坠，小儿头秃膻腥，鼻衄无此不效，毒痢有此获功。

〔吴绶曰〕热毒下痢紫血鲜血者宜之。

## 花

【主治】疟疾寒热，白秃头疮。（时珍）

### 附方

白头翁汤。治热痢下重。用白头翁二两，黄连、黄檗、秦皮各三两，水七升，煮二升，每服一升，不愈更服。妇人产后痢虚极者，加甘草、阿胶各二两。（仲景《金匮玉函方》）

阴癩偏肿。白头翁根（生者）不限多少，捣敷肿处。一宿当作疮，二十日愈。（《外台秘要》）

外痔肿痛。白头翁草，一名野丈人，以根捣涂之，逐血止痛。（《卫生易简方》）

# 白及

《本经》下品

**释名** 连及草、甘根、白给。〔时珍曰〕其根白色，连及而生，故曰白及。

**集解** 〔弘景曰〕近道处处有之。叶似杜若，根形似菱米，节间有毛。方用亦稀，可以作糊。

〔保昇曰〕今出申州。叶似初生棕苗叶及藜芦。三四月抽出一苔，开紫花。七月实熟，黄黑色。冬凋。根似菱，有三角，白色，角头生芽。八月采根用。

## 根

【气味】苦，平，无毒。

【主治】痈肿恶疮败疽，伤阴死肌，胃中邪气，贼

风鬼击，痱缓不收。（《本经》）

除白癣疥虫。结热不消，阴下痿，面上皯疱，令人肌滑。（甄权）

止惊邪血邪血痢，痫疾风痹，赤眼癥结，温热疟疾，发背瘰疬，肠风痔瘘，扑损，刀箭疮，汤火疮，生肌止痛。（《大明》）

止肺血。（李杲）

【发明】〔颂曰〕今医家治金疮不瘥及痈疽方多用之。

〔震亨曰〕凡吐血不止，宜加白及。

〔时珍曰〕白及性涩而收，得秋金之令，故能入肺止血，生肌治疮也。按洪迈《夷坚志》云：台州狱吏悯一大囚。因感之，因言：吾七次犯死罪，遭讯拷，肺皆损伤，至于呕血。人传一方，只用白及为末，米饮日服，其效如神。后其因凌迟，剐者剖其胸，见肺间窍穴数十处，皆白及填补，色犹不变也。洪贯之闻其说，赴任洋州，一卒忽苦咯血甚危，用此救之，一日即止也。

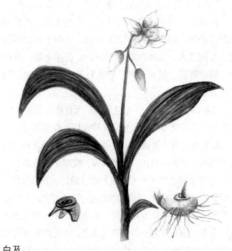

白及

### 附方

鼻衄不止。津调白及末，涂山根上，仍以水服一钱，立止。（《经验方》）

心气疼痛。白及、石榴皮各二钱，为末，炼蜜丸黄豆大。每服三丸，艾醋汤下。（《生生编》）

重舌鹅口。白及末，乳汁调涂足心。（《圣惠方》）

妇人阴脱。白及、川乌头等分，为末，绢裹一钱纳阴中，入三寸，腹内热即止，日用一次。（《广济方》）

疔疮肿毒。白及末半钱，以水澄之，去水，摊于厚纸上贴之。（《袖珍方》）

# 黄连

《本经》上品

**▌释名▌** 王连、支连。〔时珍曰〕其根连珠而色黄，故名。

**▌集解▌** 〔时珍曰〕黄连，汉末李当之《本草》惟取蜀郡黄肥而坚者为善。唐时以澧州者为胜。今虽吴、蜀皆有，惟以雅州、眉州者为良。药物之兴废不同如此。大抵有二种：一种根粗无毛有珠，如鹰鸡爪形而坚实，色深黄；一种无珠多毛而中虚，黄色稍淡。各有所宜。

 根

【气味】苦，寒，无毒。

【主治】热气，目痛眦伤泣出，明目，肠澼腹痛下痢，妇人阴中肿痛。久服令人不忘。（《本经》）

主五脏冷热，久下泄澼脓血，止消渴大惊，除水利骨，调胃厚肠益胆，疗口疮。（《别录》）

治五劳七伤，益气，止心腹痛，惊悸烦躁，润心肺，长肉止血，天行热疾，止盗汗并疮疥。猪肚蒸为丸，治小儿疳气，杀虫。（《大明》）

治郁热在中，烦躁恶心，兀兀欲吐，心下痞满。（元素）

主心病逆而盛，心积伏梁。（好古）

去心窍恶血，解服药过剂烦闷及巴豆、轻粉毒。（时珍）

【发明】〔杲曰〕诸痛痒疮疡，皆属心火。凡诸疮宜以黄连、当归为君，甘草、黄芩为佐。凡眼暴发赤肿，痛不可忍者，宜黄连、当归以酒浸煎之。宿食不消，心下痞满者，须用黄连、枳实。

〔弘景曰〕俗方多用黄连治痢及渴，道方服食长生。

〔慎微曰〕刘宋王微黄连赞云：黄连味苦，左右相因。断凉涤暑，阐命轻身。缙云昔御，飞跸上旻。不行而至，吾闻其人。又梁江淹黄连颂云：黄连上草，丹砂之次。御孽辟妖，长灵久视。骖龙行天，驯马匝地。鸿飞有仪，顺道则利。

〔时珍曰〕《本经》、《别录》并无黄连久服长生之说，惟陶弘景言道方久服长生。《神仙传》载封君达、黑穴公，并服黄连五十年得仙。窃谓黄连大苦大寒之药，用之降火燥湿，中病即当止。岂可久服，使肃杀之令常行，而伐其生发冲和之气乎？《素问》载岐伯言：五味入胃，各归所喜攻。久而增气，物化之常也。气增而久，夭之由也。王冰注云：酸入肝为温，苦入心为热，辛入肺为清，咸入肾为寒，甘入脾为至阴而四气兼之，皆增其味而益其气，故各从本脏之气为用。所以久服黄连、苦参反热，从火化也。余味皆然。久则脏气偏胜，即有偏绝，则有暴夭之道。是以绝粒肥饵之人不暴亡者，无五味偏助也。

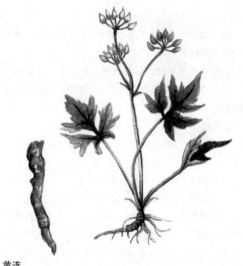

黄连

### 附方

消渴尿多。用黄连末，蜜丸梧子大。每服三十九，白汤下。（《时后方》）

小儿下痢（赤白多时，体弱不堪）。以宣连用水浓煎，和蜜，日服五六次。（《子母秘录》）

热毒血痢。宜黄连一两，水二升，煮取半升，露

一宿，空腹热服，少卧将息，一二日即止。（《千金方》）

鸡冠痔疾。黄连末敷之。加赤小豆末尤良。（《斗门方》）

痢痔脱肛。冷水调黄连末涂之，良。（《经验良方》）

牙痛恶热。黄连末掺之，立止。（李楼《奇方》）

口舌生疮。用黄连煎酒，时含呷之。赴筵散：用黄连、干姜等分，为末掺之。（《肘后》）

# 三七

《纲目》

**■ 释名** 山漆、金不换。〔时珍曰〕彼人言其味左三右四，故名三七，盖恐不然。或云本名山漆，谓其能合金疮，如漆粘物也，此说近之。金不换，贵重之称也。

**■ 集解** 〔时珍曰〕生广西南丹诸州番峒深山中，采根暴干，黄黑色。团结者，状略似白及；长者如老干地黄，有节。

 根

【气味】甘、微苦，温，无毒。

【主治】止血散血定痛，金刃箭伤跌扑杖疮血出不止者，嚼烂涂，或为末掺之，其血即止。亦主吐血衄血，下血血痢，崩中经水不止，产后恶血不下，血运血痛，赤目痈肿，虚咬蛇伤诸病。（时珍）

【发明】〔时珍曰〕此药近时始出，南人军中用为

金疮要药，云有奇功。又云：凡杖扑伤损，瘀血淋漓者，随即嚼烂，罨之即止，青肿者即消散。若受杖时，先服一二钱，则血不冲心，杖后尤宜服之，产后服亦良。大抵此药气温、味甘微苦，乃阳明、厥阴血分之药，故能治一切血病，与骐麟竭、紫矿相同。

### 附方

吐血衄血。山漆一钱，自嚼米汤送下。或以五分，加入八核汤。（《濒湖集简方》）

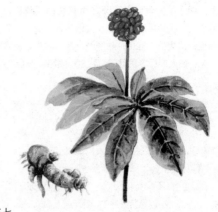

三七

大肠下血。三七研末，同淡白酒调一二钱服，三服可愈。加五分入四物汤，亦可。（同上）

产后血多。山漆研末，米汤服一钱。（同上）

男妇赤眼。十分重者，以山漆根磨汁涂四围甚妙。（同上）

无名痈肿（疼痛不止）。山漆磨米醋调涂即散。已破者，研末干涂。

叶

【主治】折伤跌扑出血，敷之即止，青肿经夜即散，余功同根。（时珍）

# 胡黄连

宋《开宝》

**释名**　割孤露泽。〔时珍曰〕其性味功用似黄连。故名。割孤露泽，胡语也。

**集解**　〔恭曰〕胡黄连出波斯国，生海畔陆地。
〔颂曰〕今南海及秦陇间亦有之。初生似芦，干则似杨柳枯枝，心黑外黄，不拘时月收采。
〔承曰〕折之尘出如烟者，乃为真也。

根

【气味】苦，平，无毒。

【主治】补肝胆，明目，治骨蒸劳热三消，五心烦热，妇人胎蒸虚惊，冷热泄痢，五痔，厚肠胃，益颜色。浸人乳汁，点目甚良。（苏恭）

治久痢成疳，小儿惊痫寒热不下食，霍乱下痢，伤寒咳嗽温疟，理腰肾，去阴汗。（《开宝》）

附方

五心烦热。胡黄连末，米饮服一钱。（《易简方》）

小儿自汗盗汗，潮热往来。胡黄连、柴胡等分，为末，蜜丸芡子大。每用一二丸，水化开，入酒少许，重汤煮一二十沸，温服。（《保幼大全》）

# 黄芩

《本经》中品

**释名**　腐肠、妒妇。〔时珍曰〕芩《说文》作菳，谓其色黄也。或云芩者黔也，黔乃黄黑之色也。宿芩乃旧根，多中空，外黄内黑，即今所谓片芩，故又有腐肠、妒妇诸名。妒妇心黯，故以比之。

**集解**　〔《别录》曰〕黄芩生秭归川谷及冤句，三月三日采根阴干。

根

【气味】苦，平，无毒。

【主治】凉心，治肺中湿热，泻肺火上逆，疗上热，目中肿赤，瘀血壅盛，上部积血，补膀胱寒水，安胎，养阴退阳。（元素）

治风热湿热头疼，奔豚热痛，火咳肺痿喉腥，诸失血。（时珍）

【发明】〔元素曰〕黄芩之用有九：泻肺热，一也；上焦皮肤风热风湿，二也；去诸热，三也；利胸中气，四也；消痰膈，五也；除脾经诸湿，六也；夏月须用，七也；妇人产后养阴退阳，八也；安胎，九也。

### 附方

三补丸。治上焦积热，泻五脏火。黄芩、黄连、黄檗等分，为末，蒸饼丸梧子大，每白汤下二三十丸。（《丹溪纂要》）

肝热生翳（不拘大人小儿）。黄芩一两，淡豉三两，为末。每服三钱，以熟猪肝裹吃，温汤送下，日二服。忌酒面。（《卫生家宝方》）

少阳头痛（亦治太阳头痛，不拘偏正）。小清空膏：用片黄芩（酒浸透），晒干为末。每服一钱，茶酒任下。（东垣《兰室秘藏》）

眉眶作痛（风热有痰）。黄芩酒浸、白芷等分，为末。每服二钱，茶下。（《洁古家珍》）

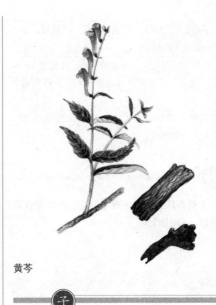

黄芩

子

【主治】肠澼脓血。（《别录》）

# 秦艽

《本经》上品

**释名** 秦糺。〔时珍曰〕秦艽出秦中，以根作罗纹交纠者佳，故名秦艽、秦糺。

**集解** 〔弘景曰〕今出甘松、龙洞、蚕陵，以根作螺纹相交长大黄白色者为佳。

根

【气味】苦，平，无毒。

【主治】寒热邪气，寒湿风痹，肢节痛，下水利小便。（《本经》）

除阳明风湿，及手足不遂，口噤牙痛口疮，肠风泻血，养血荣筋。（元素）

泄热益胆气。（好古）

治胃热虚劳发热。（时珍）

【发明】〔时珍曰〕秦艽，手足阳明经药也，兼入肝胆，故手足不遂，黄疸烦渴之病须之，取其去阳明之湿热也。

### 附方

胎动不安。秦艽、甘草（炙）、鹿角胶（炒）

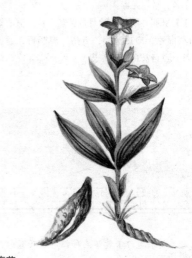

秦艽

各半两，为末。每服三钱，水一大盏，糯米五十粒，煎服。（《圣惠方》）

# 柴胡

《本经》上品

**■释名** 〔时珍曰〕柴字有芷、紫二音。柴姜、柴草之柴皆音紫，柴胡之柴音芷。柴胡生山中，嫩则可茹，老则采而为柴，故苗有芸蒿、山菜、茹草之名，而根名柴胡也。

**■集解** 〔时珍曰〕银州所产柴胡长尺余而微白且软，不易得也。北地所产者，亦如前胡而软，今人谓之北柴胡是也，入药亦良。南土所产者，不似前胡，正如蒿根，强硬不堪使用。

【气味】苦，平，无毒。

【主治】心腹肠胃中结气，饮食积聚，寒热邪气，推陈致新。久服轻身明目益精。（《本经》）

治热劳骨节烦疼，热气肩背疼痛，劳乏羸瘦，下气消食，宣畅气血。主时疾内外热不解，单煮服之良。（甄权）

补五劳七伤，除烦止惊，益气力，消痰止嗽，润心肺，添精髓，健忘。（《大明》）

治阳气下陷，平肝胆三焦包络相火，及头痛眩晕，目昏赤痛障翳，耳聋鸣，诸疟，及肥气寒热，妇人热入血室，经水不调，小儿痘疹余热，五疳羸热。（时珍）

【主治】卒聋，捣汁频滴之。（《千金》）

> **附方**
>
> 伤寒余热。柴胡四两，甘草一两，每服三钱，水一盏煎

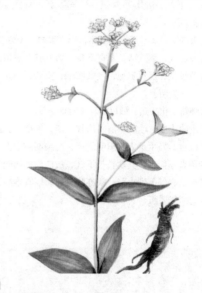

柴胡

服。（许学士《本事方》）

虚劳发热。柴胡、人参等分，每服三钱，姜、枣同水煎服。（《澹寮方》）

湿热黄疸。柴胡一两，甘草二钱半，作一剂，以水一碗，白茅根一握，煎至七分，任意时时服，一日尽。（孙尚药《秘宝方》）

# 前胡

《别录》中品

**■释名** 〔时珍曰〕按孙愐《唐韵》作湔胡，名义未解。

**■集解** 〔《别录》曰〕前胡二月、八月采根暴干。

〔弘景曰〕近道皆有，生下湿地，出吴兴者为胜。根似柴胡而柔软，为疗殆欲同，而《本经》上品有柴胡而无此，晚来医乃用之。

〔《大明》曰〕越、衢、婺、睦等处者皆好，七、八月采之，外黑里白。

〔颂曰〕今陕西、梁汉、江淮、荆襄州郡及相州、孟州皆有之。春生苗，青白色，似斜蒿。初出时有白芽，长三四寸，味甚香美，又似芸蒿。七月内开白花，与葱花相类。八月结实。根青紫色。今廓延将来者，大与柴胡相似。但柴胡赤色而脆，前胡黄而柔软，为不同尔。

〔时珍曰〕前胡有数种，惟以苗高一二尺，色

似斜蒿，叶如野菊而细瘦，嫩时可食，秋月开黪白花，类蛇床子花，其根皮黑肉白，有香气为真。大抵北地者为胜，故方书称北前胡云。

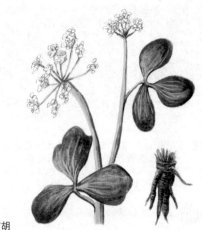

前胡

【气味】苦，微寒，无毒。

【主治】痰满，胸胁中痞，心腹结气，风头痛，去痰实，下气，治伤寒寒热，推陈致新，明目益精。（《别录》）

能去热实，及时气内外俱热，单煮服之。（甄权）

治一切气，破癥结，开胃下食，通五脏，主霍乱转筋，骨节烦闷，反胃呕逆，气喘咳嗽，安胎，小儿一切疳气。（《大明》）

清肺热，化痰热，散风邪。（时珍）

【发明】〔时珍曰〕前胡味甘、辛，气微平，阳中之阴，降也。乃手足太阴阳明之药，与柴胡纯阳上升入少阳厥阴者不同也。其功长于下气，故能治痰热喘嗽痞膈呕逆诸疾，气下则火降，痰亦降矣。所以有推陈致新之绩，为痰气要药。

### 附方

小儿夜啼。前胡捣筛，蜜丸小豆大。日服一丸，熟水下，至五六丸，以瘥为度。（《普济方》）

# 防风

**释名** 茴芸、屏风。〔时珍曰〕防者，御也。其功疗风最要，故名。

**集解** 〔颂曰〕今汴东、淮浙州郡皆有之。茎叶俱青绿色，茎深而叶淡，似青蒿而短小。春初时嫩紫红色，江东宋亳人采作菜茹，极爽口。五月开细白花，中心攒聚作大房，似莳萝花。实似胡荽子而大。根土黄色，与蜀葵根相类，二月、十月采之。关中生者，三月、六月采之，然轻虚不及齐州者良。

〔时珍曰〕江淮所产多是石防风，生于山石之间。二月采嫩苗作菜，辛甘而香，

【气味】甘，温，无毒。

【主治】大风，头眩痛恶风，风邪目盲无所见，风行周身，骨节疼痹，烦满。久服轻身。（《本经》）

胁痛胁风，头面去来，四肢挛急，字乳金疮内痉。（《别录》）

治三十六般风，男子一切劳劣，补中益神，风赤眼，止冷泪及瘫痪，通利五脏关脉，五劳七伤，羸损盗汗，心烦体重，能安神定志，匀气脉。（《大明》）

治上焦风邪，泻肺实，散头目中滞气，经络中留湿，主上部见血。（元素）

搜肝气。（好古）

【主治】中风热汗出。（《别录》）

【主治】四肢拘急，行履不得，经脉虚羸，骨节间痛，心腹痛。（甄权）

【主治】疗风更优，调食之。（苏恭）

【发明】〔元素曰〕防风，治风通用，身半以上风邪用身，身半以下风邪用梢，治风去湿之仙药也，风能胜湿故尔。能泻肺实，误服泻人上焦元气。

〔杲曰〕防风治一身尽痛，乃卒伍卑贱之职，随所引而至，乃风药中润剂也。若补脾胃，非此引用不能行。凡脊痛项强，不可回顾，腰似折，项似拔者，乃手足太阳证，正当用防风。凡疮在胸膈以上，虽无手足太

阳证，亦当用之，为能散结，去上部风。病人身体拘倦者，风也，诸疮见此证亦须用之。钱仲阳泻黄散中倍用防风者，乃于土中泻木也。

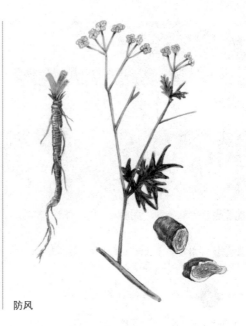

### 附方

自汗不止。防风用麸炒，猪皮煎汤下。〔朱氏《集验方》〕

睡中盗汗。防风二两，芎䓖一两，人参半两，为末。每服三钱，临卧饮下。〔《易简方》〕

消风顺气（老人大肠秘涩）。防风、枳壳（麸炒）一两，甘草半两，为末，每食前白汤服二钱。〔《简便方》〕

解野菌毒。防风煎汁饮之。〔《千金方》〕

破伤中风（牙关紧急）。天南星、防风等分，为末。每服二三匙，童子小便五升，煎至四升，分二服，即止也。〔《经验后方》〕

防风

# 白鲜皮

《本经》中品

**释名**　白膻、白羊鲜、地羊鲜、金雀儿椒。〔弘景曰〕俗呼为白羊鲜。气息正似羊膻，故又名白膻。〔时珍曰〕鲜者，羊之气也。此草根白色，作羊膻气，其子累累如椒，故有诸名。

**集解**　〔《别录》曰〕白鲜皮生上谷川谷及冤句，四月、五月采根阴干。

〔弘景曰〕近道处处有，以蜀中者为良。

〔恭曰〕其叶似茱萸，高尺余，根皮白而心实，花紫白色。根宜二月采，若四月、五月采，便虚恶矣。

〔颂曰〕今河中、江宁府、滁州、润州皆有之。苗高尺余，茎青，叶稍白，如槐亦似茱萸。四月开花淡紫色，似小蜀葵花。根似小蔓菁，皮黄白而心实。山人采嫩苗为菜茹。

【气味】苦，寒，无毒。

【主治】头风黄疸，咳逆淋沥，女子阴中肿痛，湿痹死肌，不可屈伸起止行步。（《本经》）

疗四肢不安，时行腹中大热饮水，欲走大呼，小儿惊痫，妇人产后余痛。（《别录》）

治一切热毒风、恶风，风疮疥癣赤烂，眉发脱脆，皮肌急，壮热恶寒，解热黄、酒黄、急黄、谷黄、劳黄。（甄权）

通关节，利九窍及血脉，通小肠水气，天行时疾，头痛眼疼。其花同功。（《大明》）

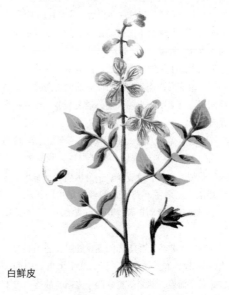

白鲜皮

【发明】〔时珍曰〕白鲜皮气寒善行，味苦性燥，足太阴、阳明经去湿热药也，兼入手太阴、阳明，为诸黄风痹要药。世医止施之疮科，浅矣。

若鼠子也。（《肘后方》）

产后中风（人虚不可服他药者）。一物白鲜皮汤，用新汲水三升，煮取一升，温服。（陈延之《小品方》）

# 独活

《本经》上品

**释名** 羌活、羌青、独摇草。〔弘景曰〕一茎直上，不为风摇，故曰独活。

**集解** 〔时珍曰〕独活、羌活乃一类二种，以中国者为独活，西羌者为羌活。

根

【气味】苦、甘，平，无毒。

【主治】风寒所击，金疮止痛，奔豚痫痉，女子疝瘕。久服轻身耐老。（《本经》）

羌独活：治一切风并气，筋骨拳挛，骨节酸疼，头旋目赤疼痛，五劳七伤，利五脏及伏梁水气。（《大明》）

治风寒湿痹，酸痛不仁，诸风掉眩，颈项难伸。（李杲）

去肾间风邪，搜肝风，泻肝气，治项强、腰脊痛。（好古）

【发明】〔恭曰〕疗风宜用独活，兼水宜用羌活。

〔刘完素曰〕独活不摇风而治风，浮萍不沉水而利水，因其所胜而为制也。

〔张元素曰〕风能胜湿，故羌活能治水湿。独活与细辛同用，治少阴头痛。头运目眩，非此不能除。羌活与川芎同用，治太阳、少阴头痛，透关利节，治督脉为病，脊强而厥。

〔好古曰〕羌活乃足太阳、厥阴、少阴药，与独活不分二种。后人因羌活气雄，独活气细。故雄者治足太阳风湿相搏，头痛、肢节痛、一身尽痛者，非此不能除，乃却乱反正之主君药也。细者治足少阴伏风，头痛、两足湿痹、不能动止者，非此不能治，而不治太阳之证。

〔时珍曰〕羌活、独活皆能逐风胜湿，透关利节，但气有刚劣不同尔。《素问》云：从下上者，引而去之。二味苦辛而温，味之薄者，阴中之阳，故能引气上升，通达周身，而散风胜湿。按《文系》曰：唐刘师贞之兄病风。梦神人曰：但取胡王使者浸酒服便愈。师贞访问皆不晓。复梦其母曰：胡王使者，即羌活也。求而

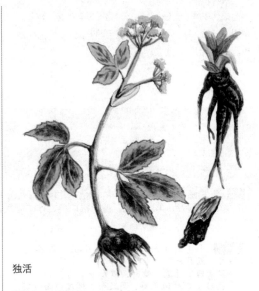

独活

用之，兄疾遂愈。

〔嘉谟曰〕羌活本手足太阳表里引经之药，又入足少阴、厥阴。名列君部之中，非比柔懦之主。小无不入，大无不通。故能散肌表八风之邪，利周身百节之痛。

# 石蒜

宋《图经》

**释名**　乌蒜、老鸦蒜、蒜头草、婆婆酸、一枝箭、水麻。〔时珍曰〕蒜以根状名，箭以茎状名。

**集解**　〔颂曰〕水麻生鼎州、黔州，其根名石蒜，九月采之。或云金灯花根，亦名石蒜，即此类也。

〔时珍曰〕石蒜处处下湿地有之，古谓之乌蒜，俗谓之老鸦蒜、一枝箭是也。春初生叶，如蒜秧及山慈姑叶，背有剑脊，四散布地。七月苗枯，乃于平地抽出一茎如箭杆，长尺许。茎端开花四五朵，六出红色，如山丹花状而瓣长，黄蕊长须。其根状如蒜，皮色紫赤，肉白色。此有小毒，而《救荒本草》言其可煤熟水浸过食，盖为救荒尔。一种叶如大韭，四五月抽茎，开花如小萱花黄白色者，谓之铁色箭，功与此同。二物并抽茎开花，后乃生叶，叶花不相见，与金灯同。

根

【气味】辛，甘，温，有小毒。

【主治】敷贴肿毒。（苏颂）

疗疮恶核，可水煎服取汗，及捣敷之。又中溪毒者，酒煎半升服。取吐良。（时珍）

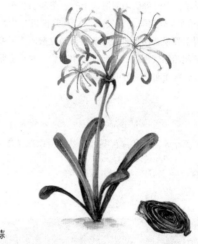

石蒜

附方

产肠脱下。老鸦蒜即酸头草一把，以水三碗，

煎一碗半，去滓熏洗，神效。（危氏《得效方》）

便毒诸疮。一枝箭，捣烂涂之即消。若毒太甚者，洗净，以生白酒煎服，得微汗即愈。（王永辅《济世方》）

# 升麻

《本经》上品

**释名**　周麻。〔时珍曰〕其叶似麻，其性上升，故名。

**集解**　〔《别录》曰〕升麻生益州山谷，二月、八月采根日干。

根

【气味】甘、苦，平、微寒，无毒。

【主治】解百毒，杀百精老物殃鬼，辟瘟疫瘴气邪气盅毒，入口皆吐出，中恶腹痛，时气毒疠，头痛寒热，风肿诸毒，喉痛口疮。久服不夭，轻身长年。（《本经》）

治阳明头痛，补脾胃，去皮肤风邪，解肌肉间风

热，疗肺痿咳唾脓血，能发浮汗。（元素）

牙根浮烂恶臭，太阳鼽衄，为疮家圣药。（好古）

消斑疹，行瘀血，治阳陷眩晕，胸胁虚痛，久泄下痢，后重遗浊，带下崩中，血淋下血，阴痿足寒。（时珍）

【发明】〔元素曰〕补脾胃药，非此为引用不能取效。脾痹非此不能除。其用有四：手足阳明引经，一也；升阳气于至阴之下，二也；去至高之上及皮肤风邪，三也；治阳明头痛，四也。

〔杲曰〕升麻发散阳明风邪，升胃中清气，又引甘温之药上升，以补卫气之散而实其表。故元气不足者，

用此于阴中升阳，又缓带脉之缩急。此胃虚伤冷，郁遏阳气于脾土者，宜升麻、葛根以升散其火郁。

〔好古曰〕升麻、葛根汤，乃阳明发散药。若初病太阳证便服之，发动其汗，必传阳明，反成其害也。朱肱《活人书》言瘀血入里、吐血衄血者，犀角地黄汤，乃阳明经圣药也。如无犀角，以升麻代之。二物性味相远，何以代之？盖以升麻能引地黄及余药同入阳明也。

〔时珍曰〕升麻引阳明清气上行，柴胡引少阳清气上行。此乃禀赋素弱，元气虚馁，及劳役饥饱生冷内伤，脾胃引经最要药也。升麻葛根汤乃发散阳明风寒药也。时珍用治阳气郁遏，及元气下陷诸病，时行赤眼，每有殊效，神而明之，方可执泥乎？

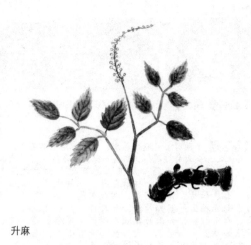

升麻

**附方**

喉痹作痛。升麻片含咽。或以半两煎服取吐。（《直指方》）

胃热齿痛。升麻煎汤饮，热漱咽之，解毒。或加生地黄。（《直指方》）

热痱瘙痒。升麻煎汤饮，并洗之。（《千金方》）

# 苦参

《本经》中品

■ **释名** 地槐、水槐。〔时珍曰〕苦以味名，参以功名，槐以叶形名也。

■ **集解** 〔《别录》曰〕苦参生汝南山谷及田野，三月、八月、十月采根暴干。

〔弘景曰〕近道处处有之。叶极似槐叶，花黄色，子作荚，根味至苦恶。

〔颂曰〕其根黄色，长五七寸许，两指粗细。三五茎并生，苗高三四尺以来。叶碎青色，极似槐叶，春生冬凋。其花黄白色，七月结实如小豆子。河北生者无花子。五月、六月、八月、十月采根暴干。

〔时珍曰〕七、八月结角如萝卜子，角内有子二三粒，如小豆而坚。

**根**

【气味】苦，寒，无毒。

【主治】心腹结气，症瘕积聚，黄疸，溺有余沥，逐水，除痈肿，补中，明目止泪。（《本经》）

渍酒饮，治疥杀虫。（弘景）

治恶虫，胫酸。（苏恭）

治热毒风，皮肌烦燥生疮，渍酒饮，赤癞眉脱，除大热嗜睡，治腹中冷痛，中恶腹痛。（甄权）

杀疳虫。炒存性，米饮服，治肠风泻血并热痢。（《大明》）

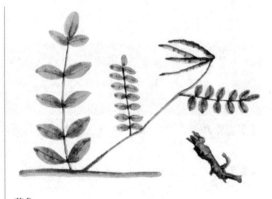

苦参

【发明】〔元素曰〕苦参味苦气沉纯阴，足少阴肾经君药也。治本经须用，能逐湿。

〔颂曰〕古今方用治风热疮疹最多。

〔震亨曰〕苦参能峻补阴气，或得之而致腰重者，因其气降而不升也，非伤肾之谓也。其治大风有功，况风热细疹乎？

〔时珍曰〕子午乃少阴君火对化，故苦参、黄檗之苦寒，皆能补肾，盖取其苦燥湿、寒除热也。热生风，湿生虫，故又能治风杀虫。惟肾水弱而相火胜者，用之相宜。若火衰精冷，真元不足，及年高之人，不可用也。

十月收采。

【气味】同根。

【主治】久服轻身不老，明目。饵如槐子法，有验。（苏恭）

# 延胡索

宋《开宝》

■释名　玄胡索。〔好古曰〕本名玄胡索，避宋真宗讳，改玄为延也。

■集解　〔藏器曰〕延胡索生奚国，从安东来，根如半夏，色黄。

〔时珍曰〕奚乃东北夷也。今二茅山西上龙洞种之。每年寒露后栽，立春后生苗，叶如竹叶样，三月长三寸高，根丛生如芋卵样，立夏掘起。

【气味】辛，温，无毒。

【主治】破血，妇人月经不调，腹中结块，崩中淋露，产后诸血病，血运，暴血冲上，因损下血。煮酒或酒磨服。（《开宝》）

除风治气，暖腰膝，止暴腰痛，破症癖，扑损瘀血，落胎。（《大明》）

治心气小腹痛，有神。（好古）

散气，治肾气，通经络。（李珣）

活血利气，止痛，通小便。（时珍）

【发明】〔珣曰〕主肾气，及破产后恶露或儿枕。与三棱、鳖甲、大黄为散甚良，虫蛀成末者尤良。

〔时珍曰〕玄胡索味苦微辛，气温，入手足太阴厥阴四经，能行血中气滞，气中血滞，故专治一身上下诸痛，用之中的，妙不可言。荆穆王妃胡氏，因食荞麦面着怒，遂病胃脘当心痛，不可忍。医用吐下行气化滞诸药，皆入口即吐，不能奏功。大便三日不通。因思雷公《炮炙论》云：心痛欲死，速觅延胡。乃以玄胡索末三钱，温酒调下，即纳入，少顷大便行而痛遂止。又华老

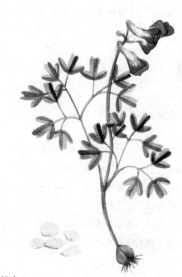

延胡索

年五十余，病下痢腹痛垂死，已备棺木。予用此药三钱，米饮服之，痛即减十之五，调理而安。按《方勺泊宅编》云：一人病遍体作痛，殆不可忍。都下医或云中风，或云中湿，或云脚气，药悉不效。周离亨言：是气血凝滞所致。用玄胡索、当归、桂心等分，为末，温酒服三四钱，随量频进，以止为度，遂痛止。盖玄胡索能活血化气，第一品药也。其后赵待制霆因导引失节，肢体拘挛，亦用此数服而愈。

老小咳嗽。玄胡索一两，枯矾二钱半，为末。每服二钱，软饧一块和，含之。（《仁存堂方》）

鼻出衄血。玄胡索末，绵裹塞耳内，左衄塞右，右衄塞左。（《普济方》）

小便不通。捻头散：治小儿小便不通。用玄胡索、川苦楝子等分，为末。每服半钱或一钱，白汤滴油数点调下。（钱仲阳《小儿直诀》）

膜外气疼（及气块）。玄胡索不限多少，为末，猪胰一具，切作块子，炙熟蘸末，频食之。（《胜金方》）

热厥心痛（或发或止，久不愈，身热足寒者）。用玄胡索（去皮）、金铃子肉等分，为末，每温酒或白汤下二钱。（《圣惠方》）

疝气危急。玄胡索（盐炒）、全蝎（去毒生用）等分，为末。每服半钱，空心盐酒下。（《直指方》）

偏正头痛（不可忍者）。玄胡索七枚，青黛二钱，牙皂二个（去皮子），为末，水和丸如杏仁大。每以水化一丸，灌入病人鼻内，随左右，口咬铜钱一个，当有涎出成盆而愈。（《永类方》）

# 贝母

**释名** 䒷（音萌）。〔时珍曰〕诗云言采其䒷，即此。一作蝱，谓根状如蝱也。

**集解** 〔敩曰〕贝母中有独颗团不作两片无皱者，号曰丹龙精，不入药用。误服令人筋脉永不收，惟以黄精、小蓝汁服之，立解。

【气味】辛，平，无毒。

【主治】伤寒烦热，淋沥邪气疝瘕，喉痹乳难，金疮风痉。（《本经》）

疗腹中结实，心下满，洗洗恶风寒，目眩项直，咳嗽上气，止烦热渴，出汗，安五脏，利骨髓。（《别录》）

消痰，润心肺。末和砂糖丸含，止嗽。烧灰油调，敷人畜恶疮，敛疮口。（《大明》）

主胸胁逆气，时疾黄疸。研末点目，去肤翳。以七枚作末酒服，治产难及胞衣不出。与连翘同服，主项下瘤瘿疾。（甄权）

【发明】〔承曰〕贝母能散心胸郁结之气，故诗云，言采其䒷，是也。作诗者，本以不得志而言。今用治心中气不快、多愁郁者，殊有功，信矣。

〔颂曰〕贝母治恶疮。唐人记其事云：江左尝有商人，左膊上有疮如人面，亦无他苦。商人戏以酒滴口中，其面赤色。以物食之，亦能食，多则膊内肉胀起。或不食，则一臂痹焉。有名医教其历试诸药，金石草木之类，悉无所苦，至贝母，其疮乃聚眉闭口。商人喜，因以小苇筒毁其口灌之，数日成痂遂愈，然不知何疾也。《本经》言主金疮，此岂金疮之类欤。

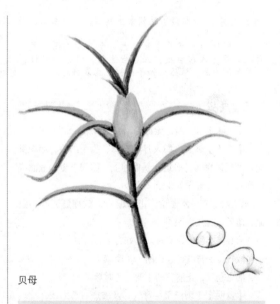

贝母

化痰降气（止咳解郁，消食除胀，有奇效）。用贝母（去心）一两，姜制厚朴半两，蜜丸梧子大，每白汤下五十丸。（笔峰方）

妊娠尿难（饮食如故）。用贝母、苦参、当归各四两，为末，蜜丸小豆大，每饮服三丸至十丸。（《金匮要略》）

# 山慈姑

宋《嘉祐》

**释名**　金灯、朱姑。〔时珍曰〕根状如水慈姑，花状如灯笼而朱色，故有诸名。

**集解**　〔时珍曰〕山慈姑处处有之。冬月生叶，如水仙花之叶而狭。

【气味】甘、微辛，有小毒。

【主治】痈肿疮瘘瘰疬结核等，醋磨敷之。（藏器）

### 附方

牙龈肿痛。红灯笼枝根，煎汤漱吐。（孙天仁《集效方》）

【主治】疮肿，入蜜捣涂疮口，候清血出，效。（慎微）

涂乳痈、便毒尤妙。（时珍）

### 附方

中溪毒生疮。朱姑叶捣烂涂之。生东间，叶如蒜叶。（《外台秘要》）

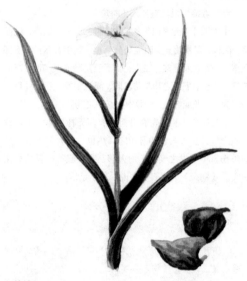

山慈姑

【主治】小便血淋涩痛，同地檗花阴干，每用三钱，水煎服。（《圣惠》）

# 龙胆

《本经》中品

**释名**　陵游。〔志曰〕叶如龙葵，味苦如胆，因以为名。

**集解**　〔《别录》曰〕龙胆生齐朐山谷及冤句，二月、八月、十一月、十二月采根阴干。

〔弘景曰〕今出近道，以吴兴者为胜。根状似牛膝，其味甚苦。

〔颂曰〕宿根黄白色，下抽根十余条，类牛膝而短。直上生苗，高尺余。四月生叶如嫩蒜，细茎如小竹枝。七月开花，如牵牛花，作铃铎状，青碧色。冬后结子，苗便枯。俗呼草龙胆。又有山龙胆，味苦涩，其叶经霜雪不凋。山人用治四肢疼痛，与此同类而别种也。采无时。

【气味】苦、涩，大寒，无毒。

【主治】骨间寒热，惊痫邪气，续绝伤，定五脏，杀蛊毒。（《本经》）

治小儿壮热骨热，惊痫入心，时疾热黄，痈肿口疮。（甄权）

除胃中伏热，时气温热，热泄下痢，去肠中小

虫，益肝胆气，止惊惕。久服益智不忘，轻身耐老。（《别录》）

客忤疳气，热病狂语，明目止烦，治疮疥。（《大明》）

去目中黄及睛赤肿胀，瘀肉高起，痛不可忍。（元素）

退肝经邪热，除下焦湿热之肿，泻膀胱火。（李杲）

疗咽喉痛，风热盗汗。（时珍）

【发明】〔元素曰〕龙胆味苦性寒，气味俱厚，沉而降，阴也，足厥阴、少阳经气分药也。其用有四：除下部风湿，一也；及湿热，二也；脐下至足肿痛，三也；寒湿脚气，四也。下行之功与防己同，酒浸则能上行，外行以柴胡为主，龙胆为使，治眼中疾必用之药。

〔时珍曰〕相火寄在肝胆，有泻无补，故龙胆之益肝胆之气，正以其能泻肝胆之邪热也。但大苦大寒，过服恐伤胃中生发之气，反助火邪，亦久服黄连反从火化之义。《别录》久服轻身之说，恐不足信。

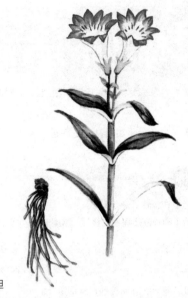

龙胆

伤寒发狂。草龙胆为末，入鸡子清、白蜜，化凉水服二钱。（《伤寒蕴要》）

四肢疼痛。山龙胆根细切，用生姜自然汁浸一宿，去其性，焙干捣末，水煎一钱匕，温服之。此与龙胆同类别种，经霜不凋。（苏颂《图经本草》）

谷疸劳疸。谷疸因食而得，劳疸因劳而得。用

龙胆一两，苦参三两，为末，牛胆汁和丸梧子大。先食以麦饮服五丸，日三服，不知稍增。劳疸加龙胆一两，栀子仁三七枚，以猪胆和丸。（《删繁方》）

一切盗汗（妇人、小儿一切盗汗，又治伤寒后盗汗不止）。龙胆草研末，每服一钱，猪胆汁三两点，入温酒少许调服。（杨氏《家藏方》）

小儿盗汗（身热）。龙胆草、防风各等分，为末。每服一钱，米饮调下。亦可丸服，及水煎服。（《婴童百问》）

暑行目涩。生龙胆捣汁一合，黄连切烂浸汁一匙，和点之。（危氏《得效方》）

# 白茅

《本经》中品

**释名** 根名茹根、兰根、地筋。〔时珍曰〕茅叶如矛，故谓之茅。其根牵连，故谓之茹。

**集解** 〔时珍曰〕白茅短小、三四月开白花成穗，结细实。其根甚长，白软如筋而有节，味甘，俗呼丝茅。

**茅 根**

【气味】甘，寒，无毒。

【主治】劳伤虚羸，补中益气，除瘀血血闭寒热，利小便。（《本经》）

下五淋，除客热在肠胃，止渴坚筋，妇人崩中。久服利人。（《别录》）

止吐衄诸血，伤寒哕逆，肺热喘急，水肿黄疸，解酒毒。（时珍）

【发明】〔时珍曰〕白茅根甘，能除伏热，利小便，故能止诸血哕逆喘急消渴，治黄疸水肿，乃良物也。

## 附方

反胃上气（食入即吐）。茅根、芦根二两，水四升，煮二升，顿服得下，良。（《圣济总录》）

肺热气喘。生茅根一握，咬咀，水二盏，煎一盏，食后温服。甚者三服止，名如神汤。（《圣惠方》）

虚后水肿（因饮水多，小便不利）。用白茅根一大把，小豆三升，水三升，煮干，去茅食豆，水随小便下也。（《肘后方》）

五种黄病（黄疸、谷疸、酒疸、女疸、劳疸也）。用生茅根一把，细切，以猪肉一斤，合作羹食。（《肘后》）

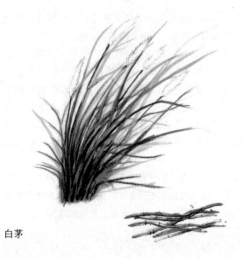

白茅

# 细辛

《本经》上品

**释名** 小辛、少辛。〔颂曰〕华州真细辛，根细而味极辛，故名之曰细辛。

**集解** 〔颂曰〕今处处有之，皆不及华阴者为真。其根细而极辛。今人多以杜衡为之。杜衡根似饭帚密闹，细长四五寸，微黄白色，江淮呼为马蹄香，不可误用。

〔时珍曰〕大抵能乱细辛者，不止杜衡，皆当以根苗色味细辨之。叶似小葵，柔茎细根，直而色紫，味极辛者，细辛也。叶似马蹄，茎微粗，根曲而黄色，味亦辛者，杜衡也。一茎直上，茎端生叶如伞，根似细辛，微粗直而黄白色，味辛微苦者，鬼督邮也。似鬼督邮而色黑者，及己也。叶似小桑，根似细辛，微粗长而黄色，味辛而有臊气者，徐长卿也。

根

【气味】辛，温，无毒。

【主治】咳逆上气，头痛脑动，百节拘挛，风湿痹痛死肌。久服明目利九窍，轻身长年。（《本经》）

温中下气，破痰利水道，开胸中滞结，除喉痹齆鼻不闻香臭，风痫癫疾，下乳结，汗不出，血不行，安五脏，益肝胆，通精气。（《别录》）

添胆气，治嗽，去皮风湿痒，风眼泪下，除齿痛，血闭，妇人血沥腰痛。（甄权）

润肝燥，治督脉为病，脊强而厥。（好古）

治口舌生疮、大便燥结，起目中倒睫。（时珍）

【发明】〔宗奭曰〕治头面风痛，不可缺此。

〔元素曰〕细辛气温，味大辛，气厚于味，阳也，

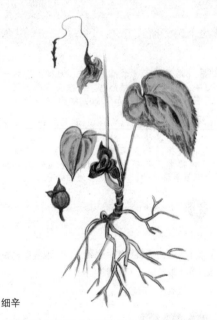

细辛

升也，入足厥阴、少阴血分，为手少阴引经之药。香味俱细，故入少阴，与独活相类。以独活为使，治少阴头痛如神。亦止诸阳头痛，诸风通用之。味辛而热，温少阴之经，散水气以去内寒。

〔成无己曰〕水停心下不行，则肾气燥，宜辛以润之。细辛之辛，以行水气而润燥。

〔杲曰〕胆气不足，细辛补之。又治邪气自里之表，故仲景少阴证，用麻黄附子细辛汤。

〔时珍曰〕气之厚者能发热，阳中之阳也。辛温能散，故诸风寒风湿头痛痰饮胸中滞气惊痫者，宜用之。口疮喉痹䘌齿诸病用之者，取其能散浮热，亦火郁则发之之义也。辛能泄肺，故风寒咳嗽上气者，宜用之。辛能补肝，故胆气不足，惊痫眼目诸病，宜用之。辛能润燥，故通少阴及耳窍，便涩者宜用之。

〔承曰〕细辛非华阴者不得为真。若单用末，不可过一钱。多则气闷塞不通者死，虽死无伤。近年开平狱中尝治此，不可不记。非本有毒，但不识多寡耳。

**附方**

虚寒呕哕（饮食不下）。细辛去叶半两，丁香二钱半，为末。每服一钱，柿蒂汤下。（《外台秘要》）

小儿客忤（口不能言）。细辛、桂心末等分，以少许内口中。（《外台秘要》）

小儿口疮。细辛末，醋调，贴脐上。（《卫生家宝方》）

口舌生疮。细辛、黄连等分，为末掺之，漱涎甚效，名兼金散。一方用细辛、黄檗。（《三因方》）

口臭䘌齿（肿痛）。细辛煮浓汁，热含冷吐，取瘥。（《圣惠方》）

鼻中息肉。细辛末，时时吹之。（《圣惠方》）

诸般耳聋。细辛末，溶黄蜡丸鼠屎大，绵裹一丸塞之，一二次即愈。须戒怒气，名聪耳丸。（龚氏《经验方》）

暗风卒倒（不省人事）。细辛末，吹入鼻中。（危氏《得效方》）

# 芒

《拾遗》

**释名** 杜荣、笆芒、笆茅。〔时珍曰〕芒，《尔雅》作䒓。今俗谓之笆茅，可以为篱笆故也。

**集解** 〔藏器曰〕《尔雅》：䒓，杜荣。郭璞注云：草似茅，皮可为绳索履屩也。今东人多以为箔。又曰：石芒生高山，如芒而节短，江西呼为折草，六七月生穗如荻。

〔时珍曰〕芒有二种，皆丛生，叶皆如茅而大，长四五尺，甚快利，伤人如锋刃。七月抽长茎，开白花成穗，如芦苇花者，芒也；五月抽短茎，开花如芒者，石芒也。并于花将放时剥其箨皮，可为绳箔草履诸物，其茎穗可为扫帚也。

**茎**

【气味】甘，平，无毒。

【主治】人畜为虎狼等伤，恐毒入内，取茎杂葛根浓煮汁服，亦生取汁服。（藏器）

煮汁服，散血。（时珍）

**败芒箔**

【主治】产妇血满腹胀痛，血渴，恶露不尽，月闭，止好血，下恶血，去鬼气疰痛癥结，酒煮服之。亦烧末，酒下。弥久着烟者佳。（藏器）

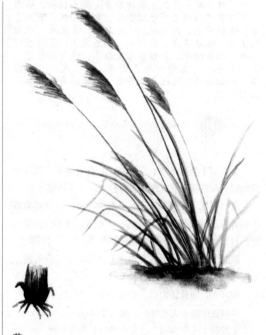

芒

# 水仙

《会编》

**■释名** 金盏银台。〔时珍曰〕此物宜卑湿处，不可缺水，故名水仙。金盏银台，花之状也。

**■集解** 〔机曰〕水仙花叶似蒜，其花香甚清。九月初栽于肥壤，则花茂盛，瘦地则无花。五月初收根，以童尿浸一宿，晒干，悬火暖处。若不移宿根更旺。

〔时珍曰〕水仙丛生下湿处。其根似蒜及薤而长，外有赤皮裹之。冬月生叶，似薤及蒜。春初抽茎，如葱头。茎头开花数朵，大如簪头，状如酒杯，五尖上承，黄心，宛然盏样，其花莹韵，其香清幽，一种千叶者，花皱，下轻黄而上淡白，不作杯状，人重之，指为真水仙，盖不然，乃一物二种尔。亦有红花者。按段成式《酉阳杂俎》云：捺祇出拂林国，根大如鸡卵，苗长三四尺，叶似蒜叶，中心抽条，茎端开花，六出，红白色，花心黄赤，不结子，冬生夏死。取花压油，涂身去风气，据此形状，与水仙仿佛，岂外国名谓不同耶？

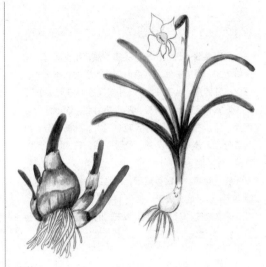

水仙

【气味】苦、微辛，滑，寒，无毒。

〔土宿真君曰〕取汁伏汞，煮雄黄，拒火。

【主治】痈肿及鱼骨硬。（时珍）

【主治】作香泽，涂身理发，去风气。又疗妇人五

心发热，同干荷叶、赤芍药等分，为末，白汤每服二钱，热自退也。（时珍）

# 杜衡

《别录》中品

**■释名** 杜葵、马蹄香、土卤、土细辛。〔恭曰〕杜衡叶似葵，形似马蹄，故俗名马蹄香。

**■集解** 〔《别录》曰〕杜衡生山谷，三月三日采根，熟洗暴干。

〔弘景曰〕根叶都似细辛，惟气小异尔。处处有之。方药少用，惟道家服之。令人身衣香。

〔恭曰〕生山之阴，水泽下湿地。叶似葵，形如马蹄。根似细辛、白前等。今俗以及己代之，谬矣。及己独茎，茎端四叶，叶间白花，殊无芳气。有毒，服之令人吐，惟疗疮痂，不可乱杜衡也。

〔颂曰〕今江淮间皆有之。春初于宿根上生苗，叶似马蹄下状，高二三寸，茎如麦葶粗细，每窠上有五七叶，或八九叶，别无枝蔓。又于茎叶间蔸内芦头上贴地生紫花，其花似见不见，暗结实如豆大，窠内有碎子，似天仙子。苗叶俱青，经霜即枯，其根成空，有似饭帚密闹，细长四五寸，粗于细辛，微黄白色，味辛，江淮俗呼为马蹄香。

〔宗奭曰〕杜衡用根似细辛，但根色白，叶如马蹄之下。市人往往以乱细辛，将二物相对，便见真伪。况细辛惟出华州者良。杜衡色黄，拳局而脆，干则作囷。

〔时珍曰〕按《土宿本草》云：杜细辛，叶圆如马蹄，紫背者良，江南、荆湖、川陕、闽广俱有之。取自然汁，可伏硫、砒，制汞。

【气味】辛，温，无毒。

【主治】风寒咳逆。作浴汤，香人衣体。（《别录》）

止气奔喘促，消痰饮，破留血，项间瘿瘤之疾。

（甄权）

下气杀虫。（时珍）

【发明】〔时珍曰〕古方吐药往往用杜衡者，非杜衡也，乃及己也。及己似细辛而有毒，吐人。昔人多以及己当杜衡，杜衡当细辛，故尔错误也。杜衡则无毒，不吐人，功虽不及细辛，而亦能散风寒，下气消痰，行水破血也。

### 附方

风寒头痛（伤风伤寒，头痛发热，初觉者）。马蹄香为末，每服一钱，热酒调下，少顷饮热茶一碗，催之出汗即愈，名香汗散。（王英《杏林摘要》）

饮水停滞（大热行极，及食热饼后，饮冷水过多不消，停滞在胸不利，呼吸喘息者）。杜衡三分，瓜蒂二分，人参一分，为末。汤服一钱，日二服，取吐为度。（《肘后方》）

痰气哮喘。马蹄香焙研，每服二三钱，正发时淡醋调下，少顷吐出痰涎为验。（《普济方》）

噎食膈气。马蹄香四两，为末，好酒三升，熬膏。每服二匙，好酒调下，日三服。（孙氏《集效方》）

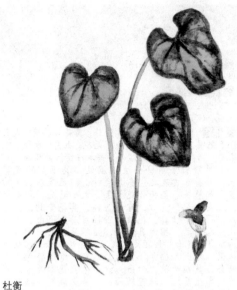

杜衡

吐血瘀聚。凡吐血后，心中不闷者必止；若烦躁闷乱刺胀者，尚有瘀血在胃，宜吐之。方同饮水停滞。

# 缩砂密

宋《开宝》

**释名** 〔时珍曰〕名义未详。藕下白蒻多蔤，取其密藏之意。此物实在根下，仁藏壳内，亦或此意欤。

**集解** 〔珣曰〕缩砂密生西海及西戎、波斯诸国。多从安东道来。

〔志曰〕生南地。苗似廉姜，子形如白豆蔻，其皮紧厚而皱，黄赤色，八月采之。

〔颂曰〕今惟岭南山泽间有之。苗茎似高良姜，高三四尺，叶青，长八九寸，阔半寸已来。三月、四月开花在根下，五六月成实，五七十枚作一穗，状似益智而圆，皮紧厚而皱，有粟纹，外有细刺，黄赤色。皮间细子一团，八隔，可四十余粒，如大黍米，外微黑色，内白而香，似白豆蔻仁。七月、八月采之。辛香可调食味，及蜜煎糖缠用。

【气味】辛，温，涩，无毒。

【主治】虚劳冷泻，宿食不消，赤白泄痢，腹中虚痛下气。（《开宝》）

主冷气腹痛，止休息气痢劳损，消化水谷，温暖脾胃。（甄权）

上气咳嗽，奔豚鬼疰，惊痫邪气。（藏器）

一切气，霍乱转筋，能起酒香味。（《大明》）

和中行气，止痛安胎。（杨士瀛）

治脾胃气结滞不散。（元素）

补肺醒脾，养胃益肾，理元气，通滞气，散寒饮胀痞，噎膈呕吐，止女子崩中，除咽喉口齿浮热。化铜铁骨哽。（时珍）

【发明】〔时珍曰〕按韩悆《医通》云：肾恶燥。以辛润之。缩砂仁之辛，以润肾燥。又云：缩砂属土，主醒脾调胃，引诸药归宿丹田。香而能窜，和合五脏冲和之气，如天地以土为冲和之气，故补肾药用同地黄丸蒸，取其达下之旨也。又化骨食草木药及方士炼三黄皆用之，不知其性何以能制此物也？

## 附方

冷滑下痢（不禁，虚羸）。用缩砂仁熬为末，以羊子肝薄切掺之，瓦上焙干为末，入二姜末等分，饭丸梧子大，每服四十丸，白汤下，日二服。又方：缩砂仁、炮附子、干姜、厚朴、陈橘皮等分，为末，饭丸梧子大。每服四十丸，米饮下，日二服。（并《药性论》）

大便泻血（三代相传者）。缩砂仁为末，米饮热服二钱，以愈为度。（《十便良方》）

小儿脱肛。缩砂去皮为末，以猪腰子一片，批开擦末在内，缚定，煮熟与儿食，次服白矾丸。如气逆肿喘者，不治。（《保幼大全》）

遍身肿满（阴亦肿者）。用缩砂仁、土狗一个，等分，研，和老酒服之。（《直指方》）

痰气膈胀。砂仁捣碎，以萝卜汁浸透，焙干为末。每服一二钱，食远沸汤服。（《简便方》）

上气咳逆。砂仁（洗净，炒研）、生姜（连皮）等分，捣烂，热酒食远泡服。（《简便方》）

子痫昏冒。缩砂和皮炒黑，热酒调下二钱。不饮者，米饮下。此方安胎止痛皆效，不可尽述。（温隐居方）

妊娠胎动（偶因所触，或跌坠伤损，致胎不安，痛不可忍者）。缩砂熨斗内炒热，去皮用仁，捣碎。每服二钱，热酒调下。须臾觉腹中胎动处极热，即胎已安矣。神效。（孙尚药方）

妇人血崩。新缩砂仁，新瓦焙研末，米饮服三

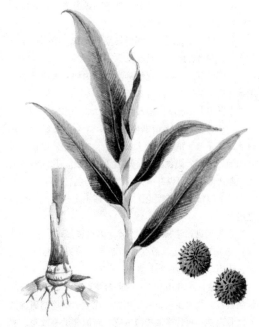

缩砂密

钱。（《妇人良方》）

热拥咽痛。缩砂壳为末，水服一钱。（戴原礼方）

牙齿疼痛。缩砂常嚼之良。（《直指方》）

口吻生疮。缩砂壳煅研，擦之即愈。此蔡医博秘方也。（黎居士《简易方》）

鱼骨入咽。缩砂、甘草等分，为末。绵裹含之咽汁，当随痰出矣。（王璆《百一选方》）

# 当归

《本经》中品

**释名**　乾归、山蕲、白蕲。〔颂曰〕按《尔雅》：薜，山蕲。又云：薜，白蕲。薜音百。蕲即古芹字。〔时珍曰〕当归本非芹类，特以花叶似芹，故得芹名。古人娶妻为嗣续也，当归调血为女人要药，有思夫之意，故有当归之名。

**集解**　〔时珍曰〕今陕、蜀、秦州、汶州诸处人多栽莳为货。以秦归头圆尾多色紫气香肥润者，名马尾归，最胜他处；头大尾粗色白坚枯者，为镵头归，止宜入发散药尔。

【气味】苦，温，无毒。

【主治】咳逆上气，温疟寒热洗洗在皮肤中，妇人漏下绝子，诸恶疮疡金疮，煮汁饮之。（《本经》）

温中止痛，除客血内塞，中风痓汗不出，湿痹中恶，客气虚冷，补五脏，生肌肉。（《别录》）

止呕逆，虚劳寒热，下痢腹痛齿痛，女人沥血腰痛，崩中，补诸不足。（甄权）

治一切风、一切血，补一切劳，破恶血，养新血，及症癖、肠胃冷。(《大明》)

治头痛，心腹诸痛，润肠胃筋骨皮肤，治痈疽，排脓止痛，和血补血。(时珍)

主瘘癖嗜卧，足下热而痛。冲脉为病，气逆里急。带脉为病，腹痛，腰溶溶如坐水中。(好古)

【发明】〔权曰〕患人虚冷者，加而用之。

〔承曰〕世俗多谓惟能治血，而《金匮》、《外台》、《千金》诸方皆为大补不足、决取立效之药。古方用治妇人产后恶血上冲，取效无急于此。凡气血昏乱者，服之即定。可以补虚，备产后要药也。

〔宗奭曰〕《药性论》补女子诸不足一说，尽当归之用矣。

〔成无己曰〕脉者血之府，诸血皆属心。凡通脉者，必先补心益血。故张仲景治手足厥寒、脉细欲绝者，用当归之苦温以助心血。

〔元素曰〕其用有三：一心经本药，二和血，三治诸病夜甚。凡血受病，必须用之。血壅而不流则痛，当归之甘温能和血，辛温能散内寒，苦温能助心散寒，使气血各有所归。

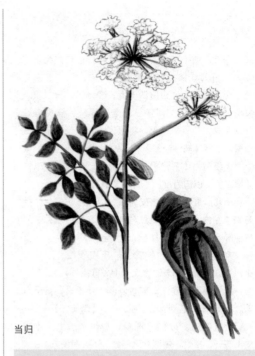

当归

### 附方

小便出血。当归四两（剉），酒三升，煮取一升，

顿服。(《肘后方》)

妇人百病（诸虚不足者）。当归四两，地黄二两，为末，蜜丸梧子大。每食前，米饮下十五丸。(太医支法存方)

# 木香

《本经》上品

■ **释名** 蜜香、青木香。〔时珍曰〕木香，草类也。本名蜜香，因其香气如蜜也。缘沉香中有蜜香，遂讹此为木香尔。

■ **集解** 〔时珍曰〕木香，南方诸地皆有。《一统志》云：叶类丝瓜，冬月取根，晒干。

【气味】辛，温，无毒。

【主治】邪气，辟毒疫温鬼，强志，主淋露。久服不梦寤魇寐。(《本经》)

消毒，杀鬼精物，温疟蛊毒，气劣气不足，肌中偏寒，引药之精。(《别录》)

治心腹一切气，膀胱冷痛，呕逆反胃，霍乱泄泻痢疾，健脾消食，安胎。(《大明》)

九种心痛，积年冷气，痃癖症块胀痛，壅气上冲，烦闷羸劣，女人血气刺心，痛不可忍，末酒服

之。(甄权)

散滞气，调诸气，和胃气，泄肺气。(元素)

行肝经气。煨熟，实大肠。(震亨)

治冲脉为病，逆气里急，主脬渗小便秘。(好古)

【发明】〔弘景曰〕青木香，大秦国人以疗毒肿、消恶气有验。今惟制蛀虫丸用之。常以煮汁沐浴大佳。

〔宗奭曰〕木香专泄决胸腹间滞塞冷气，他则次之。得橘皮、肉豆蔻、生姜相佐使绝佳，效尤速。

〔元素曰〕木香除肺中滞气。若治中下二焦气结滞，及不转运，须用槟榔为使。

〔震亨曰〕调气用木香，其味辛，气能上升，如气

郁不达者宜之。若阴火冲上者，则反助火邪，当用黄蘖、知母，而少以木香佐之。

〔好古曰〕《本草》云：主气劣，气不足，补也；通壅气，导一切气，破也。安胎，健脾胃，补也；除痃癖症块，破也。其不同如此。洁古张氏但言调气，不言补也。

〔机曰〕与补药为佐则补，与泄药为君则泄也。

〔权曰〕《隋书》言樊子盖为武威太守，车驾入吐谷浑，子盖以彼多瘴气，献青木香以御雾露之邪。

### 附方

气滞腰痛。青木香、乳香各二钱，酒浸，饭上蒸，均以酒调服。（《圣惠方》）

腋臭阴湿（凡腋下、阴下湿臭，或作疮）。青木香以好醋浸，夹于腋下、阴下。为末敷之。（《外台秘要》）

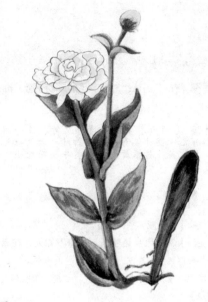

木香

# 白前

《别录》中品

**释名**　石蓝、嗽药。〔时珍曰〕名义未详。

**集解**　〔弘景曰〕白前出近道，根似细辛而大，色白不柔易折，气嗽方多用之。

根

【气味】甘，微温，无毒。

【主治】胸胁逆气，咳嗽上气，呼吸欲绝。（《别录》）
主一切气，肺气烦闷，贲豚肾气。（《大明》）
降气下痰。（时珍）

【发明】〔宗奭曰〕白前能保定肺气，治嗽多用，以温药相佐使尤佳。

〔时珍曰〕白前色白而味微辛甘，手太阴药也。长于降气，肺气壅实而有痰者宜之。若虚而长哽气者，不可用也。张仲景治嗽而脉沉，泽漆汤中亦用之。其方见《金匮要略》，药多不录。

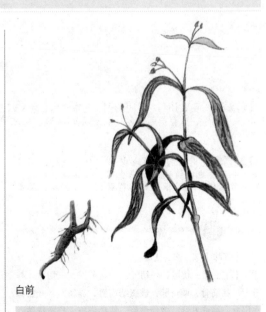

白前

### 附方

久嗽唾血。白前、桔梗、桑白皮三两（炒），甘草

一两（炙），水六升，煮一升，分三服。忌猪肉、菘菜。（《外台》）

# 白薇

**■ 释名** 薇草、白幕、春草。〔时珍曰〕微，细也。其根细而白也。

**■ 集解** 〔颂曰〕今陕西诸郡及舒、滁、润、辽州亦有之。茎叶俱青，颇类柳叶。六、七月开花，八月结实。其根黄白色，类牛膝而短小，今人八月采之。

**【气味】**苦、咸、平，无毒。

**【主治】**暴中风身热肢满，忽忽不知人，狂惑邪气，寒热酸疼，温疟洗洗，发作有时。（《本经》）

疗伤中淋露，下水气，利阴气，益精。久服利人。（《别录》）

风温灼热多眠，及热淋遗尿，金疮出血。（时珍）

**【发明】**〔时珍曰〕白薇古人多用，后世罕能知之。按张仲景治妇人产中虚烦呕逆，安中益气，竹皮丸方中，用白薇同桂枝各一分，竹皮、石膏各三分，甘草七分，枣肉为大丸，每以饮化一丸服。云有热者倍白薇，则白薇性寒，乃阳明经药也。徐之才《药对》言：白薇恶大枣，而此又以枣为丸，盖恐诸药寒凉伤脾胃尔。

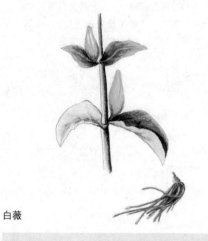

白薇

**附方**

妇人遗尿（不拘胎前产后）。白薇、芍药各一两，为末。酒服方寸匕，日三服。（《千金方》）

# 芎䓖

**■ 释名** 胡芎、川芎。〔时珍曰〕芎本作营，名义未详。或云：人头穹窿穷高，天之象也。此药上行，专治头脑诸疾，故有芎䓖之名。以胡戎者为佳，故曰胡芎。

**■ 集解** 〔时珍曰〕蜀地少寒，人多栽莳，深秋茎叶亦不萎也。清明后宿根生苗，分其枝横埋之，则节节生根。八月根下始结芎䓖，乃可掘取，蒸暴货之。

**【气味】**辛，温，无毒。

**【主治】**一切风，一切气，一切劳损，一切血。补五劳，壮筋骨，调众脉，破癥结宿血，养新血，吐血鼻血溺血，脑痈发背，瘰疬瘿赘，痔瘘疮疥，长肉排脓，消瘀血。（《大明》）

燥湿，止泻痢，行气开郁。（时珍）

**【发明】**〔元素曰〕川芎上行头目，下行血海，故清神及四物汤皆用之。能散肝经之风，治少阳厥阴经头痛，及血虚头痛之圣药也。其用有四：为少阳引经，一也；诸经头痛，二也；助清阳之气，三也；去湿气在头，四也。

〔时珍曰〕芎䓖，血中气药也。肝苦急，以辛补之，故血虚者宜之。《左传》言麦麴、鞠穷御湿，治河鱼腹疾。予治湿泻每加二味，其应如响也。血痢已通而痛不止者，乃阴亏气郁，药中加芎为佐。气行血调，其病立止。此皆医学妙旨，圆机之士，始可语之。

〔宗奭曰〕沈括《笔谈》云：一族子旧服芎䓖，

医郑叔熊见之云：芎䓖不可久服，多令人暴死。后族子果无疾而卒。又朝士张子通之妻，病脑风，服芎䓖甚久，一旦暴亡。皆目见者。此皆单服既久，则走散真气。若使他药佐使，又不久服，中病便已，则焉能至此哉？

〔虞抟曰〕骨蒸多汗，及气弱之人，不可久服。其性辛散，令真气走泄，而阴愈虚也。

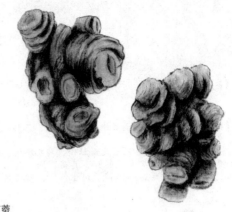
芎䓖

### 附方

崩中下血（昼夜不止）。用芎䓖一两，清酒一大盏，煎取五分，徐徐进之。（《千金方》）

# 芍药

《本经》中品

■ 释名 将离、犁食、白术、余容。〔时珍曰〕芍药，犹绰约也。绰约，美好貌。此草花容绰约，故以为名。

■ 集解 〔时珍曰〕昔人言洛阳牡丹、扬州芍药甲天下。今药中所用，亦多取扬州者。

根

【气味】苦，平，无毒。

【主治】通顺血脉，缓中，散恶血，逐贼血，去水气，利膀胱大小肠，消痈肿，时行寒热，中恶腹痛腰痛。（《别录》）

治脏腑壅气，强五脏，补肾气，治时疾骨热，妇人血闭不通，能蚀脓。（甄权）

女人一切病，胎前产后诸疾，治风补劳，退热除烦益气，惊狂头痛，目赤明目，肠风泻血痔瘘，发背疮疥。（《大明》）

止下痢腹痛后重。（时珍）

【发明】〔元素曰〕白补赤散，泻肝补脾胃。酒浸行经，止中部腹痛。与姜同用，温经散湿通塞，利腹中痛，胃气不通。白芍入脾经补中焦，乃下利必用之药。盖泻利皆太阴病，故不可缺此。得炙甘草为佐，治腹中痛，夏月少加黄芩，恶寒加桂，此仲景神方也。其用凡六：安脾经，一也；治腹痛，二也；收胃气，三也；止泻痢，四也；和血脉，五也；固腠理，六也。

〔时珍曰〕白芍药益脾，能于土中泻木。赤芍药散邪，能行血中之滞。《日华子》言赤补气，白治血，欠

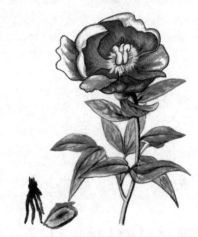
芍药

审矣。产后肝血已虚，不可更泻，故禁之。酸寒之药多矣，何独避芍药耶？以此颂曰张仲景治伤寒多用芍药，以其主寒热、利小便故也。

### 附方

赤白带下（年深月久不瘥者）。取白芍药三两，并干姜半两，剉熬令黄，捣末。空心水饮服二钱匕，日再服。《广济方》：只用芍药炒黑，研末，酒服之。（《贞元广利方》）

# 徐长卿

《本经》上品

**▋释名** 别仙踪。〔时珍曰〕徐长卿，人名也，常以此药治邪病，人遂以名之。

**▋集解** 〔颂曰〕今淄齐淮泗间皆有之，三月、四月采，谓之别仙踪。
〔时珍曰〕鬼督邮、及己之乱杜衡，其功不同，苗亦不同也。徐长卿之乱鬼督邮，其苗不同，其功同也。杜衡之乱细辛，则根苗功用皆仿佛，乃弥近而大乱也。不可不审。

**【气味】**辛，温，无毒。

**【主治】**鬼物百精蛊毒，疫疾邪恶气，温疟。久服强悍轻身。（《本经》）

**【发明】**〔时珍曰〕《抱朴子》言：上古辟瘟疫有徐长卿散，良效。今人不知用此。

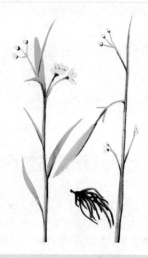

徐长卿

### 附方

小便关格。徐长卿汤：治气壅关格不通，小便淋结，脐下妨闷。徐长卿（炙）半两，茅根三分，

木通、冬葵子一两，滑石二两，槟榔一分，瞿麦穗半两，每服五钱，水煎，入朴硝一钱，温服，日二服。（《圣惠方》）

# 荜茇

宋《开宝》

**▋释名** 荜拨。〔时珍曰〕荜拨当作荜茇，出《南方草木状》，番语也。陈藏器《本草》作毕勃，《扶南传》作逼拨，《大明会典》作毕茇。又段成式《酉阳杂俎》云：摩伽陀国呼为荜拨梨，拂林国呼为阿梨诃陀。

**▋集解** 〔恭曰〕荜拨生波斯国。丛生，茎叶似蒟酱，其子紧细，味辛烈于蒟酱。胡人将来，入食味用也。
〔颂曰〕今岭南特有之，多生竹林内。正月发苗作丛，高三四尺，其茎如箸。叶青圆如蕺菜，阔二三寸如桑，面光而厚。三月开花白色在表。七月结子如小指大，长二寸已来，青黑色，类椹子而长。九月收采，灰杀曝干。南人爱其辛香，或取叶生茹之。复有舶上来者，更辛香。

**【气味】**辛，大温，无毒。

**【主治】**温中下气，补腰脚，杀腥气，消食，除胃冷，阴疝痃癖。（藏器）

霍乱冷气，心痛血气。（《大明》）

水泻虚痢，呕逆醋心，产后泄痢，与阿魏和合良。

得诃子、人参、桂心、干姜，治脏腑虚冷肠鸣泄痢，神效。（李珣）

治头痛鼻渊牙痛。（时珍）

**【发明】**〔颂曰〕按《唐太宗实录》云：贞观中，上以气痢久未瘥，服名医药不应，因诏访其方。有卫士进黄牛乳煎荜茇方，御用有效。刘禹锡亦记其事云，后累试于虚冷者必效。

### 附方

暴泄身冷。自汗，甚则欲呕，小便清，脉微弱，

宜已寒丸治之。荜茇、肉桂各二钱半，高良姜、干姜各三钱半，为末，糊丸梧子大。每服三十丸，姜汤送下。（《和剂局方》）

冷痰恶心。荜茇一两，为末，食前用米汤服半钱。（《圣惠方》）

胃冷口酸（流清水，心下连脐痛）。用荜茇半两，厚朴姜汁（浸炙）一两，为末，入熟鲫鱼肉，研和丸绿豆大。每米饮下二十丸，立效。（余居士《选奇方》）

癖气成块（在腹不散）。用荜茇一两，大黄一两，并生为末，入麝香少许，炼蜜丸梧子大，每冷酒服三十丸。（《永类钤方》）

鼻流清涕。荜茇末吹之，有效。（《卫生易简方》）

风虫牙痛。荜茇末揩之，煎苍耳汤漱去涎。《本草全度》：用荜茇末、木鳖子肉，研膏化开，嗃鼻。《圣济总录》：用荜茇、胡椒等分，为末，化蜡丸麻子大，每以一丸塞孔中。

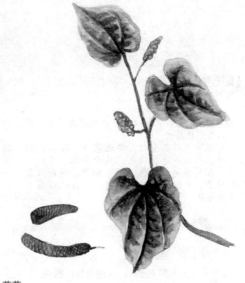

荜茇

# 藁本

■ 释名　藁茇、鬼卿。〔时珍曰〕古人香料用之，呼为藁本香。《山海经》名藁茇。

■ 集解　〔时珍曰〕江南深山中皆有之。根似芎劳而轻虚，味麻，不堪作饮也。

【气味】辛，温，无毒。

【主治】妇人疝瘕，阴中寒肿痛，腹中急，除风头痛，长肌肤，悦颜色。（《本经》）

治太阳头痛、巅顶痛，大寒犯脑，痛连齿颊。（元素）

治痈疽，排脓内塞。（时珍）

【发明】〔元素曰〕藁本乃太阳经风药，其气雄壮，寒气郁于本经，头痛必用之药。巅顶痛非此不能除。与木香同用，治雾露之清邪中于上焦。与白芷同作面脂。既治风，又治湿，亦各从其类也。

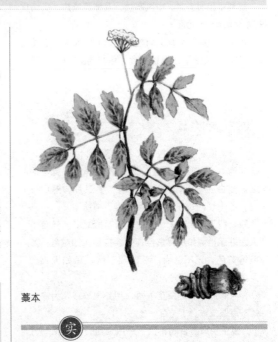

藁本

　　附方

干洗头屑。藁本、白芷等分，为末。夜擦旦梳，垢自去也。（《便民图纂》）

【主治】风邪流入四肢。（《别录》）

# 白芷

**▌释名** 白茝（音止）。〔时珍曰〕徐锴云，初生根干为茝，则白芷之义取乎此也。

**▌集解** 〔《别录》曰〕白芷生河东川谷下泽，二月、八月采根暴干。

〔颂曰〕所在有之，吴地尤多。根长尺余，粗长尺余，粗细不等，白色。枝干去地五寸以上。春生叶，相对婆娑，紫色，阔三指许。花白微黄。入伏后结子，立秋后苗枯。二月、八月采根暴干。以黄泽者为佳。

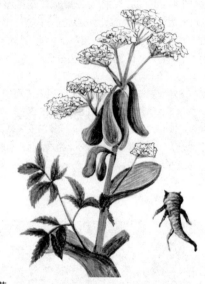

白芷

 **根**

【气味】辛，温，无毒。

【主治】女人漏下赤白，血闭阴肿，寒热，头风侵目泪出，长肌肤，润泽颜色，可作面脂。（《本经》）

疗风邪，久渴吐呕，两胁满，风痛头眩目痒。可作膏药。（《别录》）

治目赤弩肉，去面皯疵瘢，补胎漏滑落，破宿血，补新血，乳痈发背瘰疬，肠风痔瘘，疮痍疥癣，止痛排脓。（《大明》）

能蚀脓，止心腹血刺痛，女人沥血腰痛，血崩。（甄权）

解利手阳明头痛、中风寒热，及肺经风热、头面皮肤风痹燥痒。（元素）

治鼻渊鼻衄，齿痛，眉棱骨痛，大肠风秘，小便去血，妇人血风眩晕，翻胃吐食，解砒毒蛇伤，刀箭金疮。（时珍）

**附方**

一切伤寒。神白散（又名圣僧散）：治时行一切伤寒，不问阴阳轻重、老少男女孕妇，皆可服之。用白芷一两，生甘草半两，姜三片，葱白三寸，枣一枚，豉五十粒，水二碗，煎服取汗。不汗再服。病至十余日未得汗者，皆可服之。此药可卜人之好恶也。如煎得黑色，或误打翻，即难愈；如煎得黄色，无不愈者。煎时要至诚，忌妇人鸡犬见。（《卫生家宝方》）

风寒流涕。香白芷一两，荆芥穗一钱，为末，蜡茶点服二钱。（《百一选方》）

偏正头风。百药不治，一服便可，天下第一方也。香白芷（炒）二两五钱，川芎（炒）、甘草

（炒）、川乌头（半生半熟）各一两，为末。每服一钱，细茶、薄荷汤调下。（谈野翁《试效方》）

风热牙痛。香白芷一钱，朱砂五分，为末。蜜丸芡子大，频用擦牙。此乃濠州一村妇以医人者，庐州郭医云，绝胜他药也。或以白芷、吴茱萸等分，浸水漱涎。（《医林集要》）

一切眼疾。白芷、雄黄为末，炼蜜丸龙眼大，朱砂为衣。每服一丸，食后茶下，日二服。名还睛丸。（《普济方》）

盗汗不止。太平白芷一两，辰砂半两，为末。每服二钱，温酒下。屡验。（朱氏《集验方》）

脚气肿痛。白芷、芥子等分，为末，姜汁和，涂之效。（《医方摘要》）

小便气淋（结涩不通）。白芷（醋浸，焙干）二两，为末。煎木通、甘草酒调下一钱，连进二服。（《普济方》）

 **叶**

【主治】作浴汤，去尸虫。（《别录》）

浴丹毒瘾疹风瘙。（时珍）

# 蛇床

**释名**　蛇粟、墙蘼。〔时珍曰〕蛇虺喜卧于下食其子，故有蛇床、蛇粟诸名。

**集解**　〔时珍曰〕其花如碎米攒簇，其子两片合成，似莳萝子而细。

**【气味】**　苦，平，无毒。

**【主治】**　妇人阴中肿痛，男子阴痿湿痒，除痹气，利关节，癫痫恶疮。久服轻身。（《本经》）

暖丈夫阳气，助女人阴气，治腰胯酸疼，四肢顽痹，缩小便，去阴汗湿癣齿痛，赤白带下，小儿惊痫，扑损瘀血，煎汤浴大风身痒。（《大明》）

**【发明】**　〔时珍曰〕蛇床乃右肾命门、少阳三焦气分之药，《神农》列之上品，不独辅助男子，而又有益妇人。世人舍此而求补药于远域，岂非贱目贵耳乎？

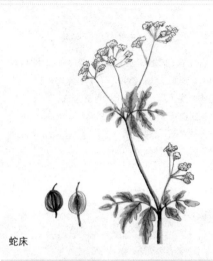

蛇床

**附方**

大肠脱肛。蛇床子、甘草各一两，为末。每服一钱，白汤下，日三服。并以蛇床末敷之。（《经验方》）

阳事不起。蛇床子、五味子、菟丝子等分，为末，蜜丸梧子大。每服三十丸，温酒下，日三服。（《千金方》）

# 牡丹

**释名**　木芍药、花王。〔时珍曰〕牡丹以色丹者为上，虽结子而根上生苗，故谓之牡丹。

**集解**　〔时珍曰〕牡丹惟取红白单瓣者入药。其千叶异品，皆人巧所致，气味不纯，不可用。

**【气味】**　辛，寒，无毒。

**【主治】**　除时气头痛，客热五劳，劳气头腰痛，风噤癫疾。（《别录》）

久服轻身益寿。（《吴普》）

治冷气，散诸痛，女子经脉不通，血沥腰痛。（甄权）

通关腠血脉，排脓，消扑损瘀血，续筋骨，除风

痹，落胎下胞，产后一切冷热血气。（《大明》）

治神志不足，无汗之骨蒸，衄血吐血。（元素）

和血生血凉血，治血中伏火，除烦热。（时珍）

**【发明】**　〔元素曰〕牡丹乃天地之精，为群花之首。叶为阳，发生也。花为阴，成实也。丹者赤色，火也。故能泻阴胞中之火。四物汤加之，治妇人骨蒸。又曰：牡丹皮入手厥阴、足少阴，故治无汗之骨蒸；地骨皮入足少阴、手少阳，故治有汗之骨蒸。神不足者手少阴，志不足者足少阴，故仲景肾气丸用之，治神志不足也。又能治肠胃积血，及吐血、衄血必用之药，故犀角地黄汤用之。

〔杲曰〕心虚，肠胃积热，心火炽甚，心气不足

者，以牡丹皮为君。

〔时珍曰〕牡丹皮治手、足少阴、厥阴四经血分伏火。盖伏火即阴火也，阴火即相火也。古方惟以此治相火，故仲景肾气丸用之。后人乃专以黄檗治相火，不知牡丹之功更胜也。此乃千载秘奥，人所不知，今为拈出。赤花者利，白花者补，人亦罕悟，宜分别之。

### 附方

癞疝偏坠（气胀不能动者）。牡丹皮、防风等分，为末，酒服二钱，甚效。（《千金方》）

金疮内漏（血不出）。牡丹皮为末，水服三指撮，立尿出血也。（《千金方》）

下部生疮（已决洞者）。牡丹末，汤服方寸匕，日三服。（《肘后方》）

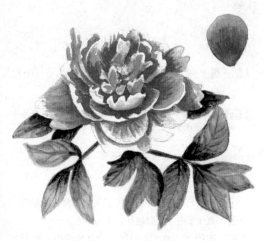

牡丹

# 荆三棱

宋《开宝》

**■ 释名** 京三棱、草三棱、鸡爪三棱、黑三棱、石三棱。〔颂曰〕三棱，叶有三棱也。生荆楚地，故名荆三棱以著其地，《开宝本草》作京者误矣。又出草三棱条，云即鸡爪三棱，生蜀地，二月、八月采之。其实一类，随形命名尔，故并见之。

**■ 集解** 〔藏器曰〕三棱总有三四种。京三棱，黄色体重，状若鲫鱼而小，又有黑三棱，状如乌梅而稍大，体轻有须，相连蔓延，作漆色，蜀人以织为器，一名蒉者，是也。疗体并同。

〔颂曰〕京三棱旧不著所出土地，今荆襄、江淮、济南、河陕间皆有之，多生浅水旁及陂泽中。春生苗，高三四尺。叶似莎草，极长，又似菱蒲叶而有三棱。五、六月抽茎，高四五尺，大如人指，有三棱如削成。茎端开花，大体皆如莎草而大，黄紫色。苗下即魁，初生成块如附子大，或有扁者，其旁有根横贯，一根则连数魁，魁上亦出苗。其魁皆扁长，如小鲫鱼，三棱也。其根末将尽一魁，未发苗，小圆如乌梅者，黑三棱也。又root之端钩曲如爪者，鸡爪三棱也。皆皮黑肌白而至轻。

〔时珍曰〕三棱多生荒废陂池湿地。春时丛生，夏秋抽高茎，茎端复生数叶，开花六七枝，花皆细碎成穗，黄紫色，中有细子。其叶茎花实俱有三棱，并与香附苗叶花实一样，但长大尔。其茎光滑三棱，如棕之叶茎。茎中有白穰，剖之织物，柔韧如藤。

**根**

【修治】〔元素曰〕入用须炮熟。

〔时珍曰〕消积须用醋浸一日，炒或煮熟焙干，入药乃良。

【气味】苦，平，无毒。

【主治】老癖症瘕，积聚结块，产后恶血血结，通月水，堕胎，止痛利气。（《开宝》）

治气胀，破积气，消扑损瘀血，妇人血脉不调，心腹痛，产后腹痛血运。（《大明》）

心膈痛，饮食不消。（元素）

通肝经积血，治疮肿坚硬。（好古）

下乳汁。（时珍）

【发明】〔好古曰〕三棱色白属金，破血中之气，肝经血分药也。三棱、莪术治积块疮硬者，乃坚者削之也。

〔志曰〕俗传昔人患症癖死，遗言令开腹取之。得病块，干硬如石，文理有五色。以为异物，削成刀柄。后因以刀刈三棱，柄消成水，乃知此药可疗症癖也。

〔时珍曰〕三棱能破气散结，故能治诸玻，其功可近于香附而力峻，故难久服。按戴原礼《证治要诀》云：有人病症癖腹胀，用三棱、莪术，以酒煨煎服之，下一黑物如鱼而愈也。

## 附方

症瘕鼓胀。三棱煎：用三棱根（切）一石，水五石，煮三石，去滓更煎，取三斗汁入锅中，重汤煎如稠糖，密器收之。每旦酒服一匕，日二服。（《千金翼方》）

疝癖气块。草三棱、荆三棱、石三棱、青橘皮、陈橘皮、木香各半两，肉豆蔻、槟榔各一两，硇砂二钱，为末。糊丸梧子大，每姜汤服三十丸。（《奇效方》）

疝癖不瘥（胁下硬如石）。京三棱一两（炮），川大黄一两，为末，醋熬成膏。每日空心生姜橘皮汤下一匙，以利下为度。（《圣惠方》）

痃气胸满（口干，肌瘦食减，或时壮热）。石三棱、京三棱、鸡爪三棱（并炮），蓬莪术三枚，槟榔一枚，青橘皮五十片（醋浸去白），陈仓米一合（醋浸淘过），巴豆五十个（去皮），同青皮、仓米炒干，去豆。为末，糊丸绿豆大。每米饮下三丸，日一服。（《圣济总录》）

反胃恶心，药食不下。京三棱（炮）一两半，丁香三分，为末。每服一钱，沸汤点服。（《圣济总录》）

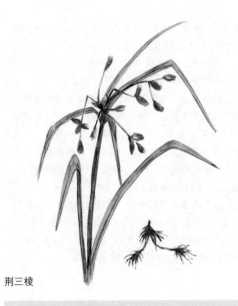
荆三棱

浑身燎疱。如棠梨状，每个出水，有石一片，如指甲大，其疱复生，抽尽肌肤肉，即不可治。用荆三棱、蓬莪术各五两，为末。分三服，酒调连进愈。（危氏《得效方》）

# 木贼

宋《嘉祐》

**释名** 〔时珍曰〕此草有节，面糙涩。治木骨者，用之磋擦则光净，犹云木之贼也。

**集解** 〔禹锡曰〕木贼出秦、陇、华、成诸郡近水地。苗长尺许，丛生。每根一干，无花叶，寸寸有节，色青，凌冬不凋。四月采之。

〔颂曰〕所在近水地有之，采无时，今用甚多。

〔时珍曰〕丛丛直上，长者二三尺，状似兔蓰苗及粽心草，而中空有节，又似麻黄茎而稍粗，无枝叶。

〔震亨曰〕木贼去节烘过，发汗至易，《本草》不曾言及。

〔时珍曰〕木贼气温，味微甘苦，中空而轻，阳中之阴，升也，浮也。与麻黄同形同性，故亦能发汗解肌，升散火郁风湿，治眼目诸血疾也。

茎

【气味】甘，微苦，无毒。

【主治】目疾，退翳膜，消积块，益肝胆，疗肠风，止痢，及妇人月水不断，崩中赤白。（《嘉祐》）

解肌，止泪止血，去风湿，疝痛，大肠脱肛。（时珍）

【发明】〔禹锡曰〕木贼得牛角腮、麝香，治休息久痢。得禹余粮、当归、芎藭，治崩中赤白。得槐蛾、桑耳，治肠风下血。得槐子、枳实，治痔疾出血。

## 附方

急喉痹塞。木贼以牛粪火烧存性，每冷水服一钱，血出即安也。（《圣惠方》）

舌硬出血。木贼煎水漱之，即止。（《圣惠方》）

血痢不止。木贼五钱，水煎温服，一日一服。（《圣惠方》）

肠痔下血（多年不止）。用木贼、枳壳各二两，干

姜一两，大黄二钱半，并于铫内炒黑存性，为末。每粟米饮服二钱，甚效也。(苏颂《图经本草》)

大肠脱肛。木贼烧存性，为末掺之，按入即止。一加龙骨。(《三因方》)

妇人血崩。血气痛不可忍，远年近日不瘥者，雷氏木贼散主之。木贼一两，香附子一两，朴硝半两，为末。每服三钱，色黑者，酒一盏煎；红赤者，水一盏煎，和滓服，日二服。脐下痛者，加乳香、没药、当归各一钱，同煎。忌生冷硬物猪鱼油腻酒面。(《医垒元戎》)

胎动不安。木贼去节、川芎等分，为末。每服三钱，水一盏，入金银一钱，煎服。(《圣济总录》)

目昏多泪。木贼(去节)、苍术(泔浸)各一两，为末。每服二钱，茶调下。或蜜丸亦可。

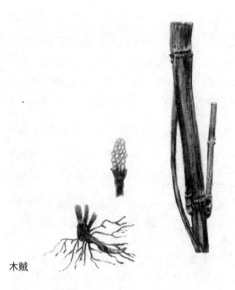

木贼

# 高良姜

《别录》中品

**释名** 蛮姜。子名红豆蔻。〔时珍曰〕陶隐居言此姜始出高良郡，故得此名。

**集解** 〔时珍曰〕按范成大《桂海志》云：红豆蔻花丛生，叶瘦如碧芦，春末始发。初开花抽一干，有大箨包之，箨拆花见。一穗数十蕊，淡红鲜妍，如桃杏花色。蕊重则下垂如葡萄，又如火齐璎珞及剪彩鸾枝之状。每蕊有心两瓣，人比之连理也。其子亦似草豆蔻。

【修治】〔时珍曰〕高良姜、红豆蔻，并宜炒过入药。亦有以姜同吴茱萸、东壁土炒过入药用者。

根

【气味】辛，大温，无毒。

【主治】暴冷，胃中冷逆，霍乱腹痛。(《别录》)

下气益声，好颜色。煮饮服之，止痢。(藏器)

治风破气，腹内久冷气痛，去风冷痹弱。(甄权)

转筋泻痢，反胃呕食，解酒毒，消宿食。(《大明》)

含块咽津，治忽然恶心，呕清水，遂巡即瘥。若口臭者，同草豆蔻为末，煎饮。(苏颂)

健脾胃，宽噎膈，破冷癖，除瘴疟。(时珍)

【发明】〔杨士瀛曰〕噎逆胃寒者，高良姜为要药，人参、茯苓佐之，为其温胃，解散胃中风邪也。

〔时珍曰〕《十全方》言：心脾冷痛，用高良姜，细

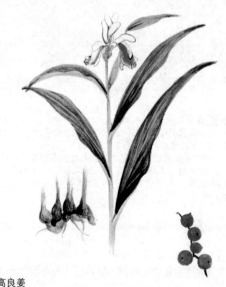

高良姜

到微炒为末，米饮服一钱，立止。太祖高皇帝御制周颠仙碑文，亦载其有验云。又秽迹佛有治心口痛方云：凡男女心口一点痛者，乃胃脘有滞或有虫也。多因怒及受寒而起，遂致终身。俗言心气痛者，非也。用高良姜以酒洗七

次焙研，香附子以醋洗七次焙研，各记收之。病因寒得，用姜末二钱，附末一钱；因怒得，用附末二钱，姜末一钱；寒怒兼有，各一钱半，以米饮加入生姜汁一匙，盐一捻，服之立止。韩飞霞《医通》书亦称其功云。

### 附方

脚气欲吐。凡患脚气人，每旦饱食，午后少食，日晚不食。若饥，可食豉粥。若觉不消，欲致霍乱者，即以高良姜一两，水三升，煮一升，顿服尽，即消。若卒无者，以母姜一两代之，清酒煎服。虽不及高良姜，亦甚效也。

养脾温胃。去冷消痰，宽胸下气，大治心脾疼及一切冷物所伤。用高良姜、干姜等分，炮研末，面糊丸梧子大，每食后橘皮汤下十五丸。妊妇勿服。（《和剂局方》）

# 大蓟、小蓟

《别录》中品

■ **释名** 虎蓟（大蓟）、猫蓟（小蓟）、马蓟、刺蓟、山牛蒡、鸡顶草、千针草、野红花。

■ **集解** 〔恭曰〕大、小蓟叶虽相似，功力有殊。大蓟生山谷，根疗痈肿；小蓟生平泽，不能消肿，而俱能破血。

〔颂曰〕小蓟处处有之，俗名青刺蓟。二月生苗，二三寸时，并根作菜，茹食甚美。四月高尺余，多刺，心中出花，头如红蓝花而青紫色，北人呼为千针草。四月采苗，九月采根，并阴干用。大蓟苗根与此相似，但肥大尔。

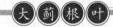

【气味】甘，温，无毒。

【主治】女子赤白沃，安胎，止吐血鼻衄，令人肥健。（《别录》）

捣根绞汁服半升，主崩中血下立瘥。（甄权）

叶：治肠痈，腹脏瘀血，作运扑损，生研，酒并小便任服。又恶疮疥癣，同盐研罨之。（《大明》）

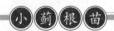

【气味】甘，温，无毒。

【主治】破宿血，生新血，暴下血，血痢，金疮出血，呕血等，绞取汁温服。作煎和糖，合金疮，及蜘蛛蛇蝎毒，服之亦佳。（藏器）

治热毒风，并胸膈烦闷，开胃下食，退热，补虚损。苗：去烦热，生研汁服。（《大明》）

【发明】〔《大明》曰〕小蓟力微，只可退热，不似大蓟能健养下气也。

〔恭曰〕大小蓟皆能破血。但大蓟兼疗痈肿，而小蓟专主血，不能消肿也。

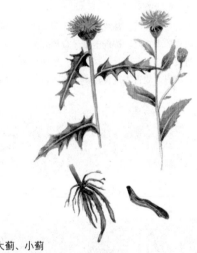

大蓟、小蓟

### 附方

心热吐血（口干）。用刺蓟叶及根，捣绞取汁，每顿服二小盏。（《圣惠方》）

卒泻鲜血。小蓟叶捣汁，温服一升。（《梅师方》）

堕胎下血。小蓟根叶、益母草五两，水三大碗，煮汁一碗，再煎至一盏，分二服，一日服尽。（《圣济总录》）

小便热淋。马蓟根捣汁服。（《圣惠方》）

鼻塞不通。小蓟一把，水二升，煮取一升，分服。（《外台秘要》）

# 益智子

宋《开宝》

**▌释名** 〔时珍曰〕脾主智，此物能益脾胃故也，与龙眼名益智义同。

**▌集解** 〔时珍曰〕按嵇含《南方草木状》云：益智，二月花，连着实，五、六月熟。其子如笔头而两头尖，长七八分，杂五味中，饮酒芬芳，亦可盐曝及作粽食。

【气味】辛，温，无毒。

【主治】遗精虚漏，小便余沥，益气安神，补不足，安三焦，调诸气。夜多小便者，取二十四枚碎，入盐同煎服，有奇验。（志）

冷气腹痛，及心气不足，梦泄赤浊，热伤心系，吐血血崩诸证。（时珍）

【发明】〔时珍曰〕益智大辛，行阳退阴之药也，三焦、命门气弱者宜之。按杨士瀛《直指方》云：心者脾之母，进食不止于和脾，火能生土，当使心药入脾胃药中，庶几相得。故古人进食药中，多用益智，土中益火也。

**附方**

心虚尿滑（及赤白二浊）。益智子仁、白茯苓、白术

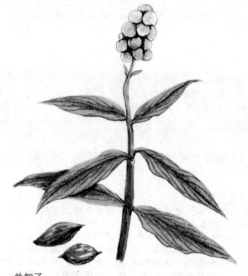

益智子

等分，为末，每服三钱，白汤调下。（《永类钤方》）

妇人崩中。益智子炒碾细，米饮入盐，服一钱。（《产宝》）

# 豆蔻

《别录》上品

**▌释名** 草豆蔻、漏蔻、草果。〔时珍曰〕按杨雄《方言》云：凡物盛多曰蔻。豆蔻之名，或取此义。豆，象形也。

**▌集解** 〔时珍曰〕草豆蔻、草果虽是一物，然微有不同。今建宁所产豆蔻，大如龙眼而形微长，其皮黄白薄而棱峭，其仁大如缩砂仁而辛香气和。滇广所产草果，长大如诃子，其皮黑厚而棱密，其子粗而辛臭，正如斑蝥之气。彼人皆用笔茶及作食料，恒用之物。广人取生草蔻入梅汁，盐渍令红，暴干荐酒，名红盐草果。其初结小者，名鹦哥舌。元朝饮膳，皆以草果为上供。南人复用一种火杨梅伪充草豆蔻，其形圆而粗，气味辛猛而不和，人亦多用之，或云即山姜实也。不可不辨。

【气味】辛，温，涩，无毒。

【主治】温中，心腹痛，呕吐，去口臭气。（《别录》）调中补胃，健脾消食，去客寒，心与胃痛。（李杲）

治瘴疠寒疟，伤暑吐下泄痢，噎膈反胃，痞满吐酸，痰饮积聚，妇人恶阻带下，除寒燥湿，开郁破气，杀鱼肉毒。制丹砂。（时珍）

【发明】〔弘景曰〕豆蔻辛烈甚香，可常食之。其五和糁中物，皆宜人。豆蔻、廉姜、枸橼、甘蕉、麂目是也。

〔震亨曰〕草豆蔻性温，能散滞气，消膈上痰。若明知身受寒邪，口食寒物，胃脘作疼，方可温散，用之如鼓应桴。或湿痰郁结成病者，亦效。若热郁者不可用，恐积温成热也。必用栀子之剂。

〔时珍曰〕豆蔻治病，取其辛热浮散，能入太阴阳明，除寒燥湿，开郁化食之力而已。南地卑下，山岚烟瘴，饮啖酸咸，脾胃常多寒湿郁滞之病。故食料必用，与之相宜。然过多亦能助脾热伤肺损目。或云：与知母同用，治瘴疟寒热，取其一阴一阳无偏胜之害。盖草果治太阴独胜之寒，知母治阳明独胜之火也。

### 附方

心腹胀满（短气）。用草豆蔻一两，去皮为末。以木瓜生姜汤，调服半钱。（《千金方》）

脾痛胀满。草果仁二个，酒煎服之。（《直指方》）

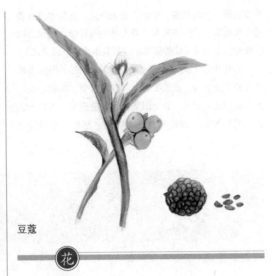

豆蔻

花

【气味】辛，热，无毒。

【主治】下气，止呕逆，除霍乱，调中补胃气，消酒毒。（《大明》）

# 补骨脂

宋《开宝》

**释名** 破故纸、婆固脂、胡韭子。〔时珍曰〕补骨脂言其功也。胡人呼为婆固脂，而俗讹为破故纸也。

**集解** 〔《大明》曰〕徐表《南州记》云：是胡韭子也。南番者色赤，广南者色绿，入药微炒用。

【气味】辛，大温，无毒。

【主治】五劳七伤，风虚冷，骨髓伤败，肾冷精流，及妇人血气堕胎。（《开宝》）

男子腰疼，膝冷囊湿，逐诸冷痹顽，止小便，腹中冷。（甄权）

兴阳事，明耳目。（《大明》）

治肾泄，通命门，暖丹田，敛精神。（时珍）

【发明】〔颂曰〕破故纸今人多以胡桃合服，此法出于唐郑相国。自叙云：予为南海节度，年七十有五。越地卑湿，伤于内外，众疾俱作，阳气衰绝，服乳石补药，百端不应。元和七年，有诃陵国舶主李摩诃，知予病状，遂传此方并药。予初疑而未服，摩诃稽首固请，遂服之。经七八日而觉应验，自尔常服，其功神效。十年二月，罢郡归京，录方传之。用破故纸十两，净择去

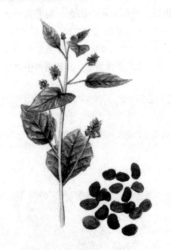

补骨脂

皮，洗过曝，捣筛令细。胡桃瓤二十两，汤浸去皮，细研如泥。即入前末，更以好蜜和，令如饴糖，瓷器盛之。旦日以暖酒二合，调药一匙服之，便以饭压。如不饮酒人，以暖热水调之，弥久则延年益气，悦心明目，

补添筋骨。但禁芸薹、羊血，余无所忌。此物本自外番随海舶而来，非中华所有。番人呼为补骨脂，语讹为破故纸也。王绍颜《续传信方》，载其事颇详，故录之。

〔时珍曰〕此方亦可作丸，温酒服之。按白飞霞《方外奇方》云：破故纸属火，收敛神明，能使心包之火与命门之火相通。故元阳坚固，骨髓充实，涩以治脱也。胡桃属木，润燥养血。血属阴，恶燥。故油以润之。佐破故纸，有木火相生之妙。故语云：破故纸无胡桃，犹水母之无虾也。

### 附方

牙痛日久。肾虚也。补骨脂二两，青盐半两，炒研擦之。（《御药院方》）

# 姜黄

《唐本草》

**■释名** 蒁（音述）、宝鼎香。

**■集解** 〔恭曰〕姜黄根叶都似郁金。其作之方法，与郁金同。西戎人谓之蒁。其味辛少苦多，亦与郁金同，惟花生异耳。

【气味】辛、苦，大寒，无毒。

【主治】心腹结积疰忤，下气破血，除风热，消痈肿，功力烈于郁金。（《唐本》）

治症瘕血块，通月经，治扑损瘀血，止暴风痛冷气，下食。（《大明》）

【发明】〔时珍曰〕姜黄、郁金、蒁药三物，形状功用皆相近。但郁金入心治血；而姜黄兼入脾，兼治气；蒁药则入肝，兼治气中之血，为不同尔。古方五痹汤用片子姜黄，治风寒湿气手臂痛。戴原礼《要诀》云：片子姜黄能入手臂治痛。其兼理血中之气可知。

### 附方

心痛难忍。姜黄一两，桂三两，为末。醋汤服一钱。

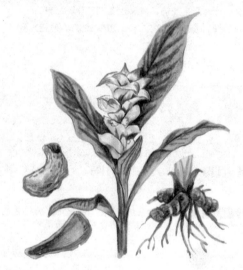

姜黄

（《经验方》）

疮癣初生。姜黄末掺之，妙。（《千金翼》）

# 郁金

《唐本草》

**■释名** 马蒁。〔时珍曰〕此根形状皆似莪术，而医马病，故名马蒁。

**■集解** 〔恭曰〕郁金生蜀地及西戎。苗似姜黄， | 花白质红，末秋出茎心而无实。其根黄赤，取四畔

子根去皮火干，马药用之，破血而补，胡人谓之马
蒁。岭南者有实似小豆蔻，不堪啖。

〔时珍曰〕郁金有二：郁金香是用花，见本条；
此用根者。其苗如姜，其根大小如指头，长者寸
许，体圆有横纹如蝉腹状，外黄内赤。人以浸水染
色，亦微有香气。

 根

【气味】辛、苦，寒，无毒。

【主治】血积下气，生肌止血，破恶血，血淋尿
血，金疮。（《唐本》）

单用，治女人宿血气心痛，冷气结聚，温醋摩服
之。亦治马胀。（甄权）

凉心。（元素）

治阳毒入胃，下血频痛。（李杲）

治血气心腹痛，产后败血冲心欲死，失心癫狂蛊
毒。（时珍）

【发明】〔震亨曰〕郁金属火、属土与水，其性
轻扬上行，治吐血衄血，唾血血腥，及经脉逆行，并
宜郁金末加韭汁、姜汁、童尿同服，其血自清。痰中
带血者，加竹沥。又鼻血上行者，郁金、韭汁加四物
汤服之。

〔时珍曰〕郁金入心及包络，治血病。《经验方》
治失心癫狂，用真郁金七两，明矾三两，为末，薄糊丸
梧子大。每服五十丸，白汤下。

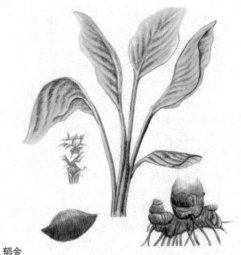

郁金

附方

自汗不止。郁金末，卧时调涂于乳上。（《集简方》）

尿血不定。郁金末一两，葱白一握，水一盏，
煎至三合，温服，日三服。（《经验方》）

痔疮肿痛。郁金末，水调涂之，即消。（《医
方摘要》）

# 藿香

宋《嘉祐》

■ 释名 兜娄婆香。〔时珍曰〕豆叶曰藿，其叶似之，故名。

■ 集解 〔禹锡曰〕按《南州异物志》云：藿香
出海边国。形如都梁，叶似水苏，可着衣服中。
嵇含《南方草木状》云：出交趾、九真、武平、
兴古诸国，吏民自种之。榛生，五六月采，日干
乃芬香。

〔颂曰〕藿者岭南多有之。人家亦多种。二月
生苗，茎梗甚密，作丛，叶似桑而小薄，六月、七
月采之。须黄色乃可收。金楼子及俞益期笺皆云：
扶南国人言：五香共是一木。其根是旃檀，节是沈
香，花是鸡舌，叶是藿香，胶是薰陆。故《本草》
以五香共条，义亦出此。今南中藿香乃是草类，与
嵇含所说正相符合。

〔时珍曰〕藿香方茎有节中虚，叶微似茄叶。
洁古、东垣惟用其叶，不用枝梗。今人并枝梗用
之，因叶多伪故耳。《唐史》云：顿逊国出藿香，
插枝便生，叶如都梁者，是也。刘欣期《交州记》
言藿香似苏合香者，谓其气相似，非谓形状也。

 枝 叶

【气味】辛，微温，无毒。

【主治】风水毒肿，去恶气。止霍乱心腹痛。（《别
录》）

助胃气，开胃口，进饮食。（元素）

温中快气，肺虚有寒，上焦壅热，饮酒口臭，煎汤
漱之。（好古）

【发明】〔杲曰〕芳香之气助脾胃，故藿香能止呕
逆，进饮食。

〔好古曰〕手、足太阴之药。故入顺气乌药散，则
补肺；入黄芪四君子汤，则补脾也。

附方

升降诸气。藿香一两，香附（炒）五两，为末，每以白汤点服一钱。（《经效济世方》）

霍乱吐泻（垂死者，服之回生）。用藿香叶、陈皮各半两，水二盏，煎一盏，温服。（《百一选方》）

冷露疮烂。藿香叶、细茶等分，烧灰，油调涂叶上贴之。（《应验方》）

暑月吐泻。滑石（炒）二两，藿香二钱半，丁香五分，为末。每服一二钱，渐米泔调服。（禹讲师《经验方》）

胎气不安（气不升降，呕吐酸水）。香附、藿香、甘草三钱，为末。每服二钱，入盐少许，沸汤调服之。（《普济》）

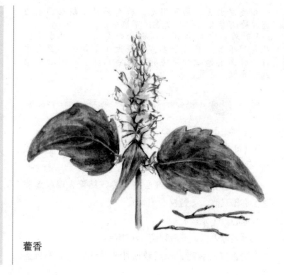

藿香

# 莎草、香附子

《别录》中品

■ 释名 雀头香、草附子。〔时珍曰〕《别录》止云莎草，不言用苗用根。后世皆用其根，名香附子，而不知莎草之名也。

■ 集解 〔时珍曰〕莎叶如老韭叶而硬，光泽有剑脊棱。五、六月中抽一茎，三棱中空，茎端复出数叶。开青花成穗如黍，中有细子。其根有须，须下结子一二枚，转相延生，子上有细黑毛，大者如羊枣而两头尖。采得燎去毛，暴干货之。

 根

【气味】甘，微寒，无毒。

【主治】除胸中热，充皮毛，久服利人，益气，长须眉。（《别录》）

治心腹中客热，膀胱间连胁下气妨，常日忧愁不乐，兼心忪者。（苏颂）

散时气寒疫，利三焦，解六郁，消饮食积聚，痰饮痞满，胕肿腹胀，脚气，止心腹肢体头目齿耳诸痛，痈疽疮疡，吐血下血尿血，妇人崩漏带下，月候不调，胎前产后百病。（时珍）

 苗及花

【主治】丈夫心肺中虚风及客热，膀胱连胁下时有气妨，皮肤瘙痒瘾疹，饮食不多，日渐瘦损，常有忧愁心忪少气等证。（《天宝单方图》）

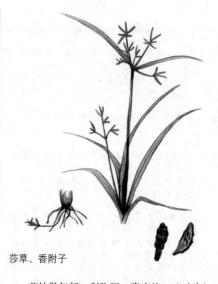

莎草、香附子

煎饮散气郁，利胸膈，降痰热。（时珍）

【发明】〔时珍曰〕香附之气平而不寒，香而能窜，其味多辛能散，微苦能降，微甘能和。乃足厥阴肝、手少阳三焦气分主药，而兼通十二经气分。生则上行胸膈，外达皮肤；熟则下走肝肾，外彻腰足。炒黑则止血，得童溲浸炒则入血分而补虚，盐水浸炒则入血分而润燥，青盐炒则补肾气，酒浸炒则行经络，醋浸炒则消积聚，姜汁炒则化痰饮。得参、术则补气，得归、芍则补血，得木香则疏滞和中，得檀香则理气醒脾，得沉香则升降诸气，得芎䓖、苍术则总解诸郁，得栀子、黄连则能降火热，得茯神则交济心肾，得茴香、破故纸则引气归元，得厚朴、半夏则决壅消胀，得紫苏、葱白则解散邪气，得三棱、莪术则消磨积块，得艾叶则治血气

暖子宫，乃气病之总司，女科之主帅也。

# 兰草

《本经》上品

**释名** 水香、香水兰、女兰、香草、燕尾香、大泽兰、兰泽草、煎泽草、省头草、都梁香、孩儿菊、千金草。〔志曰〕叶似马兰，故名兰草。其叶有岐，俗呼燕尾香。时人煮水以浴，疗风，故又名香水兰。〔藏器曰〕兰草生泽畔，妇人和油泽头，故云兰泽。

**集解** 〔《别录》曰〕兰草生太吴池泽，四月、五月采。

〔弘景曰〕方药俗人并不识用。太吴应是吴国太伯所居，故呼太吴。今东间有煎泽草，名兰香，或是此也。李当之云：是今人所种都梁香草也。泽兰亦名都梁香。

〔恭曰〕兰即兰泽香草也。圆茎紫萼，八月花白。俗名兰香，煮以洗浴。生溪涧水旁，人间亦多种之，以饰庭池。陶所引煎泽草，都梁香者是也，而不能的识。

〔时珍曰〕兰草、泽兰一类二种也。俱生水旁下湿处。二月宿根生苗成丛，紫茎素枝，赤节绿叶，叶对节生，有细齿。但以茎圆节长而叶光有歧者，为兰草；茎微方，节短而叶有毛者，为泽兰。嫩时并可接而佩之，八九月后渐老，高者三四尺，开花成穗，如鸡苏花，红白色，中有细子。

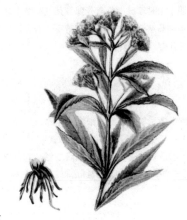

兰草

**叶**

【气味】辛，平，无毒。

【主治】利水道，杀蛊毒，辟不祥。久服益气轻身不老，通神明。（《本经》）

除胸中痰癖。（《别录》）

其气清香，生津止渴，润肌肉，治消渴胆瘅。（李杲）

煮水，浴风病。（马志）

消痈肿，调月经。煎水，解中牛马毒。（时珍）

主恶气，香泽可作膏涂发。（藏器）

【发明】〔时珍曰〕按《素问》云：五味入口，藏于脾胃，以行其精气。津液在脾，令人口甘，此肥美所发也。其气上溢，转为消渴。治之以兰，除陈气也。

王冰注云：辛能发散故也。李东垣治消渴生津饮，用兰叶，盖本于此，详见泽兰下。又此草浸油涂发，去风垢，令香润。《史记》所谓罗襦襟解，微闻香泽者是也。崔寔《四时月令》作香泽法：用清油浸兰香、藿香、鸡舌香、苜蓿叶四种，以新绵裹，浸胡麻油，和猪脂纳铜铛中，沸定，下少许青蒿，以绵幂瓶，铛嘴泻出，瓶收用之。

# 薰草、零陵香

《别录》中品

**释名** 蕙草、香草。〔时珍曰〕古者烧香草以降神，故曰薰，曰蕙。薰者熏也，蕙者和也。

**集解** 〔时珍曰〕今惟吴人栽造，货之亦广。

薰草

【气味】甘，平，无毒。

【主治】明目止泪，疗泄精，去臭恶气，伤寒头痛，上气腰痛。（《别录》）

单用，治鼻中息肉，鼻齆。（甄权）

零陵香：主恶气疰心腹痛满，下气，令体香，和诸香作汤丸用，得酒良。（《开宝》）

治血腹胀，茎叶煎酒服。（《大明》）

妇人浸油饰头，香无以加。（宗奭）

【发明】〔时珍曰〕薰草芳馨，其气辛散上达，故心腹恶气齿痛鼻塞皆用之。脾胃喜芳香，芳香可以养鼻是也。多服作喘，为能耗散真气也。

### 附方

牙齿疼痛。零陵香梗叶煎水，含漱之。（《普济方》）

妇人断产。零陵香为末，酒服二钱。每服至一两，即一年绝孕。盖血闻香即散也。（《医林集要》）

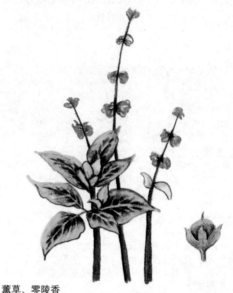

薰草、零陵香

梦遗失精。薰草汤：用薰草、人参、白术、白芍药、生地黄各二两，茯神、桂心、甘草（炙）各二两，大枣十二枚，水八升，煮三升，分二服。（《外台秘要》）

# 薄荷

《唐本草》

**释名** 蕃荷菜、南薄荷、金钱薄荷。

**集解** 〔时珍曰〕薄荷，人多栽莳。二月宿根生苗，清明前后分之。方茎赤色，其叶对生，初时形长而头圆，及长则尖。

茎叶

【气味】辛，温，无毒。

【主治】作菜久食，却肾气，辟邪毒，除劳气，令人口气香洁。煎汤洗漆疮。（思邈）

通利关节，发毒汗，去愤气，破血止痢。（甄权）

疗阴阳毒，伤寒头痛，四季宜食。（士良）

治中风失音吐痰。（《日华》）

主伤风头脑风，通关格，及小儿风涎，为要药。（苏颂）

杵汁服，去心脏风热。（孟诜）

清头目，除风热。（李杲）

利咽喉口齿诸病，治瘰疬疮疥，风瘙瘾疹。捣汁含漱，去舌苔语涩。挼叶塞鼻，止衄血。涂蜂螫蛇伤。（时珍）

【发明】〔元素曰〕薄荷辛凉，气味俱薄，浮而升，阳也。故能去高巅及皮肤风热。

〔士良曰〕薄荷能引诸药入营卫，故能发散风寒。

〔宗奭曰〕小儿惊狂壮热，须此引药。又治骨蒸热劳，用其汁与众药熬为膏。猫食薄荷则醉，物相感尔。

〔好古曰〕薄荷，手、足厥阴气分药也。能搜肝气，又主肺盛有余肩背痛，及风寒汗出。

〔时珍曰〕薄荷入手太阴、足厥阴，辛能发散，凉能清利，专于消风散热，故头痛头风眼目咽喉口齿诸病，小儿惊热及瘰疬疮疥，为要药。戴原礼氏治猫咬，取其汁涂之有效，盖取其相制也。

〔陆农师曰〕薄荷，猫之酒也。犬，虎之酒也。桑葚，鸠之酒也。茵草，鱼之酒也。昝殷《食医心镜》云：薄荷煎豉汤暖酒和饮，煎茶生食，并宜。盖菜之有益者也。

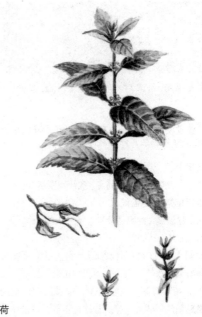

薄荷

### 附方

清上化痰（利咽膈，治风热）。以薄荷末，炼蜜丸芡子大，每噙一丸。白砂糖和之亦可。（《简便单方》）

风气瘙痒。用大薄荷、蝉蜕等分，为末。每温酒调服一钱。（《永类钤方》）

瘰疬结核（或破未破）。以新薄荷二斤（取汁），皂荚一挺（水浸去皮，捣取汁）。同于银石器内熬膏，入连翘末半两，连白青皮、陈皮、黑牵牛（半生半炒）各一两，皂荚仁一两半，同捣和，丸梧子大。每服三十丸，煎连翘汤下。（《济生方》）

衄血不止。薄荷汁滴之。或以干者水煮，绵裹塞鼻。（许学士《本事方》）

# 苦荞

《别录》下品

■集解　〔《别录》曰〕苦荞处处有之，伧人取茎生食之。

〔保昇曰〕所在下湿地有之，茎圆无刺，可生啖，子若猫蓟。五月五日采苗，暴干。

〔恭曰〕今人以为漏卢，非也。

〔时珍曰〕《尔雅》：钩，芺。即此苦荞也。荞大如拇指，中空，茎头有苔似蓟，初生可食。许慎《说文》言江南人食之下气。今浙东人清明节采其嫩苗食之，云一年不生疮疥。亦捣汁和米为食，其色清，久留不败。《造化指南》云：苦板大者名苦藉，叶如地黄，味苦，初生有白毛，入夏抽茎有毛，开白花甚繁，结细实。其无花实者，名地胆草，汁苦如胆也。处处湿地有之。入炉火家用。

【气味】苦，微寒，无毒。

【主治】面目通身漆疮。烧灰敷之，亦可生食。（《别录》）

烧灰疗金疮，甚验。（弘景）

治丹毒。（《大明》）

煎汤洗痔，甚验。（汪颖）

下气解热。（时珍）

# 香薷

**释名** 香菜、香茸、香菜。〔时珍曰〕薷,本作菜。《玉篇》云,菜菜苏之类,是也。其气香,其叶柔,故以名之。

**集解** 〔时珍曰〕香薷有野生,有家莳。中州人三月种之,呼为香菜,以充蔬品。

【气味】辛,微温,无毒。

【主治】去热风。卒转筋者,煮汁顿服半升,即止。为末水服,止鼻衄。(孟诜)

下气,除烦热,疗呕逆冷气。(《大明》)

主脚气寒热。(时珍)

【发明】〔时珍曰〕世医治暑病,以香薷饮为首药。然暑有乘凉饮冷,致阳气为阴邪所遏,遂病头痛,发热恶寒,烦躁口渴,或吐或泻,或霍乱者。宜用此药,以发越阳气,散水和脾。若饮食不节,劳役作衰之人,伤暑大热大渴,汗泄如雨,烦躁喘促,或泻或吐者,乃劳倦内伤之证,必用东垣清暑益气汤、人参白虎汤之类,以泻火益元可也。若用香薷之药,是重虚其表,而又济之以热矣。盖香薷乃夏月解表之药,如冬月之用麻黄,气虚者尤不可多服。

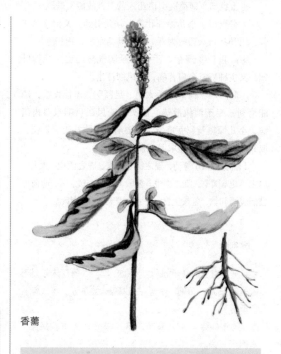

香薷

**附方**

小儿发迟。陈香薷二两,水一盏,煎汁三分,

入猪脂半两,和匀,日日涂之。(《永类钤方》)

# 泽兰

**释名** 〔时珍曰〕此草亦可为香泽,不独指其生泽旁也。齐安人呼为风药,吴普《本草》一名水香,陶氏云亦名都梁,今俗通呼为孩儿菊,则其与兰草为一物二种,尤可证矣。其根可食,故曰地笋。

**集解** 〔敩曰〕凡使须别雌雄。大泽兰茎叶皆圆,根青黄,能生血调气;与荣合小泽兰迥别,叶上斑,根头尖,能破血,通久积。

【气味】苦,微温,无毒。

【主治】产后腹痛,频产血气衰冷,成劳瘦羸,妇人血沥腰痛。(甄权)

产前产后百病,通九窍,利关节,养血气,破宿血,消症瘕,通小肠,长肌肉,消扑损瘀血,治鼻血吐血,头风目痛,妇人劳瘦,丈夫面黄。(《大明》)

【发明】〔颂曰〕泽兰,妇人方中最为急用。古人治妇人泽兰丸甚多。

〔时珍曰〕兰草、泽兰气香而温,味辛而散,阴中之阳,足太阴、厥阴经药也。脾喜芳香,肝宜辛散。脾气舒,则三焦通利而正气和;肝郁散,则营卫流行而病邪解。兰草走气道，故能利水道，除痰癖，杀蛊辟恶，而为消渴良药；泽兰走血分，故能治水肿，涂痈毒，破瘀血，消症瘕，而为妇人要药。虽是一类而功用稍殊，正如赤、白茯苓，芍药，补泻皆不同也。雷敩言，雌者调气生血，雄者破血通积，正合二兰主治。大泽兰之为兰草，尤可凭据。血生于气，故曰调气生血也。又荀子云，泽芷以鼻，谓泽兰、白芷之气，芳香通乎肺也。

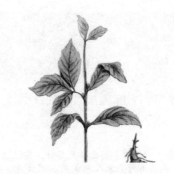

泽兰

【主治】利九窍，通血脉，排脓治血。（藏器）

止鼻洪吐血，产后心腹痛。产妇可作蔬菜食，佳。（《大明》）

子

【主治】妇人三十六疾。《千金方》承泽丸中用之。

### 附方

产后水肿（血虚浮肿）。泽兰、防己等分，为末。每服二钱，醋汤下。（张文仲《备急方》）

地笋

【气味】甘、辛，温，无毒。

# 假苏

《本经》中品

■ 释名　姜芥、荆芥。〔时珍曰〕按《吴普本草》云：假苏一名荆芥，叶似落藜而细，蜀中生噉之。

■ 集解　〔时珍曰〕荆芥原是野生，今为世用，遂多栽莳。二月布子生苗，炒食辛香。

茎穗

【气味】辛，温，无毒。

【主治】主血劳，风气壅满，背脊疼痛，虚汗，理丈夫脚气，筋骨烦疼，及阴阳毒伤寒头痛，头旋目眩，手足筋急。（士良）

产后中风身强直，研末酒服。（孟诜）

【发明】〔时珍曰〕荆芥入足厥阴经气分，其功长于祛风邪，散瘀血，破结气，消疮毒。盖厥阴乃风木也，主血，而相火寄之，故风病血病疮病为要药。

### 附方

痔漏肿痛。荆芥煮汤，日日洗之。（《简易方》）

一切疮疥。荆芥末，以地黄自然汁熬膏，和丸梧子大。每服三五十丸，茶酒任下。（《普济方》）

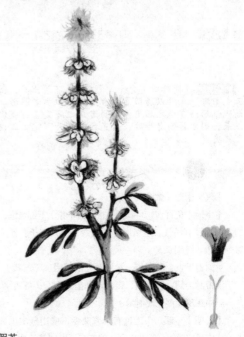

假苏

# 菊

**▌释名** 节华、日精、金蕊。〔时珍曰〕按陆佃《埤雅》云：菊本作蘜，从鞠。鞠，穷也。《月令》：九月，菊有黄华。华事至此而穷尽，故谓之蘜。

**▌集解** 〔时珍曰〕菊之品凡百种，宿根自生，茎叶花色，品品不同。宋人刘蒙泉、范致能、史正志皆有《菊谱》，亦不能尽收也。

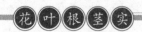

【气味】苦，平，无毒。

【主治】诸风头眩肿痛，目欲脱，泪出，皮肤死肌，恶风湿痹。久服利血气，轻身耐老延年。（《本经》）

疗腰痛去来陶陶，除胸中烦热，安肠胃，利五脉，调四肢。（《别录》）

治头目风热，风旋倒地，脑骨疼痛，身上一切游风令消散，利血脉，并无所忌。（甄权）

作枕明目，叶亦明目，生熟并可食。（《大明》）

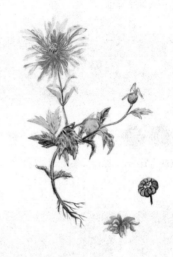

菊

# 艾

**▌释名** 冰台、医草。〔时珍曰〕陆佃《埤雅》云：《博物志》言削冰令圆，举而向日，以艾承其影则得火。则艾名冰台，其以此乎？医家用灸百病，故曰灸草。一灼谓之一壮，以壮人为法也。

**▌集解** 〔时珍曰〕艾叶，《本草》不著土产，但云生田野。宋时以汤阴复道者为佳，四明者图形。近代惟汤阴者谓之北艾，四明者谓之海艾。自成化以来，则以蕲州者为胜，用充方物，天下重之，谓之蕲艾。

【气味】苦，微温，无毒。

【主治】灸百病。可作煎，止吐血下痢，下部䘌疮，妇人漏血，利阴气，生肌肉，辟风寒，使人有子。作煎勿令见风。（《别录》）

主衄血下血，脓血痢，水煮及丸散任用。（苏恭）

治带脉为病，腹胀满，腰溶溶如坐水中。（好古）

温中逐冷除湿。（时珍）

【发明】〔颂曰〕近世有单服艾者，或用蒸木瓜和丸，或作汤空腹饮，甚补虚羸；然亦有毒发则热气冲上，

狂躁不能禁，至攻眼有疮出血者，诚不可妄服也。

〔震亨曰〕妇人无子，多由血少不能摄精。俗医谓子宫虚冷，投以辛热，或服艾叶。不知艾性至热，入火灸则气下行，入药服则气上行。《本草》止言其温，不言其热。世人喜温，率多服之，久久毒发，何尝归咎于艾哉！予考苏颂《图经》而因默有感焉。

〔时珍曰〕艾叶生则微苦太辛，熟则微辛太苦，生温熟热，纯阳也。可以取太阳真火，可以回垂绝元阳。服之则走三阴，而逐一切寒湿，转肃杀之气为融和。灸之则透诸经，而治百种病邪，起沉疴之人为康泰，其功亦大矣。

**附方**

盗汗不止。熟艾二钱，白茯神三钱，乌梅三个，

水一钟，煎八分，临卧温服。（通妙真人方）

妇人面疮（名粉花疮）。以定粉五钱，菜子油调泥碗内，用艾一二团，烧烟熏之，候烟尽，覆地上一夜，取出调搽，永无瘢痕，亦易生肉。（谈野翁《试验方》）

【气味】苦、辛，暖，无毒。

【主治】明目，疗一切鬼气。（甄权）

壮阳，助水脏腰膝，及暖子宫。（《大明》）

【发明】〔诜曰〕艾子和干姜等分，为末，蜜丸梧子大。空心每服三十丸，以饭三五匙压之，日再服。治百恶气，其鬼神速走出。田野之人，与此甚相宜也。

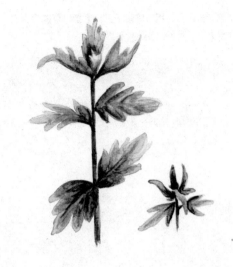

艾

# 茵陈蒿

《本经》上品

■**释名** 〔藏器曰〕此虽蒿类，经冬不死，更因旧苗而生，故名因陈，后加蒿字耳。〔时珍曰〕按张揖《广雅》及吴普《本草》并作因尘，不知何义？

■**集解** 〔时珍曰〕茵陈昔人多莳为蔬，故入药用山茵陈，所以别家茵陈也。

【气味】苦，平、微寒，无毒。

【主治】风湿寒热邪气，热结黄疸。久服轻身益气耐老。面白悦长年。白兔食之仙。（《本经》）

治通身发黄，小便不利，除头热，去伏瘕。（《别录》）

通关节，去滞热，伤寒用之。（藏器）

石茵陈：治天行时疾热狂，头痛头旋，风眼疼，瘴疟。女人症瘕，并闪损乏绝。（《大明》）

【发明】〔宗奭曰〕张仲景治伤寒热甚发黄，身面悉黄者，用之极效。一僧因伤寒后发汗不彻，有留热，面身皆黄，多热，期年不愈。医作食黄治不对，而食不减。予与此药，服五日病减三分之一，十日减三分之二，二十日病悉去。方用山茵陈、山栀子各三分，秦艽、升麻各四钱，为散。每用三钱，水四合，煎二合，去滓，食后温服，以知为度。此药以山茵陈为本，故书之。

〔王好古曰〕张仲景茵陈栀子大黄汤，治湿热也。

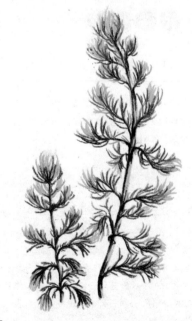

茵陈蒿

栀子柏皮汤，治燥热也。如苗涝则湿黄，苗旱则燥黄。湿则泻之，燥则润之可也。此二药治阳黄也。韩祗和、李思训治阴黄，用茵陈附子汤。大抵以茵陈为君主，而佐以大黄、附子，各随其寒热也。

茵陈羹。除大热黄疸，伤寒头痛，风热瘴疟，利小便。以茵陈细切，煮羹食之。生食亦宜。（《食医心镜》）

疬疡风病。茵陈蒿两握，水一斗五升，煮取七升。先以皂荚汤洗，次以此汤洗之，冷更作。隔日一洗，不然恐痛也。（崔行功《纂要》）

遍身黄疸。茵陈蒿一把，同生姜一块，捣烂，于胸前四肢，日日擦之。（《直指方》）

眼热赤肿。山茵陈、车前子等分。煎汤调茶调散，服数服。（《直指方》）

# 青蒿

《本经》下品

**释名** 草蒿、方溃、菣、香蒿。〔时珍曰〕《晏子》云：蒿，草之高者也。按《尔雅》诸蒿，独菣得单称为蒿，岂以诸蒿叶背皆白，而此蒿独青，异于诸蒿故耶？

**集解** 〔《别录》曰〕青蒿生华阴川泽。
〔弘景曰〕处处有之，即今青蒿，人亦取杂香菜食之。
〔颂曰〕青蒿春生苗，叶极细，可食。至夏高四五尺。秋后开细淡黄花，花下便结子，如粟米大，八、九月采子阴干。根茎子叶并入药用，干者炙作饮香尤佳。

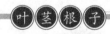

**【气味】** 苦，寒，无毒。

**【主治】** 疥瘙痂痒恶疮，杀虱，治留热在骨节间，明目。（《本经》）

**【发明】** 〔颂曰〕青蒿治骨蒸热劳为最，古方单用之。

〔时珍曰〕青蒿得春木少阳之气最早，故所主之证，皆少阳、厥阴血分之病也。

虚劳盗汗（烦热口干）。用青蒿一斤，取汁熬膏，入人参末、麦门冬末各一两，熬至可丸，丸如梧子大，每食后米饮服二十丸，名青蒿煎。（《普济方》）

疟疾寒热。用青蒿一握，水二升，捣汁服之（《肘后方》）。用五月五日天未明时采青蒿（阴干）四两，桂心一两，为末。毋发前，酒服二钱。（《仁存方》）

酒痔便血。青蒿（用叶不用茎，用茎不用叶），为末。粪前冷水，粪后水酒调服。（《永类钤方》）

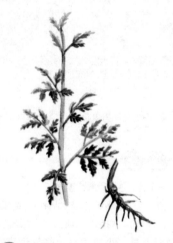

青蒿

**【气味】** 甘，冷，无毒。

**【主治】** 明目开胃，炒用。治劳瘦，壮健人小便浸用之。治恶疮疥癣风疹，煎水洗之。（《大明》）

治鬼气，为末酒服方寸匕。（孟诜）

功同叶。（时珍）

积热眼涩。三月三日或五月五日，采青蒿花或子，阴干为末，每井华水空心服二钱。久服明目，可夜看书，名青蒿散。（《十便良方》）

# 夏枯草

《本经》下品

　夕句、乃东、燕面、铁色草。〔震亨曰〕此草夏至后即枯。盖禀纯阳之气，得阴气则枯，故有是名。

**集解**　〔时珍曰〕原野间甚多，苗高一二尺许，其茎微方。叶对节生，似旋覆叶而长大，有细齿，背白多纹。

## 茎　叶

【气味】苦、辛，寒，无毒。

【主治】寒热瘰疬鼠瘘头疮，破症，散瘿结气，脚结湿痹，轻身。（《本经》）

【发明】〔震亨曰〕《本草》言夏枯草大治瘰疬，散结气。有补养厥阴血脉之功，而不言及。观其退寒热，虚者可使；若实者以行散之药佐之，外以艾灸，亦渐取效。

〔时珍曰〕黎居士《易简方》：夏枯草治目疼，用砂糖水浸一夜用，取其能解内热、缓肝火也。

### 附方

明目补肝（肝虚目睛痛，冷泪不止，筋脉痛，羞明怕日）。夏枯草半两，香附子一两，为末。每服

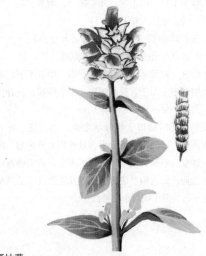

夏枯草

一钱，腊茶汤调下。（《简要济众》）

血崩不止。夏枯草为末，每服方寸匕，米饮调下。（《圣惠方》）

# 茺蔚

《本经》上品

**释名**　益母、贞蔚。〔时珍曰〕此草及子皆充盛密蔚，故名茺蔚。

**集解**　〔时珍曰〕茺蔚近水湿处甚繁。春初生苗如嫩蒿，入夏长三四尺，茎方如黄麻茎。其叶如艾叶而背青，一梗三叶，叶有尖歧。

## 子

【气味】辛、甘，微温，无毒。

【主治】明目益精，除水气，久服轻身。（《本经》）疗血逆大热，头痛心烦。（《别录》）春仁生食，补中益气，通血脉，填精髓，止渴润肺。（吴瑞）

治风解热，顺气活血，养肝益心，安魂定魄，调女人经脉，崩中带下，产后胎前诸病。久服令人有子。（时珍）

【发明】〔时珍曰〕茺蔚子味甘微辛，气温，阴中之阳，手、足厥阴经药也。白花者入气分，紫花者入血分。治妇女经脉不调，胎产一切血气诸病，妙品也，而医方鲜知用。时珍常以之同四物、香附诸药治人，获效甚多。盖包络生血，肝藏血。此物能活血补阴，故能明目益精，调经，治女人诸病也。东垣李氏言瞳子散大者，禁用茺蔚子，为其辛温主散，能助火也。当归虽辛

温，而兼苦甘，能和血，故不禁之。愚谓目得血而能视，茺蔚行血甚捷，瞳子散大，血不足也，故禁之，非助火也。血滞病目则宜之，故曰明目。

## 茎

〔《大明》曰〕苗、叶、根同功。

【气味】〔时珍曰〕茎、叶：味辛、微苦。花：味微苦、甘。根：味甘。并无毒。

【主治】瘾疹痒，可作浴汤。（《本经》）

入面药，令人光泽，治粉刺。（藏器）

活血破血，调经解毒，治胎漏产难，胎衣不下，血运血风血痛，崩中漏下，尿血泻血，疳痢痔疾，打扑内损瘀血，大便小便不通。（时珍）

【发明】〔时珍曰〕益母草之根、茎、花、叶、实，并皆入药，可同用。若治手、足厥阴血分风热，明目益精，调女人经脉，则单用茺蔚子为良。若治肿毒疮疡，消水行血，妇人胎产诸病，则宜并用为良。盖其根茎花叶专于行，而子则行中有补故也。

### 附方

产后血闭（不下者）。益母草汁一小盏，入酒

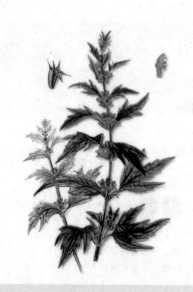

茺蔚

一合，温服。（《圣惠方》）

带下赤白。益母草花开时采，捣为末。每服二钱，食前温汤下。（《集验方》）

小便尿血。益母草捣汁，服一升立瘥。此苏澄方也。（《外台秘要》）

痔疾下血。益母草叶，捣汁饮之。（《食医心镜》）

# 红蓝花

宋《开宝》

【释名】红花、黄蓝。〔颂曰〕其花红色，叶颇似蓝，故有蓝名。

【集解】〔时珍曰〕红花二月、八月、十二月皆可以下种，雨后布子，如种麻法。初生嫩叶、苗亦可食。其叶如小蓟叶。至五月开花，如大蓟花而红色。侵晨采花捣熟，以水淘，布袋绞去黄汁又捣，以酸粟米泔清又淘，又绞袋去汁，以青蒿覆一宿，晒干，或捏成薄饼，阴干收之。入药搓碎用。其子五月收采，淘净捣碎煎汁，入醋拌蔬食，极肥美。又可为车脂及烛。

## 花

【气味】辛，温，无毒。

【主治】产后血运口噤，腹内恶血不尽绞痛，胎死腹中，并酒煮服。亦主蛊毒。（《开宝》）

多用破留血，少用养血。（震亨）

活血润燥，止痛散肿，通经。（时珍）

【发明】〔时珍曰〕血生于心包，藏于肝，属于冲任。红花汁与之同类，故能行男子血脉，通女子经水。多则行血，少则养血。

### 附方

一切肿疾。红花熟捣取汁服，不过三服便瘥。（《外台秘要》）

喉痹壅塞（不通者）。红蓝花（捣），绞取汁一小升服之，以瘥为度。如冬月无生花，以干者浸湿绞汁煎服，极验。（《广利方》）

热病胎死。红花酒煮汁，饮二三盏。（熊氏《补遗》）

　　聤耳出水。红蓝花三钱半，枯矾五钱，为末，以绵杖缴净吹之。无花则用枝叶。（《圣惠方》）

　　噎膈拒食。端午采头次红花（无灰酒拌，焙干）、血竭（瓜子样者）等分为末，无灰酒一盏，隔汤顿热，徐咽。初服二分，次日四分，三日五分。（杨起《简便方》）

 子

【主治】天行疮痘，水吞数颗。（《开宝》）

功与花同。（苏颂）

附方

　　血气刺痛。红蓝子一升，捣碎，以无灰酒一大升拌子，暴干，重捣筛，蜜丸梧子大，空心酒下四十丸。（张仲景）

　　疮痘不出。红花子、紫草茸各半两，蝉蜕二钱半，水酒钟半，煎减半，量大小加减服。（庞安常《伤寒论》）

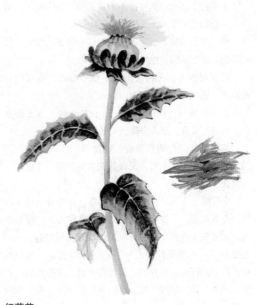

红蓝花

 苗

【主治】生捣，涂游肿。（《开宝》）

# 恶实

《别录》中品

■释名　鼠粘、牛蒡、大力子。〔时珍曰〕其实状恶而多刺钩，故名。

■集解　〔时珍曰〕牛蒡古人种子，以肥壤栽之。剪苗汋淘为蔬，取根煮曝为脯，云甚益人，今人亦罕食之。

 子

【修治】〔敩曰〕凡用拣净，以酒拌蒸，待有白霜重出，以布拭去，焙干捣粉用。

【气味】辛，平，无毒。

【主治】明目补中，除风伤。（《别录》）

风毒肿，诸瘘。（藏器）

研末浸酒，每日服三二盏，除诸风，去丹石毒，利腰脚。又食前熟挼三枚吞之，散诸结节筋骨烦热毒。（甄权）

炒研煎饮，通利小便。（孟诜）

润肺散气，利咽膈，去皮肤风，通十二经。（元素）

消斑疹毒。（时珍）

【发明】〔杲曰〕鼠黏子其用有四：治风湿瘾疹，咽喉风热，散诸肿疮疡之毒，利凝滞腰膝之气，是也。

附方

　　妇人吹乳。鼠粘二钱，麝香少许，温酒细吞下。（《袖珍方》）

　　历节肿痛。牛蒡子三两，新豆豉（炒）、羌活各一两，为末。每服二钱，白汤下。（《本事方》）

 根　茎

【气味】苦，寒，无毒。

【主治】伤寒寒热汗出，中风面肿，消渴热中，逐水。久服轻身耐老。（《别录》）

根：主牙齿痛，劳疟诸风，脚缓弱风毒，痈疽，咳嗽伤肺，肺壅疝瘕，冷气积血。（苏恭）

根：浸酒服，去风及恶疮。和叶捣碎，敷杖疮金疮，永不畏风。（藏器）

主面目烦闷，四肢不健，通十二经脉，洗五脏恶气。可常作菜食，令人身轻。（甄权）

切根如豆，拌面作饭食，消胀壅。茎叶煮汁作浴汤，去皮间习习如虫行。又入盐花生捣，揾一切肿毒。（孟诜）

【发明】〔颂曰〕根作脯食甚良。茎叶宜煮汁酿酒服。冬月采根，蒸暴入药。刘禹锡《传信方》：疗暴中风，用紧细牛蒡根，取时避风，以竹刀或荆刀刮去土，生布拭了，捣绞取汁一大升，和好蜜四大合，温分两服，得汗出便瘥。此方得之岳鄂郑中丞。郑因食热肉一顿，便中暴风。外甥卢氏为颍阳令，有此方，服，当时便瘥。

### 附方

热攻心烦（恍惚）。以牛蒡根捣汁一升，食后

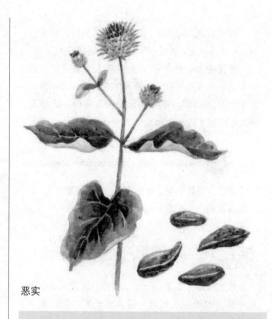
恶实

分为二服。（《食医心镜》）

老人风湿（久痹，筋挛骨痛）。服此壮肾，润皮毛，益气力。牛蒡根一升切，生地黄一升切，大豆二升炒，以绢袋盛，浸一斗酒中五六日，任性空心温服二三盏，日二服。（《集验方》）

# 刘寄奴草

《唐本草》

**释名** 金寄奴、乌藤菜。

**集解** 〔时珍曰〕刘寄奴一茎直上。叶似苍术，尖长糙涩，面深背淡。九月茎端分开数枝，一枝攒簇十朵小花，白瓣黄蕊，如小菊花状。

子苗

【修治】〔时珍曰〕茎、叶、花、子皆可用。

【气味】苦，温，无毒。

【主治】破血下胀。多服令人下痢。（苏恭）

下血止痛，治产后余疾，止金疮血，极效。（《别录》）

心腹痛，下气，水胀血气，通妇人经脉癥结，止霍乱水泻。（《大明》）

小便尿血，新者研末服。（时珍）

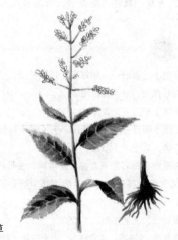
刘寄奴草

### 附方

大小便血。刘寄奴为末，茶调空心服二钱，即止。（《集简方》）

折伤瘀血（在腹内者）。刘寄奴、骨碎补、延胡索各一两，水二升，煎七合，入酒及童子小便各一合，顿温服之。（《千金方》）

汤火伤灼。刘寄奴捣末，先以糯米浆鸡翎扫上，后乃掺末。并不痛，亦无痕，大验之方。凡汤火伤，先以盐末掺之，护肉不坏，后乃掺药为妙。（《经验方》）

赤白下痢（阴阳交滞，不问赤白）。刘寄奴、乌梅、白姜等分，水煎服。赤加梅，白加姜。（艾元英《如宜方》）

# 旋覆花

《本经》下品

**释名**　金沸草、金钱花、滴滴金、盗庚、夏菊、戴椹。〔宗奭曰〕花缘繁茂，圆而覆下，故曰旋覆。

**集解**　〔时珍曰〕花状如金钱菊。水泽边生者，花小瓣单；人家栽者，花大蕊簇，盖壤瘠使然。其根细白。俗传露水滴下即生，故易繁，盖亦不然。

【气味】咸，温，有小毒。

【主治】结气胁下满，惊悸，除水，去五脏间寒热，补中下气。（《本经》）

消胸上痰结，唾如胶漆，心胁痰水，膀胱留饮，风气湿痹，皮间死肉，目中眵䁾，利大肠，通血脉，益色泽。（《别录》）

主水肿，逐大腹，开胃，止呕逆不下食。（甄权）

消坚软痞，治噫气。（好古）

【发明】〔颂曰〕张仲景治伤寒汗下后，心下痞坚，噫气不除，有七物旋覆代赭汤；杂治妇人，有三物旋覆汤。胡洽居士治痰饮在两胁胀满，有旋覆花丸，用之尤多。

〔成无己曰〕硬则气坚，旋覆之咸，以软痞坚也。

〔震亨曰〕寇宗奭言其行痰水去头目风，亦走散之药。病人涉虚者，不宜多服，冷利大肠，宜戒之。

〔时珍曰〕旋覆乃手太阴肺、手阳明大肠药也。所治诸病，其功只在行水下气通血脉尔。

### 附方

中风壅滞。旋覆花，洗净焙研，炼蜜丸梧子大。夜卧以茶汤下五丸至七丸、十丸。（《经验方》）

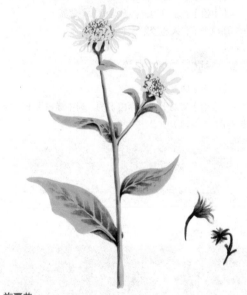

旋覆花

月蚀耳疮。旋覆花烧研，羊脂和涂之。（《集简方》）

【主治】敷金疮，止血。（《大明》）

治疔疮肿毒。（时珍）

【主治】风湿。（《别录》）

# 鸡冠

宋《嘉祐》

**▊释名** 〔时珍曰〕以花状命名。

**▊集解** 〔时珍曰〕鸡冠处处有之。三月生苗，六、七月梢间开花，有红、白、黄三色。其穗圆长而尖者，俨如青葙之穗；扁卷而平者，俨如雄鸡之冠。

**【气味】**甘，凉，无毒。

**【主治】**疮痔及血病。（时珍）

**【气味】**甘，凉，无毒。

**【主治】**止肠风泻血，赤白痢。（藏器）

崩中带下，入药炒用。（《大明》）

**【气味】**同上。

**【主治】**痔漏下血，赤白下痢，崩中赤白带下，分赤白用。（时珍）

### 附方

粪后下血。白鸡冠花并子炒，煎服。（《圣惠方》）

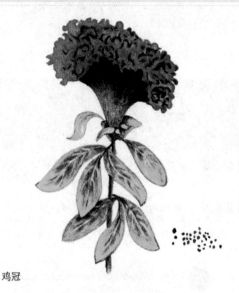

鸡冠

五痔肛肿（久不愈，变成瘘疮）。用鸡冠花、凤眼草各一两，水二碗，煎汤频洗。（《卫生宝鉴》）

经水不止。红鸡冠花一味，晒干为末。每服二钱，空心酒调下。忌鱼腥、猪肉。（孙氏《集效方》）

产后血痛。白鸡冠花，酒煎服之。（李楼《奇方》）

# 续断

《本经》上品

**▊释名** 属折、接骨、龙豆、南草。〔时珍曰〕续断、属折、接骨，皆以功命名也。

**▊集解** 〔《别录》曰〕续断生常山山谷，七月、八月采，阴干。

〔恭曰〕所在山谷皆有。今俗用者，叶似苎而茎方，根如大蓟，黄白色。陶说非也。

〔时珍曰〕续断之说不一。桐君言是蔓生，叶似荏。李当之、范汪并言是虎蓟。日华子言是大蓟，一名山牛蒡。苏恭、苏颂皆言叶似苎麻，根似大蓟，而《名医别录》复出大小蓟条，颇难依据。但自汉以来，皆以大蓟为续断，相承久矣。究其实，则二苏所云，似与桐君相符，当以为正。今人所用，以川中来，色赤而瘦，折之有烟尘起者为良焉。

**【修治】**〔斅曰〕凡采得根，横切锉之，又去向里硬筋，以酒浸一伏时，焙干，入药用。

**【气味】**苦，微温，无毒。

**【主治】**伤寒，补不足，金疮痈疡折跌，续筋骨，妇人乳难。久服益气力。（《本经》）

妇人崩中漏血，金疮血内漏，止痛生肌肉，及踠伤

恶血腰痛，关节缓急。（《别录》）

去诸温毒，通宣血脉。（甄权）

助气，补五劳七伤，破癥结瘀血，消肿毒，肠风痔瘘，乳痈瘰疬，妇人产前后一切病，胎漏，子宫冷，面黄虚肿，缩小便，止泄精尿血。（《大明》）

【发明】〔时珍曰〕宋张叔潜秘书，知剑州时，其阁下病血痢。一医用平胃散一两，入川续断末二钱半，每服二钱，水煎服即愈。绍兴壬子，会稽时行痢疾。叔潜之子以方传人，往往有验。小儿痢服之皆效。

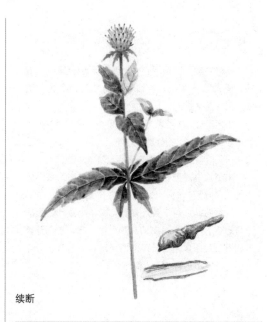

续断

### 附方

妊娠胎动（两三月堕，预宜服此）。川续断（酒浸）、杜仲（姜汁炒，去丝）各二两，为末，枣肉煮烂杵和，丸梧子大。每服三十丸，米饮下。

产后诸疾（血运，心闷烦热，厌厌气欲绝，心头硬，乍寒乍热）。续断皮一握，水三升，煎二升，分三服。如人行一里，再服。无所忌。此药救产后垂死。（《子母秘录》）

打扑伤损（闪肭骨节）。用接骨草叶捣烂罨之，立效。（《卫生易简方》）

# 苎麻

《别录》下品

■释名　〔时珍曰〕苎麻作纻，可以绩纻，故谓之纻。凡麻丝之细者为绖，粗者为纻。陶弘景云：苎即今绩苎麻是也。麻字从广，从林（音派），象屋下林麻之形。

■集解　〔时珍曰〕苎，家苎也。又有山苎，野苎也。有紫苎，叶面紫；白苎，叶面青，其背皆白。可刮洗煮食救荒，味甘美。

【气味】甘，寒，无毒。

【主治】安胎，贴热丹毒。（《别录》）

治心膈热，漏胎下血，产前后心烦，天行热疾，大渴大狂，服金石药人心热，署毒箭蛇虫咬。（《大明》）

沤苎汁，止消渴。（《别录》）

【发明】〔震亨曰〕苎根大能补阴而行滞血，方药或恶其贱，似未曾用也。

〔藏器曰〕苎性破血，将苎麻与产妇枕之，止血运。产后腹痛，以苎安腹上即止也。又蚕咬人毒入肉，取苎汁饮之。今人以苎近蚕种，则蚕不生是矣。

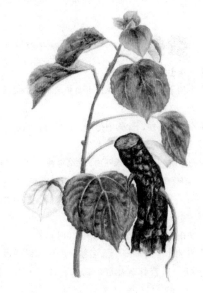

苎麻

痰哮咳嗽。苎根煅存性，为末，生豆腐蘸三五钱，食即效。未全，可以肥猪肉二三片蘸食，甚妙。（《医学正传》）

小便不通。《圣惠方》：用麻根、蛤粉各半两，为末。每服二钱，空心新汲水下。《摘玄方》：用苎根洗研，摊绢上，贴少腹连阴际，须臾即通。

小便血淋。苎根煎汤频服，大妙。亦治诸淋。（《圣惠方》）

妊娠胎动。忽下黄汁如胶，或如小豆汁，腹痛不可忍者，苎根去黑皮切二升，银一斤，水九升，煎四升。每服以水一升，入酒半升，煎一升，分作二服。一方不用银。（《梅师方》）

【气味】同根。

【主治】金疮伤折血出，瘀血。（时珍）

【发明】〔时珍曰〕苎麻叶甚散血，五月五日收取，和石灰捣作团，晒干收贮。遇有金疮折损者，研末敷之，即时血止，且易瘢也。

附方

骤然水泻（日夜不止，欲死，不拘男妇）。用五月五日采麻叶，阴干为末。每服二钱，冷水调下。勿吃热物，令人闷倒。只吃冷物。小儿半钱。（杨子建《护命方》）

# 天名精

《本经》上品

**释名** 天蔓菁、地菘、埊松、蟾蜍、活鹿草、皱面草。实名鹤虱，根名杜牛膝。

**集解** 〔保昇曰〕地菘也，小品方名天蔓菁，又名天芜菁。叶似山南菘菜，夏秋抽条，颇似薄荷，花紫白色，味辛而香。

〔别录曰〕天名精生平原川泽，五月采。

〔时珍曰〕天名精嫩苗绿色，似皱叶菘芥，微有狐气。淘净炸之，亦可食。长则起茎，开小黄花，如小野菊花。结实如同蒿，子亦相似，最粘人衣，狐气尤甚。

【气味】甘，寒，无毒。

【主治】瘀血血瘕欲死，下血止血，利小便，久服轻身耐老。（《本经》）

除小虫，去痹，除胸中结热，止烦渴，逐水，大吐下。（《别录》）

破血生肌，止鼻衄，杀三虫，除诸毒肿，丁疮瘘痔，金疮内射，身痒瘾疹不止者，揩之立已。（《唐本》）

地菘：主金疮，止血，解恶虫蛇螫毒，捣以敷之。（《开宝》）

吐痰止疟，治牙痛口紧喉痹。（时珍）

【发明】〔时珍曰〕天名精，并根苗而言也。地菘、埊松，皆言其苗叶也。鹤虱，言其子也。其功

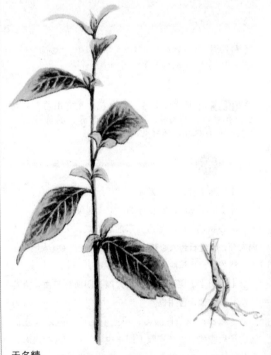

天名精

大抵只是吐痰止血杀虫解毒，故擂汁服之能止痰疟，漱之止牙疼，捼之敷蛇咬，亦治猪瘟病也。按孙天仁《集效方》云：凡男妇乳蛾喉咙肿痛，及小儿急慢惊风牙关紧急不省人事者。以鹤虱草（一名皱面草，一名母猪芥，一名杜牛膝），取根洗净捣烂，入好酒绞汁灌之，良久即苏。仍以渣敷项下，或醋调搽亦妙。朱端章《集验方》云：余被檄任淮西幕府时，牙疼大作。一刀镊人以草药一捻，汤泡少时，以手蘸汤挹痛处即定。因求其方，用之治人多效，乃皱面地菘草也，俗人讹为地葱。沈存中《笔谈》专辩地菘，其子名鹤虱，正此物也。钱季诚方：用鹤虱一枚，擢置齿中。高监方：以鹤虱煎米醋漱口，或用防风、鹤虱煎水噙漱，仍研草塞痛处，皆有效也。

附方

男女吐血。地菘，晒干为末。每服一二钱，以茅花泡汤调服，日二次。（《卫生易简》）

风毒瘰疬（赤肿）。地菘捣敷，干即易之。（《圣惠方》）

发背初起。地菘杵汁一升，日再服，瘥乃止。（《伤寒类要》）

# 芦根

《别录》下品

**释名** 苇（音伟）、葭（音加）。〔时珍曰〕按毛苌《诗疏》云：苇之初生曰葭，未秀曰芦，长成曰苇。苇者，伟大也。芦者，色卢黑也。葭者，嘉美也。

**集解** 〔恭曰〕芦根生下湿地。茎叶似竹，花若荻花，名蓬蕽。二月、八月采根，日干用。

〔时珍曰〕芦有数种：其长丈许中空皮薄色白者，葭也，芦也，苇也。短小于苇而中空皮厚色青苍者，菼也，薍也，荻也，萑也。其最短小而中实者蒹也，簾也。皆以初生、已成得名。其身皆如竹，其叶皆长如箬叶，其根入药，性味皆同。其未解叶者，古谓之紫萚。

## 根

【气味】甘，寒，无毒。

【主治】消渴客热，止小便利。（《别录》）

疗反胃呕逆不下食，胃中热，伤寒内热，弥良。（苏恭）

解大热，开胃，治噎哕不止。（甄权）

寒热时疾烦闷，泻痢人渴，孕妇心热。（《大明》）

## 笋

【气味】小苦，冷，无毒。

【主治】膈间客热，止渴，利小便，解河豚及诸鱼蟹毒。（宁原）

【发明】〔时珍曰〕按雷公《炮炙论·箅序》云：益食加觞，须煎芦、朴。注云：用逆水芦根并厚朴二味等分，煎汤服。盖芦根甘能益胃，寒能降火故也。

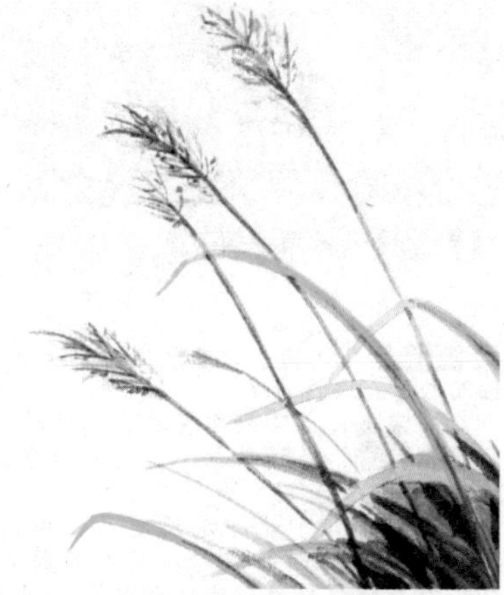

芦根

附方

骨蒸肺痿（不能食者）。苏游芦根饮主之。芦根、麦门冬、地骨皮、生姜各十两，橘皮、茯苓各五两，水二斗，煮八升，去滓，分五服，取汗乃瘥。（《外台秘要》）

反胃上气。芦根、茅根各二两，水四升，煮二升，分服。（《千金方》）

霍乱胀痛。芦根一升，生姜一升，橘皮五两，水八升，煎三升，分服。（《太平圣惠方》）

呕哕不止（厥逆者）。芦根三斤切，水煮浓汁，频饮二升。《必效》：若以童子小便煮服，不过三服愈。（《肘后方》）

粉少许，研匀，麦门冬汤服一二钱。三服可救一人。（《圣惠方》）

发背溃烂。陈芦叶为末，以葱椒汤洗净，敷之神效。（《乾坤秘韫》）

【气味】甘，寒，无毒。

【主治】霍乱呕逆，肺痈烦热，痈疽。烧灰淋汁，煎膏，蚀恶肉，去黑子。（时珍）

江中采出芦：令夫妇和同，用之有法。（藏器）

### 附方

霍乱烦渴（腹胀）。芦叶一握，水煎服。又方：芦叶五钱，糯米二钱半，竹茹一钱，水煎，入姜汁、蜜各半合，煎两沸，时时呷之。（《圣惠方》）

吐血不止。芦荻外皮烧灰，勿令白，为末，入蚌

【气味】甘，寒，无毒。

【主治】霍乱。水煮浓汁服，大验。（苏恭）

烧灰吹鼻，止衄血。亦入崩中药。（时珍）

### 附方

干霍乱病，心腹胀痛。芦蓬草一把，水煮浓汁，顿服二升。（《小品方》）

诸般血病。水芦花、红花、槐花、白鸡冠花、茅花等分，水二钟，煎一钟服。（万表《积善堂方》）

# 灯芯草

宋《开宝》

**释名** 虎须草、碧玉草。

**集解** 〔志曰〕灯芯草生江南泽地，丛生，茎圆细而长直，人将为席。

〔宗奭曰〕陕西亦有之。蒸熟待干，折取中心白穰燃灯者，是谓熟草。又有不蒸者，但生干剥取为生草。入药宜用生草。

〔时珍曰〕此即龙须之类，但龙须紧小而瓤实，此草稍粗而瓤虚白。吴人栽莳之，取瓤为灯炷，以草织席及蓑。他处野生者不多。外丹家以之伏硫、砂。雷公《炮炙论》序云：硇遇赤须，永留金鼎。注云：赤须亦呼虎须草，煮硇能住火。不知即此虎须否也？

【气味】甘，寒，无毒。

【主治】五淋，生煮服之。败席煮服，更良。（《开宝》）

泻肺，治阴窍涩不利，行水，除水肿癃闭。（元素）

治急喉痹，烧灰吹之甚捷。烧灰涂乳上，饲小儿，止夜啼。（震亨）

降心火，止血通气，散肿止渴。烧灰入轻粉、麝香，治阴疳。（时珍）

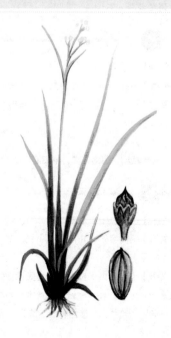

灯芯草

## 附方

破伤出血。灯芯草嚼烂敷之，立止。（《胜金方》）

衄血不止。灯芯一两，为末，入丹砂一钱，米饮，每服二钱。（《圣济总录》）

痘疮烦喘（小便不利者）。灯芯一把，鳖甲二两，水一升半，煎六合，分二服。（庞安常《伤寒论》）

夜不合眼（难睡）。灯草煎汤代茶饮，即得睡。（《集简方》）

湿热黄疸。灯草根四两，酒、水各半，入瓶内煮半日，露一夜，温服。（《集玄方》）

# 麻黄

《本经》中品

**释名**　龙沙、卑相、卑盐。〔时珍曰〕诸名殊不可解。或云其味麻，其色黄，未审然否？张揖《广雅》云：龙沙，麻黄也。狗骨，麻黄根也。不知何以分别如此？

**集解**　〔《别录》曰〕麻黄生晋地及河东，立秋采茎，阴干令青。

〔弘景曰〕今出青州、彭城、荥阳、中牟者为胜，色青而多沫。蜀中亦有，不好。

〔恭曰〕郑州鹿台及关中沙苑河旁沙洲上最多。同州沙苑既多，其青、徐者亦不复用。

〔时珍曰〕其根皮色黄赤，长者近尺。

**茎**

【气味】苦，温，无毒。

【主治】中风伤寒头痛，温疟，发表出汗，去邪热气，止咳逆上气，除寒热，破症坚积聚。（《本经》）

五脏邪气缓急，风胁痛，字乳余疾，止好睡，通腠理，解肌，泄邪恶气，消赤黑斑毒。不可多服，令人虚。（《别录》）

治身上毒风疹痹，皮肉不仁，主壮热温疫，山岚瘴气。（甄权）

通九窍，调血脉，开毛孔皮肤。（《大明》）

去营中寒邪，泄卫中风热。（元素）

散赤目肿痛，水肿风肿，产后血滞。（时珍）

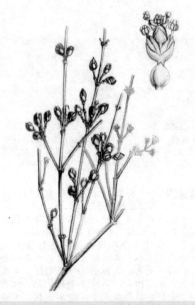

麻黄

## 附方

伤寒雪煎。麻黄十斤（去节），杏仁四升（去皮，熬），大黄一斤十三两。先以雪水五石四斗，渍麻黄于东向灶釜中。三宿后，纳大黄搅匀，桑薪煮至二石，去滓。纳杏仁同煮至六七斗，绞去滓，置铜器中。更以雪水三斗，合煎令得二斗四升，药成，丸如弹子大。有病者以沸白汤五合，研一丸服

之，立汗出。不愈，再服一丸。封药勿令泄气。（《千金方》）

风痹冷痛。麻黄（去根）五两，桂心二两，为末，酒二升，慢火熬如饧。每服一匙，热酒调下，至汗出为度。避风。（《圣惠方》）

心下悸病。半夏麻黄丸：用半夏、麻黄等分，末之，炼蜜丸小豆大。每饮服三丸，日三服。（《金匮要略》）

中风诸病。麻黄一秤（去根），以王相日、乙卯日，取东流水三石三斗，以净铛盛五七斗，先煮五沸，掠去沫，逐旋添水，尽至三五斗，漉去麻黄，

澄定，滤去滓，取清再熬至一斗，再澄再滤，取汁再熬，至升半为度，密封收之，一二年不妨。每服一二匙，热汤化下取汗。熬时要勤搅，勿令着底，恐焦了。仍忌鸡犬阴人见之。此刘守真秘方也。（《宣明方》）

 【根节】

【气味】甘，平，无毒。

【主治】止汗，夏月杂粉扑之。（弘景）

【发明】〔权曰〕麻黄根节止汗，以故竹扇杵末同扑之。又牡蛎粉、粟粉并麻黄根等分，为末，生绢袋盛贮。盗汗出，即扑，手摩之。

〔时珍曰〕麻黄发汗之气驶不能御，而根节止汗效如影响，物理之妙，不可测度如此。自汗有风湿、伤风、风温、气虚、血虚、脾虚、阴虚、胃热、痰饮、中

暑、亡阳、柔痉诸证，皆可随证加而用之。当归六黄汤加麻黄根，治盗汗尤捷。盖其性能行周身肌表，故能引诸药外至卫分而固腠理也。本草但知扑之之法，而不知服饵之功尤良也。

**附方**

盗汗不止。麻黄根、椒目等分，为末。每服一钱，无灰酒下。外以麻黄根、故蒲扇为末，扑之。（《奇效良方》）

小儿盗汗。麻黄根三分，故蒲扇灰一分，为末，以乳汁服三分，日三服。仍以干姜三分同为末，三分扑之。（《古今录验》）

虚汗无度。麻黄根、黄芪等分，为末，飞面糊作丸梧子大。每用浮麦汤下百丸，以止为度。（谈野翁《试验方》）

# 地黄

《本经》上品

**释名** 芐（音户）、芑（音起）、地髓。〔《大明》曰〕生者以水浸验之。浮者名天黄，半浮半沉者名人黄，沉者名地黄。入药沉者为佳，半沉者次之，浮者不堪。〔时珍曰〕《尔雅》云：芐，地黄。郭璞云：江东呼为芐。罗愿云：芐以沉下者为贵，故字从下。

**集解** 〔《别录》曰〕地黄生咸阳川泽黄土者佳，二月、八月采根阴干。

〔宗奭曰〕地黄叶如甘露子，花如脂麻花，但有细斑点。北人谓之牛奶子花，茎有微细短白毛。

〔时珍曰〕今人惟以怀庆地黄为上，亦各处随时兴废不同尔。其苗初生塌地，叶如山白菜而毛涩，叶面深青色，又似小芥叶而颇厚，不又丫。叶中撺茎，上有细毛。茎梢开小筒子花，红黄色。结实如小麦粒。根长四五寸，细如手指，皮赤黄色，如羊蹄根及胡萝卜根，曝干乃黑，生食作土气。俗呼其苗为婆婆奶。古人种子，今惟种根。王旻《山居录》云：地黄嫩苗，摘其旁叶作菜，甚益人。本草以二月、八月采根，殊未穷物性。八月残叶犹在，叶中精气，未尽归根。二月新苗已生，根中精气已滋于叶。不如正月、九月采者殊好，又与蒸曝相宜。《礼记》云：羊芐豕薇，则自古已食之矣。

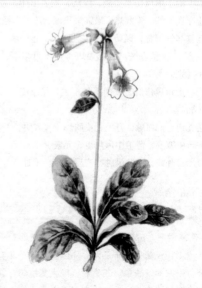

地黄

 【干地黄】

【气味】甘，寒，无毒。

【主治】伤中，逐血痹，填骨髓，长肌肉。作汤除寒热积聚，除痹，疗折跌绝筋。久服轻身不老，生者尤良。（《本经》）

主男子五劳七伤，女子伤中胞漏下血，破恶血，溺血，利大小肠，去胃中宿食，饱力断绝，补五脏内伤不足，通血脉，益气力，利耳目。（《别录》）

助心胆气，强筋骨长志，安魂定魄，治惊悸劳劣，心肺损，吐血鼻衄，妇人崩中血运。（《大明》）

产后腹痛。久服变白延年。（甄权）

凉血生血，补肾水真阴，除皮肤燥，去诸湿热。（元素）

主心病掌中热痛，脾气痿蹶嗜卧，足下热而痛。（好古）

【气味】大寒。

【主治】妇人崩中血不止，及产后血上薄心闷绝。伤身胎动下血，胎不落，堕坠踠折，瘀血留血，鼻衄吐血。皆捣饮之。（《别录》）

解诸热，通月水，利水道。捣贴心腹，能消瘀血。（甄权）

【发明】〔好古曰〕生地黄入手少阴，又为手太阳之剂，故钱仲阳泻丙火与木通同用以导赤也。诸经之血热，与他药相随，亦能治之。溺血、便血皆同。

〔权曰〕病人虚而多热者，宜加用之。

〔宗奭曰〕《本经》只言干、生二种，不言熟者。如血虚劳热，产后虚热，老人中虚燥热者，若与生干，当虑太寒，故后世改用蒸曝熟者。生熟之功殊别，不可不详。

〔时珍曰〕《本经》所谓干地黄者，乃阴干、日干、火干者，故又云生者尤良。《别录》复云生地黄者，乃新掘鲜者，故其性大寒。其熟地黄乃后人复蒸晒者。诸家本草皆指干地黄为熟地黄，虽主治证同，而凉血补血之功稍异，故今别出熟地黄一条于下。

【气味】甘、微苦、微温，无毒。

【主治】填骨髓，长肌肉，生精血，补五脏内伤不足，通血脉，利耳目，黑须发，男子五劳七伤，女子伤中胞漏，经候不调，胎产百病。（时珍）

补血气，滋肾水，益真阴，去脐腹急痛，病后胫股酸痛。（元素）

【发明】〔元素曰〕地黄生则大寒而凉血，血热者须用之；熟则微温而补血，血衰者须用之。又脐下痛属肾经，非熟地黄不能除，乃通肾之药也。

〔时珍曰〕按王硕《易简方》云：男子多阴虚，宜用熟地黄；女子多血热，宜用生地黄。又云：生地黄能生精血，天门冬引入所生之处；熟地黄能补精血，用麦门冬引入所补之处。虞抟《医学正传》云：

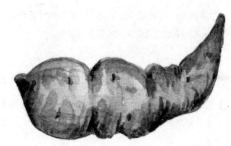

生地黄

生地黄生血，而胃气弱者服之，恐妨食；熟地黄补血，而痰饮多者服之，恐泥膈。或云：生地黄酒炒则不妨胃，熟地黄姜汁炒则不泥膈。此皆得用地黄之精微者也。

### 附方

服食法。地黄根净洗，捣绞汁，煎令稠，入白蜜更煎，令可丸，丸如梧子大。每晨温酒送下三十丸，日三服。亦可以青州枣和丸。或别以干地黄末入膏，丸服亦可，百日面如桃花，三年身轻不老。《抱朴子》云：楚文子服地黄八年，夜视有光。（《神仙方》）

地黄煎。补虚除热，治吐血唾血，取乳石，去痈疖等疾。生地黄不拘多少，三捣三压，取汁令尽，以瓦器盛之，密盖勿泄气。汤上煮减半，绞去滓，再煎如饧，丸弹子大。每温酒服一丸，日二服。（《千金方》）

男女虚损。或大病后，或积劳后，四体沉滞，骨肉酸痛，吸吸少气；或小腹拘急，腰背强痛，咽干唇燥；或饮食无味，多卧少起，久者积年，轻者百日，渐至瘦削。用生地黄二斤，面一斤，捣烂，炒干为末。每空心酒服方寸匕，日三服。忌如法。（《肘后方》）

虚劳困乏。地黄一石，取汁，酒三斗，搅匀煎收。日服。（《必效方》）

妊娠胎动。生地黄捣汁，煎沸，入鸡子白一枚，搅服。（《圣惠方》）

产后恶血（不止）。干地黄捣末，每食前热酒服一钱。连进三服。（《瑞竹堂方》）

产后烦闷（乃血气上冲）。生地黄汁、清酒各一升，相和煎沸，分二服。（《集验方》）

产后百病。地黄酒：用地黄汁渍麹二升，净秫米二斗，令发，如常酿之。至熟，封七日，取清，常服令相接。忌生冷酢滑、蒜鸡猪鱼肉一切毒物。未产先一月酿成。夏月不可造。（《千金方》）

小儿热病（壮热烦渴，头痛）。生地黄汁三合，蜜半合，和匀，时时与服。（《普济方》）

【主治】恶疮似癫，十年者，捣烂日涂，盐汤先洗。（《千金方》）

【主治】四月采，阴干捣末，水服方寸匕，日三服，功与地黄等。（苏颂）

【主治】为末服食，功同地黄。（苏颂）

肾虚腰脊痛，为末，酒服方寸匕，日三。（时珍）

### 附方

内障青盲（风赤生翳，及坠眼日久，瞳损失明）。地黄花（晒）、黑豆花（晒）、槐花（晒）各一两，为末。猪肝一具，同以水二斗，煮至上有凝脂，掠尽瓶收。每点少许，日三四次。（《圣惠方》）

# 紫菀

《本经》中品

■释名■ 青菀、紫蒨、返魂草、夜牵牛。〔时珍曰〕其根色紫而柔宛，故名。许慎《说文》作茈菀，《斗门方》谓之返魂草。

■集解■ 〔《别录》曰〕紫菀生汉中、房陵山谷及真定、邯郸。二月、三月采根，阴干。

〔弘景曰〕近道处处有之。其生布地，花紫色，本有白毛，根甚柔细。有白者名白菀，不复用。

〔《大明》曰〕形似重台，根作节，紫色润软者佳。

〔颂曰〕今耀、成、泗、寿、台、孟、诸州、兴国军皆有之。三月内布地生苗，其叶三四相连，五月、六月内开黄白紫花，结黑子。余如陶说。

〔时珍曰〕按陈自明云：紫菀以牢山所出根如北细辛者为良，沂菀以东皆有之。今人多以车前、旋复根赤土染过伪之。紫菀肺病要药，肺本自亡津液，又服走津液药，为害滋甚，不可不慎。

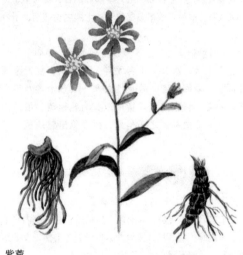

紫菀

【气味】苦，温，无毒。

【主治】咳逆上气，胸中寒热结气，去蛊毒痿蹷，安五脏。（《本经》）

疗咳唾脓血，止喘悸，五劳体虚，补不足，小儿惊痫。（《别录》）

益肺气，主息贲。（好古）

### 附方

肺伤咳嗽。紫菀五钱，水一盏，煎七分，温服，日三次。（《卫生易简方》）

久嗽不瘥。紫菀、款冬花各一两，百部半两，捣罗为末。每服三钱，姜三片，乌梅一个，煎汤调下，日二

甚佳。（《图经本草》）

小儿咳嗽（声不出者）。紫菀末、杏仁等分，入蜜同研，丸芡子大。每服一丸，五味子汤化下。（《全幼心鉴》）

吐血咳嗽（吐血后咳者）。紫菀、五味（炒）为末，蜜丸芡子大，每含化一丸。（《指南方》）

产后下血。紫菀末，水服五撮。（《圣惠方》）

妇人小便（卒不得出者）。紫菀为末，井华水服三撮，即通。小便血者，服五撮立止。（《千金方》）

# 麦门冬

**■释名** 爱韭、马韭、羊韭、禹韭、禹余粮、忍冬、忍凌、不死草、阶前草。〔时珍曰〕麦须曰虋，此草根似麦而有须，其叶如韭，凌冬不凋，故谓之麦虋冬，及有诸韭、忍冬诸名，俗作门冬，便于字也。可以服食断谷。故又有余粮、不死之称。吴普《本草》：一名仆垒，一名随脂。

**■集解** 〔《别录》曰〕麦门冬叶如韭，冬夏长生。生函谷川谷及堤坂肥土石间久废处。二月、三月、八月、十月采根，阴干。

〔普曰〕生山谷肥地，丛生，叶如韭，实青黄。采无时。

〔弘景曰〕函谷即秦关。处处有之，冬月作实如青珠，以四月采根，肥大者为好。

〔时珍曰〕古人惟用野生者。后世所用多是种莳而成。其法：四月初采根，于黑壤肥沙地栽之。每年六月、九月、十一月三次上粪及耘灌，夏至前一日取根，洗晒收之。其子亦可种，但成迟尔。浙中来者甚良，其叶似韭而多纵文且坚韧为异。

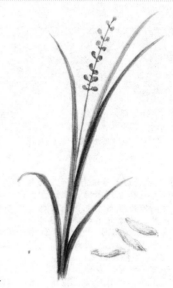

麦门冬

【气味】甘，平，无毒。

【主治】心腹结气，伤中伤饱，胃络脉绝，羸瘦短气。久服轻身不老不饥。（《本经》）

疗身重目黄，心下支满，虚劳客热，口干燥渴，止呕吐，愈痿蹶，强阴益精，消谷调中保神，定肺气，安五脏，令人肥健，美颜色，有子。（《别录》）

去心热，止烦热，寒热体劳，下痰饮。（藏器）

治五劳七伤，安魂定魄，止嗽，治肺痿吐脓，时疾热狂头痛。（《大明》）

治热毒大水，面目肢节浮肿，下水，主泄精。（甄权）

治肺中伏火，补心气不足，主血妄行，及经水枯，乳汁不下。（元素）

久服轻身明目。和车前、地黄丸服，去湿痹，变白，夜视有光。（藏器）

断谷为要药。（弘景）

【发明】〔宗奭曰〕麦门冬治肺热之功为多，其味苦，但专泄而不专收，寒多人禁服。治心肺虚热及虚劳。与地黄、阿胶、麻仁，同为润经益血、复脉通心之剂；与五味子、枸杞子，同为生脉之剂。

〔元素曰〕麦门冬治肺中伏火、脉气欲绝者，加五味子、人参三味为生脉散，补肺中元气不足。

〔时珍曰〕按赵继宗《儒医精要》云：麦门冬以地黄为使，服之令人头不白，补髓，通肾气，定喘促，令人肌体滑泽，除身上一切恶气不洁之疾，盖有君而有使也。若有君无使，是独行无功矣。此方惟火盛气壮之人服之相宜。若气弱胃寒者，必不可饵也。

## 附方

麦门冬煎。补中益心，悦颜色，安神益气，令人肥健，其力甚快。取新麦门冬根去心，捣熟绞汁，和白蜜，银器中重汤煮，搅不停手，候如饴乃成。温酒日日化服之。（《图经本草》）

劳气欲绝。麦门冬一两，甘草（炙）二两，粳米半合，枣二枚，竹叶十五片，水二升，煎一升，分三服。（《南阳活人书》）

虚劳客热。麦门冬煎汤频饮。（《本草衍义》）

吐血衄血（诸方不效者）。麦门冬（去心）一斤，捣取自然汁，入蜜二合，分作二服。即止。（《活人心统》）

衄血不止。麦门冬（去心）、生地黄各五钱，水煎服，立止。（《保命集》）

齿缝出血。麦门冬煎汤漱之。（《兰室宝鉴》）

咽喉生疮。脾肺虚热上攻也。麦门冬一两，黄连

半两，为末。炼蜜丸梧子大。每服二十丸，麦门冬汤下。（《普济方》）

乳汁不下。麦门冬去心，焙为末。每用三钱，酒磨犀角约一钱许，温热调下，不过二服便下。（熊氏《补遗》）

下痢口渴（引饮无度）。麦门冬（去心）三两，乌

梅肉二十个（细剉），以水一升，煮取七合，细细呷之。（《必效》）

男女血虚。麦门冬三斤（取汁熬成膏），生地黄三斤（取汁熬成膏），等分，一处滤过，入蜜四之一，再熬成，瓶收。每日白汤点服。忌铁器。（《医方摘要》）

# 龙葵

《唐本草》

**■释名** 苦葵、苦菜、天茄子、水茄、天泡草、老鸦酸浆草、老鸦眼睛草。〔时珍曰〕龙葵，言其性滑如葵也。苦以菜味名，茄以叶形名，天泡、老鸦眼睛皆以子形名也。与酸浆相类，故加老鸦以别之。五爪龙亦名老鸦眼睛草，败酱、苦苣并名苦菜，名同物异也。

**■集解** 〔弘景曰〕益州有苦菜，乃是苦菄。

〔颂曰〕龙葵近处亦稀，惟北方有之。北人谓之苦葵。叶圆似排风而无毛，花白色，子亦似排风子，生青熟黑，其赤者名赤珠，亦可入药。又曰：老鸦眼睛草，生江湖间。叶如茄子叶，故名天茄子。或云，即漆姑草也。漆姑即蜀羊泉，已见《本经》草部。人亦不能决识之。

〔时珍曰〕龙葵、龙珠，一类二种也，皆处处有之。四月生苗，嫩时可食，柔滑。渐高二三尺，茎大如筋，似灯笼草而无毛，叶似茄叶而小。五月以后，开小白花，五出黄蕊。结子正圆，大如五味子，上有小蒂，数颗同缀，其味酸。中有细子，亦如茄子之子。但生青熟黑者为龙葵，生青熟赤者为龙珠，功用亦相仿佛，不甚辽远。

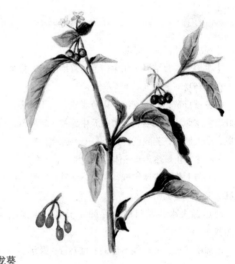

龙葵

【气味】苦、微甘，滑，寒，无毒。

【主治】食之解劳少睡，去虚热肿。（《唐本》）

治风，补益男子元气，妇人败血。（苏颂）

消热散血，压丹石毒宜食之。（时珍）

根与木通、胡荽煎汤服，通利小便。（苏颂）

## 附方

去热少睡。龙葵菜同米，煮作羹粥食之。（《食医心镜》）

【气味】同苗。

【主治】捣烂和土，敷丁肿火丹疮，良。（孟诜）

疗痈疽肿毒，跌扑伤损，消肿散血。（时珍）

## 附方

从高坠下（欲死者）。取老鸦眼睛草茎叶捣汁服，以渣敷患处。（唐瑶《经验方》）

火焰丹肿。老鸦眼睛草叶，入醋细研敷之，能消赤肿。（苏颂《图经本草》）

诸疮恶肿。老鸦眼睛草擂酒服，以渣敷之。（《普济方》）

丁肿毒疮。黑色焮肿者，乃服丹石毒也；赤色者，肉面毒也。用龙葵根一握（洗切），乳香末、黄连各三

两，杏仁六十枚，和捣作饼，厚如三钱，依疮大小敷之，觉痒即换去。痒不可忍，切勿搔动。候炊久，疮中似石榴子戢戢然，乃去药。时时以甘草汤温洗，洗后以蜡贴之。终身不得食羊血。如无龙葵，以蔓菁根代之。（《圣济总录》）

吐血不止。天茄子苗半两，人参二钱半，为末。每服二钱，新汲水下。（《圣济总录》）

多年恶疮。天茄叶贴之，或为末贴。（《救急良方》）

产后肠出（不收）。老鸦酸浆草一把，水煎，先熏后洗，收乃止。（《救急方》）

## 子

【主治】丁肿。（《唐本》）

明目轻身，甚良。（甄权）

治风，益男子元气，妇人败血。（苏颂）

---

# 萱草

宋《嘉祐》

**释名**　忘忧、疗愁、丹棘、鹿葱、鹿剑、妓女、宜男。〔时珍曰〕萱本作谖。谖，忘也。《诗》云：焉得谖草？言树之背。谓忧思不能自遣，故欲树此草，玩味以忘忧也。吴人谓之疗愁。董子云：欲忘人之忧，则赠之丹棘，一名忘忧故也。其苗烹食，气味如葱，而鹿食九种解毒之草，萱乃其一，故又名鹿葱。周处《风土记》云：怀妊妇人佩其花，则生男，故名宜男。李九华《延寿书》云：嫩苗为蔬，食之动风，令人昏然如醉，因名忘忧。此亦一说也。

**集解**　〔颂曰〕萱草处处田野有之，俗名鹿葱。五月采花，八月采根。今人多采其嫩苗及花跗作菹食。〔时珍曰〕萱宜下湿地，冬月丛生。叶如蒲、蒜辈而柔弱，新旧相代，四时青翠。五月抽茎开花，六出四垂，朝开暮蔫，至秋深乃尽，其花有红黄紫三色。结实三角，内有子大如梧子，黑而光泽。其根与麦门冬相似，最易繁衍。《南方草木状》言，广中一种水葱，状如鹿葱，其花或紫或黄，盖亦此类也。或言鹿葱花有斑文，与萱花不同时者，谬也。肥土所生，则花厚色深，有斑文，起重台，开有数月；瘠土所生，则花薄而色淡，开亦不久。嵇含《宜男花序》亦云，荆楚之士号为鹿葱，可以荐菹，尤可凭据。

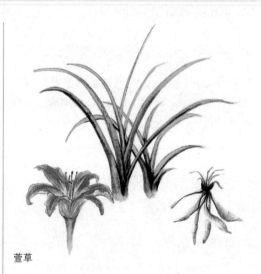

萱草

## 苗花

【气味】甘，凉，无毒。

【主治】煮食，治小便赤涩，身体烦热，除酒疸。（《大明》）

消食，利湿热。（时珍）

作菹，利胸膈，安五脏，令人好欢乐，无忧，轻身明目。（苏颂）

吹乳、乳痈肿痛，擂酒服，以滓封之。（时珍）

【发明】〔震亨曰〕萱属木，性下走阴分，一名宜男，宁无微意存焉？

## 根

【主治】沙淋，下水气，酒疸黄色遍身者，捣汁服。（藏器）

大热衄血，研汁一大盏，和生姜汁半盏，细呷之。（宗奭）

### 附方

小便不通。萱草根煎水频饮。（《杏林摘要》）

大便后血。萱草根和生姜，油炒，酒冲服。（《圣济总录》）

# 败酱

《本经》中品

**释名** 苦菜、苦蕺、泽败、鹿肠、鹿首、马草。〔弘景曰〕根作陈败豆酱气，故以为名。

**集解** 〔时珍曰〕处处原野有之。俗名苦菜，野人食之，江东人每采收储焉。春初生苗，深冬始凋。

## 根 苗

【气味】苦，平，无毒。

【主治】除痈肿浮肿结热，风痹不足，产后腹痛。（《别录》）

治血气心腹痛，破癥结，催生落胞，血运鼻衄吐血，赤白带下。赤眼障膜努肉，聤耳，疮疖疥癣丹毒，排脓补瘘。（《大明》）

【发明】〔时珍曰〕败酱乃手足阳明、厥阴药也。善排脓破血，故仲景治痈及古方妇人科皆用之。乃易得之物，而后人不知用，盖未遇识者耳。

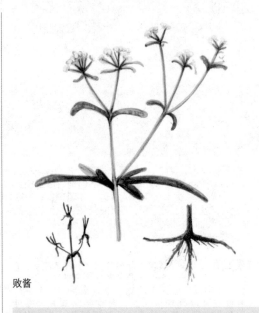

败酱

### 附方

产后腹痛（如锥刺者）。败酱草五两，水四升，煮二升，每服二合，日三服，良。（《卫生易简方》）

肠痈有脓。薏苡仁附子败酱散：用薏苡仁十分，

附子二分，败酱五分，捣为末。每以方寸匕，水二升，煎一升，顿服。小便当下。即愈。（张仲景《金匮玉函》）

# 迎春花

《纲目》

**集解** 〔时珍曰〕处处人家栽插之。丛生，高者二三尺，方茎厚叶。叶如初生小椒叶而无齿，面青背淡。对节生小枝，一枝三叶。正月初开小花，状如瑞香，花黄色，不结实。

## 叶

【气味】苦，涩，平，无毒。

【主治】肿毒恶疮，阴干研末，酒服二三钱，出汗便瘥。（《卫生易简方》）

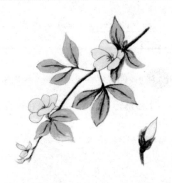

迎春花

# 款冬花

《本经》中品

**■ 释名** 款冻、颗冻、氐冬。〔时珍曰〕按《述征记》云：洛水至岁末凝厉，则款冬茂悦曾冰之中。则颗冻之名以此而得，后人讹为款冬，即款冻尔。款者至也，至冬而花也。

**■ 集解** 〔弘景曰〕第一出河北，其形如宿莼未舒者佳，其腹里有丝。次出高丽百济，其花乃似大菊花。次亦也蜀北部宕昌，而并不如。其冬月在冰下生，十二月、正月旦取之。

【气味】辛，温，无毒。

【主治】咳逆上气善喘，喉痹，诸惊痫寒热邪气。（《本经》）

消渴，喘息呼吸。（《别录》）

疗肺气心促急，热乏劳咳，连连不绝，涕唾稠粘，肺痿肺痈，吐脓血。（甄权）

润心肺，益五脏，除烦消痰，洗肝明目，及中风等疾。（《大明》）

【发明】〔颂曰〕《本经》主咳逆，古方用为温肺治嗽之最。

〔宗奭曰〕有人病嗽多日，或教然款冬花三两，于无风处以笔管吸其烟，满口则咽之，数日果效。

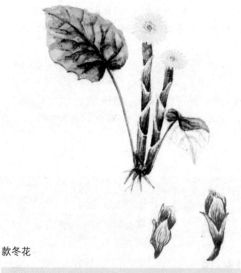

款冬花

**附方**

痰嗽带血。款冬花、百合（蒸焙）等分，为末。蜜丸龙眼大，每卧时嚼一丸，姜汤下。《济生方》

口中疳疮。款冬花、黄连等分，为细末，用唾津调成饼子。先以蛇床子煎汤漱口，乃以饼子敷之，少顷确住，其疮立消也。（杨诚《经验方》）

# 地肤

《本经》上品

**■ 释名** 地葵、地麦。

**■ 集解** 〔时珍曰〕地肤嫩苗，可作蔬茹，一科数十枝，攒簇团团直上，性最柔弱，故将老时可为帚，耐用。

子

【气味】苦，寒，无毒。

【主治】膀胱热，利小便，补中益精气。久服耳目聪明，轻身耐老。（《本经》）

去皮肤中热气，使人润泽，散恶疮疝瘕，强阴。（《别录》）

【发明】〔藏器曰〕众病皆起于虚。虚而多热者，加地肤子、甘草。

**附方**

胁下疼痛。地肤子为末，酒服方寸匕。（《寿域神方》）

## 苗叶

【气味】苦，寒，无毒。

【主治】捣汁服，主赤白痢，烧灰亦善。煎水洗目，去热暗雀盲涩痛。（《别录》）

主大肠泄泻，和气，涩肠胃，解恶疮毒。（苏颂）

煎水日服，治手足烦疼，利小便诸淋。（时珍）

【发明】〔时珍曰〕按虞抟《医学正传》云：抟兄年七十，秋间患淋，二十余日，百方不效。后得一方，取地肤草捣自然汁，服之遂通。至贱之物，有回生之功如此。

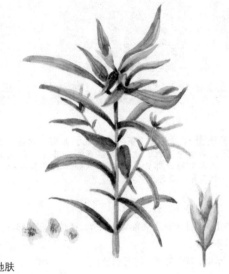

地肤

### 附方

物伤睛陷（弩肉突出）。地肤（洗去土）二两，捣绞汁，每点少许，冬月以干者煮浓汁。（《圣惠方》）

# 决明

《本经》上品

**释名** 〔时珍曰〕此马蹄决名也，以明目之功而名。又名草决明、石决明，皆同功者。

**集解** 〔时珍曰〕决明有二种：一种马蹄决明，茎高三四尺，叶大于苜蓿，而本小末参，昼开夜合，两两相贴。秋开淡黄花五出，结角如初生细豇豆，长五六寸。角中子数十粒，参差相连，状如马蹄，青绿色，入眼目药最良。一种茳芒决明，《救荒本草》所谓山扁豆是也。苗茎似马蹄决明，但叶之本小末尖，正似槐叶，夜亦不合。秋开深黄花五出，结角大如小指，长二寸许。角中子成数列，状如黄葵子而扁，其色褐，味甘滑。

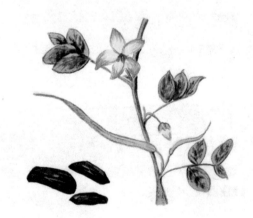

决明

## 子

【气味】咸，平，无毒。

【主治】青盲，目淫肤，赤白膜，眼赤痛泪出。久服益精光，轻身。（《本经》）

助肝气，益精。以水调末涂，消肿毒。又贴脑心，止鼻洪。作枕，治头风明目，胜于黑豆。（《日华》）

治肝热风眼赤泪，每旦取一匙捼净，空心吞之。百日后夜见物光。（甄权）

【发明】〔时珍曰〕《相感志》言：圃中种决明，蛇不敢入。丹溪朱氏言：决明解蛇毒，本于此也。王旻《山居录》言：春月种决明，叶生采食，其花阴干亦可食。切忌泡茶，多食无不患风。

### 附方

积年失明。决明子二升为末，每食后粥饮服方寸匕。（《外台秘要》）

青盲雀目。决明一升，地肤子五两，为末。米饮丸梧子大，每米饮下二三十丸。（《普济方》）

# 瞿麦

《本经》中品

**释名**　蘧麦、巨句麦、南天竺草。〔时珍曰〕按：陆佃解《韩诗外传》云：生于两旁谓之瞿。此麦之穗旁生故也。

**集解**〔时珍曰〕石竹叶似地肤叶而尖小，又似初生小竹叶而细窄，其茎纤细有节，高尺余，梢间开花。山野生者，花大如钱，红紫色。人家栽者，花稍小而妩媚，有红白粉红紫赤斑烂数色，俗呼为洛阳花。

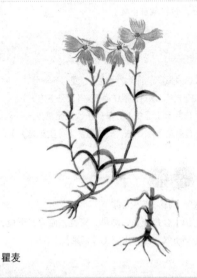

瞿麦

**穗**

【气味】苦，寒，无毒。

【主治】关格诸癃结，小便不通，出刺，决痈肿，明目去翳，破胎堕子，下闭血。（《本经》）

养肾气，逐膀胱邪逆，止霍乱，长毛发。（《别录》）

主五淋。（甄权）

月经不通，破血块排脓。（《大明》）

**叶**

【主治】痔瘘并泻血，作汤粥食。又治小儿蛔虫，及丹石药发。并眼目肿痛及肿毒，捣敷。治浸淫疮并妇人阴疮。（《大明》）

【发明】〔杲曰〕瞿麦利小便为君主之用。

### 附方

小便石淋（宜破血）。瞿麦子捣为末，酒服方寸匕，日三服，三日当下石。（《外台秘要》）

# 车前

《本经》中品

**释名**　当道、芣苢、车轮菜。〔时珍曰〕按《尔雅》云：芣苢，马舄。马舄，车前。陆机《诗疏》云：此草好生道边及牛马迹中，故有车前、当道、马舄、牛遗之名。

**集解**〔时珍曰〕王旻《山居录》：有种车前剪苗食法，则昔人常以为蔬矣。今野人犹采食之。

**子**

【气味】甘，寒，无毒。

【主治】气癃止痛，利水道小便，除湿痹。久服轻身耐老。（《本经》）

男子伤中，女子淋沥不欲食，养肺强阴益精，令人有子，明目疗赤痛。（《别录》）

去风毒，肝中风热，毒风冲眼，赤痛障翳，脑痛泪出，压丹石毒，去心胸烦热。（甄权）

养肝。（萧炳）

治妇人难产。（陆机）

【发明】〔时珍曰〕按《神仙服食经》云：车前一名地衣，雷之精也。服之形化，八月采之。今车前五月子已老，而云七八月者，地气有不同尔。唐张籍诗云：开州午月车前子，作药人皆道有神。惭愧文君怜病眼，三千里外寄闲人。观此亦以五月采开州者为良，又可见其治目之功。大抵入服食，须佐他药，如六味地黄丸之用泽泻可也。若单用则泄太过，恐非久服之物。欧阳公常得暴下病，国医不能治。夫人买市人药一贴，进之而愈。力叩其方，则车前子一味为末，米饮服二钱匕。云此药利水道而不动气，水道利则清浊分，而谷藏自止矣。

### 附方

久患内障。车前子、干地黄、麦门冬等分，为末。蜜丸如梧子大，服之。累试有效。（《圣惠方》）

风热目暗（涩痛）。车前子、宣州黄连各一两，为末。食后温酒服一钱，日二服。（《圣惠方》）

【气味】甘，寒，无毒。

【主治】金疮止血，衄鼻，瘀血，血瘕，下血，小便赤，止烦下气，除小虫。（《别录》）

### 附方

目赤作痛。车前草自然汁，调朴硝末，卧时涂

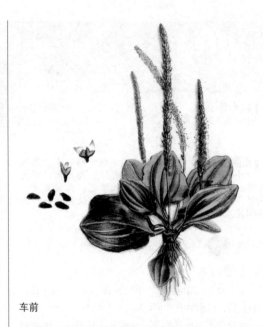

车前

眼胞上，次早洗去。（《圣济总录》）

小便不通。车前草一斤，水三升，煎取一升半，分三服。

小便尿血。车前（捣汁）五合，空心服。（《外台秘要》）

热痢不止。车前叶捣汁一盏，入蜜一合煎，温服。（《圣惠方》）

# 连翘

**释名** 连、异翘、旱莲子、兰华、三廉。根名连轺、折根。〔恭曰〕实似莲作房，翘出众草，故名。

**集解** 〔恭曰〕此物有两种：大翘，小翘。大翘生下湿地，其小翘生冈原之上。

【气味】苦，平，无毒。

【主治】通利五淋，小便不通，除心家客热。（甄权）通小肠，排脓，治疮疖，止痛，通月经。（《大明》）泻心火，除脾胃湿热，治中部血证，以为使。（震亨）

【发明】〔元素曰〕连翘之用有三：泻心经客热，一也；去上焦诸热，二也；为疮家圣药，三也。

〔好古曰〕手足少阳之药，治疮疡瘤瘿结核有神，与柴胡同功，但分气血之异尔。与鼠黏子同用治疮疡，别

有神功。

〔时珍曰〕连翘状似人心，两片合成，其中有仁甚香，乃少阴心经、厥阴包络气分主药也。诸痛痒疮皆属心火，故为十二经疮家圣药，而兼治手足少阳手阳明三经气分之热也。

### 附方

项边马刀（属少阳经）。用连翘二斤，瞿麦一斤，大黄三两，甘草半两。每用一两，以水一碗

半，煎七分，食后热服。十余日后，灸临泣穴二七壮，六十日决效。（张洁古《活法机要》）

 **翘 根**

【气味】甘、寒、平，有小毒。

【主治】下热气，益阴精，令人面悦好，明目。久服轻身耐老。（《本经》）

治伤寒瘀热欲发黄。（时珍）

【发明】〔好古曰〕此即连翘根也，能下热气。故张仲景治伤寒瘀热在里，麻黄连翘赤小豆汤用之。注云：即连翘根也。

**附方**

痈疽肿毒。连翘草及根各一升，水一斗六升，煮汁三升服取汗。（《外台秘要》）

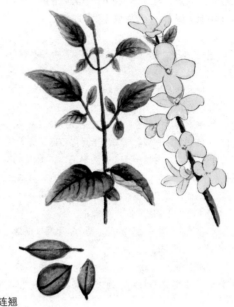

连翘

# 虎杖

《别录》中品

▌**释名** 苦杖、大虫杖、斑杖、酸杖。〔时珍曰〕杖言其茎，虎言其斑也。或云一名杜牛膝者，非也。一种斑杖似蒚头者，与此同名异物。

▌**集解**〔弘景曰〕田野甚多，状如大马蓼，茎斑而叶圆。

〔保昇曰〕所在有之。生下湿地，作树高丈余，其茎赤根黄。二月、八月采根。日干。

〔颂曰〕今出汾州、越州、滁州，处处有之。三月生苗，茎如竹笋状，上有赤斑点，初生便分枝丫。叶似小杏叶，七月开花，九月结实。南中出者，无花。皮紫黑色，破开即黄，似柳根。亦有高丈余者。《尔雅》云：蒤，虎杖。郭璞注云：似荭草而粗大，有细刺，可以染赤。

〔宗奭曰〕此草药也。《蜀本》言作木，高丈余者，非矣。大率毕似寒菊，然花叶茎蕊差大为异。仍茎叶有淡黑斑。六七月旋旋开花，至九月中方已。花片四出，其色如桃花，差大而外微深。陕西山麓水次甚多。

〔时珍曰〕其茎似红蓼，其叶圆似杏，其枝黄似柳，其花状似菊，色似桃花。合而观之，未尝不同也。

 **根**

【气味】微温。

【主治】通利月水，破留血癥结。（《别录》）

治产后血运，恶血不下，心腹胀满，排脓，主疮疖痈毒，扑损瘀血，破风毒结气。（《大明》）

烧灰，贴诸恶疮，焙研炼蜜为丸，陈米饮服，治肠痔下血。（苏颂）

研末酒服，治产后瘀血血痛，及坠扑昏闷有效。（时珍）

【发明】〔权曰〕暑月以根和甘草同煎为饮，色如琥珀可爱，甚甘美。瓶置井中，令冷澈如冰，时人呼为冷饮子，啜之且尊为茗，极解暑毒。其汁染米作糜糕益美。捣末浸酒常服，破女子经脉不通。有孕人勿服。

〔时珍曰〕孙真人《千金方》治女人月经不通，腹内积聚，虚胀雷鸣，四肢沉重，亦治丈夫积聚，有虎杖煎：取高地虎杖根，剉二斛，水二石五斗，煮取一斗半，去滓，入醇酒五升，煎如饧。每服一合，以知为度。又许学士《本事方》治男妇诸般淋疾用苦杖根洗净，剉一合，以水五盏，煎一盏，去滓，入乳香、麝香少许服之。鄞县尉耿梦得，内人患沙石淋，已十三年。

每溺痛楚不可忍，溺器中小便下沙石剥剥有声。百方不效，偶得此方服之，一夕而愈。乃予目击者。

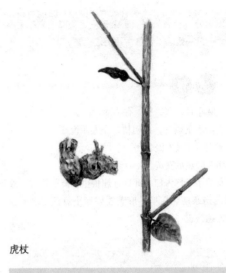

虎杖

### 附方

小便五淋。苦杖为末，每服二钱，用饭饮下。（《集验方》）

月水不利。虎杖三两，凌霄花、没药各一两，为末，热酒每服一钱。又方：治月经不通，腹大如瓮，气短欲死。虎杖一斤（去头暴干，切），土瓜根汁、牛膝汁二斗。水一斛，浸虎杖一宿，煎取二斗，入二汁，同煎如饧。每酒服一合，日再夜一，宿血当下。（《圣惠方》）

时疫流毒（攻手足，肿痛欲断）。用虎杖根剉，煮汁渍之。（《肘后方》）

气奔怪病。人忽遍身皮底混混如波浪声，痒不可忍，抓之血出不能解，为之气奔。以苦杖、人

参、青盐、细辛各一两，作一服，水煎，细饮尽便愈。（夏子益《奇疾方》）

# 蒺藜

《本经》上品

**释名** 茨、旁通、屈人、止行、升推。〔时珍曰〕蒺，疾也；藜，利也；茨，刺也。其刺伤人，甚疾而利也。屈人、止行，皆因其伤人也。

**集解** 〔时珍曰〕蒺藜叶如初生皂荚叶，整齐可爱。刺蒺藜状如赤根菜子及细菱，三角四刺，实有仁。其白蒺藜结荚长寸许，内子大如脂麻，状如羊肾而带绿色，今人谓之沙苑蒺藜。以此分别。

〔《别录》曰〕蒺藜子生冯翊平泽或道旁，七月、八月采实，暴干。

〔宗奭曰〕蒺藜有二等：一等杜蒺藜，即今之道旁布地而生者，开小黄花，结芒刺。

一种白蒺藜，出同州沙苑牧马处。子如羊内肾，大如黍粒，补肾药，今人多用。风家惟用刺蒺藜也。

【气味】苦，温，无毒。

【主治】恶血，破症瘕积聚，喉痹乳难。久服长肌肉，明目轻身。（《本经》）

治诸风疬疡，疗吐脓，去燥热。（甄权）

治奔豚肾气，肺气胸膈满，催生堕胎，益精，疗水藏冷，小便多，止遗沥泄精溺血肿痛。（《大明》）

痔漏阴汗，妇人发乳带下。（苏颂）

### 白蒺藜

【气味】甘，温，无毒。

【主治】补肾，治腰痛泄精，虚损劳乏。（时珍）

【发明】〔时珍曰〕古方补肾治风，皆用刺蒺藜。后世补肾多用沙苑蒺藜，或以熬膏和药，恐其功亦不甚相远也。刺蒺藜炒黄去刺，磨面作饼，或蒸食，可以救荒。

### 附方

腰脊引痛。蒺藜子捣末，蜜和丸胡豆大。酒服二丸，日三服。（《外台秘要》）

大便风秘。蒺藜子（炒）一两，猪牙皂荚（去皮，酥炙）五钱，为末。每服一钱，盐茶汤下。（《普济方》）

月经不通。杜蒺藜、当归等分，为末，米饮每服三钱。（《儒门事亲》）

面上瘢痕。蒺藜子、山栀子各一合，为末，醋和，夜涂旦洗。（《救急方》）

白癜风疾。白蒺藜子六两，生捣为末。每汤服二钱，日二服。一月绝根，服至半月，白处见红点，神效。（孙真人《食忌》）

【主治】阴干为末，每温酒服二三钱，治白癜风。（宗奭）

【主治】煮汤，洗疥癣风疮作痒。（时珍）

### 附方

鼻流清涕。蒺藜苗二握，黄连二两，水二升，煎一升，少少灌鼻中取嚏，不过再灌。（《圣惠方》）

诸疮肿毒。蒺藜蔓洗，三寸截之，取得一斗，

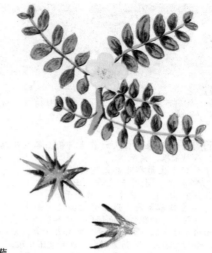

蒺藜

以水五升，煮取二升，去滓，纳铜器中，又煮取一升，纳小器中，煮如饴状，以涂肿处。（《千金方》）

蝼蛄尿疮（绕身匝即死）。以蒺藜叶捣敷之。无叶用子。（《备急方》）

# 谷精草

宋《开宝》

■释名■ 戴星草、文星草、流星草。〔时珍曰〕谷田余气所生，故曰谷精。〔志曰〕白花似星，故有戴星诸名。

■集解■ 〔时珍曰〕此草收谷后，荒田中生之，江湖南北多有。一科丛生，叶似嫩谷秧。抽细茎，高四五寸。茎头有小白花，点点如乱星。九月采花，阴干。

【气味】辛，温，无毒。

【主治】喉痹，齿风痛，诸疮疥。（《开宝》）头风痛，目盲翳膜，痘后生翳，止血。（时珍）

【发明】〔时珍曰〕谷精体轻性浮，能上行阳明分野。凡治目中诸病，加而用之，甚良。明目退翳之功，似在菊花之上也。

### 附方

小儿雀盲（至晚忽不见物）。用羖羊肝一具（不

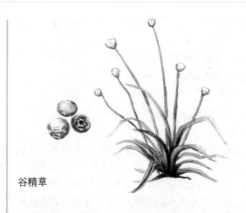

谷精草

用水洗，竹刀剖开），入谷精草一撮，瓦罐煮熟，日食之，屡效。忌铁器。如不肯食，炙熟，捣作丸绿豆大。每服三十丸，茶下。（《卫生家宝方》）

# 大黄

**释名** 黄良、将军、火参、肤如。〔弘景曰〕大黄，其色也。将军之号，当取其骏快也。〔杲曰〕推陈致新。如戡定祸乱，以致太平，所以有将军之号。

**集解** 〔《别录》曰〕大黄生河西山谷及陇西。二月、八月采根，火干。

〔普曰〕生蜀郡北部或陇西。二月卷生黄赤，其叶四四相当，茎高三尺许。三月花黄，五月实黑，八月采根。根有黄汁，切片阴干。

〔弘景曰〕今采益州北部汶山及西山者，虽非河西、陇西，好者犹作紫地锦色，味甚苦涩，色至浓黑。西川阴干者胜。北部日干，亦有火干者，皮小焦不如，而耐蛀堪久。此药至劲利，粗者便不中服。

〔时珍曰〕宋祁《益州方物图》言，蜀大山中多有之，赤茎大叶，根巨若碗，药市以大者为枕，紫地锦文也。今人以庄浪出者为最，庄浪即古泾原陇西地，与《别录》相合。

【气味】苦，寒，无毒。

【主治】下瘀血血闭，寒热，破症瘕积聚，留饮宿食，荡涤肠胃，推陈致新，通利水谷，调中化食，安和五脏。（《本经》）

平胃下气，除痰实，肠间结热，心腹胀满，女子寒血闭胀，小腹痛，诸老血留结。（《别录》）

通女子经候，利水肿，利大小肠，贴热肿毒，小儿寒热时疾，烦热蚀脓。（甄权）

通宣一切气，调血脉，利关节，泄壅滞水气，温瘴热疟。（《大明》）

泻诸实热不通，除下焦湿热，消宿食，泻心下痞满。（元素）

下痢赤白，里急腹痛，小便淋沥，实热燥结，潮热谵语，黄疸诸火疮。（时珍）

【发明】〔之才曰〕得芍药、黄芩、牡蛎、细辛、茯苓，疗惊恚怒，心下悸气。得消石、紫石英、桃仁，疗女子血闭。

〔宗奭曰〕张仲景治心气不足，吐血衄血，泻心汤，用大黄、黄芩、黄连。或曰心气既不足，而不用补心汤，更用泻心何也？答曰：若心气独不足，则当不吐衄也。此乃邪热因不足而客之，故令吐衄也。以苦泄其热，以苦补其心，盖一举而两得之。有是证者，用之无不效。惟在量其虚实而已。

〔时珍曰〕大黄乃足太阴、手足阳明、手足厥阴五经血分之药。凡病在五经血分者，宜用之。若在

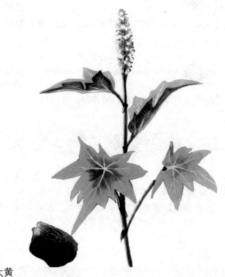

大黄

气分用之，是谓诛伐无过矣。泻心汤治心气不足吐血衄血者，乃真心之气不足，而手厥阴心包络、足厥阴肝、足太阴脾、足阳明胃之邪火有余也。虽曰泻心，实泻四经血中之伏火也。又仲景治心下痞满，按之软者，用大黄黄连泻心汤主之。此亦泻脾胃之湿热，非泻心也。病发于阴而反下之，则作痞满，乃寒伤营血，邪气乘虚结于上焦。胃之上脘在于心，故曰泻心，实泻脾也。

### 附方

吐血衄血。治心气不足，吐血衄血者，泻心汤主之。大黄二两，黄连、黄芩各一两，水三升，煮一升，热服取利。（张仲景《金匮玉函》）

吐血刺痛。川大黄一两，为散。每服一钱，以生地黄汁一合，水半盏，煎三五沸，无时服。（《简要济众方》）

伤寒痞满。病发于阴，而反下之，心下满而不痛，按之濡，此为痞也。大黄黄连泻心汤主之。大黄二两，黄连一两，以麻沸汤二升渍之，须臾绞

汁，分作二次温服。（仲景《伤寒论》）

伤寒发黄。方同上。气壮者，大黄一两，水二升，渍一宿，平旦煎汁一升，入芒硝一两，缓服，须臾当利下。（《伤寒类要》）

腰脚风气（作痛）。大黄二两，切如棋子，和少酥炒干，勿令焦，捣筛。每用二钱，空心以水三大合，入姜三片，煎十余沸，取汤调服，当下冷脓恶物，即痛止。（崔元亮《海上方》）

小儿诸热。大黄（煨熟）、黄芩各一两，为末，炼蜜丸麻子大。每服五丸至十丸，蜜汤下。加黄连，名三黄丸。（钱氏《小儿方》）

诸痢初起。大黄（煨熟）、当归各二三钱（壮人各一两），水煎服，取利。或加槟榔。（《集简方》）

热痢里急。大黄一两，浸酒半日，煎服取利。（《集简方》）

食已即吐（胸中有火也）。大黄一两，甘草二钱半，水一升，煮半升，温服。（仲景《金匮玉函方》）

产后血块。大黄末一两，头醋半升，熬膏，丸

梧子大。每服五丸，温醋化下，良久当下。（《千金方》）

口疮糜烂。大黄、枯矾等分，为末，擦之吐涎。（《圣惠方》）

打扑伤痕（瘀血滚注，或作潮热者）。大黄末，姜汁调涂。一夜，黑者紫；二夜，紫者白也。（《濒湖集简方》）

金疮烦痛（大便不利）。大黄、黄芩等分，为末，蜜丸。先食水下十丸，日三服。（《千金方》）

冻疮破烂。大黄末，水调涂之。（《卫生宝鉴》）

汤火伤灼。庄浪大黄生研，蜜调涂之。不惟止痛，又且灭瘢。此乃金山寺神人所传方。（洪迈《夷坚志》）

 叶

【气味】酸，寒，无毒。

【主治】置荐下，辟虱虫。（《相感志》）

# 大戟

《本经》下品

**释名**　邛钜、下马仙。〔时珍曰〕其根辛苦，戟人咽喉，故名。今俚人呼为下马仙，言利人甚速也。郭璞注《尔雅》云：荞，邛巨，即大戟也。

**集解**　〔《别录》曰〕大戟生常山。十二月采根，阴干。

〔保昇曰〕苗似甘遂而高大，叶有白汁，花黄。根似细苦参，皮黄黑，肉黄白。五月采苗，二月、八月采根用。

〔颂曰〕近道多有之。春生红芽，渐长丛高一尺以来，叶似初生杨柳，小团，三月、四月开黄紫花，团圆似杏花，又似芫蒌。根似细苦参，秋冬采根阴干。淮甸出者茎圆，高三四尺，花黄，叶至心亦如百合苗。江南生者叶似芍药。

〔时珍曰〕大戟生平泽甚多。直茎高二三尺，中空，折之有白浆。叶长狭如柳叶而不团，其梢叶密攒而上。杭州紫大戟为上，江南土大戟次之。北方绵大戟色白，其根皮柔韧如绵，甚峻利，能伤人。弱者服之，或至吐血，不可不知。

 根

【气味】苦，寒，有小毒。

【主治】蛊毒。十二水，腹满急痛积聚，中风皮肤疼痛，吐逆。（《本经》）

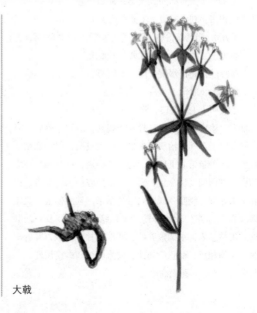

大戟

泻毒药，泄天行黄病温疟，破癥结。（《大明》）

下恶血癖块，腹内雷鸣，通月水，堕胎孕。（甄权）

治隐疹风，及风毒脚肿，并煮水，日日热淋，取愈。（苏颂）

### 附方

水肿喘急（水便涩及水蛊）。大戟（炒）二两，干姜（炮）半两，为散。每服三钱，姜汤下。大小便利为度。（《圣济总录》）

水病肿满（不问年月浅深）。大戟、当归、橘皮各一两（切），以水二升，煮取七合，顿服。利下水二三斗，勿怪。至重者，不过再服便瘥。禁毒食一年，永不复作。此方出张尚客。（李绛《兵部手集》）

水肿腹大（如鼓，或遍身浮肿）。用枣一斗，入锅内以水浸过，用大戟根苗盖之，瓦盆合定，煮熟，取枣无时食之，枣尽决愈。又大戟散：用大戟、白牵牛、木香等分，为末。每服一钱，以猪腰子一对，批开掺末在内，湿纸煨熟，空心食之。左则塌左，右则塌右。（张洁古《活法机要》）

牙齿摇痛。大戟咬于痛处，良。（《生生编》）

中风发热。大戟、苦参四两，白酢浆一斗，煮熟洗之，寒乃止。（《千金方》）

# 甘遂

《本经》下品

**释名** 甘藁、陵藁、陵泽、甘泽、重泽、苦泽、白泽、主田、鬼丑。〔时珍曰〕诸名义多未详。

**集解** 〔恭曰〕甘遂苗似泽漆，其根皮赤肉白，作连珠实重者良。草甘遂乃是蚤休，疗体全别，苗亦不同，俗名重台，叶似鬼臼、蓖麻，根皮白色。

 根

【气味】苦，寒，有毒。

【主治】大腹疝瘕，腹满，面目浮肿，留饮宿食，破癥坚积聚，利水谷道。（《本经》）

下五水，散膀胱留热，皮中痞，热气肿满。（《别录》）

能泻十二种水疾，去痰水。（甄权）

泻肾经及隧道水湿，脚气，阴囊肿坠，痰迷癫痫，噎膈痞塞。（时珍）

【发明】〔宗奭曰〕此药专于行水，攻决为用。

〔时珍曰〕肾主水，凝则为痰饮，溢则为肿胀。甘遂能泄肾经湿气，治痰之本也。不可过服，但中病则可也。张仲景治心下留饮，与甘草同用，取其相反而立功也。刘河间《保命集》云：凡水肿服药未全消者，以甘遂末涂腹，绕脐令满，内服甘草水，其肿便去。又王璆《百一选方》云：脚气上攻，结成肿核，及一切肿毒。用甘遂末，水调敷肿处，即浓煎甘草汁服，其肿即散。二物相反，而感应如此。清流韩咏病脚疾用此，一服病去七八，再服而愈也。

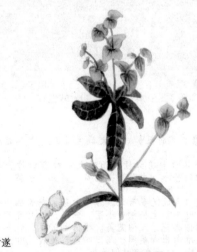

甘遂

### 附方

水肿腹满。甘遂（炒）二钱二分，黑牵年一两半，为末，水煎，时时呷之。（《普济方》）

脚气肿痛（肾脏风气，攻注下部疮痒）。甘遂半两，木鳖子仁四个，为末。猪腰子一个，去皮膜，切片，用药四钱掺在内，湿纸包煨熟，空心食

之，米饮下。服后便伸两足。大便行后，吃白粥二三日为妙。（《本事方》）

痞证发热盗汗，胸背疼痛。甘遂面包，浆水煮十沸，去面，以细糠火炒黄为末。大人三钱，小儿一钱，冷蜜水卧时服。忌油腻鱼肉。（《普济方》）

麻木疼痛。万灵膏：用甘遂二两，蓖麻子仁四两，樟脑一两，捣作饼贴之。内饮甘草汤。（《摘玄方》）

耳卒聋闭。甘遂半寸，绵裹插入两耳内，口中嚼少甘草，耳卒自然通也。（《永类方》）

# 蓖麻

《唐本草》

**■ 释名**　〔时珍曰〕蓖亦作𧉠。𧉠，牛虱也。其子有麻点，故名蓖麻。

**■ 集解**　〔时珍曰〕其茎有赤有白，中空。其叶大如瓠叶，每叶凡五尖。夏秋间桠里抽出花穗，累累黄色。每枝结实数十颗，上有刺，攒簇如猬毛而软。凡三四子合成一颗，枯时劈开，状如巴豆，壳内有子大如豆。壳有斑点，状如牛虱。再去斑壳，中有仁，娇白如续随子仁，有油可作印色及油纸。子无刺者良，子有刺者毒。

## 子

【气味】甘、辛，平，有小毒。

【主治】水症。以水研二十枚服之，吐恶沫，加至三十枚，三日一服，瘥则止。又主风虚寒热，身体疮痒浮肿，尸疰恶气，榨取油涂之。（《唐本》）

治瘰疬。取子炒熟去皮，每卧时嚼服二三枚，渐加至十数枚，有效。（宗奭）

【发明】〔震亨曰〕蓖麻属阴，其性善收，能追脓取毒，亦外科要药。能出有形之滞物，故取胎产胞衣、剩骨胶血者用之。

〔时珍曰〕蓖麻仁甘辛有毒热，气味颇近巴豆，亦能利人，故下水气。其性善走，能开通诸窍经络，故能治偏风、失音口噤、口目㖞斜、头风七窍诸病，不止于出有形之物而已。

### 附方

鼻窒不通。蓖麻子仁（去皮）三百粒，大枣（去皮核）十五枚，捣匀绵裹塞之。一日一易，三十余日闻香臭也。（《普济方》）

舌上出血。蓖麻子油纸捻，烧烟熏鼻中，自止。（《摘玄方》）

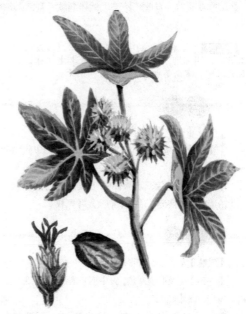

蓖麻

脚气作痛。蓖麻子七粒，去壳研烂，同苏合香丸贴足心，痛即止也。（《外台秘要》）

小便不通。蓖麻仁三粒，研细，入纸捻内，插入茎中即通。（《摘玄方》）

一切毒肿（痛不可忍）。蓖麻子仁捣敷，即止也。（《肘后方》）

面上雀斑。蓖麻子仁、蜜陀僧、硫黄各一钱，为末。用羊髓和匀，夜夜敷之。（《摘玄方》）

发黄不黑。蓖麻子仁，香油煎焦，去滓，三日后频刷之。（《摘玄方》）

【气味】有毒。

【主治】脚气风肿不仁，蒸捣裹之，日二三易即消。又油涂炙热，熨囟上，止鼻衄，大验。（苏恭）

治痰喘咳嗽。（时珍）

# 常山、蜀漆

《本经》下品

**释名** 恒山、互草、鸡屎草、鸭屎草。〔时珍曰〕恒亦常也。恒山乃北岳名，在今定州。常山乃郡名，亦今真定。岂此药始产于此得名欤？蜀漆乃常山苗，功用相同，今并为一。

**集解**〔《别录》曰〕常山生益州川谷及汉中。二月、八月采根，阴干。又曰，蜀漆生江林山川谷及蜀汉中，常山苗也。五月采叶，阴干。

### 常 山

【气味】苦，寒，有毒。

【主治】伤寒寒热，热发温疟鬼毒，胸中痰结吐逆。（《本经》）

疗鬼蛊往来，水胀，洒洒恶寒，鼠瘘。（《别录》）

治诸疟，吐痰涎，治项下瘤瘿。（甄权）

【气味】辛，平，有毒。

【主治】疟及咳逆寒热，腹中症坚痞结，积聚邪气，蛊毒鬼疰。（《本经》）

治瘴、鬼疟多时不瘥，温疟寒热，下肥气。（甄权）

破血，洗去腥，与苦酸同用，导胆邪。（元素）

【发明】〔颂曰〕常山、蜀漆为治疟之最要。不可多进，令人吐逆。

〔时珍曰〕常山、蜀漆有劫痰截疟之功，须在发散表邪及提出阳分之后。用之得宜，神效立见；用失其法，真气必伤。夫疟有六经疟、五脏疟、痰湿食积瘴疫鬼邪诸疟，须分阴阳虚实，不可一概论也。常山、蜀漆生用则上行必吐，酒蒸炒熟则气稍缓，少用亦不致吐也。得甘草则吐，得大黄则利，得乌梅、鲮鲤甲则入肝，得小麦、竹叶则入心，得秫米、麻黄则入肺，得龙骨、附子则入肾，得草果、槟榔则入脾。

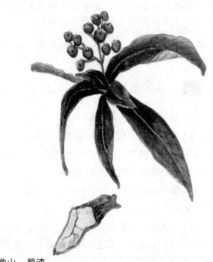

常山、蜀漆

# 附子

《本经》下品

**释名**　其母名乌头。〔时珍曰〕初种为乌头，象乌之头也。附乌头而生者为附子，如子附母也。乌头如芋魁，附子如芋子，盖一物也。

**集解**　〔《别录》曰〕附子生犍为山谷及广汉。冬月采为附子，春月采为乌头。

〔恭曰〕天雄、附子、乌头，并以蜀道绵州、龙州者佳，俱以八月采造。余处虽有造得者，力弱，都不相似。江南来者，全不堪用。

〔保昇曰〕正者为乌头，两歧者为乌喙，细长三四寸者为天雄，根旁如芋散生者为附子，旁连生者为侧子，五物同出而异名。苗高二尺许，叶似石龙芮及艾。

【气味】辛，温，有大毒。

【主治】风寒咳逆邪气，温中，寒湿踒躄，拘挛膝痛，不能行步，破症坚积聚血瘕，金疮。（《本经》）

腰脊风寒，脚气冷弱，心腹冷痛，霍乱转筋，下痢赤白，强阴，坚肌骨，又堕胎，为百药长。（《别录》）

温暖脾胃，除脾湿肾寒，补下焦之阳虚。（元素）

除脏腑沉寒，三阳厥逆，湿淫腹痛，胃寒蛔动，治经闭，补虚散壅。（李杲）

督脉为病，脊强而厥。（好古）

治三阴伤寒，阴毒寒疝，中寒中风，痰厥气厥，柔痓癫痫，小儿慢惊，风湿麻痹，肿满脚气，头风，肾厥头痛，暴泻脱阳，久痢脾泄，寒疟瘴气，久病呕哕，反胃噎膈，痈疽不敛，久漏冷疮。合葱涕，塞耳治聋。（时珍）

即附子母。

【主治】诸风，风痹血痹，半身不遂，除寒冷，温养脏腑，去心下坚痞，感寒腹痛。（元素）

除寒湿，行经，散风邪，破诸积冷毒。（李杲）

补命门不足，肝风虚。（好古）

助阳退阴，功同附子而稍缓。（时珍）

【发明】〔宗奭曰〕补虚寒须用附子，风家即多用天雄，大略如此。其乌头、乌喙、附子，则量其材而用之。

〔时珍曰〕按张松《究原方》云：附子性重滞，温脾逐寒。川乌头性轻疏，温脾去风。若是寒疾即用附子，风疾即用川乌头。一云：凡人中风，不可先用风药及乌附。若先用气药，后用乌附乃宜也。又凡用乌附药，并宜冷服者，热因寒用也。盖阴寒在下，虚阳上

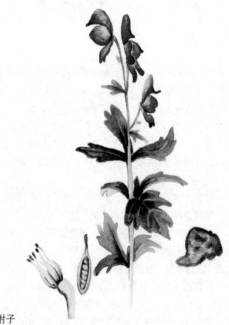

附子

浮。治之以寒，则阴气益甚而病增；治之以热，则拒格而不纳。热药冷饮，下嗌之后，冷体既消，热性便发，而病气随ుే。不违其情而致大益，此反治之妙也。昔张仲景治寒疝内结，用蜜煎乌头。

少阴伤寒。初得二三日，脉微细，但欲寐，小便色白者，麻黄附子甘草汤微发其汗。麻黄（去节）二两，甘草（炙）二两，附子（炮去皮）一枚，水七升，先煮麻黄去沫，纳二味，煮取三升，分作三服，取微汗。（张仲景《伤寒论》）

少阴发热。少阴病始得，反发热脉沉者，麻黄附子细辛汤发其汗。麻黄（去节）二两，附子（炮去皮）一枚，细辛二两，水一斗，先煮麻黄去沫，乃纳二味，同煮三升，分三服。（张仲景《伤寒论》）

伤寒发躁。伤寒下后，又发其汗，昼日烦躁不得眠，夜而安静，不呕不渴，无表证，脉沉微，身无大热者，

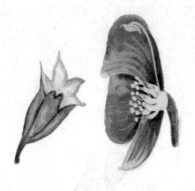

乌头

干姜附子汤温之。干姜一两，生附子一枚（去皮，破作八片），水三升，煮取一升，顿服。（《伤寒论》）

中风痰厥（昏不知人，口眼㖞斜，并体虚之人患疟疾寒多者）。三生饮：用生川乌头、生附子（并去皮、脐）各半两，生南星一两，生木香二钱五分。每服五钱，生姜十片，水二盏，煎一盏，温服。（《和剂局方》）

麻痹疼痛。仙桃丸：治手足麻痹，或瘫痪疼痛，腰膝痹痛，或打扑伤损内肭，痛不可忍。生川乌（不去皮）、五灵脂各四两，威灵仙五两，洗焙为末，酒糊丸梧子大。每服七丸至十丸，盐汤下，忌茶。此药常服，其效如神。（《普济方》）

风痹肢痛（营卫不行）。川乌头二两（炮去皮），以大豆同炒，至豆汁出为度，去豆焙干，全蝎半两（焙），为末，醋醋熬稠，丸绿豆大。每温酒下七丸，日一服。（《圣惠方》）

腰脚冷痹（疼痛，有风）。川乌头三个（生），去皮脐，为散，醋调涂帛上，贴之。须臾痛止。（《圣惠方》）

头风头痛。腊月乌头一升，炒令黄，末之，以绢袋盛，浸三斗酒中，逐日温服。（《外台秘要》）

耳鸣不止（无昼夜者）。乌头（烧作灰）、菖蒲等

分，为末，绵裹塞之，日再用，取效。（杨氏《产乳》）

水泄久痢。川乌头二枚，一生用，一以黑豆半合同煮熟，研丸绿豆大。每服五丸，黄连汤下。（《普济方》）

## 乌头附子尖

【主治】为末，茶服半钱，吐风痰癫痫。（时珍）

【发明】〔时珍曰〕乌附用尖，亦取其锐气直达病所尔，无他义也。《保幼大全》云：小儿慢脾惊风，四肢厥逆。用附子尖一个，硫黄（枣大）一个，蝎梢七个，为末，姜汁面糊丸黄米大。每服十丸，米饮下。亦治久泻厎羸。凡用乌附，不可执为性热。审其手足冷者，轻则用汤，甚则用丸，重则用膏，候手足暖，阳气回，即为佳也。按：此方乃《和剂局方》碧霞丹变法也，非真慢脾风不可辄用，故初虞世有金虎碧霞之戒。

### 附方

风厥癫痫。凡中风痰厥，癫痫惊风，痰涎上壅，牙关紧急，上视搐搦，并宜碧霞丹主之。乌头尖、附子尖、蝎梢各七十个，石绿（研九度，飞过）十两，为末，面糊丸芡子大。每用一丸，薄荷汁半盏化下，更服温酒半合，须臾吐出痰涎为妙。小儿惊痫，加白僵蚕等分。（《和剂局方》）

木舌肿胀。川乌头、巴豆研细，醋调涂刷。（《集简方》）

牙痛难忍。附子尖、天雄尖、全蝎各七个，生研为末，点之。（《永类方》）

割甲成疮（连年不愈）。川乌头尖、黄檗等分，为末。洗了贴之，以愈为度。（《古今录验》）

# 半夏

《本经》下品

**释名** 守田、水玉、地文、和姑。〔时珍曰〕《礼记·月令》：五月半夏生。盖当夏之半也，故名。守田会意，水玉因形。

**集解** 〔颂曰〕在处有之，以齐州者为佳。二月生苗一茎，茎端三叶，浅绿色，颇似竹叶，而生江南者似芍药叶。根下相重，上大下小，皮黄肉白。五月、八月采根，以灰裹二日，汤洗暴干。《蜀图经》云：五月采则虚小，八月采乃实大。其平泽生者甚小，名羊眼半夏。由跋绝类半夏，而苗不同。

【气味】辛，平，有毒。

【主治】伤寒寒热，心下坚，胸胀咳逆，头眩，咽喉肿痛，肠鸣，下气止汗。（《本经》）

消心腹胸膈痰热满结，咳嗽上气，心下急痛坚痞，时气呕逆，消痈肿，疗痿黄，悦泽面目，堕胎。（《别录》）

治吐食反胃，霍乱转筋，肠腹冷，痰疟。（《大明》）

治寒痰，及形寒饮冷伤肺而咳，消胸中痞、膈上痰，除胸寒，和胃气，燥脾湿，治痰厥头痛，消肿散结。（元素）

除腹胀，目不得暝，白浊梦遗带下。（时珍）

### 附方

呕吐反胃。大半夏汤：半夏三升，人参三两，白蜜一升，水一斗二升和，扬之一百二十遍。煮取三升半，温服一升，日再服。亦治膈间支饮。（《金匮要略》）

小儿吐泻（脾胃虚寒）。齐州半夏（泡七次）、陈粟米各一钱半，姜十片，水盏半，煎八分，温服。（钱乙《小儿》）

小儿腹胀。半夏末少许，酒和丸粟米大。每服二丸，姜汤下。不瘥，加之。或以火炮研末，姜汁调贴脐，亦佳。（《子母秘录》）

伏暑引饮（脾胃不利）。消暑丸：用半夏醋煮一斤，茯苓半斤，生甘草半斤，为末，姜汁面糊丸梧子大。每服五十丸，热汤下。（《和剂局方》）

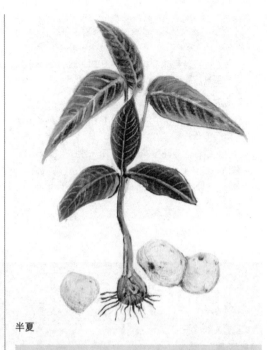

半夏

白浊梦遗。半夏一两，洗十次，切破，以木猪苓二两，同炒黄，出火毒，去猪苓，入煅过牡蛎一两，以山药糊丸梧子大。每服三十丸，茯苓汤送下。肾气闭而一身精气无所管摄，妄行而遗者，宜用此方。盖半夏有利性，猪苓导水，使肾气通也。与下元虚惫者不同。（许学士《本事方》）

面上黑气。半夏焙研，米醋调敷。不可见风，不计遍数，从早至晚，如此三日，皂角汤洗下，面莹如玉也。（《摘玄方》）

# 曼陀罗花

《纲目》

**释名** 风茄儿、山茄子。〔时珍曰〕《法华经》言：佛说法时，天雨曼陀罗花。又道家北斗有陀罗星使者，手执此花，故后人因以名花。

**集解** 〔时珍曰〕曼陀罗生北土，人家亦栽之。春生夏长，独茎直上，高四五尺，生不旁引，绿茎碧叶，叶如茄叶。

【气味】辛，温，有毒。

【主治】诸风及寒湿脚气，煎汤洗之。又主惊痫及脱肛，并入麻药。（时珍）

【发明】〔时珍曰〕相传此花笑采酿酒饮，令人笑；舞采酿酒饮，令人舞。予尝试之，饮须半酣，更令一人或笑或舞引之，乃验也。八月采此花，七月采火麻子花，阴干，等分为末。热酒调服三钱，少顷昏昏如醉。割疮灸火，宜先服此，则不觉苦也。

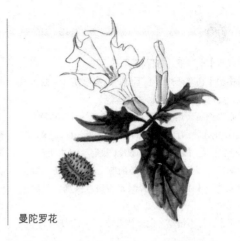

曼陀罗花

### 附方

面上生疮。曼陀罗花，晒干研末，少许贴之。（《卫生易简方》）

大肠脱肛。曼陀罗子（连壳）一对，橡斗十六个，同剉，水煎三五沸，入朴硝少许，洗之。（《儒门事亲》）

小儿慢惊。曼陀罗花七朵（重一字），天麻二钱半，全蝎（炒）十枚，天南星（炮）、丹砂、乳香各二钱半，为末。每服半钱，薄荷汤调下。（《御药院方》）

# 羊踯躅

《本经》下品

**■释名** 黄踯躅、黄杜鹃、羊不食草、闹羊花、惊羊花、老虎花、玉枝。〔弘景曰〕羊食其叶，踯躅而死，故名。闹当作恼。恼，乱也。

**■集解** 〔《别录》曰〕羊踯躅生太行山川谷及淮南山。三月采花，阴干。

〔弘景曰〕近道诸山皆有之。花苗似鹿葱，不可近眼。

〔恭曰〕花亦不似鹿葱，正似旋花色黄者也。

〔颂曰〕所在有之。春生苗似鹿葱，叶似红花，茎高三四尺。夏开花似凌霄花、山石榴辈，正黄色，羊食之则死，今岭南、蜀道山谷遍生，皆深红色如锦绣。然或云此种不入药。

〔时珍曰〕韩保昇所说似桃叶者最的。其花五出，蕊瓣皆黄，气味皆恶。苏颂所谓深红色者，即山石榴名红踯躅者，无毒，与此别类。张揖《广雅》谓踯躅一名决光者，误矣。决光，决明也。按唐《李绅文集》言：骆谷多山枇杷，毒能杀人，其花明艳，与杜鹃花相似，樵者识之。其说似羊踯躅，未知是否？要亦其类耳。

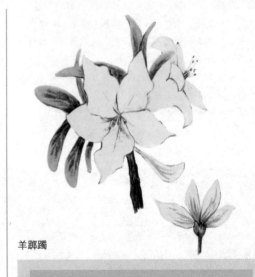

羊踯躅

【气味】辛，温，有大毒。

【主治】贼风在皮肤中淫淫痛，温疟恶毒诸痹。（《本经》）

【发明】〔颂曰〕古之大方多用踯躅。如胡洽治时行赤散，及治五嗽四满丸之类，并治风诸酒方皆杂用之。又治百病风湿，鲁王酒中亦用踯躅花。今医方脚汤中多用之。南方治蛊毒下血，有踯躅花散，云甚胜。

〔时珍曰〕此物有大毒，曾有人以其根入酒饮，遂至于毙也。

### 附方

风湿痹痛（手足身体收摄不遂，肢节疼痛，言语謇涩）。踯躅花酒拌蒸一炊久，晒干为末。每以牛乳一合，酒二合，调服五分。（《圣惠方》）

风虫牙痛。踯躅一钱，草乌头二钱半，为末，化腊丸豆大。绵包一丸，咬之，追涎。（《海上仙方》）

# 海芋

《纲目》

**■释名** 观音莲、羞天草、天荷、隔河仙。

**■集解** 〔时珍曰〕海芋生蜀中，今亦处处有之。春生苗，高四五尺。大叶如芋叶而有干。夏秋间，抽茎开花，如一瓣莲花，碧色。花中有蕊，长作穗，如观音像在圆光之状，故俗呼为观音莲。方士号为隔河仙，云可变金。其根似芋魁，大者如升碗，长六七寸，盖野芋之类也。《庚辛玉册》云：羞天草，阴草也。生江广深谷涧边。其叶极大，可以御雨，叶背紫色。花如莲花。根叶皆有大毒。可煅粉霜、朱砂。小者名野芋。

【气味】辛，有大毒。

【主治】疟瘴毒肿风癞。伏硇砂。（时珍）

【附录】透山根。

〔时珍曰〕按《峋嵝神书》云：透山根生蜀中山谷。草类蘼芜，可以点铁成金。昔人采药，误斫此草，刀忽黄软成金也。又《庚辛玉册》云：透山根出武都。取汁点铁，立成黄金。有大毒，人误食之，化为紫水。又有金英草，亦生蜀中。状如马齿苋而色红，模铁成金。亦有大毒，入口杀人，须臾为紫水也。

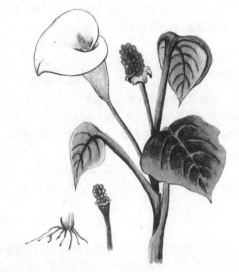

海芋

# 芫花

《本经》下品

**■释名** 杜芫、赤芫、去水、毒鱼、头痛花、儿草、败华。根名黄大戟、蜀桑。〔时珍曰〕芫或作杬，其义未详。去水言其功，毒鱼言其性，大戟言其似也。俗人因其气恶，呼为头痛花。《山海经》云"首山其草多芫"，是也。

**■集解** 〔《别录》曰〕芫花生淮源川谷。三月三日采花，阴干。

〔颂曰〕在处有之。宿根旧枝茎紫，长一二尺。根入土深三五寸，白色，似榆根。春生苗叶，小而尖，似杨柳枝叶。二月开紫花，颇似紫荆而作穗，又似藤花而细。今绛州出者花黄，谓之黄芫花。

〔时珍曰〕顾野王《玉篇》云：杬木出豫章，煎汁藏果及卵不坏。洪迈《容斋随笔》云：今饶州处处有之。茎干不纯是木。小人争斗者，取叶按擦皮肤，辄作赤肿如被伤，以诬人。至和盐擦卵，则又染其外若赭色也。

【气味】辛，温，有小毒。

【主治】咳逆上气，喉鸣喘，咽肿短气，蛊毒鬼疟，疝瘕痈肿。杀虫鱼。（《本经》）

消胸中痰水，喜唾，水肿，五水在五脏皮肤及腰痛，下寒毒肉毒。根：疗疥疮。可用毒鱼。（《别录》）

治心腹胀满，去水气寒痰，涕唾如胶，通利血脉，治恶疮风痹湿，一切毒风，四肢挛急，不能行步。（甄权）

【发明】〔时珍曰〕张仲景治伤寒太阳证，表不解，心下有水气，干呕发热而咳，或喘或利者，小青龙汤主之。若表已解，有时头痛出汗，不恶寒，心下有水气，干呕，痛引两胁，或喘或咳者，十枣汤主之。芫花、大戟、甘遂之性，逐水泄湿，能直达水饮窠囊隐僻之处。但可徐徐用之，取效甚捷。不可过剂，泄人真元也。

〔好古曰〕水者，肺、肾、脾三经所主，有五脏六腑十二经之部分。上而头，中而四肢，下而腰脚；外而皮毛，中而肌肉，内而筋骨。脉有尺寸之殊，浮沉之别。不可轻泻。当知病在何经何脏，方可用之。若误投之，则害深矣。芫花与甘草相反，而胡洽居士方，治痰癖饮癖，以甘遂、大戟、芫花、大黄、甘草同用。盖欲其大吐以泄湿，相反而相激也。

### 附方

暴伤寒冷（喘嗽失音）。取芫花连根一虎口，切暴干，令病人以荐自裹。春令灰飞扬，入其七孔中。当眼泪出，口鼻皆辣，待芫根尽乃止。病即愈。（《古今录验》）

干呕胁痛。伤寒有时头痛，心下痞满，痛引两胁，干呕短气，汗出不恶寒者，表解里未和也，

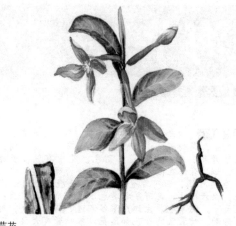
芫花

十枣汤主之。芫花（熬）、甘遂、大戟各等分，为散。以大枣十枚，水一升半，煮取八合，去滓纳药。强人服一钱，羸人半钱，平旦服之，当下利病除。如不除，明旦更服。（仲景《伤寒论》）

# 菟丝子

《本经》上品

**释名** 菟缕、菟蘮、菟芦、火焰草、野狐丝、金线草。〔时珍曰〕毛诗注：女萝即菟丝。吴普《本草》：菟丝一名松萝。陆佃言：在木为女萝，在草为菟丝，二物殊别，皆由《尔雅》释《诗》误以为一物故也。

**集解** 〔《别录》曰〕菟丝子生朝鲜川泽田野，蔓延草木之上。九月采实，暴干。色黄而细者为赤网，色浅而大者为菟蘮。功用并同。

〔弘景曰〕田野墟落中甚多，皆浮生蓝、纻、麻、蒿上。其实仙经、俗方并以为补药，须酒浸一宿用，宜丸不宜煮。

〔《大明》曰〕苗茎似黄丝，无根株，多附田中，草被缠死，或生一丛如席帽。开花结子不分明，子如碎黍米粒，八月、九月以前采之。

〔时珍曰〕按宁献王《庚辛玉册》云：火焰草即菟丝子，阳草也。多生荒园古道。其子入地，初生有根，及长延草物，其根自断。无叶有花，白色微红，香亦袭人。结实如秕豆而细，色黄，生于梗上尤佳，惟怀孟林中多有之，入药更良。

**【气味】** 辛、甘，平，无毒。

**【主治】** 续绝伤，补不足，益气力，肥健人。（《本经》）

养肌强阴，坚筋骨，主茎中寒，精自出，溺有余沥，口苦燥渴，寒血为积。久服明目轻身延年。（《别录》）

补五劳七伤，治鬼交泄精，尿血，润心肺。（《大明》）

**【发明】** 〔敩曰〕菟丝子禀中和凝正阳之气，一茎从树感枝而成，从中春上阳结实，故偏补人卫气，助人筋脉。

〔颂曰〕《抱朴子》仙方单服法：取实一斗，酒一斗浸，曝干再浸又曝，令酒尽乃止，捣筛。每酒服二钱，日二服。此药治腰膝去风，兼能明目。久服令人光泽，老变为少。

### 附方

消渴不止。菟丝子煎汁，任意饮之，以止为度。（《事林广记》）

阳气虚损。用菟丝子、熟地黄等分，为末，酒糊丸梧子大。每服五十丸。气虚，人参汤下；气

逆，沉香汤下。（《简便方》）

白浊遗精。菟丝子五两，白茯苓三两，石莲肉二两，为末，酒糊丸梧子大。每服三五十丸，空心盐汤下。（《和剂局方》）

小便淋沥。菟丝子煮汁饮。（《范汪方》）

腰膝疼痛或顽麻无力。菟丝子洗一两，牛膝一两，同入银器内，酒浸过一寸，五日，暴干为末，将原酒煮糊丸梧子大。每空心酒服三二十丸。（《经验后方》）

肝伤目暗。菟丝子三两，酒浸三日，暴干为末，鸡子白和丸梧子大。空心温酒下二十丸。（《圣惠方》）

谷道赤痛。菟丝子熬黄黑，为末，鸡子白和涂之。（《肘后方》）

【气味】甘，平，无毒。

【主治】挼碎煎汤，浴小儿，疗热痱。（弘景）

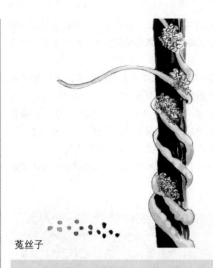

菟丝子

### 附方

面疮粉刺。菟丝子苗，绞汁涂之，不过三上。（《肘后方》）

小儿头疮。菟丝苗，煮汤频洗之。（《子母秘录》）

# 五味子

《本经》上品

**释名** 玄及、会及。〔恭曰〕五味，皮肉甘、酸，核中辛、苦，都有咸味，此则五味具也。

**集解**〔《别录》曰〕五味子生齐山山谷及代郡。八月采实，阴干。

〔颂曰〕今河东、陕西州郡尤多，杭越间亦有之。春初生苗，引赤蔓于高木，其长六七尺。叶尖圆似杏叶。三、四月开黄白花，类莲花状。七月成实，丛生茎端，如豌豆许大，生青熟红紫，入药生曝不去子。今有数种，大抵相近。雷敩言小颗皮皱泡者，有白扑盐霜一重，其味酸咸苦辛甘皆全者为真也。

〔时珍曰〕五味今有南北之分，南产者色红，北产者色黑，入滋补药必用北产者为良。亦可取根种之，当年就旺；若二月种子，次年乃旺，须以架引之。

【气味】酸，温，无毒。

【主治】益气，咳逆上气，劳伤羸瘦，补不足，强阴，益男子精。（《本经》）

养五脏，除热，生阴中肌。（《别录》）

治中下气，止呕逆，补虚劳，令人体悦泽。（甄权）

明目，暖水脏，壮筋骨，治风消食，反胃霍乱转筋，痃癖奔豚冷气，消水肿心腹气胀，止渴，除烦热，解酒毒。（《大明》）

生津止渴，治泻痢，补元气不足，收耗散之气，瞳子散大。（李杲）

治喘咳燥嗽，壮水镇阳。（好古）

【发明】〔成无己曰〕肺欲收，急食酸以收之，以酸补之。芍药、五味之酸，以收逆气而安肺。

〔杲曰〕收肺气，补气不足，升也。酸以收逆气，肺寒气逆，则宜此与干姜同治之。又五味子收肺气，乃火热必用之药，故治嗽以之为君。但有外邪者不可骤用，恐闭其邪气，必先发散而后用之乃良。有痰者，以半夏为佐；喘者，阿胶为佐，但分两少不同耳。

〔宗奭曰〕今华州以西至秦多产之。方红熟时，彼人采得，蒸烂，研滤汁，熬成稀膏，量酸甘入蜜炼匀，待冷收器中。肺虚寒人，作汤时时饮之。作果可以寄远。《本经》言其性温，今食之多致虚热，小儿益甚。

《药性论》谓其除热气，《日华子》谓其暖水脏，除烦热，后学至此多惑。今既用治肺虚寒，则更不取其除热之说。

〔元素曰〕孙真人《千金月令》言：五月常服五味，以补五脏之气。遇夏月季夏之间，困乏无力，无气以动。与黄芪、人参、麦门冬，少加生黄檗，煎汤服之。使人精神顿加，两足筋力涌出也。盖五味子之酸，辅人参，能泻丙火而补庚金，收敛耗散之气。

〔好古曰〕张仲景八味丸，用此补肾，亦兼述类象形也。

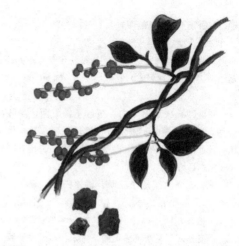

五味子

### 附方

久咳不止。《丹溪方》：用五味子五钱，甘草一钱半，五倍子、风化消各二钱，为末，干噙。《摄生方》：用五味子一两，真茶四钱，晒研为末。以甘草五钱煎膏，丸绿豆大。每服三十丸，沸汤下，数日即愈也。

痰嗽并喘。五味子、白矾等分，为末。每服三钱，以生猪肺炙熟，蘸末细嚼，白汤下。汉阳库兵黄六

病此，百药不效。于岳阳遇一道人传此，两服，病遂不发。（《普济方》）

久咳肺胀。五味二两，粟壳（白饧炒过）半两，为末，白饧丸弹子大。每服一丸，水煎服。（《卫生家宝方》）

# 覆盆子

《别录》上品

**释名** 西国草、毕楞伽、大麦莓。

**集解** 〔时珍曰〕蓬蘽子以八、九月熟，故谓之割田藨。覆盆以四、五月熟，故谓之插田藨，正与《别录》五月采相合。二藨熟时色皆乌赤，故能补肾。其四五月熟而色红者，乃蘽田藨也，不入药用。陈氏所谓以茅莓当覆盆者，盖指此也。

【气味】甘，平，无毒。

【主治】益气轻身，令发不白。（《别录》）

补虚续绝，强阴健阳，悦泽肌肤，安和五脏，温中益力，疗痨损风虚，补肝明目。并宜捣筛，每旦水服三钱。（马志）

男子肾精虚竭，阴痿能令坚长。女子食之有子。（权）

食之令人好颜色。榨汁涂发不白。（藏器）

益肾脏，缩小便，取汁同少蜜煎为稀膏，点服，治肺气虚寒。（宗奭）

【发明】〔时珍曰〕覆盆、蓬蘽，功用大抵相近，虽是二物，其实一类而二种也。一早熟，一晚

熟，兼用无妨，其补益与桑葚同功。若树莓则不可混采者也。

### 附方

阳事不起。覆盆子，酒浸焙研为末，每旦酒服三钱。（《集简方》）

【气味】微酸、咸，平，无毒。

【主治】捋绞取汁，滴目中，去肤赤，出虫如丝线。（藏器）

【发明】〔颂曰〕按崔元亮《海上集验方》：治目暗不见物，冷泪浸淫不止，及青盲、天行目暗等疾。

取西国草，一名华楞伽，一名覆盆子，日曝干，捣极细，以薄绵裹之，用饮男乳汁浸，如人行八九里久。用点目中，即仰卧。不过三四日，视物如少年。禁酒、面、油物。

〔时珍曰〕按洪迈《夷坚志》云：潭州赵太尉家乳母病烂弦疳眼二十年。有老妪云：此中有虫，吾当除之。入山取草蔓叶，咀嚼，留汁入筒中。还以皂纱蒙眼，滴汁渍下弦。转盼间虫从纱上出，数日下弦干。复如法滴上弦，又得虫数十而愈。后以治人多验，乃覆盆子叶也，盖治眼妙品。

### 附方

牙痛点眼。用覆盆子嫩叶捣汁，点目眦三四次，有虫随眵泪出成块也。无新叶，干者煎浓汁亦可。即大麦莓也。（《摘玄方》）

臁疮溃烂。覆盆叶为末。用酸浆水洗后掺之，日一次，以愈为度。（《直指方》）

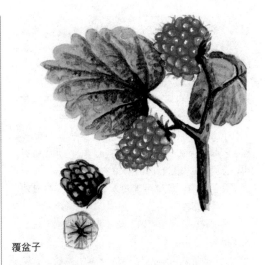
覆盆子

根

【主治】痘后目翳，取根洗捣，澄粉日干，蜜和少许，点于翳丁上，日二三次自散。百日内治之，久即难疗。（时珍）

# 牵牛子

《别录》下品

**释名** 黑丑、草金铃、盆甑草、狗耳草。〔时珍曰〕近人隐其名为黑丑，白者为白丑，盖以丑属牛也。金铃象子形，盆甑、狗耳象叶形。

**集解** 〔时珍曰〕牵牛有黑白二种：黑者处处野生尤多。其蔓有白毛，断之有白汁。叶有三尖，如枫叶。花不作瓣，如旋花而大。其实有蒂裹之，生青枯白。白者人多种之。其蔓微红，无毛有柔刺，断之有浓汁。叶团有斜尖，并如山药茎叶。其花小于黑牵牛花，浅碧带红色。其实蒂长寸许，生青枯白。

### 子

【气味】苦，寒，有毒。

【主治】下气，疗脚满水肿，除风毒，利小便。（《别录》）

治痃癖气块，利大小便，除虚肿，落胎。（甄权）

取腰痛，下冷脓，泻蛊毒药，并一切气壅滞。（《大明》）

和山茱萸服，去水病。（孟诜）

除气分湿热，三焦壅结。（李杲）

逐痰消饮，通大肠气秘风秘，杀虫，达命门。（时珍）

【发明】〔杲曰〕牵牛非《神农》药也。《名医注续》云：味苦寒，能除湿气，利小便，治下注脚气。此说气味主治俱误矣。何也？凡用牵牛，少则动大便，多则泄下如水，乃泻气之药。其味辛辣，久嚼猛烈雄壮，所谓苦寒安在哉？夫湿者水之别称，有形者也。若肺先受湿，湿气不得施化，致大小便不通，则宜用之。盖牵牛感南方热火之化所生，火能平金而泄肺，湿去则气得周流。所谓五脏有邪，更相平也。今不问有湿无湿，但伤食或有热证，俱用牵牛克化之药，岂不误哉？况牵牛止能泄气中之湿热，不能除血中之湿热。湿从下受之，下焦主血，血中之湿，宜苦寒之味，反以辛药泄之，伤人元气。

### 附方

一切积气（宿食不消）。黑牵牛（头为末）四两，

用萝卜剜空，安末盖定，纸封蒸熟取出，入白豆蔻末一钱，捣丸梧子大。每服一二十丸，白汤下。名顺气丸。（《普济方》）

大便不通。《简要方》：用牵牛子（半生半熟），为末。每服二钱，姜汤下。未通，再以茶服。一方：加大黄等分。一方：加生槟榔等分。

小儿腹胀（水气流肿，膀胱实热，小便赤涩）。牵牛生研一钱，青皮汤空心下。一加木香减半，丸服。（郑氏《小儿方》）

面上粉刺。黑牵牛末对入面脂药中，日日洗之。（《圣惠方》）

面上雀斑。黑牵牛末，鸡子清调，夜敷旦洗。（《摘玄方》）

小儿夜啼。黑牵牛末一钱，水调，敷脐上，即止。（《生生编》）

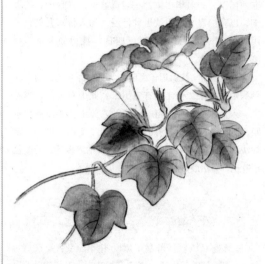

牵牛子

# 营实、墙蘼

**释名** 山棘、牛棘、牛勒、刺花。〔时珍曰〕此草蔓柔靡，依墙援而生，故名墙蘼。其茎多棘刺勒人，牛喜食之，故有山刺、牛勒诸名。其子成簇而生，如营星然，故谓之营实。

**集解**〔弘景曰〕营实即墙薇子也，以白花者为良。茎叶可煮作饮，其根亦可煮酿酒。

〔时珍曰〕蔷薇野生林堑间。春抽嫩蕻，小儿掐去皮刺食之。既长则成丛似蔓，而茎硬多刺。小叶尖薄有细齿。四、五月开花，四出，黄心，有白色、粉红二者。结子成簇，生青熟红。其核有白毛，如金樱子核，八月采之。根采无时。人家栽玩者，茎粗叶大，延长数丈。花亦厚大，有白、黄、红、紫数色。花最大者名佛见笑，小者名木香，皆香艳可人，不入药用。

 营 实

【气味】酸，温，无毒。

【主治】痈疽恶疮，结肉跌筋，败疮热气，阴蚀不瘳，利关节。（《本经》）

治上焦有热，好瞑。（时珍）

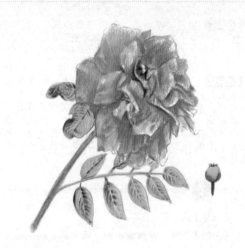

墙蘼（营实）

**附方**

眼热昏暗。营实、枸杞子、地肤子各二两，为末。每服三钱，温酒下。（《圣惠方》）

 根

【气味】苦，涩，冷，无毒。

【主治】止泄痢腹痛，五脏客热，除邪逆气，疽癞诸恶疮，金疮伤挞，生肉复肌。（《别录》）

治热毒风，除邪气，止赤白痢，肠风泻血，通结血，治牙齿痛，小儿疳虫肚痛，痈疽疥癣。（《大明》）

头疮白秃。（甄权）

除风热湿热，缩小便，止消渴。（时珍）

【发明】〔时珍曰〕营实、蔷薇根，能入阳明经，除风热湿热，生肌杀虫，故痈疽疮癣癣古方常用，而泄痢、消渴、遗尿、好瞑，亦皆阳明病也。

#### 附方

消渴尿多。蔷薇根一把，水煎，日服之。（《千金方》）

小便失禁。蔷薇根煮汁饮，或为末酒服。野生白花者更良。（《圣惠方》）

口舌糜烂。蔷薇根，避风打去土，煮浓汁，温含冷吐。冬用根皮，夏用枝叶。口疮日久，延及胸中生疮，三年已上不瘥者，皆效。（《千金方》）

箭刺入肉。脓囊不出。以蔷薇根末掺之服。鼠扑十日即穿皮出也。（《外台秘要》）

骨哽不出。蔷薇根末。水服方寸匕，日三。（《外台秘要》）

【主治】下疳疮。焙研，洗敷之。黄花者更良。（《摄生方》）

# 栝楼

《本经》中品

**释名**　果蓏、瓜蒌、天瓜、黄瓜、地楼、泽姑。根名白药、天花粉、瑞雪。〔时珍曰〕蓏与𤓯同。许慎云：木上曰果，地下曰蓏。此物蔓生附木，故得兼名。

**集解**　〔时珍曰〕其根直下生，年久者长数尺。秋后掘者结实有粉。夏月掘者有筋无粉，不堪用。

【气味】苦，寒，无毒。

【主治】胸痹，悦泽人面。（《别录》）

润肺燥，降火，治咳嗽，涤痰结，利咽喉，止消渴，利大肠，消痈肿疮毒。（时珍）

【发明】〔时珍曰〕张仲景治胸痹痛引心背，咳唾喘息，及结胸满痛，皆用栝楼实。乃取其甘寒不犯胃气，能降上焦之火，使痰气下降也。成无已不知此意，乃云苦寒以泻热。盖不尝其味原不苦，而随文附会尔。

#### 附方

小儿黄疸（眼黄脾热）。用青栝楼焙研。每服一钱，水半盏，煎七分，卧时服。五更泻下黄物，立可。名逐黄散。（《普济方》）

小便不通（腹胀）。用栝楼焙研。每服二钱，热酒下。频服，以通为度。绍兴刘驻云：魏明州病此，

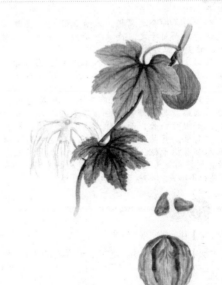

栝楼

御医用此方治之，得效。（《圣惠方》）

风疮疥癞。生栝楼一二个打碎，酒浸一日夜。热饮。（曜仙《乾坤秘韫》）

**【气味】**苦，寒，无毒。

**【主治】**消渴身热，烦满大热，补虚安中，续绝伤。（《本经》）

除肠胃中痼热，八疸身面黄，唇干口燥短气，止小便利，通月水。（《别录》）

治热狂时疾，通小肠，消肿毒，乳痈发背，痔瘘疮疖，排脓生肌长肉，消扑损瘀血。（《大明》）

**【发明】**〔时珍曰〕栝楼根味甘（微苦酸）。其茎叶味酸。酸能生津，感召之理，故能止渴润枯。微苦降火，甘不伤胃。昔人只言其苦寒，似未深察。

**附方**

小儿发黄（皮肉面目皆黄）。用生栝楼根捣取汁二合，蜜二大匙和匀。暖服，日一服。（《广利方》）

虚热咳嗽。天花粉一两，人参三钱，为末。每服一钱，米汤下。（《集简方》）

耳聋未久。栝楼根三十斤细切，以水煮汁，如常酿酒，久服甚良。（《肘后方》）

## 茎 叶

**【气味】**酸，寒，无毒。

**【主治】**中热伤暑。（《别录》）

# 葛

《本经》中品

**释名** 鸡齐、鹿藿、黄斤。〔时珍曰〕葛从曷，谐声也。鹿食九草，此其一种，故曰鹿藿。黄斤未详。

**集解**〔《别录》曰〕葛根生汶山川谷，五月采根，曝干。

〔弘景曰〕即今之葛根，人皆蒸食之。当取入土深大者，破而日干之。南康、庐陵间最胜，多肉而少筋，甘美，但为药不及耳。

〔恭曰〕葛虽除毒，其根入土五六寸已上者，名葛脰，脰者颈也。服之令人吐，以有微毒也。《本经》葛谷，即是其实也。

〔时珍曰〕葛有野生，有家种。其蔓延长，取治可作絺绤。其根外紫内白，长者七八尺。其叶有三尖，如枫叶而长，面青背淡。其花成穗，累累相缀，红紫色。其荚如小黄豆荚，亦有毛。其子绿色，扁扁如盐梅子核，生嚼腥气，八、九月采之。《本经》所谓葛谷也。唐苏恭亦言葛谷是实，而宋苏颂谓葛花不结实，误矣。其花晒干亦可炸食。

**【气味】**甘、辛，平，无毒。

**【主治】**消渴，身大热，呕吐，诸痹，起阴气，解诸毒。（《本经》）

疗伤寒中风头痛，解肌发表出汗，开腠理，疗金疮，止胁风痛。（《别录》）

治天行上气呕逆，开胃下食，解酒毒。（甄权）

治胸膈烦热发狂，止血痢，通小肠，排脓破血。敷蛇虫啮，署毒箭伤。（《大明》）

作粉：止渴，利大小便，解酒，去烦热，压丹石，

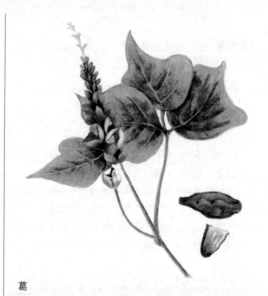

葛

敷小儿热疮。捣汁饮：治小儿热痞。（《开宝》）

散郁火。（时珍）

**【发明】**〔时珍曰〕《本草十剂》云：轻可去实，麻黄、葛根之属。盖麻黄乃太阳经药，兼入肺经，肺主皮毛；葛根乃阳明经药，兼入脾经，脾主肌肉。所以二味药皆轻扬发散，而所入迥然不同也。

数种伤寒。庸人不能分别，今取一药兼治。葛根四两，水二升，入豉一升，煮取半升服。捣生根汁尤佳。（《伤寒类要》）

时气头痛（壮热）。生葛根洗净，捣汁一大盏，豉一合，煎六分，去滓分服，汗出即瘥。未汗再服。若心热，加栀子仁十枚。（《圣惠方》）

伤寒头痛（二三日发热者）。葛根五两，香豉一升，以童子小便八升，煎取二升，分三服。食葱豉粥取汗。（《梅师方》）

 葛谷

【气味】甘，平，无毒。

【主治】下痢十岁已上。（《本经》）

解酒毒。（时珍）

 葛花

【气味】同谷。

【主治】消酒。（《别录》）

肠风下血。（时珍）

 叶

【主治】金疮止血，捼敷之。（《别录》）

 蔓

【主治】卒喉痹。烧研，水服方寸匕。（苏恭）

消痈肿。(时珍)

疖子初起。葛蔓烧灰，水调敷之，即消。（《千金方》）

# 天门冬

《本经》上品

**释名** 颠棘、天棘、万岁藤。〔时珍曰〕草之茂者为薵，俗作门。此草蔓茂，而功同麦门冬，故曰天门冬，或曰天棘。

**集解** 〔时珍曰〕生苗时，亦可以沃地栽种。子亦堪种，但晚成。

 根

【气味】苦，平，无毒。

【主治】诸暴风湿偏痹，强骨髓，杀三虫，去伏尸。久服轻身益气延年，不饥。（《本经》）

保定肺气，去寒热，养肌肤，利小便，冷而能补。（《别录》）

肺气咳逆，喘息促急，肺萎生痈吐脓，除热，通肾气，止消渴，去热中风，治湿疥，宜久服。煮食之，令人肌体滑泽白净，除身上一切恶气不洁之疾。（甄权）

镇心，润五脏，补五劳七伤，吐血，治嗽消痰，去风热烦闷。（《大明》）

主心病，嗌干心痛，渴而欲饮，痿蹶嗜卧，足下热而痛。（好古）

润燥滋阴，清金降火。（时珍）

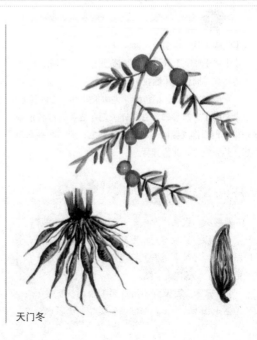

天门冬

阳事不起，宜常服之。（思邈）

【发明】〔元素曰〕苦以泄滞血，甘以助元气，及治血妄行，此天门冬之功也。保定肺气，治血热侵肺，上气喘促，宜加人参、黄芪为主，用之神效。

〔嘉谟曰〕天、麦门冬并入手太阴，驱烦解渴，止咳消痰。而麦门冬兼行手少阴，清心降火，使肺不犯邪，故止咳立效。天门冬复走足少阴，滋肾助元，全其母气，故清痰殊功。盖肾主津液，燥则凝而为痰，得润剂则化，所谓治痰之本也。

〔好古曰〕入手太阴、足少阴经。营卫枯涸，宜以湿剂润之。二门冬、人参、五味、枸杞子同为生脉之剂，此上焦独取寸口之意。

〔赵继宗曰〕五药虽为生脉之剂，然生地黄、贝母为天门冬之使，地黄、车前为麦门冬之使，茯苓为人参之使。若有君无使，是独行无功也。故张三丰与胡涣尚书长生不老方，用天门冬三斤，地黄一斤，乃有君而有使也。

〔时珍曰〕天门冬清金降火，益水之上源，故能下通肾气，入滋补方合群药用之有效。若脾胃虚寒人，单饵既久，必病肠滑，反成痼疾。此物性寒而润，能利大肠故也。

### 附方

风颠发作（则吐，耳如蝉鸣，引胁牵痛）。天门冬去心皮，曝捣为末。酒服方寸匕，日三服，久服食。（《外台秘要》）

面黑令白。天门冬曝干，同蜜捣作丸，日用洗面。（《圣济总录》）

# 百部

《别录》下品

**释名** 婆妇草、野天门冬。〔时珍曰〕其根多者百十连属，如部伍然，故以名之。

**集解** 〔时珍曰〕百部亦有细叶如茴香者，其茎青，肥嫩时亦可煮食。其根长者近尺，新时亦肥实，但干则虚瘦无脂润尔。生时擘开去心曝之。

根

【气味】甘，微温，无毒。

【主治】咳嗽上气。火炙酒渍饮之。（《别录》）

治肺热，润肺。（甄权）

火炙酒浸空腹饮，治疥癣，去虫蚕蛟毒。（藏器）

【发明】〔时珍曰〕百部亦天门冬之类，故皆治肺病杀虫。但百部气温而不寒，寒嗽宜之；天门冬性寒而不热，热嗽宜之，此为异耳。

### 附方

暴咳嗽。张文仲方：用百部根渍酒。每温服一升，日三服。葛洪方：用百部、生姜各捣汁等分，煎服二合。《续十全方》：用百部藤根捣自然汁，和蜜等分，沸汤煎膏噙咽。

小儿寒嗽。百部丸：用百部（炒）、麻黄（去节）各七钱半，为末。杏仁去皮尖炒，仍以水略煮

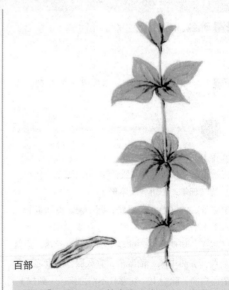
百部

三五沸，研泥。入熟蜜和丸皂子大。每服二三丸，温水下。（钱乙《小儿方》）

三十年嗽。百部根二十斤，捣取汁，煎如饴。服方寸匕，日三服。《深师》加蜜二斤。《外台》加饴一斤。（《千金方》）

# 女萎

《李当之本草》

**集解**〔恭曰〕女萎叶似白敛，蔓生，花白子细。荆襄之间名为女萎，亦名蔓楚。用苗不用根。与萎蕤全别。今太常谬以为白头翁者是也。

〔时珍曰〕诸家误以女萎解葳蕤，正误见葳蕤下。

## 根

【气味】辛，温，无毒。

【主治】止下痢，消食。当之。风寒洒洒，霍乱泄痢肠鸣，游气上下无常，惊痫寒热百病，出汗。（《唐本》）

### 附方

久痢脱肛。女萎切一升，烧熏之。（杨氏《产乳方》）

䘌下不止。女萎、云实各一两，川乌头二两，桂心五钱，为末，蜜丸梧子大。每服五丸，水下，一日三服。（《肘后方》）

身体疬疡（斑驳）。女葳膏：用鲁国女葳、白

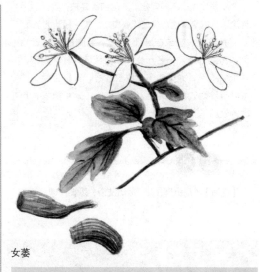

女萎

芷各一分，附子一枚，鸡舌香、木香各二分，为末，腊猪脂七合，和煎，入麝香一钱。以浮石磨破，日擦之。（《古今录验》）

# 何首乌

宋《开宝》

**释名**交藤、夜合、地精、陈知白、马肝石、桃柳藤、九真藤、赤葛、疮帚、红内消。〔《大明》曰〕其药《本草》无名，因何首乌见藤夜交，便即采食有功，因以采人为名尔。〔时珍曰〕汉武时，有马肝石能乌人发，故后人隐此名，亦曰马肝石。

**集解**〔颂曰〕何首乌本出顺州南河县，今在处有之，以西洛、嵩山及河南柘城县者为胜。春生苗，蔓延竹木墙壁间，茎紫色。叶叶相对如薯蓣，而不光泽。夏秋开黄白花，如葛勒花。结子有棱，似荞麦而杂小，才如粟大。秋冬取根，大者如拳，各有五棱瓣，似小甜瓜。有赤白二种：赤者雄，白者雌。

## 根

【气味】苦、涩，微温，无毒。

【主治】瘰疬，消痈肿，疗头面风疮，治五痔，止

心痛，益血气，黑髭发，悦颜色。久服长筋骨，益精髓，延年不老。亦治妇人产后及带下诸疾。（《开宝》）

久服令人有子，治腹脏一切宿疾，冷气肠风。（《大明》）

【发明】〔时珍曰〕何首乌，足厥阴、少阴药也。白者入气分，赤者入血分。肾主闭藏，肝主疏泄。此物气温，味苦涩。苦补肾，温补肝，涩能收敛精气。所以能养血益肝，固精益肾，健筋骨，乌髭发，为滋补良药。不寒不燥，功在地黄、天门冬诸药之上。气血太

和，则风虚痈肿瘰疬诸疾可知矣。此药流传虽久，服者尚寡。嘉靖初，邵应节真人，以七宝美髯丹方上进。世宗肃皇帝服饵有效，连生皇嗣。于是何首乌之方，天下大行矣。

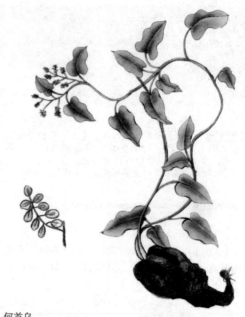

### 附方

皮里作痛（不问何处）。用何首乌末，姜汁调成膏涂之，以帛裹住，火炙鞋底熨之。（《经验方》）

瘰疬结核。或破或不破，下至胸前者，皆治之。用九真藤，一名赤葛，即何首乌。其叶如杏，其根如鸡卵，亦类疬子。取根洗净，日日生嚼，并取叶捣涂之，数服即止。其药久服，延年黑发，用之神效。（《斗门方》）

【主治】风疮疥癣作痒，煎汤洗浴，甚效。（时珍）

何首乌

# 白敛

《本经》下品

**释名** 白草、白根、兔核、猫儿卵、昆仑。〔宗奭曰〕白敛，服饵方少用，惟敛疮方多用之，故名白敛。〔时珍曰〕兔核、猫儿卵，皆象形也。昆仑，言其皮黑也。

**集解** 〔《别录》曰〕白敛生衡山山谷。二月、八月采根，曝干。

〔弘景曰〕近道处处有之。作藤生，根如白芷，破片竹穿，日干。

〔颂曰〕今江淮及荆、襄、怀、孟、商、齐诸州皆有之。二月生苗，多在林中作蔓，赤茎，叶如小桑。五月开花，七月结实。根如鸡鸭卵而长，三五枚同一窠，皮黑肉白。一种赤敛，花实功用皆同，但表里俱赤尔。

【气味】苦，平，无毒。

【主治】痈肿疽疮，散结气，止痛除热，目中赤，小儿惊痫温疟，女子阴中肿痛，带下赤白。（《本经》）

杀火毒。（《别录》）

治发背瘰疬，面上疱疮，肠风痔漏，血痢，刀箭疮，扑损，生肌止痛。（《大明》）

解狼毒毒。（时珍）

【发明】〔弘景曰〕生取根捣，敷痈肿，有效。

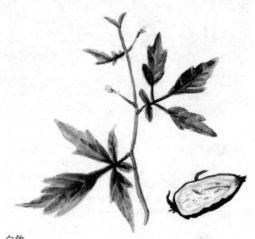

白敛

〔颂曰〕今医治风及金疮、面药方多用之。往往与白及相须而用。

附方

发背初起。水调白敛末，涂之。（《肘后方》）

疔疮初起。方同上。（《圣惠方》）

面生粉刺。白敛二分，杏仁半分，鸡屎白一分，为末，蜜和杂水拭面。（《肘后方》）

冻耳成疮。白敛、黄檗等分，为末，生油调搽。（谈野翁方）

汤火灼伤。白敛末敷之。（《外台方》）

诸物哽咽。白敛、白芷等分，为末。水服二钱。（《圣惠方》）

铁刺诸哽（及竹木哽在咽中）。白敛、半夏泡

等分，为末。酒服半钱，日二服。（《圣惠方》）

胎孕不下。白敛、生半夏等分，为末，滴水丸梧子大。每榆皮汤下五十丸。（《保命集》）

风痹筋急（肿痛，展转易常处）。白敛二分，熟附子一分，为末。每酒服半刀圭，日二服。以身中热行为候，十日便觉。忌猪肉、冷水。（《千金》）

诸疮不敛。白敛、赤敛、黄檗各三钱炒研，轻粉一钱，先用葱白浆水洗净，敷之。（《瑞竹堂方》）

一切痈肿。白敛、赤小豆、莽草为末，鸡子白调，涂之。（甄权）

# 白英

■ 释名　穀菜、白草、白幕、排风。子名鬼目。〔时珍曰〕白英谓其花色，穀菜象其叶文，排风言其功用，鬼目象其子形。《别录》有名未用，复出鬼目，虽苗子不同，实一物也。故并之。

■ 集解　〔《别录》曰〕白英生益州山谷。春采叶，夏采茎，秋采花，冬采根。

〔弘景曰〕鬼目俗人呼为白草子，是矣。又曰：白英方药不复用。此有斛菜，生水中，可蒸食，非是此类。有白草，作羹饮，甚疗劳，而不用根花。益州乃有苦菜，土人专食之，充健无病，疑是此。

〔恭曰〕白英，鬼目草也。蔓生，叶似王瓜，小长而五桠，实圆，若龙葵子，生青，熟紫黑。东人谓之白草。陶云白草，似识之，而不的辨。

〔藏器曰〕白英，鬼目菜也。蔓生，三月延长。《尔雅》名苻。郭璞云：似葛，叶有毛，子赤色如耳珰珠。若云子熟黑，误矣。江东夏月取其茎叶，煮粥食，极解热毒。

〔时珍曰〕此俗名排风子是也。正月生苗，白色，可食。秋开小白花。子如龙葵子，熟时紫赤色。《吴志》云：孙皓时有鬼目菜，缘枣树，长丈余，叶广四寸，厚三分，人皆异之。即此物也。又羊蹄草一名鬼目。岭南有木果亦名鬼目，叶似楮，子大如鸭子，七、八月熟，黄色，味酸，可食。皆与此同名异物也。

【气味】甘，寒，无毒。

【主治】寒热八疸，消渴，补中益气。久服轻身延年。（《本经》）

作羹饮，甚疗劳。（弘景）

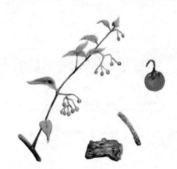

白英

烦热，风疹丹毒，瘴疟寒热，小儿结热，煮汁饮之。（藏器）

【气味】酸，平，无毒。

【主治】明目。（《别录》）

附方

目赤头旋（眼花面肿，风热上攻）。用排风子（焙）、甘草（炙）、菊花（焙）各一两，为末。每服二钱，卧时温水下。（《圣济录》）

# 防己

《本经》中品

**▍释名** 解离、石解。〔时珍曰〕按东垣李杲云：防己如险健之人，幸灾乐祸，能首为乱阶；若善用之，亦可御敌。其名或取此义。解离，因其纹解也。

**▍集解** 〔当之曰〕其茎如葛蔓延。其根外白内黄，如桔梗，内有黑纹如车辐解者，良。

【气味】辛，平，无毒。

【主治】风寒温疟，热气诸痫，除邪，利大小便。（《本经》）

治湿风，口面㖞斜，手足拘痛，散留痰，肺气喘嗽。（甄权）

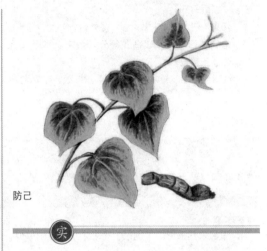

防己

### 附方

风湿相搏（关节沉痛，微肿恶风）。防己一两，黄芪一两二钱半，白术七钱半，炙甘草半两，剉散。每服五钱，生姜四片，枣一枚，水一盏半，煎八分，温服。良久再服。腹痛加芍药。（仲景方）

实

【主治】脱肛。焙研。煎饮代茶。（《肘后》）

# 月季花

《纲目》

**▍释名** 月月红、胜春、瘦客、斗雪红。

**▍集解** 〔时珍曰〕处处人家多栽插之，亦蔷薇类也。青茎长蔓硬刺，叶小于蔷薇，而花深红，千叶厚瓣，逐月开放，不结子也。

【气味】甘，温，无毒。

【主治】活血，消肿，敷毒。（时珍）

### 附方

瘰疬未破。用月季花头二钱，沉香五钱，芫花（炒）三钱，碎剉，入大鲫鱼腹中，就以鱼肠封固，酒、水各一盏，煮熟食之，即愈。鱼须安粪水内游死者方效。此是家传方，活人多矣。（谈野翁《试验方》）

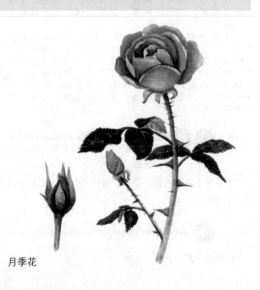

月季花

# 羊桃

**▌释名** 鬼桃、羊肠、苌楚、铫芅、御弋。

**▌集解**〔《别录》曰〕羊桃生山林川谷及田野。二月采，阴干。

〔保昇曰〕生平泽中，处处有之。苗长而弱，不能为树。叶花皆似桃，子细如枣核，今人呼为细子，其根似牡丹。郭璞云：羊桃叶似桃，其花白色，子如小麦，亦似桃形。陆机《诗疏》云：叶长而狭，花紫赤色。其枝茎弱，过一尺引蔓于草上。今人以为汲灌，重而善没，不如杨柳也。近下根，刀切其皮，着热灰中脱之，可韬笔管也。

〔时珍曰〕羊桃茎大如指，似树而弱如蔓，春长嫩条柔软。叶大如掌，上绿下白，有毛，状似苎麻而团。其条浸水有涎滑。

## 茎　根

【气味】苦，寒，有毒。

【主治】熛热，身暴赤色，除小儿热，风水积聚，恶疡。（《本经》）

去五脏五水，大腹，利小便，益气，可作浴汤。（《别录》）

### 附方

伤寒变䗩（四肢烦疼，不食多睡）。羊桃十斤捣

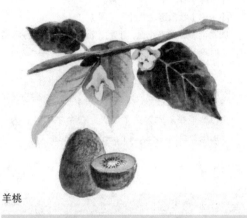

羊桃

熟，浸热汤三斗。日正午时，入坐一炊久。不过三次愈。（《千金》）

水气鼓胀（大小便涩）。羊桃根、桑白皮、木通、大戟（炒）各半斤（剉），水一斗，煮五升，熬如稀饧。每空心茶服一匙。二便利，食粥补之。（《圣惠方》）

蜘蛛咬毒。羊桃叶捣，敷之，立愈。（《备急方》）

# 木莲

**▌释名** 薜荔、木馒头、鬼馒头。〔时珍曰〕木莲、馒头，象其实形也。薜荔（音壁利），未详。

**▌集解**〔时珍曰〕木莲延树木垣墙而生，四时不凋，厚叶坚强，大于络石。不花而实，实大如杯，微似莲蓬而稍长，正如无花果之生者。六、七月，实内空而红。八月后，则满腹细子，大如稗子，一子一须。其味微涩，其壳虚轻，乌鸟、童儿皆食之。

## 叶

【气味】酸，平，无毒。

【主治】背痈，干末服之，下利即愈。（颂）

主风血，暖腰脚，变白不衰。（藏器）

治血淋痛涩。藤叶一握，甘草炙一分，日煎服之。（时珍）

【发明】〔艾晟曰〕《图经》言薜荔治背疮。近见宜兴县一老举人，年七十余，患发背。村中无医药。急取薜荔叶烂研绞汁，和蜜饮数升，以滓敷之，后用他药敷贴遂愈。其功实在薜荔，乃知《图经》之言不妄。

【主治】白癜风，疬疡风，恶疮疥癣，涂之。（《大明》）

【气味】甘，平，涩，无毒。

【主治】壮阳道，尤胜。（颂）

固精消肿，散毒止血，下乳，治久痢肠痔，心痛阴癞。（时珍）

### 附方

惊悸遗精。木馒头（炒）、白牵牛等分，为末。每服二钱，用米饮调下。（《乾坤秘韫》）

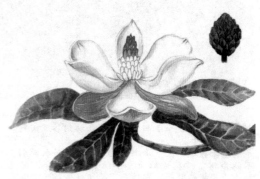

木莲

乳汁不通。木莲二个，猪前蹄一个，烂煮食之，并饮汁尽，一日即通。无子妇人食之，亦有乳也。（《集简方》）

# 泽泻

《本经》上品

**释名** 水泻、及泻、禹孙。〔时珍曰〕去水曰泻，如泽水之泻也。禹能治水，故曰禹孙。余未详。

**集解**〔《别录》曰〕泽泻生汝南池泽。五月采叶，八月采根，九月采实，阴干。

【气味】甘，寒，无毒。

【主治】补虚损五劳，除五脏痞满，起阴气，止泄精消渴淋沥，逐膀胱三焦停水。（《别录》）

主肾虚精自出，治五淋，利膀胱热，宣通水道。（甄权）

主头旋耳虚鸣，筋骨挛缩，通小肠，止尿血，主难产，补女人血海，令人有子。（《大明》）

入肾经，去旧水，养新水，利小便，消肿胀，渗泄止渴。（元素）

渗湿热，行痰饮，止呕吐泻痢，疝痛脚气。（时珍）

【发明】〔宗奭曰〕泽泻之功，长于行水。张仲景治水蓄渴烦，小便不利，或吐或泻，五苓散主之，方用泽泻，故知其长于行水。《本草》引扁鹊云：多服病人眼。诚为行去其水也。凡服泽泻散人，未有不小便多者。小便既多，肾气焉得复实？今人止泄精，多不敢用之。仲景八味丸用之者，亦不过引接桂、附等，归就肾

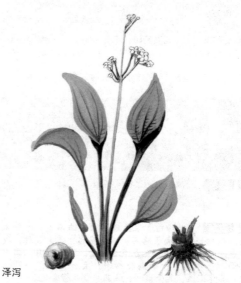

泽泻

经，别无他意。

〔好古曰〕《本经》云久服明目，扁鹊云多服昏目，何也？易老云去脬中留垢，以其味咸能泻伏水故也。泻伏水，去留垢，故明目；小便利，肾气虚，故昏目。

〔时珍曰〕泽泻气平，味甘而淡。淡能渗泄，气味俱薄，所以利水而泄下。脾胃有湿热，则头重而目昏耳鸣。泽泻渗去其湿，则热亦随去，而土气得令，清气上行，天气明爽，故泽泻有养五脏、益气力、治头旋、聪明耳目之功。若久服，则降令太过，清气不升，真阴潜耗，安得不目昏耶？仲景地黄丸用茯苓、泽泻者，乃取其泻膀胱之邪气，非引接也。古人用补药必兼泻邪，邪去则补药得力，一辟一阖，此乃玄妙。

### 附方

水湿肿胀。白术、泽泻各一两，为末，或为丸。每服三钱，茯苓汤下。（《保命集》）

冒暑霍乱（小便不利，头运引饮）。三白散：用泽泻、白术、白茯苓各三钱，水一盏，姜五片，灯芯十茎，煎八分，温服。（《局方》）

**叶**

【气味】咸，平，无毒。

【主治】大风，乳汁不出，产难，强阴气。久服轻身。（《别录》）

**实**

【气味】甘，平，无毒。

【主治】风痹消渴，益肾气，强阴，补不足，除邪湿。久服面生光，令人无子。（《别录》）

【发明】〔时珍曰〕《别录》言泽泻叶及实，强阴气，久服令人无子；而《日华子》言泽泻催生，补女人血海，令人有子，似有不同。既云强阴，何以令人无子？既能催生，何以令人有子？盖泽泻同补药，能逐下焦湿热邪垢，邪气既去，阴强海净，谓之有子可也；若久服则肾气大泄，血海反寒，谓之无子可也。所以读书不可执一。

# 羊蹄

《本经》下品

**释名** 蓄、秃菜、败毒菜、牛舌菜、鬼目。〔时珍曰〕羊蹄以根名，牛舌以叶形，名秃菜以治秃疮名也。

**集解**〔时珍曰〕近水及湿地极多。叶长尺余，似牛舌之形，不似菠薐。入夏起薹，开花结子，花叶一色。夏至即枯，秋深即生，凌冬不死。根长近尺，赤黄色，如大黄、胡萝卜形。

**根**

【气味】苦，寒，无毒。

【主治】头秃疥瘙，除热，女子阴蚀。（《本经》）治癣，杀一切虫。醋磨，贴肿毒。（《大明》）

【发明】〔震亨曰〕羊蹄根属水，走血分。

〔颂曰〕新采者，磨醋涂癣速效。亦煎作丸服。采根不限多少，捣绞汁一大升，白蜜半升，同熬如稠饧，更用防风末六两，搜和令可丸，丸如梧子大。用栝楼、甘草煎酒下三二十丸，日二三服。

### 附方

大便卒结。羊蹄根一两，水一大盏，煎六分，温服。（《圣惠方》）

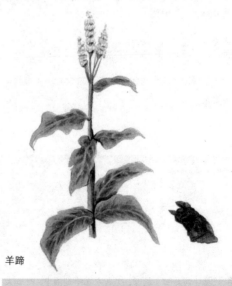

羊蹄

头风白屑。羊蹄草根曝干杵末，同羊胆汁涂之，永除。（《圣惠方》）

癣久不瘥。《简要济众方》：用羊蹄根杵

绞汁，入轻粉少许，和如膏，涂之。三五次即愈。《千金方》：治细癣。用羊蹄根五升，桑柴灰汁煮四五沸，取汁洗之。仍以羊蹄汁和矾末涂之。

悬雍舌肿（咽生瘜肉）。羊蹄草煮汁，热含，冷即吐之。（《圣惠》）

 叶

【气味】甘，滑，寒，无毒。

【主治】小儿疳虫，杀胡夷鱼、鲑鱼、檀胡鱼毒，作菜。多食，滑大腑。（《大明》）

 实

【气味】苦，涩，平，无毒。

【主治】赤白杂痢。（恭）

妇人血气。（时珍）

# 忍冬

《别录》上品

■ 释名 金银藤、鸳鸯藤、鹭鸶藤、老翁须、左缠藤、金钗股、通灵草、蜜桶藤。〔弘景曰〕藤生，凌冬不凋，故名忍冬。

■ 集解 〔时珍曰〕忍冬在处有之。附树延蔓，茎微紫色，对节生叶。叶似薜荔而青，有涩毛。

【气味】甘，温，无毒。

【主治】寒热身肿。久服轻身长年益寿。（《别录》）

治一切风湿气，及诸肿毒，痈疽疥癣，杨梅诸恶疮，散热解毒。（时珍）

疮久成漏。忍冬草浸酒，日日常饮之。（戴原礼《要诀》）

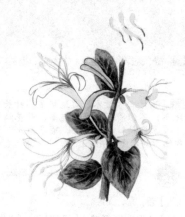

忍冬

# 龙舌草

《纲目》

■ 集解 〔时珍曰〕龙舌，生南方池泽湖泊中。叶如大叶菘菜及茉莒状。根生水底，抽茎出水，开白花。

【气味】甘，咸，寒，无毒。

【主治】痈疽，汤火灼伤，捣涂之。（时珍）

乳痈肿毒。龙舌草、忍冬藤研烂，蜜和敷之。（《多能鄙事》）

# 莼

《别录》下品

**■释名**　水葵、露葵、马蹄草。〔时珍曰〕蓴字本作莼，从纯。纯乃丝名，其茎似之故也。《齐民要术》云：莼性纯而易生。种以浅深为候，水深则茎肥而叶少，水浅则茎瘦而叶多。

**■集解**　〔时珍曰〕莼生南方湖泽中，惟吴越人善食之。叶如荇菜而差圆，形似马蹄。其茎紫色，大如箸，柔滑可羹。夏月开黄花。结实青紫色，大如棠梨，中有细子。春夏嫩茎未叶者名稚莼，稚者小也。叶稍舒长者名丝莼，其茎如丝也。至秋老则名葵莼，或作猪莼，言可饲猪也。又讹为瑰莼、龟莼焉。

【气味】甘，寒，无毒。

【主治】消渴热痹。（《别录》）

【发明】〔弘景曰〕莼性冷而补，下气。杂鳢鱼作羹食，亦逐水。而性滑，服食家不可多用。

〔藏器曰〕莼体滑，常食发气，令关节急，嗜睡。《脚气论》中令人食之，此误极深也。温病后脾弱不能磨化，食者多死。

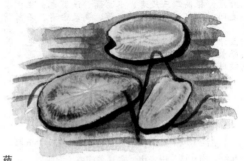

莼

**附方**

头上恶疮。以黄泥包豆豉煨熟，取出为末，以莼菜

汁调敷之。（《保幼大全》）

数种疔疮。马蹄草（又名缺盆草）、大青叶、臭紫草各等分，擂烂，以酒一碗浸之，去滓温服，三服立愈。（《经验良方》）

# 蘋

《吴普本草》

**■释名**　苤菜、四叶菜、田字草。

**■集解**　〔弘景曰〕水中大萍，五月有花白色，非沟渠所生之萍。楚王渡江所得，即斯实也。

〔恭曰〕萍有三种：大者名蘋；中者名荇，叶皆相似而圆；其小者，即水上浮萍也。

〔时珍曰〕蘋乃四叶菜也。叶浮水面，根连水底。其茎细于莼、荇。其叶大如指顶，面青背紫，有细纹，颇似马蹄决明之叶，四叶合成，中折十字。夏秋开小白花，故称白蘋。其叶攒簇如萍，故《尔雅》谓大者为蘋也。

【气味】甘，寒，滑，无毒。

【主治】暴热，下水气，利小便。（吴普）

捣涂热疮。捣汁饮，治蛇伤毒入腹内。曝干、栝楼等分为末，人乳和丸服，止消渴。（藏器）

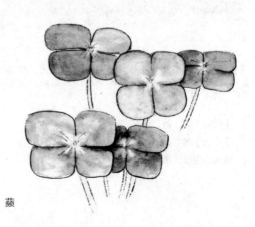

蘋

209

# 菖蒲

**▌释名** 昌阳、尧韭、水剑草。〔时珍曰〕菖蒲,乃蒲类之昌盛者,故曰菖蒲。

**▌集解** 〔时珍曰〕菖蒲凡五种:生于池泽,蒲叶肥,根高二三尺者,泥菖蒲,白菖也;生于溪涧,蒲叶瘦,根高二三尺者,水菖蒲,溪荪也;生于水石之间,叶有剑脊,瘦根密节,高尺余者,石菖蒲也;人家以砂栽之一年,至春剪洗,愈剪愈细,高四五寸,叶如韭,根如匙柄粗者,亦石菖蒲也;甚则根长二三分,叶长寸许,谓之钱蒲是矣。服食入药须用二种石菖蒲,余皆不堪。

【气味】辛,温,无毒。

【主治】风寒湿痹,咳逆上气,开心孔,补五脏,通九窍,明耳目,出音声。主耳聋痈疮,温肠胃,止小便利。久服轻身,不忘不迷惑,延年。(《本经》)

除风下气,丈夫水脏,女人血海冷败,多忘,除烦闷,止心腹痛,霍乱转筋,及耳痛者,作末炒,乘热裹罨甚验。(《大明》)

**附方**

产后崩中(下血不止)。菖蒲一两半,酒二盏,煎取一盏,去滓分三服,食前温服。(《千金方》)

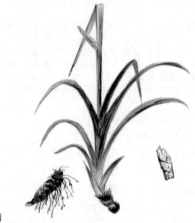

菖蒲

耳卒聋闭。菖蒲根一寸,巴豆一粒(去心),同捣作七丸。绵裹一丸,塞耳,日一换。(《肘后方》)

【主治】洗疥、大风疮。(时珍)

# 海带

**▌集解** 〔禹锡曰〕海带,出东海水中石上,似海藻而粗,柔韧而长。今登州人干之以束器物。医家用以下水,胜于海藻、昆布。

【气味】咸,寒,无毒。

【主治】催生,治妇人病,及疗风下水。(《嘉祐》)
治水病瘿瘤,功同海藻。(时珍)

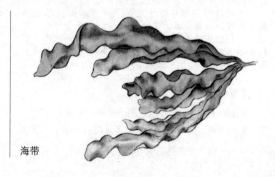

海带

# 石斛

《别录》上品

**■释名** 石蓫、金钗、禁生、林兰、杜兰。〔时珍曰〕石斛名义未详。其茎状如金钗之股，故古有金钗石斛之称。今蜀人栽之，呼为金钗花。盛弘之《荆州记》云，耒阳龙石山多石斛，精好如金钗，是矣。林兰、杜兰，与木部木兰同名，恐误。

**■集解** 〔《别录》曰〕石斛生六安山谷水旁石上。七月、八月采茎，阴干。

〔弘景曰〕今用石斛，出始兴。生石上，细实，以桑灰汤沃之，色如金，形如蚱蜢髀者佳。近道亦有，次于宣城者。其生栎木上者，名木斛。其茎至虚，长大而色浅。不入丸散，惟可为酒渍煮之用。俗方最以补虚，疗脚膝。

〔时珍曰〕石斛丛生石上。其根纠结甚繁，干则白软。其茎叶生皆青色，干则黄色。开红花。节上自生根须。人亦折下，以砂石栽之，或以物盛挂屋上，频浇以水，经年不死，俗称为千年润。石斛短而中实，木斛长而中虚，甚易分别。处处有之，以蜀中者为胜。

【气味】甘，平，无毒。

【主治】伤中，除痹下气，补五脏虚劳羸瘦，强阴益精。久服，厚肠胃。（《本经》）

补内绝不足，平胃气，长肌肉，逐皮肤邪热痱气，脚膝疼冷痹弱，定志除惊。轻身延年。（《别录》）

益气除热，治男子腰脚软弱，健阳，逐皮肌风痹，骨中久冷，补肾益力。（权）

壮筋骨，暖水脏，益智清气。（《日华》）

治发热自汗，痈疽排脓内塞。（时珍）

【发明】〔时珍曰〕石斛气平，味甘、淡、微咸，阴中之阳，降也。乃足太阴脾、足少阴右肾之药。深师云：囊湿精少，小便余沥者，宜加之。一法：每以二钱入生姜一片，水煎代茶饮，甚清肺补脾也。

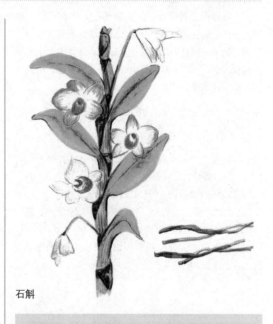

石斛

**附方**

飞虫入耳。石斛数条，去根如筒子，一边纤入耳中，四畔以蜡封闭，用火烧石斛，尽则止。熏右耳，则虫从左出。未出更作。（《圣济》）

# 骨碎补

宋《开宝》

**■释名** 猴姜、胡孙姜、石毛姜、石庵䕡。〔藏器曰〕骨碎补本名猴姜。开元皇帝以其主伤折，补骨碎，故命此名。

**■集解** 〔志曰〕骨碎补生江南。根寄树石上，有毛。叶如庵䕡。

〔藏器曰〕岭南虔、吉州亦有之。叶似石韦而一根，余叶生于木。

〔《大明》曰〕是树上寄生草，根似姜而细长。

〔时珍曰〕其根扁长，略似姜形。其叶有桠缺，

颇似贯众叶，谓叶如庵䕡者，殊谬；如石韦者，亦差。

 根

【气味】苦，温，无毒。

【主治】破血止血，补伤折。（《开宝》）

主骨中毒气，风血疼痛，五劳六极，足手不收，上热下冷。（权）

恶疮，蚀烂肉，杀虫。（《大明》）

研末，猪肾夹煨，空心食，治耳鸣，及肾虚久泄，牙疼。（时珍）

【发明】〔颂曰〕骨碎补，入妇人血气药。蜀人治闪折筋骨伤损，取根捣筛，煮黄米粥，和裹伤处有效。

〔时珍曰〕骨碎补，足少阴药也。故能入骨，治牙，及久泄痢。昔有魏刺史子久泄，诸医不效，垂殆。予用此药末入猪肾中煨熟与食，顿住。盖肾主大小便，久泄属肾虚，不可专从脾胃也。雷公《炮炙论》用此方治耳鸣，耳亦肾之窍也。

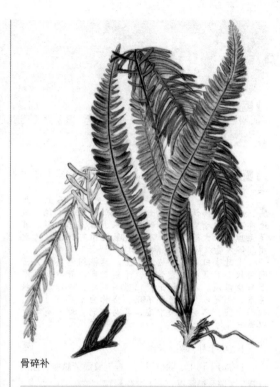

骨碎补

### 附方

虚气攻牙齿（痛血出，或痒痛）。骨碎补二两，铜刀细剉，瓦锅慢火炒黑，为末。如常揩齿，良久吐之，咽下亦可。（《灵苑方》）

风虫牙痛。骨碎补、乳香等分，为末糊丸，塞孔中。名金针丸。（《圣济总录》）

耳鸣耳闭。骨碎补削作细条，火炮，乘热塞之。（苏氏《图经》）

肠风失血。胡孙姜（烧存性）五钱，酒或米饮服。（《仁存方》）

# 石胡荽

《四声本草》

■ 释名 天胡荽、野园荽、鹅不食草、鸡肠草。

■ 集解 〔时珍曰〕石胡荽，生石缝及阴湿处小草也。高二三寸，冬月生苗，细茎小叶，形状宛如嫩胡荽。其气辛熏不堪食，鹅亦不食之。夏开细花，黄色，结细子。极易繁衍，僻地则铺满也。案孙思邈《千金方》云：一种小草，生近水渠中湿处，状类胡荽，名天胡荽，亦名鸡肠草。即此草也。与繁缕之鸡肠，名同物异。

【气味】辛，寒，无毒。

【主治】通鼻气，利九窍，吐风痰。（炳）

去目翳，挼塞鼻中，翳膜自落。（藏器）

解毒，明目，散目赤肿云翳，耳聋头痛脑酸，治痰疟齁䶎，鼻窒不通，塞鼻瘜自落，又散疮肿。（时珍）

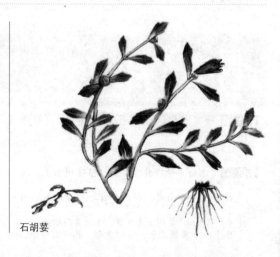

石胡荽

【发明】〔时珍曰〕鹅不食草，气温而升，味辛而散，阳也，能通于天。头与肺皆天也，故能上达头脑，而治顶痛目病，通鼻气而落瘜肉；内达肺经，而治腑胎痰疟，散疮肿。其除翳之功，尤显神妙。人谓陈藏器《本草》惟务广博，鄙俚之言也。若此药之类，表出殊功，可谓务博已乎？案倪维德《原机启微集》云：治目翳嗜鼻（碧云散）用鹅不食草解毒（为君），青黛去热（为佐），川芎大辛破留除邪（为使），升透之药也。

贴目取翳。鹅不食草（捣汁熬膏）一两，炉甘石（火煅，童便淬三次）三钱，上等瓷器末一钱半，熊胆二钱，硇砂少许，为极细末，和作膏。贴在翳上，一夜取下。用黄连、黄檗煎汤洗净，看如有，再贴。（孙天仁《集效方》）

脾寒疟疾。石胡荽一把，杵汁半碗，入酒半碗和服，甚效。（《集简方》）

# 牛膝

《本经》上品

■释名 牛茎、百倍、山苋菜、对节菜。〔弘景曰〕其茎有节，似牛膝，故以为名。〔时珍曰〕《本经》又名百倍，隐语也。言其滋补之功，如牛之多力也。其叶似苋，其节对生，故俗有山苋、对节之称。

■集解 〔《别录》曰〕牛膝生河内川谷及临朐，二月、八月、十月采根，阴干。

〔普曰〕叶如夏蓝，茎本赤。

〔弘景曰〕今出近道蔡州者，最长大柔润。其茎有节，茎紫节大者为雄，青细者为雌，以雄为胜。

〔《大明》曰〕怀州者长白，苏州者色紫。

〔时珍曰〕牛膝处处有之，谓之土牛膝，不堪服食。惟北土及川中人家栽莳者为良。秋间收子，至春种之。其苗方茎暴节，叶皆对生，颇似苋叶而长且尖艄。秋月开花，作穗结子，状如小鼠负虫，有涩毛，皆贴茎倒生。九月采取根，水中浸两宿，接去皮，裹扎暴干，虽白直可贵，而接去白汁入药，不如留皮者力大也。嫩苗可作菜茹。

【气味】苦、酸，平，无毒。

【主治】寒湿痿痹，四肢拘挛，膝痛不可屈伸，逐血气，伤热火烂，堕胎。久服轻身耐老。（《本经》）

疗伤中少气，男子阴消，老人失溺，补中续绝，益精利阴气，填骨髓，止发白，除脑中痛及腰脊痛，妇人月水不通，血结。（《别录》）

治阴痿，补肾，助十二经脉，逐恶血。（甄权）

治腰膝软怯冷弱，破癥结，排脓止痛，产后心腹痛并血运，落死胎。（《大明》）

强筋，补肝脏风虚。（好古）

同苁蓉浸酒服，益肾。竹木刺入肉，嚼烂罨之。即出。（宗奭）

治久疟寒热，五淋尿血，茎中痛，下痢，喉痹口疮齿痛，痈肿恶疮伤折。（时珍）

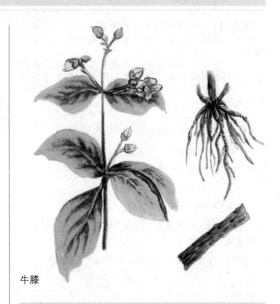

牛膝

劳疟积久（不止者）。长大牛膝一握，生切，以水六升，煮二升，分三服。清早一服，未发前一服，临发时一服。（《外台秘要》）

消渴不止（下元虚损）。牛膝五两（为末），生地黄汁五升浸之，日曝夜浸，汁尽为度，蜜丸梧子大，每空心温酒下三十丸。久服壮筋骨，驻颜色，黑发，津液自生。（《经验后方》）

**【气味】**缺。

**【主治】**寒湿痿痹，老疟淋秘，诸疮。功同根，春夏宜用之。（时珍）

#### 附方

气湿痹痛（腰膝痛）。用牛膝叶一斤（切），以米三合，于豉汁中煮粥。和盐酱空腹食之。（《圣惠方》）

老疟不断。牛膝茎叶一把（切），以酒三升渍服，令微有酒气。不即断，更作，不过三剂止。（《肘后方》）

溪毒寒热。东间有溪毒中人，似射工，但无物。初病恶寒发热烦懊，骨节强痛。不急治，生虫食脏杀人。用雄牛膝（茎紫色、节大者）一把，以酒、水各一杯同捣，绞汁温饮，日三服。（《肘后方》）

# 青黛

《本经》上品

**释名** 靛花、青蛤粉。〔时珍曰〕黛，眉色也。刘熙《释名》云：灭去眉毛，以此代之，故谓之黛。

**集解** 〔志曰〕青黛从波斯国来。今以太原并庐陵、南康等处，染淀瓮上沫紫碧色者用之，与青黛同功。

〔时珍曰〕波斯青黛，亦是外国蓝靛花，既不可得，则中国靛花亦可用。或不得已，用青布浸汁代之。货者复以干淀充之，然有石灰，入服饵药中当详之。

**【气味】**咸，寒，无毒。

**【主治】**解诸药毒，小儿诸热，惊痫发热，天行头痛寒热，并水研服之。亦磨敷热疮恶肿，金疮下血，蛇犬等毒。（《开宝》）

解小儿疳热，杀虫。（甄权）

小儿丹热，和水服之。同鸡子白、大黄末，敷疮痈蛇虺螫毒。（藏器）

泻肝，散五脏郁火，解热，消食积。（震亨）

去热烦，吐血咯血，斑疮阴疮，杀恶虫。（时珍）

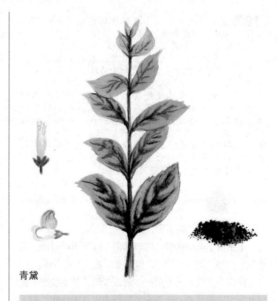

青黛

#### 附方

心口热痛。姜汁调青黛一钱服之。（《医学正传》）

内热吐血。青黛二钱，新汲水下。（《圣惠方》）

肺热咯血。青饼子：用青黛一两，杏仁（以牡蛎粉炒过）一两，研匀，黄蜡化和，作三十饼子。每服一饼，以干柿半个夹定。湿纸裹，煨香嚼食，

粥饮送下，日三服。（华佗《中藏经》）

烂弦风眼。青黛、黄连泡汤，日洗。（《明目方》）

伤寒赤斑。青黛二钱，水研服。（《活人书》）

豌豆疮毒（未成脓者）。波斯青黛一枣许，水研服。（《梅师方》）

瘰疬未穿。靛花、马齿苋同捣，日日涂敷，取效。（《简便方》）

诸毒虫伤。青黛、雄黄等分，研末，新汲水服二钱。（《古今录验》）

# 石蕊

**■释名** 石濡、石芥、云茶、蒙顶茶。〔时珍曰〕其状如花蕊，其味如茶，故名。石芥乃茶字之误。

**■集解** 〔藏器曰〕石蕊生太山石上，如花蕊，为丸散服之。今时无复有此也。王隐《晋书》：庾褒入林虑山，食木实，饵石蕊，遂得长年。即此也。又曰：石濡生於之阴，如屋游、垣衣之粗，得雨即展，故名石濡。早春青翠，端开四叶。山人名石芥。

〔时珍曰〕《别录》石濡，具其功用，不言形状。陈藏器言是屋游之类，复出石蕊一条，功同石濡。盖不知其即一物也。此物惟诸高山石上者为良。今人谓之蒙顶茶，生兖州蒙山石上，乃烟雾熏染，日久结成，盖苔衣类也。彼人春初刮取曝干馈人，谓之云茶。其状白色轻薄如花蕊，其气香如蕈，其味甘涩如茗。不可煎饮，止宜咀嚼及浸汤啜，清凉有味。庾褒入山饵此，以代茗而已。长年之道，未必尽缘此物也。

【气味】甘，温，无毒。

【主治】石濡：明目益精气。令人不饥渴，轻身延年。（《别录》）

石蕊：主长年不饥。（藏器）

生津润咽，解热化痰。（时珍）

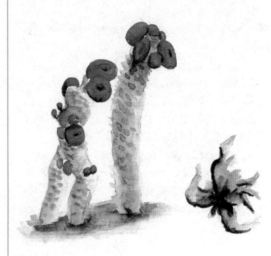

石蕊

# 贯众

**■释名** 贯节、贯渠、百头、草鸱头、黑狗脊、凤尾草。〔时珍曰〕此草叶茎如凤尾，其根一本而众枝贯之，故草名凤尾，根名贯众、贯节、贯渠。渠者，魁也。《吴普本草》作贯中，俗作贯仲、管仲者，皆谬称也。《尔雅》云：泺（音灼），贯众，即此也。《别录》一名伯萍，一名药藻，皆字讹也。金星草一名凤尾草，与此同名，宜互考之。〔弘景曰〕近道皆有之。叶如大蕨。其根形色毛芒，全似老鸱头，故呼为草鸱头。

**■集解** 〔《别录》曰〕贯众生玄山山谷及冤句少室山。二月、八月采根，阴干。

〔时珍曰〕多生山阴近水处。数根丛生，一根数茎，茎大如箸，其涎滑。其叶两两对生，如狗脊之叶而无锯齿，青黄色，面深背浅。其根曲而有尖嘴，黑须丛簇，亦似狗脊根而大，状如伏鸱。

〔普曰〕叶青黄色，两两相对，茎有黑毛，丛生，冬夏不死。四月花白，七月实黑，聚相连卷旁生。三月、八月采根，五月采叶。

**根**

【气味】苦，微寒，有毒。

【主治】腹中邪热气，诸毒，杀三虫。（《本经》）

去寸白，破症瘕，除头风，止金疮。（《别录》）

治下血崩中带下，产后血气胀痛，斑疹毒，漆毒，骨哽。解猪病。（时珍）

【发明】〔时珍曰〕贯众大治妇人血气，根汁能制三黄，化五金，伏钟乳，结砂制汞，且能解毒软坚。王海藏治夏月痘出不快，快斑散用之。云贯众有毒，而能解腹中邪热之毒。病因内感而发之于外者多效，非古法之分经也。又山谷《煮豆帖》言，荒年以黑豆一升捼净，入贯众一斤，剉如骰子大，同以水煮，文火斟酌至豆熟，取出日干，覆令展尽余汁，簸去贯众。每日空心啗豆五七粒，能食百草木枝叶有味可饱。

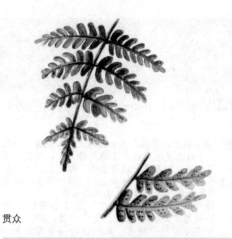

贯众

### 附方

鼻衄不止。贯众根末，水服一钱。(《普济方》)

诸般下血(肠风酒痢，血痔鼠痔下血)。黑狗脊(黄者不用，须内肉赤色者，即本草贯众也)去皮毛，剉焙为末。每服二钱，空心米饮下。或醋糊丸梧子大，每米饮下三四十丸。或烧存性，出火毒为末，入麝香少许，米饮服二钱。(《普济方》)

女人血崩。贯众半两，煎酒服之，立止。(《集简方》)

痘疮不快。快斑散：用贯众、赤芍药各一钱，升麻、缩砂、甘草各五分，入淡竹叶三片，水一盏半，煎七分，温服。(王海藏方)

头疮白秃。贯众、白芷为末油调涂之。又方：贯众烧末，油调涂。(《圣惠方》)

漆疮作痒。油调贯众末涂之。(《千金方》)

鸡鱼骨哽。贯众、缩砂、甘草等分，为粗末，绵包少许，含之咽汁，久则随痰自出。(《普济方》)

解轻粉毒。齿缝出血，臭肿。贯众、黄连各半两。煎

水，入冰片少许，时时漱之。(陆氏《积德堂方》)

血痢不止。凤尾草根(即贯众)五钱，煎酒服。陈解元吉言所传。(《集简方》)

【主治】恶疮，令人泄。(《别录》)

# 肉豆蔻

宋《开宝》

**释名** 肉果、迦拘勒。〔宗奭曰〕肉豆蔻对草豆蔻为名，去壳只用肉。肉油色者佳，枯白瘦虚者劣。〔时珍曰〕花实皆似豆蔻而无核，故名。

**集解** 〔藏器曰〕肉豆蔻生胡国，胡名迦拘勒。大舶来即有，中国无之。其形圆小，皮紫紧薄，中肉辛辣。

〔颂曰〕今岭南人家亦种之。春生苗，夏抽茎开花，结实似豆蔻，六月、七月采。

〔时珍曰〕肉豆蔻花及实状虽似草豆蔻，而皮肉之颗则不同。颗外有皱纹，而内有斑缬纹，如槟榔纹。最易生蛀，惟烘干密封，则稍可留。

【气味】辛，温，无毒。

【主治】温中，消食止泄，治积冷心腹胀痛，霍乱中恶，鬼气冷疰，呕沫冷气，小儿乳霍。(《开宝》)

调中下气，开胃，解酒毒，消皮外络下气。(《大明》)

【发明】〔《大明》曰〕肉豆蔻调中下气，消皮外络下气，味珍，力更殊。

〔宗奭曰〕亦善下气，多服则泄气，得中则和平其气。

〔震亨曰〕属金与土，为丸温中补脾。《日华子》称其下气，以脾得补而善运化，气自下也。非若陈皮、香附之驶泄。寇氏不详其实，遂以为不可服也。

〔时珍曰〕土爱暖而喜芳香，故肉豆蔻之辛温，理脾胃而治吐利。

### 附方

暖胃除痰(进食消食)。肉豆蔻二个，半夏(姜汁炒)五钱，木香二钱半，为末，蒸饼丸芥子大，每食后津液下五丸、十丸。(《普济》)

霍乱吐利。肉豆蔻为末，姜汤服一钱。(《普

济方》）

久泻不止。肉豆蔻（煨）一两，木香二钱半，为末，枣肉和丸，米饮服四五十丸。又方：肉豆蔻（煨）一两，熟附子七钱。为末糊丸。米饮服四五十丸。又方：肉豆蔻（煨）、粟壳（炙）等分，为末，醋糊丸，米饮服四五十丸。（并《百一选方》）

老人虚泻。肉豆蔻三钱（面裹煨熟，去面研），乳香一两，为末，陈米粉糊丸梧子大。每服五七十丸，米饮下。此乃常州侯教授所传方。（《瑞竹堂方》）

小儿泄泻。肉豆蔻五钱，乳香二钱半，生姜五片。同炒黑色，去姜，研为膏收，旋丸绿豆大。每量大小，米饮下。（《全幼心鉴》）

脾泄气痢。豆蔻一颗（米醋调面裹，煨令焦黄，和面研末），更以橡子（炒研末）一两相和。又以陈廪米炒

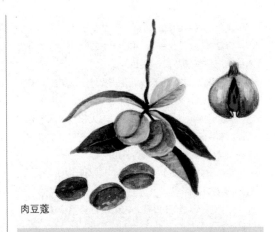

肉豆蔻

焦，为末和匀。每以二钱煎作饮，调前二味三钱，旦暮各一服，便瘥。（《续传信方》）

# 苏

《别录》中品

**释名**　紫苏、赤苏、桂荏。〔时珍曰〕苏从酥，音酥，舒畅也。苏性舒畅，行气和血，故谓之苏。曰紫苏者，以别白苏也。苏乃荏类，而味更辛如桂，故《尔雅》谓之桂荏。

**集解**　〔弘景曰〕苏叶下紫色而气甚香。其无紫色不香似荏者，名野苏，不堪用。

〔颂曰〕苏，紫苏也。处处有之，以背面皆紫者佳。夏采茎叶，秋采子。有数种，水苏、鱼苏、山鱼苏皆是荏类，各有别条。

〔时珍曰〕紫苏、白苏，皆以二、三月下种，或宿子在地自生。其茎方，其叶团而尖，四围有锯齿，肥地者面背皆紫，瘠地者面青背紫，其面背皆白者即白苏，乃荏也。紫苏嫩时采叶，和蔬茹之，或盐及梅卤作菹食甚香，夏月作熟汤饮之。五、六月连根采收，以火煨其根，阴干则经久叶不落。八月开细紫花，成穗作房，如荆芥穗。九月半枯时收子，子细如芥子而色黄赤，亦可取油如荏油。

**【气味】**　辛，温，无毒。

**【主治】**　下气，除寒中，其子尤良。（《别录》）

除寒热，治一切冷气。（孟诜）

补中益气，治心腹胀满，止霍乱转筋，开胃下食，止脚气，通大小肠。（《日华》）

通心经，益脾胃，煮饮尤胜，与橘皮相宜。（苏颂）

解肌发表，散风寒，行气宽中，消痰利肺，和血温中止痛，定喘安胎，解鱼蟹毒，治蛇犬伤。（时珍）

以叶生食作羹，杀一切鱼肉毒。（甄权）

**【发明】**　〔颂曰〕若宣通风毒，则单用茎，去节尤良。

〔时珍曰〕紫苏，近世要药也。其味辛，入气分；其色紫，入血分。故同橘皮、砂仁，则行气安胎；同藿香、乌药，则温中止痛；同香附、麻黄，则发汗解肌；同芎䓖、当归则和血散血；同木瓜、厚朴，则散湿解暑，治霍乱、脚气；同桔梗、枳壳，则利膈宽肠；同杏仁、莱菔子，则消痰定喘也。〔机曰〕宋仁宗命翰林院定汤饮。奏曰：紫苏熟水第一。以其能下胸膈浮气也。盖不知其久则泄人真气焉。

〔宗奭曰〕紫苏其气香，其味微辛甘能散。今人朝暮饮紫苏汤，甚无益。医家谓芳草致豪贵之疾者，此有一焉。若脾胃寒人，多致滑泄，往往不觉。

附方

感寒上气。苏叶三两，橘皮四两，酒四升，煮一升半，分再服。（《肘后方》）

伤寒气喘（不止）。用赤苏一把，水三升，煮一升，

稍稍饮之。(《肘后》)

劳复食复(欲死者)。苏叶煮汁二升,饮之。亦可入生姜、豆豉同煮饮。(《肘后》)

霍乱胀满(未得吐下)。用生苏捣汁饮之,佳。干苏煮汁亦可。(《肘后方》)

诸失血病。紫苏不限多少,入大锅内,水煎令干,去滓熬膏,以炒熟赤豆为末,和丸梧子大。每酒下三五十丸,常服之。(《斗门方》)

金疮出血(不止)。以嫩紫苏叶、桑叶同捣贴之。(《永类钤方》)

颠扑伤损。紫苏捣敷之,疮口自合。(谈野翁《试验方》)

蛇虺伤人。紫苏叶捣饮之。(《千金方》)

咳逆短气。紫苏茎叶二钱,人参一钱,水一钟,煎服。(《普济》)

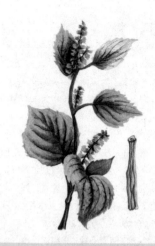

苏

**子**

【气味】辛,温,无毒。

【主治】下气,除寒温中。(《别录》)

治上气咳逆,冷气及腰脚中湿风结气。研汁煮粥长食,令人肥白身香。(甄权)

调中,益五脏,止霍乱呕吐反胃,补虚劳,肥健人,利大小便,破癥结,消五膈,消痰止嗽,润心肺。(《日华》)

治肺气喘急。(宗奭)

治风顺气,利膈宽肠,解鱼蟹毒。(时珍)

【发明】〔弘景曰〕苏子下气,与橘皮相宜。

〔时珍曰〕苏子与叶同功。发散风气宜用叶,清利上下则宜用子也。

### 附方

顺气利肠。紫苏子、麻子仁等分,研烂,水滤取汁,同米煮粥食之。(《济生方》)

治风顺气(利肠宽中)。用紫苏子一升,微炒杵,以生绢袋盛,于三斗清酒中浸三宿,少少饮之。(《圣惠》)

一切冷气。紫苏子、高良姜、橘皮等分,蜜丸梧子大。每服十丸,空心酒下。(《药性论》)

风寒湿痹(四肢挛急,脚肿不可践地)。用紫苏子二两,杵碎,以水三升,研取汁,煮粳米二合,作粥,和葱、椒、姜、豉食之。(《圣惠方》)

消渴变水。服此令水从小便出。用紫苏子(炒)三两,萝卜子(炒)三两,为末。每服二钱,桑根白皮煎汤服,日三次。(《圣济总录》)

梦中失精。苏子一升。熬杵研末,酒服方寸匕,日再服。(《外台秘要》)

# 蓬莪术

宋《开宝》

**▌释名▌** 蒁药。

**▌集解▌**〔志曰〕蓬莪术生西戎及广南诸州。叶似薄荷,子似干椹,蒁在根下并生,一好一恶,恶者有毒。西戎人取之,先放羊食,羊不食者弃之。

〔《大明》曰〕即南中姜黄根也。海南生者名蓬莪术。

〔藏器曰〕一名蓬莪,黑色;二名蒁,黄色;三名波杀,味甘有大毒。

〔颂曰〕今江浙或有之。三月生苗。在田野中。其茎如钱大,高二三尺。叶青白色,长一二尺,大五寸以来,颇类薄荷。五月有花作穗,黄色,头微紫。根如生姜,而蒁在根下,似鸡鸭卵,大小不常。九月采，削去粗皮，蒸熟暴干用。

## 根

【气味】苦、辛，温，无毒。

【主治】心腹痛，中恶疰忤鬼气，霍乱冷气，吐酸水，解毒，食饮不消，酒研服之。又疗妇人血气结积，丈夫奔豚。（《开宝》）

破痃癖冷气，以酒醋磨服。（甄权）

治一切气，开胃消食，通月经，消瘀血，止扑损痛下血，及内损恶血。（《大明》）

通肝经聚血。（好古）

【发明】〔颂曰〕蓬莪术，古方不见用者。今医家治积聚诸气，为最要之药。与荆三棱同用之良，妇人药中亦多使。

〔好古曰〕蓬莪色黑，破气中之血，入气药发诸香。虽为泄剂，亦能益气，故孙尚药用治气短不能接续，及大小七香丸、集香丸、诸汤散多用此也。又为肝经血分药。

〔时珍曰〕郁金入心，专治血分之病；姜黄入脾，兼治血中之气；莪入肝，治气中之血，稍为不同。按王执中《资生经》云：执中久患心脾疼，服醒脾药反胀。用昔域所载蓬莪术面裹炮熟研末，以水与酒醋煎服，立愈。盖此药能破气中之血也。

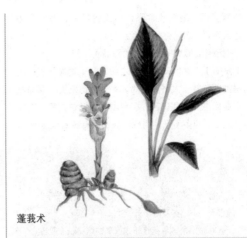

蓬莪术

### 附方

妇人血气（游走作痛，及腰痛）。蓬莪术、干漆二两，为末，酒服二钱。腰痛，核桃酒下。（《普济方》）

上气喘急。蓬莪术五钱，酒一盏半，煎八分服。（《保生方》）

气短不接。正元散：治气不接续，兼治滑泄，及小便数。王丞相服之有验。用蓬莪术一两，金铃子（去核）一两，为末，入蓬砂一钱，炼过研细。每服二钱，温酒或盐汤空心服。（孙用和《秘宝方》）

# 水苏

《本经》中品

■释名 鸡苏、香苏、龙脑薄荷、芥苴。〔时珍曰〕此草似苏而好生水旁，故名水苏。其叶辛香，可以煮鸡，故有龙脑、香苏、鸡苏诸名。芥蒩、芥苴当作芥苏，乃是一名而误录尔，亦因味辛如芥，故名。宋《惠民和剂局方》，有龙脑薄荷丸，专治血病。元吴瑞《日用本草》，谓即水苏，必有所据也。周定王《救荒本草》，言薄荷即鸡苏，以生东平龙脑冈者为良，故名；陈嘉谟《本草蒙筌》，以薄荷种于苏州府学地名龙脑者，得名俱不同，何哉？

■集解 〔《别录》曰〕水苏生九真池泽。七月采。

〔颂曰〕水苏处处有之，多生水岸旁。南人多以作菜。江北甚多，而人不取食。又江左人谓鸡苏、水苏是两种。陈藏器谓荠苧自是一物，非水苏。水苏叶有雁齿，气香而辛，荠苧叶上有毛，稍长，气臭也。又茵陈注云：江南所用茵陈，茎叶都似家茵陈而大，高三四尺，气极芬香，味甘辛，俗名龙脑薄荷。

〔时珍曰〕水苏、荠苧一类二种尔。水苏气香，荠苧气臭为异。水苏三月生苗，方茎中虚，叶似苏叶而微长。密齿，面皱色青，对节生，气甚辛烈，六、七月开花成穗，如苏穗，水红色。穗中有细子，状如荆芥子，可种易生，宿根亦自生。沃地者

苗高四五尺。

## 茎 叶

【气味】辛，微温，无毒。

【主治】下气杀谷，除饮食。辟口臭，去邪毒，辟恶气。久服通神明，轻身耐老。（《本经》）

主吐血衄血血崩。（《别录》）

治肺痿血痢，崩中带下。（《日华》）

主诸气疾及脚肿。（苏颂）

酿酒渍酒及酒煮汁常服，治头昏目眩，及产后中风。恶血不止，服之弥妙。（孟诜）

作生菜食，除胃间酸水。（藏器）

【发明】〔时珍曰〕鸡苏之功，专于理血下气，清肺辟恶消谷，故《太平和剂局方》治吐血衄血、唾血咳血、下血血淋、口臭口苦、口甜喉腥、邪热诸病，有龙脑薄荷丸方，药多不录。用治血病，果有殊效也。

### 附方

漏血欲死。鸡苏煮汁一升，服之。（《梅师方》）

吐血下血。鸡苏茎叶煎汁饮之。（《梅师方》）

吐血咳嗽。龙脑薄荷焙研末。米饮服一钱，取效。

风热头痛。热结上焦，致生风气，痰厥头痛。用水苏叶五两，皂荚（炙去皮子）三两，芫花（醋炒焦）一两，为末，炼蜜丸梧子大。每服二十丸，食后荆芥汤下。（《圣惠方》）

头生白屑。方同上。

暑月目昏（多眵泪生）。龙脑薄荷叶捣烂，生绢绞汁，点之。（《圣济总录》）

蛇虺螫伤。龙脑薄荷叶研末，酒服，并涂之。（《易简方》）

沐发令香。鸡苏煮汁，或烧灰淋汁，沐之。（《食疗》）

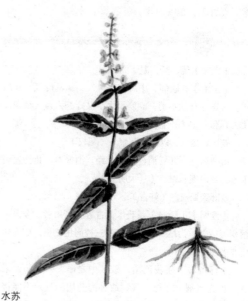

水苏

# 积雪草

《本经》中品

**释名** 胡薄荷、地钱草、连钱草、海苏。〔弘景曰〕积雪草方药不用，想此草以寒凉得名耳。〔恭曰〕此草叶圆如钱，荆楚人谓为地钱草，徐议《药草图》名连钱草，余见下。

**集解** 〔恭曰〕此草叶圆大如钱，茎细而劲，蔓生溪涧侧，生处亦稀。

〔颂曰〕今处处有之，八、九月采苗叶，阴干用。段成式《酉阳杂俎》云：地钱叶圆茎细，有蔓延地，一曰积雪草，一曰连钱草。谨按《天宝单行方》云：连钱草生咸阳下湿地，亦生临淄郡、济阳郡池泽中，甚香。俗间或云圆叶似薄荷，江东吴越丹阳郡极多，彼人常充先菜食之。河北柳城郡尽呼为海苏，好近水生，经冬不死，咸阳、洛阳亦有之。或名胡薄荷，所在皆有。单服疗女子小腹疼。

〔时珍曰〕按苏恭注薄荷云：一种蔓生，功用相似。苏颂《图经》云：胡薄荷与薄荷相类，但味少甘，生江浙间，彼人多以作茶饮，俗呼为新罗薄荷，《天宝方》所用连钱草是也。据二说，则积雪草即胡薄荷，乃薄荷之蔓生者尔。又《臞仙庚辛玉册》云：地钱，阴草也。生荆、楚、江、淮、闽、浙间，多在宫院寺庙砖砌间，叶圆似钱，引蔓抵地，香如细辛，不见开花也。

**茎叶**

【气味】苦，寒，无毒。

【主治】大热，恶疮痈疽，浸淫赤熛，皮肤赤，身热。（《本经》）

捣敷热肿丹毒。（苏恭）

主暴热，小儿寒热，腹内热结，捣汁服之。（藏器）

单用治瘰疬鼠漏，寒热时节来往。（甄权）

以盐挼贴肿毒，并风疹疥癣。（《日华》）

胡荽蒿：主风气壅并攻胸膈，作汤饮之立效。（士良）

研汁点暴赤眼，良。（时珍）

热毒痈肿。秋后收连钱草阴干为末，水调敷之。生捣亦可。（寇氏《衍义》）

女子少腹痛。《天宝单行方》云：女子忽得小腹中痛，月经初来，便觉腰中切痛连脊间，如刀锥所刺，不可忍者。众医不别，谓是鬼疰，妄服诸药，终无所益。其疾转增。审察前状相当，即用此药。其药夏五月正放花时，即采曝干，捣筛为糁。每服二方寸匕，和好醋二小合，搅匀，平旦空腹顿服之。每旦一服，以知为度。如女子先冷者，即取前药五两，加桃仁二百枚。去皮尖，熬捣为散，以蜜为丸如梧子大。每旦空腹以饮及酒下三十丸，日再服，以愈为度。忌麻子、荞麦。（《图经本草》方）

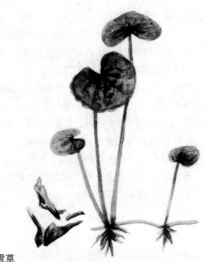

积雪草

# 漏卢

《本经》上品

**释名**　野兰、荚蒿。〔时珍曰〕屋之西北黑处谓之漏。凡物黑色谓之芦。此草秋后即黑，异于众草，故有漏卢之称。

**集解**　〔《别录》曰〕漏卢生乔山山谷。八月采根，阴干。

〔恭曰〕此药俗名荚蒿，茎叶似白蒿，花黄，生荚，长似细麻之荚，大如筯许，有四五瓣，七、八月后皆黑，异于众草，蒿之类也。常用其茎叶及子，未见用根。其鹿骊，山南谓之木黎芦，有毒，非漏卢也。今人以马蓟似苦芺者为漏卢，亦非也。

〔时珍曰〕按沈存中《笔谈》云：今方家所用漏卢乃飞廉也。飞廉一名漏卢，苗似苦芺，根如牛蒡绵头者是也。采时用根。今闽中所谓漏卢，茎如油麻，高六七寸，秋深枯黑如漆，采时用苗，乃真漏卢也。

**【气味】**苦、咸，寒，无毒。

**【主治】**皮肤热毒，恶疮疽痔，湿痹，下乳汁。久服轻身益气，耳目聪明，不老延年。（《本经》）

止遗溺，热气疮痒如麻豆，可作浴汤。（《别录》）

通小肠，泄精尿血，肠风，风赤眼，小儿壮热，扑损，续筋骨，乳痈瘰疬金疮，止血排脓，补血长肉，通经脉。（《大明》）

**【发明】**〔弘景曰〕此药久服甚益人，而服食方罕见用之。近道出者，惟疗瘘疥疥耳，市人皆取苗用。

〔时珍曰〕漏卢下乳汁，消热毒，排脓止血，生肌杀虫。故东垣以为手足阳明药，而古方治痈疽发背，以漏卢汤为首称也。庞安常《伤寒论》治痈疽及预解时行痘疹热，用漏卢叶，云无则以山栀子代之。亦取其寒能解热，盖不知其能入阳明之故也。

腹中蛔虫。漏卢为末，以饼臛和方寸匕，服之。（《外台秘要》）

小而无辜。疳病肚胀，或时泄痢，冷热不调。以漏卢一两，杵为散。每服一钱，以猪肝一两，入盐少许，以水同煮熟，空心顿食之。（《圣惠方》）

乳汁不下。乃气脉壅塞也，又治经络凝滞，乳内胀痛，邪畜成痈，服之自然内消。漏二两半，蛇退十条（炙焦），栝楼十个（烧存性）。为末。每服二钱，温酒调下，良久以热羹汤投之，以通为度。（《和剂方》）

历节风痛（筋脉拘挛）。古圣散：用漏卢（麸炒）半两，地龙（去土炒）半两，为末，生姜二两取汁，入蜜三两，同煎三五沸，入好酒五合，盛之。每以三杯，调末一钱，温服。（《圣济总录》）

一切痈疽（发背）。初发二日，但有热证，便宜服漏卢汤，退毒下脓，乃是宣热拔毒之剂，热退即住服。漏卢（用有白茸者）、连翘、生黄芪、沉香各一两，生粉草半两，大黄（微炒）一两，为细末。每服二钱，姜枣汤调下。（李迅《痈疽集验方》）

白秃头疮。五月收漏卢草，烧灰，猪膏和涂之。（《圣济总录》）

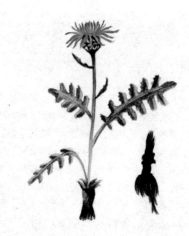

漏卢

# 马兰

《日华》

**释名** 紫菊。〔时珍曰〕其叶似兰而大，其花似菊而紫，故名。俗称物之大者为马也。

**集解** 〔藏器曰〕马兰生泽旁，如泽兰而气臭，《楚辞》以恶草喻恶人，北人见其花呼为紫菊，以其似单瓣菊花而紫也。又有山兰，生山侧，似刘寄奴，叶无桠，不对生，花心微黄赤。亦大破血，皆可用。

〔时珍曰〕马兰，湖泽卑湿处甚多。二月生苗，赤茎白根，长叶有刻齿，状似泽兰，但不香尔。南人多采汋晒干为蔬及馒馅。入夏高二三尺，开紫花，花罢有细子。《楚辞》无马兰之名，陈氏指为恶草，何据？

【气味】辛，平，无毒。

【主治】破宿血，养新血，止鼻衄吐血，合金疮，断血痢，解酒疸及诸菌毒、蛊毒。生捣，涂蛇咬。（《大明》）

【发明】〔时珍曰〕马兰辛平，能入阳明血分，故治血与泽兰同功。近人用治痔漏云有效，春夏取生，秋冬取干者，不用盐醋，白水煮食，并饮其汁。或以酒煮焙研，糊丸，米饮日日服之。仍用煎水入盐少许，日日熏洗之。《医学集成》云：治痔用马兰根，捣敷片时，看肉平即去之。稍迟，恐肉反出也。

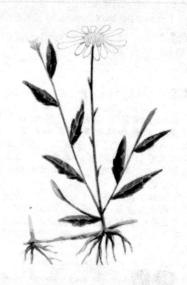

马兰

**附方**

诸疟寒热。赤脚马兰捣汁，入水少许，发日早服，或入少糖亦可。（《圣济总录》）

绞肠痧痛。马兰根叶，细嚼咽汁，立安。（《寿域神方》）

打伤出血。竹节草即马兰，同旱莲草、松香、皂子叶（即柜子叶，冬用皮），为末，搽入刀口。（《摘玄方》）

水肿尿涩。马兰菜一虎口，黑豆、小麦各一撮，酒、水各一钟，煎一钟，食前温服以利小水，四五日愈。（杨起《简便方》）

# 青葙

《本经》下品

**▌释名▌** 草蒿、姜蒿、昆仑草、野鸡冠、鸡冠苋。子名草决明。〔时珍曰〕青葙名义未详。胡麻叶亦名青蘘，此草又多生于胡麻地中，与之同名，岂以其相似而然耶？青蒿亦名草蒿，其功相似，而名亦相同，何哉？其子明目，与决明子同功，故有草决明之名。其花叶似鸡冠，嫩苗似苋，故谓之鸡冠苋。郑樵《通志》言俗名牛尾蒿者，误矣。

**▌集解▌** 〔《别录》曰〕青葙生平谷道旁。三月采茎叶，阴干。五月、六月采子。

〔时珍曰〕青葙生田野间，嫩苗似苋可食，长则高三四尺。苗叶花实与鸡冠花一样无别。但鸡冠花穗或有大而扁或团者。此则梢间出花穗，尖长四五寸，状如兔尾，水红色，亦有黄白色者，子在穗中，与鸡冠子及苋子一样难辨。苏恭言其结角，误矣。萧炳言黄花者名陶朱术，与陈藏器所说不同。

## 茎 叶

【气味】苦，微寒，无毒。

【主治】邪气，皮肤中热，风瘙身痒，杀三虫。（《本经》）

捣汁服，大疗温疬。（苏恭）

止金疮血。（《大明》）

## 子

【气味】苦，微寒，无毒。

【主治】唇口青。（《本经》）

治五脏邪气，益脑髓，镇肝，明耳目，坚筋骨，去风寒湿痹。（《大明》）

【发明】〔宗奭曰〕青葙子，《经》中不言治眼，惟《药性论》《日华子》始言治肝明目。今人多用治眼，殊与《经》意不相当。

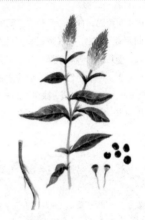

青葙

〔时珍曰〕青葙子治眼，与决明子、苋实同功。《本经》虽不言治眼，而云一名草决明，主唇口青，则其明目之功可知矣。目者肝之窍，唇口青者足厥阴经之证，古方除热亦多用之，青葙子之为厥阴药，又可知矣。况用之治目，往往有验，尤可征。据《魏略》云：初平中有青牛先生，常服青葙子丸，年百余岁，如五六十者。

### 附方

鼻衄不止（眩冒欲死）。青葙子汁三合，灌入鼻中。（《贞元广利方》）

# 葫芦巴

宋《嘉祐》

**▌释名▌** 苦豆。

**▌集解▌** 〔禹锡曰〕葫芦巴出广州并黔州。春生苗，夏结子，子作细荚，至秋采。今人多用岭南者。或云是番萝卜子，未审的否？

〔颂曰〕今出广州。或云种出海南诸番，盖其国芦菔子也。舶客将种莳于岭外亦生，然不及番中来者真好。今医家治元脏虚冷为要药，而唐之前方不见用，本草不著，盖是近出。

【气味】苦，大温，无毒。

【主治】元脏虚冷气。得附子、硫黄，治肾虚冷，腹胁胀满，面色青黑。得茴香子、桃仁，治膀胱气甚效。（《嘉祐》）

治冷气疝瘕，寒湿脚气，益右肾，暖丹田。（时珍）

【发明】〔宗奭曰〕膀胱气，用此合桃仁（麸炒）等分，为末，半为散，半以酒糊和丸梧子大。每服五七十丸，空心盐酒下。其散以热米饮下，与丸子相间，空心服，日各一二服。

〔时珍曰〕葫芦巴，右肾命门药也。元阳不足，冷气潜伏，不能归元者，宜之。宋《惠民和剂局方》，有胡芦巴丸，治大人、小儿小肠奔豚偏坠，及小腹有形如卵，上下走痛，不可忍者。用葫芦巴八钱，茴香六钱，巴戟（去心）、川乌头（炮去皮）各二钱，楝实（去核）四钱，吴茱萸五钱。并炒为末，酒糊丸梧子大。每服十五丸，小儿五丸，盐酒下。

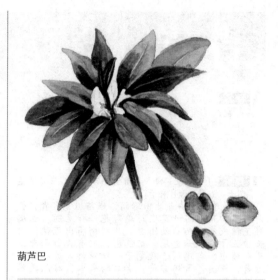

葫芦巴

### 附方

肾脏虚冷（腹胁胀满）。葫芦巴（炒）二两，熟附子、硫黄各七钱五分，为末，酒煮麹糊丸梧桐子大，每盐酒下三四十丸。（《圣济总录》）

冷气疝瘕。葫芦巴（酒浸晒干）、荞麦（炒，研面）各四两，小茴香一两，为末，酒糊丸梧子大。每服五十丸，空心盐汤或盐酒下。服至两月，大便出白脓，则除根。（方广《心法附余》）

阴癞肿痛（偏坠，或小肠疝气，下元虚冷，久不愈者）。沉香内消丸主之。沉香、木香各半两，葫芦巴（酒浸炒）、小茴香（炒）各二两。为末，酒糊丸梧子大。每服五七十丸，盐酒下。

气攻头痛。葫芦巴（炒）、三棱（酒浸焙）各半两，干姜（炮）二钱半，为末，姜汤或温酒每服二钱。（《济生方》）

寒湿脚气（腿膝疼痛，行步无力）。葫芦巴（酒浸一宿，焙）、破故纸（炒香）各四两，为末。以木瓜切顶去瓤，安药在内令满，用顶合住签定，烂蒸，捣丸梧子大。每服七十丸，空心温酒下。（杨氏《家藏方》）

# 蠡实

《本经》中品

**释名** 荔实、马蔺子、马帚、铁扫帚、剧草。〔恭曰〕此即马蔺子也。《月令》：仲冬荔挺出。郑玄注云：荔，马薤也。《通俗文》云：一名马蔺。《本草》谓之荔实。〔颂曰〕马蔺子，北人讹为马楝子。《广雅》云：马薤，荔也。高诱云：荔挺出，荔草挺出也。讲礼者不识，呼为荔挺，又作马苋，并误矣。马苋亦名豚耳，即马齿也。〔时珍曰〕《尔雅》云：荓（音瓶），马帚也。此即荔草，谓其可为马刷，故名。今河南北人呼为铁扫帚，是矣。

**集解** 〔《别录》曰〕蠡实生河东川谷，五月采实，阴干。
〔时珍曰〕蠡草生荒野中，就地丛生，一本二三十茎，苗高三四尺，叶中抽茎，开花结实。

实

【气味】甘，平，无毒。

【主治】皮肤寒热，胃中热气，风寒湿痹，坚筋骨，令人嗜食。久服轻身。（《本经》）

止心烦满，利大小便，长肌肤肥大。（《别录》）

疗金疮血内流，痈肿，有效。（苏恭）

妇人血气烦闷，产后血晕，并经脉不止，崩中带下，消一切疮疖，止鼻衄吐血，通小肠，消酒毒，治黄

病，杀蜚毒，敷蛇虫咬。（《大明》）

治小腹疝痛，腹内冷积，水痢诸病。（时珍）

**附方**

肠风下血（有疙瘩疮，破者不治）。马蔺子一斤（研破酒浸，夏三、冬七日，晒干），何首乌半斤，雄黄、雌黄各四两，为末，以浸药酒打糊丸梧子大。每服三十丸，温酒下，日三服，见效。（《普济方》）

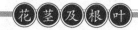
## 花茎及根叶

【主治】去白虫（《本经》）

疗喉痹，多服令人溏泄。（《别录》）

主痈疽恶疮。（时珍）

【发明】〔颂曰〕蠡草花实皆入药。《列仙传》云。寇先生宋人，好种荔，食其葩实，是矣。

〔时珍曰〕按叶盛《水东日记》云：北方田野人患胸腹痞胀者，取马楝花揉凉水服，即泄数行而愈。据此则多服令人泄之说有验，而蠡实之为马蔺更无疑矣。

**附方**

睡死不疼。蠡实根一握，杵烂，以水绞汁，稍稍灌之。（《外台秘要》）

喉痹肿痛（喘息欲死者）。《外台秘要》：用马蔺根叶二两，水一升半，煮一盏，细饮之，立瘥。

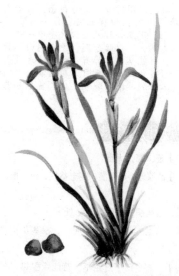

蠡实

《圣惠方》：用根捣汁三合，蜜一合，慢火熬成，徐徐点之，日五七度。一方：单汁饮之，口噤者灌下。无生者，以刷煎汁。

沙石热淋。马蔺花七枚（烧），故笔头二七枚（烧），粟米一合（炒），为末。每服三钱，酒下，日二服。名通神散。

小便不通。马蔺花（炒）、茴香（炒）、葶苈（炒），为末，每酒服二钱。（《十便良方》）

一切痈疽（发背恶疮）。用铁扫帚，同松毛、牛膝，以水煎服。（《乾坤生意》）

面上瘢疵。取铁扫帚，地上自落叶，并子，煎汤频洗，数次自消。（《寿域神方》）

# 酸浆

■**释名** 醋浆、苦葴（音针）、苦耽、灯笼草、天泡草、王母珠、洛神珠。〔时珍曰〕酸浆，以子之味名也。苦葴、苦耽，以苗之味名也。灯笼、皮弁，以角之形名也。王母、洛神珠，以子之形名也。按杨慎《卮言》云：《本草》灯笼草、苦耽、酸浆，皆一物也。修《本草》者非一时一人，故重复耳。燕京野果名红姑娘，处垂绛囊，中含赤子如珠，酸甘可食，盈盈绕砌，与翠草同芳，亦自可爱。盖姑娘乃瓜囊之讹，古者瓜姑同音，娘囊之音亦相近耳。此说得之，故今以《本经》酸浆、《唐本草》灯笼草、宋《嘉祐本草》苦耽，俱并为一焉。

■**集解** 〔《别录》曰〕酸浆生荆楚川泽及人家田园中，五月采，阴干。

〔弘景曰〕酸浆处处多有，苗似水茄而小，叶亦可食。子作房，房中有子如梅李大，皆黄赤色，小儿食之。

〔时珍曰〕龙葵、酸浆，一类二种也。酸浆、苦葴，一种二物也。但大者为酸浆，小者为苦葴，以此为别。败酱亦名苦葴，与此不同。其龙葵、酸浆苗叶一样。但龙葵茎无毛，五月入秋开小白花，五出黄蕊，结子无壳，累累数颗同枝，子有蒂盖，生青熟紫黑。其酸浆同时开小花黄白色，紫心白蕊，其花如杯状，无瓣，但有五尖，结一铃壳，凡五棱，一枝一颗，下悬如灯笼之状，壳中一子，状如龙葵子，生青熟赤。以此分别，便自明白。按《庚辛玉册》云：灯笼草四方皆有，惟川陕者最大。叶似龙葵，嫩时可食。四、五月开花结实，有四叶盛之如灯笼。三叶酸草附于酸浆之后，盖不知其名同物异也。

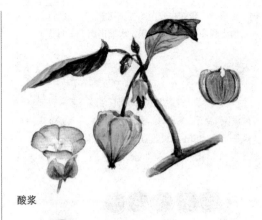

酸浆

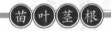

【气味】苦，寒，无毒。

【主治】酸浆：治热烦满，定志益气，利水道。（《本经》）

捣汁服，治黄病，多效。（弘景）

灯笼草：治上气咳嗽风热，明目，根茎花实并宜。（《唐本》）

【发明】〔震亨曰〕灯笼草，苦能除湿热，轻能治上焦，故主热咳咽痛。此草治热痰咳嗽，佛耳草治寒痰咳嗽也。与片芩清金丸同用，更效。

〔时珍曰〕酸浆利湿除热。除热故清肺治咳；利湿故能化痰治疸。一人病虚乏咳嗽有痰，愚以此加入汤中用之，有效。

### 附方

热咳咽痛。灯笼草为末，白汤服，名清心丸。仍以醋调敷喉外。（《丹溪纂要》）

喉疮作痛。灯笼草，炒焦研末，酒调呷之。（《医学正传》）

灸疮不发。酸浆叶贴之。

子

【气味】酸，平，无毒。

【主治】热烦满，定志益气，利水道，产难吞之立产。（《本经》）

食之，除热，治黄病，尤益小儿。（苏颂）

治骨蒸劳热，尸疰疳瘦，痰癖热结，与苗茎同功。（《嘉祐》）

### 附方

酸浆实丸。治三焦肠胃伏热，妇人胎热难产。用酸浆实五两，苋实三两，马蔺子（炒）、大盐（另研）、榆白皮（炒）二两，柴胡、黄芩、栝楼根、闾茹各一两，为末，炼蜜丸梧子大。每服三十丸，木香汤下。（《普济方》）

天泡湿疮。天泡草铃儿生捣敷之。亦可为末，油调敷。（邓才《杂兴方》）

# 王不留行

《本经》上品

**释名** 禁宫花、剪金花、金盏银台。〔时珍曰〕此物性走而不住，虽有王命不能留其行，故名。吴普《本草》作一名王不流行，盖误也。

**集解** 〔《别录》曰〕王不留行生太山山谷。二月、八月采。

〔弘景曰〕今处处有之。叶似酸浆，子似菘子。人言是蓼子，不尔。多入痈瘘方用。

〔时珍曰〕多生麦地中。苗高者一二尺。三、四月开小花，如铎铃状，红白色。结实如灯笼草子，壳有五棱，壳内包一实，大如豆。实内细子，大如菘子，生白熟黑，正圆如细珠可爱。陶氏言叶似酸浆，苏氏言花如菘子状者，皆欠详审，以子为花叶状也。灯笼草（即酸浆也），苗、子皆入药。

苗子

【气味】苦，平，无毒。

【主治】金疮止血，逐痛出刺，除风痹内寒。久服

轻身耐老增寿。（《本经》）

止心烦鼻衄，痈疽恶疮瘘乳，妇人难产。（《别录》）

治风毒，通血脉。（甄权）

游风风疹，妇人血经不匀，发背。（《日华》）

下乳汁。（元素）

利小便，出竹木刺。（时珍）

【发明】〔元素曰〕王不留行，下乳引导用之，取其利血脉也。

〔时珍曰〕王不留行能走血分，乃阳明冲任之药。俗有"穿山甲、王不留，妇人服了乳长流"之语，可见其性行而不住也。

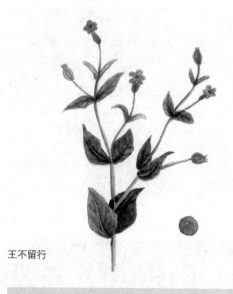

王不留行

### 附方

鼻衄不止。剪金花连茎叶阴干，浓煎汁温服，立效。（《指南方》）

粪后下血。王不留行末，水服一钱。（《圣济总录》）

金疮亡血。王不留行散：治身被刀斧伤，亡血。用王不留行十分（八月八日采之），蒴藋细叶十分（七月七日采之），桑东南根白皮十分（三月三日采之），川椒三分，甘草十分，黄芩、干姜、芍药、厚朴各二分。以前三味烧存性，后六味为散，合之。每大疮饮服方寸匕，小疮但粉之。产后亦可服。（张仲景《金匮要略》）

头风白屑。王不留行、香白芷等分，为末。干掺，一夜篦去。（《圣惠方》）

痈疽诸疮。王不留行汤：治痈疽妒乳，月蚀白秃，及面上久疮，去虫止痛。用王不留行、东南桃枝、东引茱萸根皮各五两，蛇床子、牡荆子、苦竹叶、蒺藜子各三升，大麻子一升。

以水二斗半，煮取一斗，频频洗之。（《千金方》）

误吞铁石（骨刺不下，危急者）。王不留行、黄檗等分，为末，汤浸蒸饼，丸弹子大，青黛为衣，线穿挂风处。用一丸，冷水化灌之。（《百一选方》）

妇人乳少（因气郁者）。涌泉散：王不留行、穿山甲（炮）、龙骨、瞿麦穗、麦门冬等分，为末。每服一钱，热酒调下，后食猪蹄羹，仍以木梳梳乳，一日三次。（《卫生宝鉴》方）

# 箬

**释名** 篛（与箬同）、辽叶。〔时珍曰〕箬若竹而弱，故名。其生疏辽，故又谓之辽。

**集解** 〔时珍曰〕箬生南方平泽。其根与茎皆似小竹，其节箨与叶皆似芦荻，而叶之面青背淡，柔而韧，新旧相代，四时常青。南人取叶作笠，及裹茶盐，包米粽，女人以衬鞋底。

### 叶

【气味】甘，寒，无毒。

【主治】男女吐血、衄血、呕血、咯血、下血。并烧存性，温汤服一钱匕。又通小便，利肺气喉痹，消痈肿。（时珍）

### 附方

肺痈鼻衄。箬叶（烧灰）、白面三钱。研匀，井花水服二钱。（《圣济总录》）

经血不止。箬叶灰、蚕纸灰等分，为末。每服二钱，米饮下。（《圣济总录》）

肠风便血。茶篓内箬叶，烧存性。每服三匙，空

心糯米汤下。或入麝香少许。（王璆《百一选方》）

男妇血淋（亦治五淋）。多年煮酒瓶头箬叶（三五年至十年者尤佳），每用七个，烧存性，入麝香少许，陈米饮下，日三服。有人患此，二服愈。福建煮过夏月酒多有之。（《百一选方》）

小便涩滞（不通）。干箬叶一两（烧灰），滑石半两，为末，每米饮服三钱。（《普济方》）

男妇转脬。方同上。

吹奶乳痈。五月五日粽箬烧灰，酒服二钱，即散，累效。（《济急仙方》）

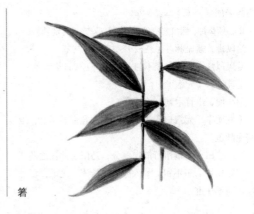

箬

# 甘蕉

《别录》下品

■ 释名 ■ 芭蕉、天苴、芭苴。〔时珍曰〕按陆佃《埤雅》云：蕉不落叶，一叶舒则一叶焦，故谓之焦。俗谓干物为巴，巴亦蕉意也。《稽圣赋》云：竹布实而根苦，蕉舒花而株槁。芭苴乃蕉之音转也。蜀人谓之天苴。曹叔雅《异物志》云：芭蕉结实，其皮赤如火，其肉甜如蜜，四五枚可饱人，而滋味常在牙齿间，故名甘蕉。

■ 集解 ■ 〔弘景曰〕甘蕉本出广州。今江东并有，根叶无异，惟子不堪食耳。

〔恭曰〕甘蕉出岭南者，子大味甘；北间者，但有花无实。

〔颂曰〕今二广、闽中、川蜀皆有，而闽广者实极甘美可啖，他处虽多，而作花者亦少，近时中州种之甚盛，皆芭蕉也。其类亦多。有子者名甘蕉，卷心中抽干作花。初生大萼，似倒垂菡萏，有十数层，层层作瓣，渐大则花出瓣中，极繁盛。红者如火炬，谓之红蕉。白者如蜡色，谓之水蕉。其花大类象牙，故谓之牙蕉。其实亦有青黄之别，品类亦多，最甘美，曝干可寄远，北土得之以为珍果。其茎解散如丝，闽人以灰汤练治，纺绩为布，谓之蕉葛。

〔宗奭曰〕芭蕉三年以上即有花，自心中抽出，一茎止一花，全如莲花，瓣亦相似，但色微黄绿，中心无蕊，悉是花叶也。花头常下垂，每一朵自中夏开，直至中秋后方尽，凡三叶开则三叶脱落也。

〔时珍曰〕按万震《南州异物志》云：甘蕉即芭蕉，乃草类也。望之如树株，大者一围余。叶长丈许，广尺余至二尺。其茎虚软如芋，皆重皮相裹。根如芋魁，青色，大者如车毂。花着茎末，大如酒杯，形色如莲花。子各为房，实随花长，每花一阖，各有六子，先后相次，子不俱生，花不俱落。蕉子凡三种，未熟时皆苦涩，熟时皆甜而脆，味如葡萄，可以疗饥。一种子大如拇指，长六七寸，锐似羊角，两两相抱者，名羊角蕉，剥其皮黄白色，味最甘美。一种子大如鸡卵，有类牛乳者，名牛乳蕉，味微减。一种子大如莲子，长四五寸，形正方者，味最弱也。并可蜜藏为果。

【气味】甘，大寒，无毒。

【主治】生食，止渴润肺。蒸熟晒裂，春取仁食，通血脉，填骨髓。（孟诜）

生食，破血，合金疮，解酒毒。干者，解肌热烦渴。（吴瑞）

除小儿客热，压丹石毒。（时珍）

根

【气味】甘，大寒，无毒。

【主治】痈肿结热。（《别录》）

捣烂敷肿，去热毒。捣汁服，治产后血胀闷。（苏恭）

主黄胆。（孟诜）

治头风游风。（《大明》）

## 附方

天行热狂。芭蕉根捣汁饮之。（《日华子本草》）

消渴饮水（骨节烦热）。用生芭蕉根捣汁，时饮一二合。（《圣惠方》）

疮口不合。芭蕉根取汁，抹之良。（《直指方》）

【主治】肿毒初发，研末，和生姜汁涂之。（时珍，《圣惠方》）

附方

岐毒初起。芭蕉叶，熨斗内烧存性，入轻粉，麻油调涂，一日三上，或消或破，皆无痕也。（《仁斋直指方》）

花

【主治】心痹痛。烧存性研，盐汤点服二钱。（《日华》）

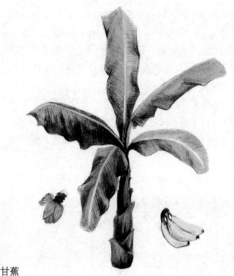

甘蕉

# 鳢肠

《唐本草》

**释名** 莲子草、旱莲草、墨头草、墨菜、猢孙头、猪牙草。〔时珍曰〕鳢，乌鱼也，其肠亦乌。此草柔茎，断之有墨汁出，故名，俗呼墨菜是也。细实颇如莲房状，故得莲名。

**集解** 〔恭曰〕鳢肠生下湿地，所在坑渠间多有。苗似旋复。二月、八月采，阴干。

〔颂曰〕处处有之，南方尤多。此有二种：一种叶似柳而光泽，茎似马齿苋，高一二尺，开花细而白，其实若小莲房，苏恭谓似旋复者是也；一种苗梗枯瘦，颇似莲花而黄色，实亦作房而圆，南人谓之连翘者。二种折其苗皆有汁出，须臾而黑，俗谓之旱莲子，亦谓之金陵草。

〔时珍曰〕旱莲有二种：一种苗似旋复而花白细者，是鳢肠；一种花黄紫而结房如莲者，乃是小莲翘也，炉火家亦用之，见连翘条。

【气味】甘、酸，平，无毒。

【主治】血痢。针灸疮发，洪血不可止者，敷之立已。汁涂眉发，生速而繁。（《唐本》）

乌髭发，益肾阴。（时珍）

止血排脓，通小肠，敷一切疮并蚕瘑。（《大明》）

膏点鼻中，添脑。（萧炳）

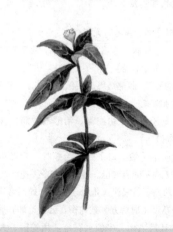

鳢肠

附方

金陵煎（益髭发，变白为黑）。金陵草一秤，六月以后收采，拣青嫩无泥土者。不用洗，摘去黄叶，烂捣，新布绞取汁，以纱绢滤过，入通油器钵盛之，日中煎五日。又取生姜一斤绞汁，白蜜一斤合和，日中煎，以柳本篦搅勿停手，待如稀饧，药乃成矣。每旦日及午后各服一匙，以温酒一盏化下。如欲作丸，日中再煎，令可丸，大如梧子，每服三十丸。及时多合为佳，其效甚速。（孙真人《千金月令方》）

乌须固齿。《摄生众妙方》：七月取旱莲草（连根）一斤（用无灰酒洗净），青盐四两（淹三宿）。同汁入油锅中，炒存性，研末。日用擦牙，连津咽之。又法：旱莲取汁，同盐炼干，研末擦牙。

一切眼疾（翳膜遮障，凉脑，治头痛，能生发）。五月五日平旦合之。莲子草一握，蓝叶一握，油一斤。同浸，密封四十九日。每卧时，以铁匙点药摩顶上，四十九遍，久久甚佳。（《圣济总录》）

肠风脏毒（下血不止）。旱莲子草，瓦上焙，研末。每服二钱，米饮下。（《家藏经验方》）

# 蛇含

**释名** 蛇衔、威蛇、小龙牙。〔时珍曰〕按刘敬叔《异苑》云：有田父见一蛇被伤，一蛇衔一草着疮上，经日伤蛇乃去。田父因取草治蛇疮皆验，遂名曰蛇衔草也。其叶似龙牙而小，背紫色，故俗名小龙牙，又名紫背龙牙。

**集解** 〔《别录》曰〕蛇含出益州山谷，八月采，阴干。

〔弘景曰〕蛇衔处处有之。有两种，并生石上，亦生黄土地。当用细叶有黄花者。

〔颂曰〕出益州，今近处亦有。生土石上，或下湿地。蜀中人家亦种之，辟蛇。一茎五叶或七叶。有两种。八月采根阴干。

〔时珍曰〕此二种：细叶者名蛇衔，大叶者名龙衔。龙衔亦入疮膏用。

【气味】苦，微寒，无毒。

【主治】惊痫。寒热邪气，除热，金疮疽痔，鼠瘘恶疮头疡。（《本经》）

疗心腹邪气，腹痛湿痹，养胎，利小儿。（《别录》）

敷蛇虺蜂毒。（《大明》）

紫背龙牙：解一切蛇毒。治咽喉中痛，含咽之便效。（苏颂）

【发明】〔藏器曰〕蛇含治蛇咬。今以草纳蛇口中，纵伤人亦不能有毒也。种之，亦令无蛇。

〔时珍曰〕按葛洪《抱朴子》云：蛇衔膏连已断之指。今考葛洪《肘后方》载蛇衔膏云：治痈肿瘀血，产后积血，耳目诸病，牛领马鞍疮。用蛇衔、大黄、附子、芍药、大戟、细辛、独活、黄芩、当归、莽草、蜀椒各一两，薤白十四枚。右为末，以苦酒淹一宿，以猪膏二斤，七星火上煎沸，成膏收之。每温酒服一弹丸，日再服。病在外，摩之敷之；在耳，绵裹塞之；在目，点之。若入龙衔藤一两，则名龙衔膏也。所谓连断指者，不知即此膏否？

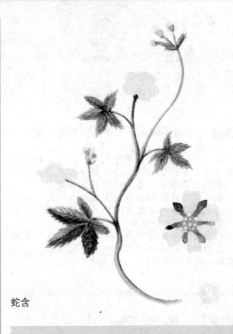

蛇含

**附方**

产后泻痢。小龙牙根一握，浓煎服之甚效，即蛇含是也。（《斗门方》）

金疮出血。蛇含草捣敷之。（《肘后方》）

身面恶癣。紫背草入生矾研。敷二三次断根。（《直指方》）

# 蓝

《本经》上品

**█ 释名** 〔时珍曰〕按陆佃《埤雅》云，《月令》：仲夏令民无刈蓝以染。郑玄言恐伤长养之气也。然则刈蓝先王有禁，制字从监，以此故也。

**█ 集解** 〔《别录》曰〕蓝实生河内平泽，其茎叶可以染青。

〔弘景曰〕此即今染缲碧所用者，以尖叶者为胜。

〔恭曰〕蓝有三种：一种叶围径二寸许，厚三四分者，堪染青，出岭南，太常名为木蓝子；陶氏所说乃是菘蓝，其汁抖为淀甚青者，《本经》所用乃是蓼蓝实也，其苗似蓼而味不辛，不堪为淀，惟作碧色尔。

〔颂曰〕蓝处处有之，人家蔬圃作畦种。至三月、四月生苗，高三二尺许，叶似水蓼，花红白色，实亦若蓼子而大，黑色，五月、六月采实。但可染碧，不堪作淀，此名蓼蓝，即医方所用者也。别有木蓝，出岭南，不入药。有菘蓝，可为淀，亦名马蓝。《尔雅》所谓"葳，马蓝"是也。又福州一种马蓝，四时俱有，叶类苦荬菜，土人连根采服，治败血。江宁一种吴蓝，二月内生，如蒿，叶青花白，亦解热毒。此二种虽各不类，而俱有蓝名，且古方多用吴蓝，或恐是此，故并附之。

〔宗奭曰〕蓝实即大蓝实也。谓之蓼蓝者，非是，乃《尔雅》所谓马蓝者。解诸药毒不可阙也。实与叶两用，注不解实，只解叶，为未尽。

〔时珍曰〕蓝凡五种，各有主治，惟蓝实专取蓼蓝者。蓼蓝：叶如蓼，五、六月开花，成穗细小，浅红色，子亦如蓼，岁可三刈，故先王禁之。菘蓝：叶如白菘。马蓝：叶如苦荬，即郭璞所谓大叶冬蓝，俗中所谓板蓝者。二蓝花子并如蓼蓝。吴蓝：长茎如蒿而花白，吴人种之。木蓝：长茎如决明，高者三四尺，分枝布叶，叶如槐叶，七月开淡红花，结角长寸许，累累如小豆角，其子亦如马蹄决明子而微小，迥与诸蓝不同，而作淀则一也。别有甘蓝，可食。

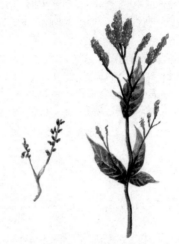

蓝

## 蓝 实

**【气味】**苦，寒，无毒。

**【主治】**解诸毒，杀蛊蚑疰鬼螫毒。久服头不白，轻身。（《本经》）

填骨髓，明耳目，利五脏，调六腑，通关节，治经络中结气，使人健少睡，益心力。（甄权）

疗毒肿。（苏颂）

## 蓝 叶 汁

此蓼蓝也。

**【气味】**苦、甘，寒，无毒。

**【主治】**杀百药毒，解野狼毒、射罔毒。（《别录》）

汁涂五心，止烦闷，疗蜂螫毒。（弘景）

斑蝥、芫青、樗鸡毒。朱砂、砒石毒。（时珍）

## 吴 蓝

**【气味】**苦、甘，冷，无毒。

**【主治】**寒热头痛，赤眼，天行热狂，丁疮，游风热毒，肿毒风疹，除烦止渴，杀疳，解毒药毒箭，金疮血闷，毒刺虫蛇伤，鼻衄吐血，排脓，产后血运，小儿壮热，解金石药毒、狼毒、射罔毒。（《大明》）

**【发明】**〔震亨曰〕蓝属水，能使败血分归经络。

〔时珍曰〕诸蓝形虽不同，而性味不远，故能解毒除热。惟木蓝叶力似少劣，蓝子则专用蓼蓝者也。至于用淀与青布，则是刈蓝浸水入石灰澄成者，性味不能不少异，不可与蓝汁一概论也。有人病呕吐，服玉壶诸丸不效，用蓝汁入口即定，盖亦取其杀虫降火尔。如此之类，不可不知。

〔颂曰〕蓝汁治虫豸伤。刘禹锡《传信方》著其法云：取大蓝汁一碗，入雄黄、麝香二物少许，以点咬处，仍细服其汁，神异之极也。

**█ 附方**

阴阳易病。伤寒初愈，交合阴阳，必病拘急，手足拳，小腹急热，头不能举，名阴阳易，当汗

之。满四日难治。蓝一把，雄鼠屎二七枚，水煎服，取汗。（《肘后方》）

小儿赤痢。捣青蓝汁二升，分四服。（《子母秘录》）

惊痫发热。干蓝、凝水石等分，为末，水调敷头上。（《圣惠方》）

上气咳嗽（呷呀息气，喉中作声，唾黏）。以蓝叶水浸捣汁一升，空腹频服。须臾以杏仁研汁，煮粥食之。一两日将息，依前法更服，吐痰尽方瘥。（《梅师方》）

飞血赤目（热痛）。干蓝叶（切）二升，车前草半两，淡竹叶（切）三握。水四升，煎二升，去滓温洗。冷即再暖，以瘥为度。（《圣济总录》）

应声虫病（腹中有物作声，随人语言，名应声虫病）。用板蓝汁一盏。分五服，效。（夏子益《奇疾方》）

卒中水毒。捣蓝青汁，敷头身令匝。（《肘后方》）

服药过剂（烦闷，及中毒烦闷欲死）。捣蓝汁服数升。（《肘后方》）

卒自缢死。以蓝汁灌之。（《千金方》）

唇边生疮（连年不瘥）。以八月蓝叶一斤，捣汁洗之，不过三度瘥。（《千金方》）

齿𧏾肿痛。紫蓝烧灰敷之，日五度。（《广济方》）

白头秃疮。粪蓝煎汁频洗。（《圣济录》）

天泡热疮。蓝叶捣敷之，良。（《集简方》）

疮疹不快。板蓝根一两，甘草一分。为末。每

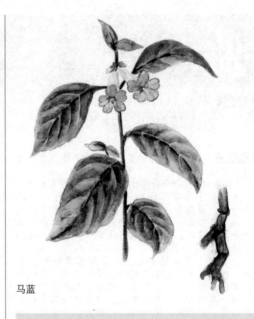

马蓝

服半钱或一钱，取雄鸡冠血三二点，同温酒少许调下。（钱氏《小儿方》）

腹中鳖症。蓝叶一升，捣，以水三升，绞汁服一升，日二次。（《千金方》）

毒箭伤人。蓝青捣饮并敷之。如无蓝，以青布渍汁饮。（《肘后方》）

**【主治】** 妇人败血。连根焙捣下筛，酒服一钱匕。（苏颂）

# 葵

《本经》上品

**释名** 露葵、滑菜。〔时珍曰〕按《尔雅翼》云：葵者，揆也。葵叶倾日，不使照其根，乃智以揆之也。古人采葵必待露解，故曰露葵。今人呼为滑菜，言其性也。古者葵为五菜之主，今不复食之，故移入此。

**集解** 〔《别录》曰〕冬葵子生少室山。
〔颂曰〕葵处处有之。苗叶作菜茹，更甘美。冬葵子古方入药最多。葵有蜀葵、锦葵、黄葵、终葵、菟葵，皆有功用。
〔时珍曰〕葵菜古人种为常食，今之种者颇鲜。有紫茎、白茎二种，以白茎为胜。大叶小花，花紫黄色，其最小者名鸭脚葵。其实大如指顶，皮薄而扁，实内子轻虚如榆荚仁。四、五月种者可留子。六、七月种者为秋葵；八、九月种者为冬葵，经年收采；正月复种者为春葵。然宿根至春亦生。按王祯《农书》云：葵，阳草也。其菜易生，郊野甚多，不拘肥瘠地皆有之。为百菜之主，备四时之馔。本丰而耐旱，味甘而无毒。可防荒俭，可以菹腊，其枯枿可为榜簇，根、子又能疗疾，咸无遗弃。

【气味】甘，寒，滑，无毒。

【主治】脾之菜也。宜脾，利胃气，滑大肠。（思邈）

除客热，治恶疮，散脓血，女人带下，小儿热毒下痢丹毒，并宜食之。（汪颖）

服丹石人宜食。（孟诜）

润燥利窍，功与子同。（同上）

【发明】〔时珍曰〕按唐王焘《外台秘要》云：天行斑疮，须臾通身，皆戴白浆，此恶毒气也。高宗永徽四年，此疮自西域东流于海内。但煮葵菜叶以蒜齑啖之，则止。又《圣惠方》亦云：小儿发斑，用生葵菜叶绞汁，少少与服，散恶毒气。按：此即今痘疮也。今之治者，唯恐其大、小二便频数，泄其元气，痘不起发。葵菜滑窍，能利二便，似不相宜，而昔人赖之。岂古今运气不同，故治法亦随时变易软？

### 附方

肉锥怪疾。有人手足甲忽长，倒生刺肉，如锥痛不可忍者，但食葵菜即愈。（夏子益《奇疾方》）

诸瘘不合。先以泔清温洗，拭净，取葵菜微火烘暖贴之。不过二三百叶，引脓尽，即肉生也。忌诸鱼、蒜、房事。（《必效方》）

汤火伤疮。葵菜为末敷之。（《食物本草》）

丹石发动（口干咳嗽者）。每食后饮冬月葵齑汁一盏，便卧少时。（《食疗本草》）

【气味】甘，寒，无毒。

【主治】恶疮，疗淋，利小便，解蜀椒毒。（《别录》）

小儿吞钱不出，煮汁饮之，神妙。（甄权）

治疳疮出黄汁。（孟诜）

利窍滑胎，止消渴，散恶毒气。（时珍）

### 附方

二便不通（胀急者）。生冬葵根二斤（捣汁三合），生姜四两（取汁一合）。和匀，分二服。连用即通也。消渴引饮（小便不利）。葵根五两，水三大盏，煮汁，平旦服，日一服。（并《圣惠方》）

漏胎下血（血尽子死）。葵根茎烧灰。酒服方寸匕，日三。（《千金方》）

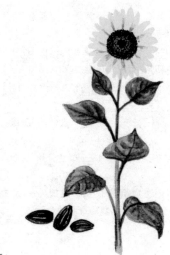

葵

妒乳乳痈。葵茎及子为末。酒服方寸匕，日二。（昝殷《产宝》）

身面疳疮（出黄汁者）。葵根烧灰，和猪脂涂之。（《食疗本草》）

小儿褥疮。葵根烧末敷之。（《子母秘录》）

小儿紧唇。葵根烧灰，酥调涂之。（《圣惠方》）

蛇虺螫伤。葵根捣涂之。（《古今录验》）

【气味】甘，寒，滑，无毒。

【主治】五脏六腑，寒热羸瘦，五癃，利小便。久服坚骨长肌肉，轻身延年。（《本经》）

疗妇人乳难内闭，肿痛。（《别录》）

出痈疽头。（孟诜）

下丹石毒。（弘景）

通大便，消水气，滑胎治痢。（时珍）

【发明】〔时珍曰〕葵气味俱薄，淡滑为阳，故能利窍通乳，消肿滑胎也。其根叶与子功用相同。按陈自明《妇人良方》云：乳妇气脉壅塞，乳汁不行，及经络凝滞，奶房胀痛，留蓄作痈毒者。用葵菜子（炒香）、缩砂仁等分，为末，热酒服二钱。此药滋气脉，通营卫，行津液，极验。乃上蔡张不愚方也。

### 附方

大便不通（十日至一月者）。《肘后方》：冬葵子三升，水四升，煮取一升服。不瘥更作。《圣惠》：用葵子末、人乳汁等分，和服立通。

关格胀满（大小便不通，欲死者）。《肘后方》：用葵子二升，水四升，煮取一升，纳猪脂一丸如鸡子，顿服。《千金》：用葵子为末，猪脂和丸梧子大。每服五十丸，效止。

小便血淋。葵子一升，水三升，煮汁，日三服。（《千金方》）

妊娠患淋。冬葵子一升，水三升，煮二升，分服。（《千金方》）

产后淋沥（不通）。用葵子一合，朴硝八分，水二升，煎八合，下消服之。（《集验方》）

生产困闷。冬葵子一合，捣破，水二升，煮汁半升，顿服，少时便产。昔有人如此服之，登厕，立扑儿于厕中也。（《食疗》）

倒生口噤。冬葵子炒黄为末，酒服二钱匕，效。（《产宝》）

胎死腹中。葵子为末，酒服方寸匕。若口噤不开者，灌之，药下即苏。（《千金方》）

胞衣不下。冬葵子一合，牛膝一两，水二升，煎一升服。（《千金方》）

血痢产痢。冬葵子为末。每服二钱，入蜡茶一钱，沸汤调服，日三。（《圣惠方》）

# 海金沙

宋《嘉祐》

**释名** 竹园荽。〔时珍曰〕其色黄如细沙也。谓之海者，神异之也。俗名竹园荽，象叶形也。

**集解** 〔禹锡曰〕出黔中郡，湖南亦有。生作小林，高一二尺。七月收其全科，于日中暴之，小干，以纸衬承，以杖击之，有细沙落纸上，且暴且击，以尽为度。

〔时珍曰〕江浙、湖湘、川陕皆有之，生山林下。茎细如线，引于竹木上，高尺许。其叶细如圆荽叶而甚薄，背面皆青，上多皱纹。皱处有沙子，状如蒲黄粉，黄赤色。不开花，细根坚强。其沙及草皆可入药。方士采其草取汁，煮砂、缩贺。

【气味】甘，寒，无毒。

【主治】通利小肠。得栀子、马牙消、蓬沙，疗伤寒热狂。或丸或散。（《嘉祐》）

治湿热肿满，小便热淋、膏淋、血淋、石淋茎痛，解热毒气。（时珍）

【发明】〔时珍曰〕海金沙，小肠、膀胱血分药也。热在二经血分者宜之。

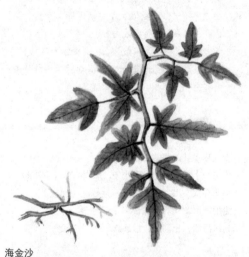

海金沙

## 附方

小便不通（脐下满闷）。海金沙一两，蜡面茶半两，捣碎。每服三钱，生姜甘草煎汤下，日二服。亦可末服。（《图经本草》）

膏淋如油。海金沙、滑石各一两，甘草梢二钱半。为末。每服二钱，麦门冬煎汤服，日二次。

（《仁存方》）

血淋痛涩（但利水道，则清浊自分）。海金沙末，新汲水或砂糖水服一钱。（《普济方》）

脾湿肿满（腹胀如鼓，喘不得卧）。海金沙散：用海金沙三钱，白术四两，甘草半两，黑牵牛头末一两半，为末。每服一钱，煎倒流水调下，得利为妙。（东垣《兰室秘藏》）

# 紫花地丁

《纲目》

**▌释名** 箭头草、独行虎。

**▌集解** 〔时珍曰〕处处有之。其叶似柳而微细，夏开紫花结角。平地生者起茎；沟壑边生者起蔓。《普济方》云：乡村篱落生者，夏秋开小白花，如铃儿倒垂，叶微似木香花之叶。此与紫花者相庚，恐别一种也。

【气味】苦、辛，寒，无毒。

【主治】一切痈疽发背，疔肿瘰疬，无名肿毒恶疮。（时珍）

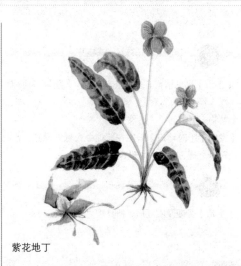

紫花地丁

### 附方

黄胆内热。地丁末，酒服三钱。（《乾坤秘韫》）

稻芒黏咽（不得出者）。箭头草嚼咽下。同上方。

痈疽恶疮。紫花地丁（连根）同苍耳叶等分。捣烂，酒一钟，搅汁服。（杨诚《经验方》）

痈疽发背（无名诸肿，贴之如神）。紫花地丁草，三伏时收。以白面和成，盐醋浸一夜贴之。昔有一尼发背，梦得此方，数日而痊。（孙天仁《集效方》）

一切恶疮。紫花地丁根，日干，以罐盛，烧烟对疮熏之。出黄水，取尽愈。（《卫生易简方》）

瘰疬丁疮（发背诸肿）。紫花地丁根（去粗皮）同白蒺藜为末，油和涂神效。（《乾坤秘韫》）

丁疮肿毒。《永类方》：用紫花地丁草捣汁服，危极者亦效。杨氏方：用紫花地丁草、葱头、生蜜共捣贴之。若瘤疮，加新黑牛屎。

# 云实

《本经》上品

**▌释名** 员实、云英、天豆、马豆、羊石子。〔时珍曰〕员亦音云，其义未详。豆以子形名。羊石当作羊矢，其子肖之故也。

**▌集解** 〔《别录》曰〕云实，生河间川谷。十月采，暴干。

〔弘景曰〕处处有之。子细如葶苈子而小黑，其实亦类莨菪。烧之致鬼，未见其法术。

〔恭曰〕云实大如黍及大麻子等，黄黑似豆，故名天豆。丛生泽旁，高五六尺。叶如细槐，亦如苜蓿。枝间微刺。俗谓苗为草云母。陶云似葶苈者，非也。

〔时珍曰〕此草山原甚多，俗名粘刺。赤茎中空，有刺，高者如蔓。其叶如槐。三月开黄花，累然满枝。荚长三寸许，状如肥皂荚。内有子五六粒，正如鹊豆，两头微尖，有黄黑斑纹，厚壳白仁，咬之极坚，重有腥气。

【气味】辛，温，无毒。

【主治】泄痢肠澼，杀虫蛊毒，去邪恶结气，止痛，除寒热。（《本经》）

消渴。（《别录》）

治疟多用。（苏颂）

主下蛊脓血。（时珍）

附方

蛊下不止。云实、女萎各一两，桂半两，川乌头二两，为末，蜜丸梧子大。每服五丸，水下，日三服。（《肘后方》）

【主治】见鬼精物。多食令人狂走。久服轻身通神明。（《本经》）

杀精物，下水。（《别录》）

【发明】〔时珍曰〕云实花既能令人见鬼发狂，岂有久服轻身之理，此古书之讹也。

【主治】骨哽及咽喉痛。研汁咽之。（时珍）

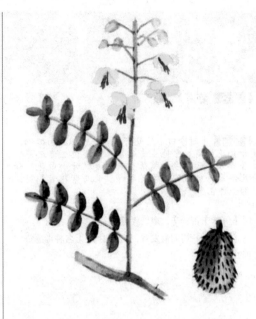

云实

# 茴茹

《本经》下品

**释名** 离娄、掘据（音结居）。白者名草茴茹。〔时珍曰〕茴茹本作蒠蘻，其根牵引之貌。掘据，当作拮据，《诗》云，予手拮据，手口共作之状也。

**集解** 〔《别录》曰〕茴茹生代郡川谷。五月采根阴干。黑头者良。〔时珍曰〕《范子计然》云：草茴茹出武都，白色。今亦处处有之，生山原中。春初生苗，高二三尺。根长大如萝卜、蔓菁状，或有歧出者，皮黄赤，肉白色，破之有黄浆汁。茎叶如大戟，而叶长微阔，不甚尖，折之有白汁。抱茎有短叶相对，团而出尖。叶中出茎，茎中分二三小枝。二、三月开细紫花，结实如豆大，一颗三粒相合，生青熟黑，中有白仁如续随子之状。今人往往皆呼其根为狼毒，误矣。狼毒叶似商陆、大黄辈，根无浆汁。

茹二物丸服，方见乌鲗鱼下。王冰言蒠茹取其散恶血。孟诜《必效方》治甲疽生于脚趾边肿烂。用茴茹三两，黄芪二两，苦酒浸一宿，以猪脂五合合煎，取膏三合。日三涂之，即消。又《圣惠方》治头风旋眩，鸱头丸中亦用之。

附方

缓疽肿痛。茴茹一两，为散，温水服二钱匕。（《圣惠方》）

伤寒咽痛（毒攻作肿）。真茴茹爪甲大，纳口中，嚼汁咽之。当微觉为佳。（张文仲《备急方》）

中焦热痞（善忘不禁）。茴茹三分，甘草（炙）二两，消石。为末。每服一钱，鸡鸣时温酒下，以知为度。（《圣惠方》）

疥疮瘙痒。茴茹末，入轻粉，香油调敷之。（《多能鄙事》）

【气味】辛，寒，有小毒。

【主治】蚀恶肉败疮死肌，杀疥虫，排脓恶血，除大风热气，善忘不乐。（《本经》）

去热痹，破症瘕，除瘜肉。（《别录》）

【发明】〔宗奭曰〕治马疥尤善，服食方用至少。

〔时珍曰〕《素问》治妇人血枯痛，用乌鲗骨、蒠

# 谷部

## 本草纲目

李时珍曰：太古民无粒食，茹毛饮血。神农氏出，始尝草别谷，以教民耕蓺；又尝草别药，以救民疾夭。轩辕氏出，教以烹饪，制为方剂，而后民始得遂养生之道。《周官》有五谷、六谷、九谷之名，诗人有八谷、百谷之咏，谷之类可谓繁矣。《素问》云：五谷为养。麻、麦、稷、黍、豆，以配肝、心、脾、肺、肾。职方氏辨九州之谷，地官辨土宜種稑之种，以教稼穑樹蓺，皆所以重民天也。五方之气，九州之产，百谷各异其性，岂可终日食之而不知其气味损益乎？

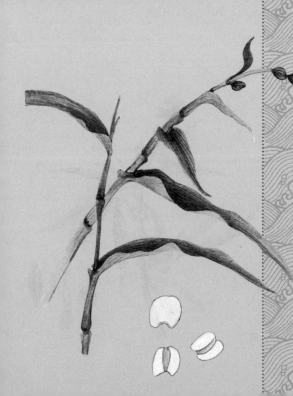

# 胡麻

《本经》上品

**释名** 巨胜、方茎、油麻、脂麻。〔时珍曰〕古者中国只有大麻，其实为蕡，汉使张骞始自大宛得油麻种来，故名胡麻，以别中国大麻也。

**集解**〔时珍曰〕胡麻即脂麻也。有迟、早两种，黑、白、赤三色，其茎皆方。

【气味】甘，平，无毒。

【主治】伤中虚羸，补五内，益气力，长肌肉，填髓脑。久服，轻身不老。（《本经》）

补中益气，润养五脏，补肺气，止心惊，利大小肠，耐寒暑，逐风湿气、游风、头风，治劳气，产后羸困，催生落胞。细研涂发令长。白蜜蒸饵，治百病。（《日华》）

生嚼涂小儿头疮，煎汤浴恶疮、妇人阴疮，大效。（苏恭）

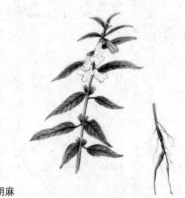

胡麻

# 大麻

《本经》上品

**释名** 火麻、黄麻、汉麻。雄者名枲麻、牡麻，雌者名苴麻、荸麻。花名麻勃。

**集解**〔时珍曰〕大麻即今火麻，亦曰黄麻。处处种之，剥麻收子。有雌有雄：雄者为枲，雌者为苴。

【气味】辛，温，无毒。

【主治】一百二十种恶风，黑色遍身苦痒，逐诸风恶血，治女人经候不通。（《药性》）

治健忘及金疮内漏。（时珍）

〔时珍曰〕此当是麻子连壳者，故《周礼》朝事之笾供蕡。《月令》食麻，与大麻可食、蕡可供稍有分别，壳有毒而仁无毒也。

【气味】辛，平，有毒。

【主治】五劳七伤。（《本经》）

利五脏，下血寒气，破积止痹散脓。久服，通神

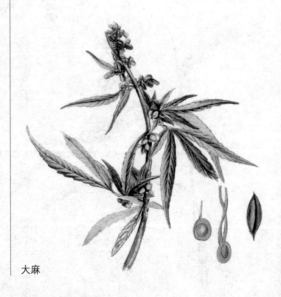

大麻

明，轻身。（《别录》）

风癫百病。麻子四升，水六升，猛火煮令芽生，去滓煎取二升，空心服之。或发或不发，或多言语，勿怪之。但令人摩手足，顷定。进三剂愈。（《千金》）

【气味】甘，平，无毒。

【主治】补中益气。久服，肥健不老，神仙。（《本经》）

治中风汗出，逐水气，利小便，破积血，复血脉，乳妇产后余疾。沐发，长润。（《别录》）

润五脏，利大肠风热结燥及热淋。（士良）

补虚劳，逐一切风气，长肌肉，益毛发，通乳汁，止消渴，催生难产。（《日华》）

取汁煮粥，去五脏风，润肺，治关节不通，发落。（孟诜）

利女人经脉，调大肠下痢。涂诸疮癣，杀虫。取汁煮粥食，止呕逆。（时珍）

【主治】熬黑压油，敷头，治发落不生。煎熟，时时啜之，治硫黄毒发身热。（时珍）

# 雀麦

《唐本草》

**释名**　燕麦、杜姥草、牛星草。〔时珍曰〕此野麦也。燕雀所食，故名。

**集解**　〔恭曰〕雀麦在处有之，生故墟野林下。苗叶似小麦而弱，其实似穬麦而细。〔宗奭曰〕苗与麦同，但穗细长而疏。唐刘梦得所谓"菟葵燕麦，动摇春风"者也。周定王曰：燕麦穗极细，每穗又分小叉十数个，子亦细小。春去皮，作面蒸食，及作饼食，皆可救荒。

【气味】甘，平，无毒。

【主治】充饥滑肠。（时珍）

【气味】甘，平，无毒。

【主治】女人产不出，煮汁饮之。（苏恭）

齿䘌并虫（积年不瘥，从少至老者）。用雀麦（一名杜姥草，俗名牛星草），用苦瓠叶三十枚，洗净。取草剪长二寸，以瓠叶作五包包之，广一寸，厚五分。以三年酢渍之。至日中，以两包火中炮令热，纳口中，熨齿外边，冷更易之。取包置水

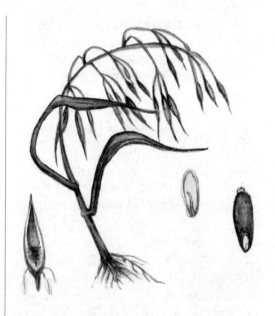

雀麦

中解视，即有虫长三分。老者黄色，少者白色。多即二三十枚，少即一二十枚。此方甚妙。（《外台秘要》）

# 稻

《别录》下品

**释名** 稌、糯。〔时珍曰〕稻稌者，粳、糯之通称。《物理论》所谓"稻者溉种之总称"，是矣。本草则专指糯以为稻也。稻从舀（音函），象人在臼上治稻之义。稌则方言稻音之转尔。其性粘软，故谓之糯。

**集解** 〔弘景曰〕道家方药有稻米、粳米俱用者，此则两物也。稻米白如霜，江东无此，故通呼粳为稻耳，不知色类复云何也？

〔时珍曰〕糯稻，南方水田多种之。其性粘，可以酿酒，可以为粢，可以蒸糕，可以熬饧，可以炒食。其类亦多，其谷壳有红、白二色，或有毛，或无毛。其米亦有赤、白二色，赤者酒多糟少，一种粒白如霜，长三四分者。《齐民要术》糯有九格、雉木、大黄、马首、虎皮、火色等名是矣。古人酿酒多用秫，故诸说论糯稻，往往费辩也。秫乃糯粟，见本条。

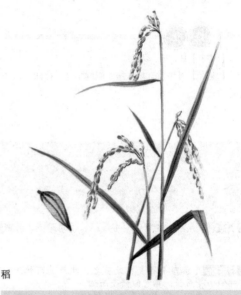

稻

 稻米

【气味】苦，温，无毒。

【主治】作饭温中，令人多热，大便坚。（《别录》）

能行营卫中血积，解芫青、斑蝥毒。（士良）

益气止泄。（思邈）

补中益气。止霍乱后吐逆不止，以一合研水服之。（《大明》）

以骆驼脂作煎饼食，主痔疾。（萧炳）

暖脾胃，止虚寒泄痢，缩小便，收自汗，发痘疮。（时珍）

## 附方

霍乱烦渴（不止）。糯米三合，水五升，蜜一合，研汁分服，或煮汁服。（杨氏《产乳》）

三消渴病。梅花汤：用糯谷（炒出白花）、桑根（白皮）等分。每用一两，水二碗，煎汁饮之。（《三因方》）

下痢禁口。糯谷一升（炒出白花，去壳，用姜汁拌湿再炒），为末。每服一匙，汤下，三服即止。（《经验良方》）

久泄食减。糯米一升，水浸一宿，沥干，慢炒熟，磨筛，入怀庆山药一两。每日清晨用半盏，入砂糖二匙，胡椒末少许，以极滚汤调食。其味极佳，大有滋补。久服令人精暖有子，秘方也。（《松篁经验方》）

鼻衄不止（服药不应）。独圣散：用糯米微炒

黄，为末。每服二钱，新汲水调下。仍吹少许入鼻中。（《简要济众方》）

劳心吐血。糯米半两，莲子心七枚，为末，酒服。孙仲盈云：曾用多效。或以墨汁作丸服之。（《澹寮方》）

女人白淫。糙糯米、花椒等分，炒为末，醋糊丸梧子大，每服三四十丸，食前醋汤下。（杨起《简便方》）

胎动不安（下黄水）。用糯米一合，黄芪、芎劳各五钱，水一升，煎八合，分服。（《产宝》）

小儿头疮。糯米饭烧灰，入轻粉，清油调敷。（《普济方》）

打扑伤损（诸疮）。寒食日浸糯米，逐日易水，至小满取出，日干为末，用水调涂之。（《便民图纂》）

 米泔

【气味】甘，凉，无毒。

【主治】益气，止烦渴霍乱，解毒。食鸭肉不消者，顿饮一盏，即消。（时珍）

# 小麦

《别录》中品

**释名** 来。〔时珍曰〕许氏《说文》云：天降瑞麦，一来二麰，象芒刺之形，天所来也。如足行来，故麦字从来。

**集解**〔时珍曰〕北人种麦漫撒，南人种麦撮撒。北麦皮薄面多，南麦反此。

【气味】甘，微寒，无毒。

【主治】除客热，止烦渴咽燥，利小便，养肝气，止漏血唾血。（《别录》）

养心气，心病宜食之。（思邈）

煎汤饮，治暴淋。（宗奭）

陈者煎汤饮，止虚汗。（时珍）

【发明】〔时珍曰〕按《素问》云：麦属火，心之谷也。郑玄云：麦有孚甲，属木。许慎云：麦属金，金王而生，火王而死。三说各异。而《别录》云麦养肝气，与郑说合。孙思邈云麦养心气，与《素问》合。夷考其功，除烦、止渴、收汗、利溲、止血，皆心之病也，当以《素问》为准。盖许以时，郑以形，而《素问》以功性，故立论不同尔。

〔震亨曰〕饥年用小麦代谷，须晒燥，以少水润，舂去皮，煮为饭食，可免面热之患。

### 附方

消渴心烦。用小麦作饭及粥食。（《心镜》）

老人五淋（身热腹满）。小麦一升，通草二

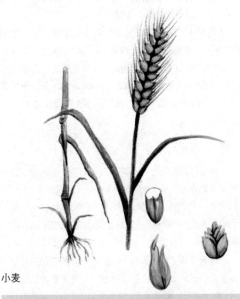

小麦

两，水三升，煮一升，饮之即愈。（《奉亲书》）

眉炼头疮。用小麦烧存性，为末。油调敷。（《儒门事亲》）

白癜风癣。用小麦摊石上，烧铁物压出油。搽之甚效。（《医学正传》）

# 薏苡仁

《本经》上品

**释名** 解蠡、芑实。〔时珍曰〕薏苡名义未详。其叶似蠡实叶而解散。又似芑黍之苗，故有解蠡、芑实之名。䅽米乃其坚硬者，有䅽强之意。苗名屋菼。《救荒本草》云：回回米又呼西番蜀秫。俗名草珠儿。

**集解**〔《别录》曰〕薏苡仁生真定平泽及田野。八月采实，采根无时。

〔弘景曰〕真定县属常山郡。近道处处多有，人家种之。出交趾者子最大，彼土呼为䅌珠。故马援在交趾饵之，载还为种，人谗以为珍珠也。实重累者为良。取仁用。

〔时珍曰〕薏苡人多种之。二、三月宿根自生。

叶如初生芭茅。五、六月抽茎开花结实。

【气味】甘，微寒，无毒。

【主治】筋急拘挛，不可屈伸，久风湿痹，下气。久服，轻身益气。（《本经》）

除筋骨中邪气不仁，利肠胃，消水肿，令人能食。（《别录》）

炊饭作面食，主不饥，温气。煮饮，止消渴，杀蛔虫。（藏器）

治肺痿肺气，积脓血，咳嗽涕唾，上气。煎服，破毒肿。（甄权）

去干湿脚气，大验。（孟诜）

健脾益胃，补肺清热，去风胜湿。炊饭食，治冷气。煎饮，利小便热淋。（时珍）

【发明】〔时珍曰〕薏苡仁属土，阳明药也，故能健脾益胃。虚则补其母，故肺痿、肺痈用之。筋骨之病，以治阳明为本，故拘挛筋急风痹者用之。土能胜水除湿，故泄痢水肿用之。按古方小续命汤注云：中风筋急拘挛，语迟脉弦者，加薏苡仁。亦扶脾抑肝之义。

### 附方

薏苡仁饭。治冷气。用薏苡仁舂熟，炊为饭食。气味欲如麦饭乃佳。或煮粥亦好。（《广济方》）

薏苡仁粥。治久风湿痹，补正气，利肠胃，消水肿，除胸中邪气，治筋脉拘挛。薏苡仁为末，同粳米煮粥，日日食之，良。（《食医心镜》）

风湿身疼（日晡剧者）。张仲景麻黄杏仁薏苡仁汤主之。麻黄三两、杏仁二十枚、甘草、薏苡仁各一两，以水四升，煮取二升，分再服。（《金匮要略》）

水肿喘急。用郁李仁二两研，以水滤汁，煮薏苡仁饭，日二食之。（《独行方》）

沙石热淋（痛不可忍）。用玉秫（即薏苡仁也，

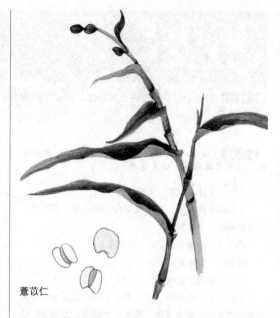

薏苡仁

子、叶、根皆可用）水煎热饮。夏月冷饮。以通为度。（杨氏《经验方》）

肺痈咳唾（心胸甲错者）。以淳苦酒煮薏苡仁令浓，微温顿服。肺有血，当吐出愈。（《范汪方》）

肺痈咯血。薏苡仁三合（捣烂），水二大盏，煎一盏，入酒少许，分二服。（《济生》）

喉卒痈肿。吞薏苡仁二枚，良。（《外台》）

痈疽不溃。薏苡仁一枚，吞之。（姚僧恒方）

孕中有痈。薏苡仁煮汁，频频饮之。（《妇人良方补遗》）

# 罂子粟

宋《开宝》

**释名** 米囊子、御米、象谷。〔时珍曰〕其实状如罂子，其米如粟，乃象乎谷，而可以供御，故有诸名。

**集解** 〔藏器曰〕嵩阳子云：罂粟花有四叶，红白色，上有浅红晕子。其囊形如髇箭头，中有细米。

〔时珍曰〕罂粟秋种冬生，嫩苗作蔬食甚佳。叶如白苣，三、四月抽薹结青苞，花开则苞脱。花凡四瓣，大如仰盏，罂在花中，须蕊裹之。花开三日即谢，而罂在茎头，长一二寸，大如马兜铃，上有盖，下有蒂，宛然如酒罂。中有白米极细，可煮粥和饭食。水研滤浆，同绿豆粉作腐食尤佳。亦可取油。其壳入药甚多，而本草不载，乃知古人不用之也。江东人呼千叶者为丽春花。或谓是罂粟别种，盖亦不然。

其花变态，本自不常。有白者、红者、紫者、粉红者、杏黄者、半红者、半紫者、半白者。

米

【气味】甘，平，无毒。

【主治】丹石发动，不下饮食，和竹沥煮作粥食，极美。（《开宝》）

治泻痢，润燥。（时珍）

附方

反胃吐食。罂粟粥：用白罂粟米三合，人参末三大钱，生山芋五寸（细切，研）。三物以水一升二合，煮取六合，入生姜汁及盐花少许，和匀分服。不计早晚，亦不妨别服汤丸。（《图经》）

 壳

【气味】酸、涩，微寒，无毒。

【主治】止泻痢，固脱肛，治遗精久咳，敛肺涩肠，止心腹筋骨诸痛。（时珍）

【发明】〔杲曰〕收敛固气。能入肾，治骨病尤宜。

〔时珍曰〕酸主收涩，故初病不可用之。泄泻下痢既久，则气散不固，而肠滑肛脱。咳嗽诸痛既久，则气散不收，而肺胀痛剧。故俱宜此涩之固之，收之敛之。按杨氏《直指方》云：粟壳治痢，人皆薄之，固矣。然下痢日久，腹中无积痛，当止涩者，岂容不涩？不有此剂，何以对治乎？但要有辅佐耳。又王硕《易简方》云：粟壳治痢如神。但性紧涩，多令呕逆，故人畏而不敢服。若用醋制，加以乌梅，则用得法矣。同四君子药，尤不致闭胃妨食而获奇功也。

附方

热痢便血。粟壳（醋炙）一两，陈皮半两，为末。每服三钱，乌梅汤下。（《普济方》）

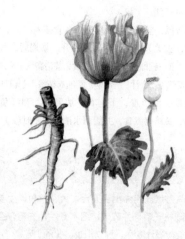

罂子粟

小儿下痢。用罂粟壳半两（醋炒为末，再以铜器炒过），槟榔半两（炒赤，研末），各收。每用等分，赤痢蜜汤服，白痢砂糖汤下。忌口味。（《全幼心鉴》）

水泄不止。罂粟壳一枚（去蒂膜），乌梅肉、大枣肉各十枚，水一盏，煎七分，温服。（《经验》）

久嗽不止。谷气素壮人用之即效。粟壳去筋，蜜炙为末。每服五分，蜜汤下。（《危氏方》）

久咳虚嗽。用罂粟壳二两半（去蒂膜，醋炒取一两），乌梅半两，焙为末。每服二钱，卧时白汤下。（《宣明方》）

 嫩　苗

【气味】甘，平，无毒。

【主治】作蔬食，除热润燥，开胃厚肠。（时珍）

# 赤小豆

《本经》中品

■ 释名　赤豆、红豆、荅。叶名藿。〔时珍曰〕案诗云：黍稷稻粱，禾麻菽麦。此即八谷也。董仲舒注云：菽是大豆，有两种。小豆名荅，有三四种。

■ 集解　〔颂曰〕赤小豆，今江淮间多种之。

〔宗奭曰〕关西、河北、汴洛多食之。

〔时珍曰〕此豆以紧小而赤黯色者入药，其稍大而鲜红、淡红色者，并不治病。俱于夏至后下种，苗科高尺许，枝叶似豇豆，叶微圆峭而小。至秋开花，似豇豆花而小淡，银褐色，有腐气。结荚长二三寸，比绿豆荚稍大，皮色微白带红。三青二黄时即收之，可煮可炒，可作粥、饭、馄饨馅并良也。

【气味】甘、酸，平，无毒。

【主治】下水肿，排痈肿脓血。（《本经》）

疗寒热热中消渴，止泄痢，利小便，下腹胀满，吐逆卒澼。（《别录》）

消热毒，散恶血，除烦满，通气，健脾胃，令人美食。捣末同鸡子白，涂一切热毒痈肿。煮汁，洗小儿黄

烂疮，不过三度。（权）

缩气行风，坚筋骨，抽肌肉。久食瘦人。（士良）

散气，去关节烦热，令人心孔开。暴痢后，气满不能食者，煮食一顿即愈。和鲤鱼煮食，甚治脚气。（诜）

解小麦热毒。煮汁，解酒病。解油衣粘缀。（《日华》）

辟瘟疫，治产难，下胞衣，通乳汁。和鲤鱼、蠡鱼、鲫鱼、黄雌鸡煮食，并能利水消肿。（时珍）

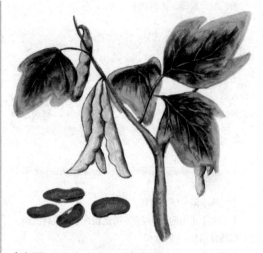

赤小豆

### 附方

水气肿胀。用赤小豆五合，大蒜一颗，生姜五钱，商陆根一条，并碎破，同水煮烂，去药，空心食豆，旋旋啜汁令尽，肿立消也。（颂）

水蛊腹大（动摇有声，皮肤黑者）。用赤小豆三升，白茅根一握，水煮食豆，以消为度。（《肘后》）

辟禳瘟疫。五行书云：正月朔旦及十五日，以赤小豆二七枚，麻子七枚，投井中，辟瘟疫甚效。又：正月七日，新布囊盛赤小豆置井中，三日取出，男吞七枚，女吞二七枚，竟年无病也。（《肘后方》）

下部卒痛（如鸟啄之状）。用小豆、大豆各一升，蒸熟，作二囊，更互坐之，即止。（《肘后方》）

水谷痢疾。小豆一合，熔蜡三两，顿服取效。（《必效方》）

热毒下血（或因食热物发动）。赤小豆末，水服方寸匕。（《梅师方》）

肠痔有血。小豆二升，苦酒五升，煮熟日干，再浸至酒尽乃止，为末。酒服一钱，日三服。（《肘后方》）

舌上出血（如簪孔）。小豆一升，杵碎，水三升和，绞汁服。（《肘后方》）

热淋血淋（不拘男女）。用赤小豆三合，慢火炒为末，煨葱一茎，擂酒热调二钱服。（《修真秘旨》）

小儿不语（四五岁不语者）。赤小豆末，酒和，敷舌下。（《千金》）

牙齿疼痛。红豆末，擦牙吐涎，及吹鼻中。一方入铜青少许。一方入花碱少许。（《家宝方》）

中酒呕逆。赤小豆煮汁，徐徐饮之。（《食鉴本草》）

频致堕胎。赤小豆末，酒服方寸匕，日二服。（《千金》）

妇人难产。《产宝》：用赤小豆生吞七枚，佳。《集验》治难产日久气乏：用赤小豆一升，以水九升，煮取汁，入炙过黄明胶一两，同煎少时。

一服五合，不过三四服，即产。

产后目闭（心闷）。赤小豆生研，东流水服方寸匕。不瘥更服。（《肘后方》）

产后闷满（不能食）。用小豆三七枚，烧研，冷水顿服佳。（《千金方》）

乳汁不通。赤小豆煮汁饮之。（《产书》）

妇人乳肿。小豆、莽草等分，为末，苦酒和敷佳。（《梅师》）

金疮烦满。赤小豆一升，苦酒浸一日，熬燥再浸，满三日，令黑色，为末。每服方寸匕，日三服。（《千金》）

【主治】去烦热，止小便数。（《别录》）
煮食，明目。（《日华》）

【主治】妊娠数月，经水时来，名曰漏胎；或因房室，名曰伤胎。用此为末，温酒服方寸匕，日三，得效乃止。（时珍）

### 附方

小便频数。小豆叶一斤，入豉汁中煮，调和作羹食之。（《心镜》）

小儿遗尿。小豆叶捣汁服之。（《千金》）

# 醋

《别录》下品

■**释名**　酢、醯、苦酒。〔时珍曰〕刘熙《释名》云：醋，措也。能措置食毒也。古方多用酢字也。

■**集解**　〔时珍曰〕米醋：三伏时用仓米一斗，淘净蒸饭，摊冷盦黄，晒簸，水淋净。别以仓米二斗蒸饭，和匀入瓮，以水淹过，密封暖处，三七日成矣。糯米醋：秋社日，用糯米一斗淘蒸，和六月六日造成小麦大麴和匀，用水二斗，入瓮封酿，三七日成矣。粟米醋：用陈粟米一斗，淘浸七日，再蒸淘熟，入瓮密封，日夕搅之，七日成矣。小麦醋：用小麦水浸三日，蒸熟盦黄，入瓮水淹，七七日成矣。大麦醋：用大麦米一斗，水浸蒸饭，盦黄晒干，水淋过，再以麦饭二斗和匀，入水封闭，三七日成矣。饧醋：用饧一斤，水三升煎化，入白麴末二两，瓶封晒成。其余槽、糠等醋，皆不入药，不能尽纪也。

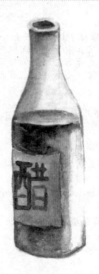

醋

【气味】酸、苦，温，无毒。

【主治】消痈肿，散水气，杀邪毒。（《别录》）

治产后血运，除症块坚积，消食，杀恶毒，破结气、心中酸水痰饮。（藏器）

下气除烦，治妇人心痛血气，并产后及伤损金疮出血昏运，杀一切鱼、肉、菜毒。（《日华》）

# 玉蜀黍

《纲目》

■**释名**　玉高粱。

■**集解**　〔时珍曰〕玉蜀黍种出西土，种者亦罕。其苗叶俱似蜀黍而肥矮，亦似薏苡。苗高三四尺。六、七月开花成穗如秕麦状。苗心别出一苞，如棕鱼形，苞上出白须垂垂。久则苞拆子出，颗颗攒簇。子亦大如棕子，黄白色。可炸炒食之。炒拆白花，如炒拆糯谷之状。

【气味】甘，平，五毒。

【主治】调中开胃。（时珍）

【主治】小便淋沥沙石，痛不可忍，煎汤频饮。（时珍）

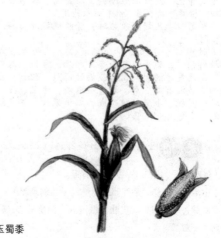

玉蜀黍

# 籼

《纲目》

**▌释名** 占稻、早稻。〔时珍曰〕籼，亦粳属之先熟而鲜明之者，故谓之籼。种自占城国，故谓之占。俗作粘者，非矣。

**▌集解** 〔时珍曰〕籼似粳而粒小，始自闽入，得种于占城国。宋真宗遣使就闽取三万斛，分给诸道为种，故今各处皆有之。高仰处俱可种，其熟最早，六、七月可收。品类亦多，有赤、白二色，与粳大同小异。

【气味】甘，温，无毒。

【主治】温中益气，养胃和脾，除湿止泄。（时珍）

【主治】反胃，烧灰淋汁温服，令吐。盖胃中有虫，能杀之也。（《普济》）

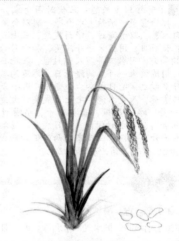

籼

# 酒

《别录》中品

**▌释名** 〔时珍曰〕按许氏《说文》云：酒，就也。所以就人之善恶也。一说：酒字篆文，象酒在卣中之状。《饮膳》标题云：酒之清者曰酿，浊者曰盎；厚曰醇，薄曰醨；重酿曰酎，一宿曰醴；美曰醑，未榨曰醅；红曰醍，绿曰醽白曰醝。

**▌集解** 〔恭曰〕酒有秫、黍、粳、糯、粟、麹、蜜、葡萄等色。凡作酒醴须麹，而葡萄、蜜等酒独不用麹。诸酒醇醨不同，惟米酒入药用。

〔藏器曰〕凡好酒欲熟时，皆能候风潮而转，此是合阴阳也。

〔时珍曰〕东阳酒即金华酒，古兰陵也，李太白诗所谓"兰陵美酒郁金香"即此，常饮、入药俱良。山西襄陵酒、蓟州薏苡酒皆清烈，但麹中亦有药物。黄酒有灰。秦、蜀有咂嘛酒，用稻、麦、黍、秫、药麹，小罂封酿而成，以筒吸饮。谷气既杂，酒不清美，并不可入药。

【气味】苦、甘、辛，大热，有毒。

【主治】行药势，杀百邪恶毒气。（《别录》）

通血脉，厚肠胃，润皮肤，散湿气，消忧发怒，宣言畅意。（藏器）

养脾气，扶肝，除风下气。（孟诜）

解马肉、桐油毒，丹石发动诸病，热饮之甚良。（时珍）

糟底酒（三年腊糟下取之）开胃下食，暖水脏，温肠胃，消宿食，御风寒，杀一切蔬菜毒。（《日华》）

止呕哕，摩风瘼、腰膝疼痛。（孙思邈）

老酒（腊月酿造者，可经数十年不坏）和血养气，暖胃辟寒，发痰动火。（时珍）

春酒（清明酿造者，亦可经久）常服令人肥白。（孟诜）

蝼蝈尿疮，饮之至醉，须臾虫出如米也。（李绛《兵部手集》）

治小儿语迟，纳口中佳。又以喷屋四角，辟蚊子。（藏器）

咽伤声破。酒一合，酥一匕，干姜末二匕，和服，日二次。（《十便良方》）

卅年耳聋。酒三升，渍牡荆子一升，七日去滓，任性饮之。（《千金方》）

产后血闷。清酒一升，和生地黄汁煎服。（《梅师》）

断酒不饮。酒七升，朱砂半两，瓶浸紧封，安猪圈内，任猪摇动，七日取出，顿饮。又方：正月一日酒五升，淋碓头杵下，取饮之。（《千金方》）

丈夫脚冷（不随，不能行者）。用醇酒三斗，水三斗，入瓮中，灰火温之，渍脚至膝。常着灰火，勿令冷，三日止。（《千金方》）

海水伤裂。凡人为海水咸物所伤，及风吹裂，痛不可忍。用蜜半斤，水酒三十斤，防风、当归、羌活、荆芥各二两。为末，煎汤浴之，一夕即愈。（《使琉球录》）

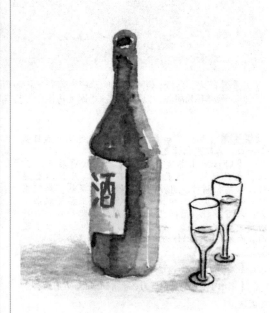

酒

# 蚕豆

《食物》

**释名** 胡豆。〔时珍曰〕豆荚状如老蚕，故名。王祯《农书》谓其蚕时始熟故名，亦通。

**集解** 〔时珍曰〕蚕豆南土种之，蜀中尤多。八月下种，冬生嫩苗可茹。方茎中空。叶状如匙头，本圆末尖，面绿背白，柔厚，一枝三叶。二月开花如蛾状，紫白色，又如豇豆花。结角连缀如大豆，颇似蚕形。蜀人收其子以备荒歉。

【气味】甘、微辛，平，无毒。

【主治】快胃，和脏腑。（汪颖）

【发明】〔时珍曰〕蚕豆本草失载。万表《积善堂方》言：一女子误吞针入腹。诸医不能治。一人教令煮蚕豆同韭菜食之，针自大便同出。此亦可验其性之利脏腑也。

【气味】苦、微甘，温。

【主治】酒醉不醒，油盐炒熟，煮汤灌之，效。（颖）

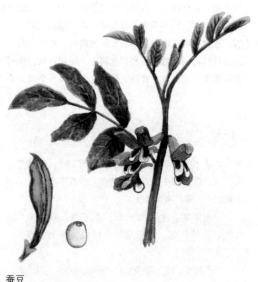

蚕豆

# 荞麦

宋《嘉祐》

**■释名** 荍麦、乌麦、花荞。〔时珍曰〕荞麦之茎弱而翘然，易长易收，磨面如麦，故曰荞荍，而与麦同名也。俗亦呼为甜荞，以别苦荞。杨慎《丹铅录》指乌麦为燕麦，盖未读《日用本草》也。

**■集解** 〔炳曰〕荞麦作饭，须蒸使气馏，烈日暴令开口，舂取米仁作之。

〔时珍曰〕荞麦南北皆有。立秋前后下种，八、九月收刈，性最畏霜。苗高一二尺，赤茎绿叶，如乌桕树叶。开小白花，繁密粲粲然。结实累累如羊蹄，实有三棱，老则乌黑色。王祯《农书》云：北方多种。磨而为面，作煎饼，配蒜食。或作汤饼，谓之河漏，以供常食，滑细如粉，亚于麦面。南方亦种，但作粉饵食，乃农家居冬谷也。

【气味】甘，平，寒，无毒。

【主治】实肠胃，益气力，续精神，能炼五脏滓秽。（孟诜）

作饭食，压丹石毒，甚良。（萧炳）

以醋调粉，涂小儿丹毒赤肿热疮。（吴瑞）

降气宽肠，磨积滞，消热肿风痛，除白浊白带，脾积泄泻。以砂糖水调炒面二钱服，治痢疾。炒焦，热水冲服，治绞肠痧痛。（时珍）

【发明】〔颖曰〕本草言荞麦能炼五脏滓秽。俗言一年沉积在肠胃者，食之亦消去也。

〔时珍曰〕荞麦最降气宽肠，故能炼肠胃滓滞，而治浊带泄痢腹痛上气之疾，气盛有湿热者宜之。若脾胃虚寒人食之，则大脱元气而落须眉，非所宜矣。孟诜云益气力者，殆未然也。按杨起《简便方》云：肚腹微微作痛，出即泻，泻亦不多，日夜数行者。用荞麦面一味作饭，连食三四次即愈。予壮年患此两月，瘦怯尤甚。用消食化气药俱不效，一僧授此而愈，转用皆效，此可征其炼积滞之功矣。《普济》治小儿天吊及历节风方中亦用之。

### 附方

咳嗽上气。荞麦粉四两，茶末二钱，生蜜二两，水一碗，顺手搅千下。饮之，良久下气不止，即愈。（《儒门事亲》）

十水肿喘。生大戟一钱，荞麦面二钱，水和作饼，炙熟为末。空心茶服，以大小便利为度。（《圣惠》）

男子白浊。魏元君济生丹：用荍麦炒焦为末，鸡子白和，丸梧子大。每服五十丸，盐汤下，日三服。

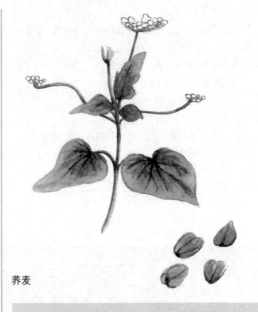

荞麦

赤白带下。方同上。

禁口痢疾。荞麦面每服二钱，砂糖水调下。（《坦仙方》）

痈疽发背（一切肿毒）。麦面、硫黄各二两，为末，井华水和作饼，晒收。每用一饼，磨水敷之。痛则令不痛，不痛则令痛，即愈。（《直指》）

汤火伤灼。用荞麦面，炒黄研末，水和敷之，如神。（《奇效方》）

头风风眼。荞麦作钱大饼，贴眼四角，以米大艾炷灸之，即效如神。

染发令黑。荞麦、针砂各二钱，醋和，先以浆水洗净涂之，荷叶包至一更，洗去。再以无食子、诃子皮各二两为末，每用二钱，大麦面二钱，醋和浆水调涂之，荷叶包至天明，洗去即黑。（《普济》）

绞肠痧痛。荞麦面一撮，炒黄，水烹服。（《简便方》）

小肠疝气。荞麦仁（炒去尖）、胡卢巴（酒浸晒干）各四两，小茴香（炒）一两，为末，酒糊丸梧子大。每空心盐酒下五十丸。两月大便出白脓，去根。（孙天仁《集效方》）

**叶**

【主治】作茹食，下气，利耳目。多食即微泄。（士良）

**秸**

【主治】烧灰淋汁取硷熬干，同石灰等分，蜜收。

能烂痈疽，蚀恶肉，去靥痣，最良。穰作荐，辟壁虱。（时珍）

**附方**

噎食。荞麦秸烧灰淋汁，入锅内煎取白霜一钱，入蓬砂一钱，研末。每酒服半钱。（《海上方》）

# 绿豆

宋《开宝》

■ **释名**　〔时珍曰〕绿以色名也。

■ **集解**　〔时珍曰〕绿豆处处种之。三、四月下种，苗高尺许，叶小而有毛，至秋开小花，荚如赤豆荚。粒粗而色鲜者为官绿；皮薄而粉多、粒小而色深者为油绿；皮厚而粉少早种者，呼为摘绿，可频摘也；迟种呼为拔绿，一拔而已。北人用之甚广，可作豆粥、豆饭、豆酒，炒食、煠食，磨而为面，澄滤取粉，可以作饵顿糕，荡皮搓索，为食中要物。以水浸湿生白芽，又为菜中佳品。牛马之食亦多赖之。真济世之良谷也。

【气味】甘，寒，无毒。

【主治】煮食，消肿下气，压热解毒。生研绞汁服，治丹毒烦热风疹，药石发动，热气奔豚。（《开宝》）

治寒热热中，止泄痢卒澼，利小便胀满。（思邈）

厚肠胃。作枕，明目，治头风头痛。除吐逆。（《日华》）

补益元气，和调五脏，安精神，行十二经脉，去浮风，润皮肤，宜常食之。煮汁，止消渴。（孟诜）

解一切药草、牛马、金石诸毒。（宁原）

【发明】〔时珍曰〕绿豆肉平皮寒，解金石、砒霜、草木一切诸毒，宜连皮生研水服。按《夷坚志》云：有人服附子酒多，头肿如斗、唇裂血流。急求绿豆、黑豆各数合嚼食，并煎汤饮之，乃解也。

**附方**

防痘入眼。用绿豆七粒，令儿自投井中，频视七遍，乃还。

小儿丹肿。绿豆五钱，大黄二钱，为末，用生薄荷汁入蜜调涂。（《全幼心鉴》）

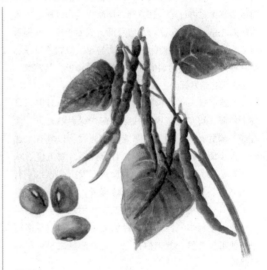

绿豆

赤痢不止。以大麻子，水研滤汁，煮绿豆食之，极效。粥食亦可。（《必效方》）

老人淋痛。青豆二升，橘皮二两，煮豆粥，下麻子汁一升。空心渐食之，并饮其汁，甚验。（《养老书》）

心气疼痛。绿豆廿一粒，胡椒十四粒。同研，白汤调服即止。

多食易饥。绿豆、黄麦、糯米各一升，炒熟磨粉。每以白汤服一杯，三五日见效。

十种水气。用绿豆二合半，大附子一只（去皮脐，切作两片），水三碗，煮熟，空心卧时食豆。次日将附子两片作四片，再以绿豆二合半，如前煮食。第三日别以绿豆、附子如前煮食。第四日如第二日法煮食。水从小便下，肿自消。未消再服。忌生冷、毒物、盐、酒六十日，无不效者。（朱氏《集验方》）

【气味】甘，凉、平，无毒。

【主治】解诸热，益气，解酒食诸毒，治发背痈疽疮肿，及汤火伤灼。（吴瑞）

痘疮湿烂不结痂疤者，干扑之良。（宁原）

新水调服，治霍乱转筋，解诸药毒死，心头尚温者。（时珍）

解菰菌、砒毒。（汪颖）

【发明】〔时珍曰〕绿豆色绿，小豆之属木者也，通于厥阴、阳明。其性稍平，消肿治痘之功虽同赤豆，而压热解毒之力过之。且益气，厚肠胃，通经脉，无久服枯人之忌。但作凉粉，造豆酒，或偏于冷，或偏于热，能致人病，皆人所为，非豆之咎也。豆粉须以绿色粘腻者为真。外科治痈疽有内托护心散，极言其神效，丹溪朱氏有论发挥。

〔震亨曰〕《外科精要》谓内托散，一日至三日进十数服，可免毒气内攻脏腑。窃详绿豆解丹毒，治石毒，味甘，入阳明，性寒能补，为君。以乳香去恶肿，入少阴，性温善窜为佐。甘草性缓，解五金、八石、百药毒为使。想此方专为服丹石发疽者设也。若夫年老者、病深者、证备者、体虚者，绿豆虽补，将有不胜其任之患。五香连翘汤亦非必用之剂。必当助气壮胃，使根本坚固，而行经活血为佐，参以经络时令，使毒气外发，此则内托之本意，治施之早，可以内消也。

### 附方

护心散（又名内托散、乳香万全散）。凡有疽疾，一日至三日之内，宜连进十余服，方免变证，使毒气出外。服之稍迟，毒气内攻，渐生呕吐，或鼻生疮菌，不食即危矣。四五日后，亦宜间服之。用真绿豆粉一两，乳香半两，灯芯同研和匀，以生甘草浓煎汤调下一钱，时时呷之。若毒气冲心，有呕逆之证，大宜服此。盖绿豆压热下气，消肿解毒，乳香消诸痈肿毒。服至一两，则香彻疮孔中，真圣药也。（李嗣立《外科方》）

疮气呕吐。绿豆粉三钱，干胭脂半钱，研匀。新汲水调下，一服立止。（《普济》）

霍乱吐利。绿豆粉、白糖各二两，新汲水调服，即愈。（《生生编》）

解烧酒毒。绿豆粉荡皮，多食之即解。

解鸩酒毒。绿豆粉三合，水调服。

解砒石毒。绿豆粉、寒水石等分，以蓝根汁调服三五钱。（《卫生易简》）

解诸药毒（已死，但心头温者）。用绿豆粉调水服。（《卫生易简方》）

打扑损伤。用绿豆粉新铫炒紫，新汲井水调敷，以杉木皮缚定，其效如神。此汀人陈氏梦传之方。（《澹寮方》）

杖疮疼痛。绿豆粉，炒研，以鸡子白和涂之，妙。（《生生编》）

一切肿毒。初起。用绿豆粉（炒黄黑色），猪牙皂荚一两，为末，用米醋调敷之。皮破者油调之。（邵真人《经验方》）

【气味】甘，寒，无毒。

【主治】解热毒，退目翳。（时珍）

### 附方

通神散。治癍痘目生翳。绿豆皮、白菊花、谷精草等分，为末。每用一钱，以干柿饼一枚，粟米泔一盏，同煮干。食柿，日三服。浅者五七日见效，远者半月见效。（《直指方》）

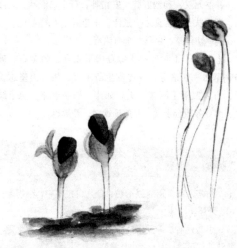

绿豆芽

【气味】甘，平，无毒。

【主治】解酒毒热毒，利三焦。（时珍）

【发明】〔时珍曰〕诸豆生芽皆腥韧不堪，惟此豆之芽白美独异。今人视为寻常，而古人未知者也。但受湿热郁浥之气，故颇发疮动气，与绿豆之性稍有不同。

【主治】霍乱吐下，绞汁和醋少许，温服。（《开宝》）

【主治】赤痢经年不愈，蒸熟，随意食之，良。（时珍）

# 豌豆

《拾遗》

**释名** 胡豆、戎菽、回鹘豆、毕豆、青小豆、青斑豆、麻累。〔时珍曰〕胡豆，豌豆也。其苗柔弱宛宛，故得豌名。种出胡戎，嫩时青色，老则斑麻，故有胡、戎、青斑、麻累诸名。陈藏器《拾遗》虽有胡豆，但云苗似豆，生田野间，米中往往有之。然豌豆、蚕豆皆有胡豆之名。陈氏所云，盖豌豆也。

**集解** 〔时珍曰〕豌豆种出西胡，今北土甚多。八、九月下种，苗生柔弱如蔓，有须。叶似蒺藜叶，两两对生，嫩时可食。三、四月开小花如蛾形，淡紫色。结荚长寸许，子圆如药丸，亦似甘草子。出胡地者大如杏仁。煮、炒皆佳，磨粉面甚白细腻。百谷之中，最为先登。

【气味】甘，平，无毒。

【主治】消渴，淡煮食之，良。（藏器）

治寒热热中，除吐逆，止泄痢澼下，利小便、腹胀满。（思邈）

调营卫，益中平气。煮食，下乳汁。可作酱用。（瑞）

煮饮，杀鬼毒心病，解乳石毒发。研末，涂痈肿痘疮。作澡豆，去䵟䵵，令人面光泽。（时珍）

【发明】〔时珍曰〕豌豆属土，故其所主病多系脾胃。元时饮膳，每用此豆捣去皮，同羊肉治食，云补中益气。今为日用之物，而唐、宋本草见遗，可谓缺典矣。《千金》、《外台》洗面澡豆方，盛用毕豆面，亦取其白腻耳。

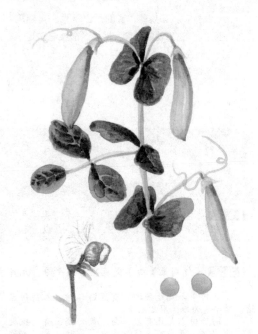

豌豆

## 附方

四圣丹。治小儿痘中有疔，或紫黑而大，或黑坏而臭，或中有黑线，此症十死八九，惟牛都御史得秘传此方，点之最妙。用豌豆四十九粒（烧存性），头发灰三分，珍珠十四粒。炒研为末，以油燕脂同杵成膏。先以簪挑疔破，咂去恶血，以少许点之，即时变红活色。

服石毒发。胡豆半升捣研，以水八合绞汁饮之，即愈。（《外台》）

霍乱吐利。豌豆三合，香葇三两，为末，水三盏，煎一盏，分二服。（《圣惠》）

# 豆腐

《日用》

**■集解** 〔时珍曰〕豆腐之法，始于汉淮南王刘安。凡黑豆、黄豆及白豆、泥豆、豌豆、绿豆之类，皆可为之。造法：水浸硙碎，滤去滓，煎成，以盐卤汁或山矾叶或酸浆、醋淀就釜收之。又有入缸内，以石膏末收者。大抵得咸、苦、酸、辛之物，皆可收敛尔。其面上凝结者，揭取晾干，名豆腐皮，入馔甚佳也。

【气味】甘、咸，寒，有小毒。

【主治】宽中益气，和脾胃，消胀满，下大肠浊气。（宁原）

清热散血。（时珍）

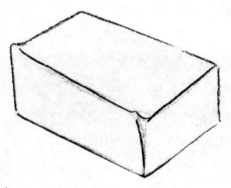

豆腐

### 附方

赤眼肿痛。有数种，皆肝热血凝也。用消风热药服之。夜用盐收豆腐片贴之，酸浆者勿用。（《证治要诀》）

杖疮青肿。豆腐切片贴之，频易。一法：

以烧酒煮贴之，色红即易，不红乃已。（《拔萃方》）

烧酒醉死（心头热者）。用热豆腐细切片，遍身贴之，贴冷即换之，苏省乃止。

# 大豆

《本经》中品

**■释名** 尗俗作菽。〔时珍曰〕豆、尗皆荚谷之总称也。篆文尗，象荚生附茎下垂之形。豆象子在荚中之形。《广雅》云：大豆，菽也。小豆，荅也。角曰荚，叶曰藿，茎曰萁。

**■集解** 〔《别录》曰〕大豆生太山平泽，九月采之。

〔颂曰〕今处处种之。有黑白二种，入药用黑者。紧小者为雄，用之尤佳。

〔时珍曰〕大豆有黑、白、黄、褐、青、斑数色：黑者名乌豆，可入药及充食，作豉；黄者可作腐，榨油，造酱；余但可作腐及炒食而已。皆以夏至前后下种，苗高三四尺，叶团有尖，秋开小白花成丛，结荚长寸余，经霜乃枯。

【气味】甘，平，无毒。

【主治】生研，涂痈肿。煮汁饮，杀鬼毒，止痛。（《本经》）

逐水胀，除胃中热痹，伤中淋露，下瘀血，散五脏结积内寒。杀乌头毒，炒为屑，主胃中热，除痹去肿，止腹胀消谷。（《别录》）

煮食，治温毒水肿。（《蜀本》）

调中下气，通关脉，制金石药毒，治牛马温毒。（《日华》）

煮汁，解礜石、砒石、甘遂、天雄、附子、射罔、巴豆、芫青、斑蝥、百药之毒及蛊毒。入药，治下痢脐痛。冲酒，治风痉及阴毒腹痛。牛胆贮之，止消渴。（时珍）

炒黑，热投酒中饮之，治风痹瘫缓口噤，产后头风。食罢生吞半两，去心胸烦热，热风恍惚，明目镇

心，温补。久服，好颜色，变白不老。煮食性寒，下热气肿，压丹石烦热。汁，消肿。（藏器）

主中风脚弱，产后诸疾。同甘草煮汤饮，去一切热毒气，治风毒脚气。煮食，治心痛筋挛膝痛胀满。同桑柴灰汁煮食，下水鼓腹胀。和饭捣，涂一切毒肿。疗男女阴肿，以绵裹纳之。（孟诜）

治肾病，利水下气，制诸风热，活血，解诸毒。（时珍）

【发明】〔颂曰〕《仙方》修治末服之，可以辟谷度饥。然多食令人体重，久则如故也。

〔时珍曰〕按《养老书》云：李守愚每晨水吞黑豆二七枚，谓之五脏谷，到老不衰。夫豆有五色，各治五脏。惟黑豆属水性寒，为肾之谷，入肾功多，故能治水消胀下气，制风热而活血解毒，所谓同气相求也。又按：古方称大豆解百药毒，予每试之大不然；又加甘草，其验乃奇。如此之事，不可不知。

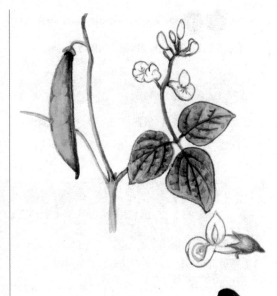

大豆

## 附方

服食大豆。令人长肌肤，益颜色，填骨髓，加气力，补虚能食，不过两剂。大豆五升，如作酱法，取黄捣末，以猪肪炼膏和，丸梧子大。每服五十丸至百丸，温酒下。神验秘方也。肥人不可服之。（《延年秘录》）

颈项强硬（不得顾视）。大豆一升，蒸变色，囊裹枕之。（《千金》）

风入脏中（治新久肿，风入脏中）。以大豆一斗，水五斗，煮取一斗二升，去滓。入美酒斗半，煎取九升。旦服三升取汗，神验。（《千金翼》）

风毒攻心（烦躁恍惚）。大豆半升淘净，以水二升，煮取七合，食后服之。（《心镜》）

卒风不语。大豆煮汁，煎稠如饴，含之，并饮汁。（《肘后方》）

卒然中恶。大豆二七枚，鸡子黄一个，酒半升，和匀顿服。（《千金》）

一切下血。雄黑豆紧小者，以皂角汤微浸，炒熟去皮为末，炼猪脂和，丸梧子大。每服三十丸，陈米饮下。（华佗《中藏经》）

肾虚消渴（难治者）。黑大豆（炒）、天花粉等分，为末，面糊丸梧子大。每黑豆汤下七十丸，日二。名救活丸。（《普济方》）

消渴饮水。乌豆置牛胆中，阴干百日，吞尽即瘥。（《肘后方》）

昼夜不眠。以新布火炙熨目，并蒸大豆，更番囊盛枕之，冷即易，终夜常枕之，即愈。（《肘后方》）

酒食诸毒。大豆一升，煮汁服，得吐即愈。（《广记》）

小儿头疮。黑豆炒存性研，水调敷之。（《普济方》）

染发令乌。醋煮黑大豆，去豆煎稠，染之。（《千金》）

牙齿不生（不拘大人、小儿，年多者）。用黑豆三十粒，牛粪火内烧令烟尽，研入麝香少许。先以针挑破血出，以少许揩之。不得见风，忌酸咸物。（《经验方》）

牙齿疼痛。黑豆煮酒，频频漱之，良。（周密《浩然斋视听抄》）

月经不断。用前紫汤服之，佳。

妊娠腰痛。大豆一升，酒三升，煮七合，空心饮之。（《心镜》）

子死腹中（月数未足，母欲闷绝者）。用大豆三升，以醋煮浓汁，顿服，立出。（《产乳》）

肝虚目暗（迎风下泪）。用腊月牯牛胆，盛黑豆悬风处。取出，每夜吞三七粒，久久自明。（《龙木论》）

小儿胎热。黑豆二钱，甘草一钱，入灯芯七寸，淡竹叶一片，水煎，不拘时候服。（《全幼心鉴》）

**豆叶**

【主治】捣敷蛇咬，频易即瘥。（时珍）

附方

止渴急方。大豆苗（嫩者）三五十茎，涂酥炙黄为

末。每服二钱，人参汤下。（《圣济总录》）

小便血淋。大豆叶一把，水四升，煮二升，顿服。（《千金方》）

 **花**

【主治】主目盲，翳膜。（时珍）

# 蒸饼

《纲目》

**释名** 〔时珍曰〕按刘熙《释名》云：饼者，并也，溲面使合并也。有蒸饼、汤饼、胡饼、索饼、酥饼之属，皆随形命名也。

**集解** 〔时珍曰〕小麦面修治食品甚多，惟蒸饼其来最古，是酵糟发成单面所造，丸药所须，且能治疾，而本草不载，亦一缺也。惟腊月及寒食日蒸之，至皮裂，去皮悬之风干。临时以水浸胀，揉烂滤过，和脾胃及三焦药，甚易消化。且面已过性，不助湿热。其以果菜、油腻诸物为馅者，不堪入药。

【气味】甘，平，无毒。

【主治】消食，养脾胃，温中化滞，益气和血，止汗，利三焦，通水道。（时珍）

【发明】〔时珍曰〕按《爱竹谈薮》云：宋宁宗为郡王时，病淋，日夜凡三百起。国医阁措，或举孙琳治之。琳用蒸饼、大蒜、淡豆豉三物捣丸，令以温水下三十丸。曰：今日进三服，病当减三之一，明日亦然，三日病除。已而果然。赐以千缗。或问其说。琳曰：小儿何缘有淋，只是水道不利，三物皆能通利故尔。若琳者，其可与语医矣。

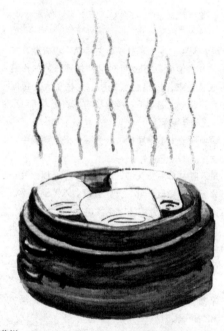

蒸饼

附方

积年下血。寒食蒸饼、乌龙尾各一两，皂角七挺（去皮酥炙），为末，蜜丸。米饮每服二十丸。（《圣惠方》）

下痢赤白。治营卫气虚，风邪袭入肠胃之间，便痢赤白，脐腹疞痛，里急后重，烦渴胀满，不进饮食。用干蒸饼（蜜拌炒）二两，御米壳（蜜炒）四两，为末，炼蜜丸芡子大。每服一丸，水一盏，煎化热服。（《传信适用妙方》）

崩中下血。陈年蒸饼，烧存性，米饮服二钱。

盗汗自汗。每夜卧时，带饥吃蒸饼一枚，不过数日即止。（《医林集要》）

一切折伤。寒食蒸饼为末。每服二钱，酒下，甚验。（《肘后方》）

汤火伤灼。馒头饼烧存性，研末，油调涂敷之。（《肘后方》）

# 菜部

## 本草纲目

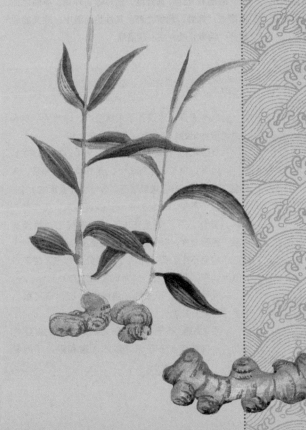

李时珍曰：凡草木之可茹者谓之菜。韭、薤、葵、葱、藿，五菜也。《素问》云：五谷为养，五菜为充。所以辅佐谷气，疏通壅滞也。古者三农生九谷，场圃毓草木，以备饥馑，菜固不止于五而已。我国初周定王图草木之可济生者四百余种，为《救荒本草》，厥有旨哉。夫阴之所生，本在五味；阴之五宫，伤在五味。谨和五味，脏腑以通，气血以流，骨正筋柔，腠理以密，可以长久。是以《内则》有训，食医有方，菜之于人，补非小也。但五气之良毒各不同，五味之所入有偏胜，民生日用而不知。

# 芥

**释名** 〔时珍曰〕按王祯《农书》云：其气味辛烈，菜中之介然者，食之有刚介之象，故字从介。

**集解** 〔时珍曰〕芥有数种：青芥，又名剌芥，似白菘，有柔毛。有大芥，亦名皱叶芥，大叶皱纹，色尤深绿。味更辛辣。二芥宜入药用。有马芥，叶如青芥。有花芥，叶多缺刻，如萝卜英。有紫芥，茎叶皆紫如苏。有石芥，低小。

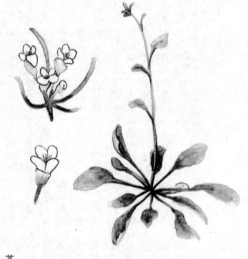

芥

## 茎叶

【气味】辛，温，无毒。

【主治】归鼻，除肾经邪气，利九窍，明耳目，安中。久食温中。（《别录》）

止咳嗽上气，除冷气。（《日华》）

主咳逆下气，去头面风。（孟诜）

通肺豁痰，利膈开胃。（时珍）

【发明】〔时珍曰〕芥性辛热而散，故能通肺开胃，利气豁痰。久食则积温成热，辛散太盛，耗人真元，肝木受病，昏人眼目，发人疮痔；而《别录》谓其能明耳目者，盖知暂时之快，而不知积久之害也。《素问》云：辛走气，气病无多食辛。多食辛则筋急而爪枯，此类是矣。陆佃云：望梅生津，食芥堕泪，五液之自外至也。慕而涎垂，愧而汗出，五液之自内生也。

散，故能利九窍，通经络，治口噤、耳聋、鼻衄之证，消瘀血、痈肿、痛痹之邪。其性热而温中，故又能利气豁痰，治嗽止吐，主心腹诸痛。

### 附方

牙龈肿烂（出臭水者）。芥菜秆烧存性，研末，频敷之，即愈。

痔疮肿痛。芥叶捣饼，频坐之。（谈野翁《经效方》）

## 子

【气味】辛，热，无毒。

【主治】归鼻，去一切邪恶疰气，喉痹。（弘景）

疰气发无常处，及射工毒，丸服之，或捣末醋和涂之，随手有验。（苏恭）

治风毒肿及麻痹，醋研敷之。扑损瘀血，腰痛肾冷，和生姜研涂贴之。又治心痛，酒调服之。（《日华》）

温中散寒，豁痰利窍，治胃寒吐食，肺寒咳嗽，风冷气痛，口噤唇紧，消散痈肿瘀血。（时珍）

【发明】〔时珍曰〕芥子功与菜同。其味辛，其气

### 附方

感寒无汗。水调芥子末填脐内，以热物隔衣熨之，取汗出妙。（杨起《简便单方》）

身体麻木。芥菜子末，醋调涂之。（《济生秘览》）

中风口噤（舌本缩者）。用芥菜子一升研，入醋二升，煎一升，敷颔颊下，效。（《圣惠方》）

雀目不见。真紫芥菜子，炒黑为末，用羊肝一具，分作八服。每用芥末三钱，捻肝上，笋箨裹定，煮熟冷食，以汁送下。（《圣济总录》）

眉毛不生。芥菜子、半夏等分，为末，生姜自然汁调搽，数次即生。（孙氏《集效方》）

反胃吐食。芥子末，酒服方寸匕，日三服。（《千金方》）

腰脊胀痛。芥子末酒调，贴之立效。（《摘玄方》）

五种痿疾。芥子末，以水、蜜和敷，干即易之。（《广济方》）

# 芜菁

《别录》上品

**释名** 蔓菁、九英菘、诸葛菜。

**集解** 〔时珍曰〕蔓菁六月种者，根大而叶蠹；八月种者，叶美而根小；惟七月初种者，根叶俱良。拟卖者纯种九英，九英根大而味短，削净为菹甚佳。今燕京人以瓶腌藏，谓之闭瓮菜。

【气味】苦，温，无毒。

【主治】利五脏，轻身益气，可长食之。（《别录》）

常食通中，令人肥健。（苏颂）

消食，下气治嗽，止消渴，去心腹冷痛，及热毒风肿，乳痈妒乳寒热。（孟诜）

【发明】〔诜曰〕九英菘出河西，叶大根亦粗长。和羊肉食甚美，常食都不见发病。冬日作菹煮羹食，消宿食，下气治嗽。诸家商略其性冷，而本草云温，恐误也。

## 附方

预禳时疾。立春后遇庚子日，温蔓菁汁，合家大小并服之，不限多少，一年可免时疾。（《神仙教子法》）

大醉不堪（连日病困者）。蔓菁菜入少米煮熟，去滓，冷饮之良。（《肘后方》）

阴肿如斗。生蔓菁根捣封之，治人所不能治者。（《集疗方》）

【气味】苦、辛，平，无毒。

【主治】明目。（《别录》）

疗黄疸，利小便。水煮汁服，主症瘕积聚。少少饮汁，治霍乱心腹胀。末服，主目暗。为油入面膏，去黑黚皱纹。（苏恭）

压油涂头，能变蒜发。（孟诜）

入丸药服，令人肥健。尤宜妇人。（萧炳）

【发明】〔时珍曰〕蔓菁子可升可降，能汗能吐，能下能利小便，又能明目解毒，其功甚伟，而世罕知用之何哉？夏初采子，炒过榨油，同麻油炼熟一色无异，西人多食之。点灯甚明，但烟亦损目。北魏祖斑囚地窖中，因芜菁子油灯伤明，即此也。

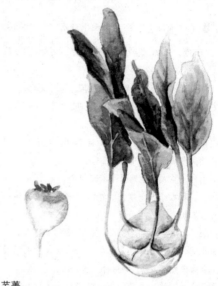

芜菁

## 附方

明目益气。芜菁子一升，水九升，煮汁尽，日干。如此三度，研细。水服方寸匕，日三。亦可研水和米煮粥食。（《外台秘要》）

小儿头秃。蔓菁子末，和酢敷之。一日三上。（《千金方》）

眉毛脱落。蔓菁子四两，炒研，醋和涂之。（《圣惠》）

补肝明目。芜菁子（淘过）一斤、黄精二斤同和，九蒸九晒为末。每空心米饮服二钱，日再服。又方：蔓菁子二升、决明子一升和匀，以酒五升煮干，曝为末。每服二钱，温水调下，日二。（并《圣惠》）

【气味】辛，平，无毒。

【主治】虚劳眼暗。久服长生，可夜读书。三月三日采花，阴干为末，每服二钱，空心井华水下。（慎微）

# 莱菔

**释名** 芦萉、萝卜、雹突、紫花菘、温菘、土酥。〔颂曰〕紫花菘、温菘，皆南人所呼。吴人呼楚菘。广南人呼秦菘。

**集解** 〔时珍曰〕莱菔，今天下通有之。大抵生沙壤者脆而甘，生瘠地者坚而辣。根、叶皆可生可熟，可菹可酱，可豉可醋，可糖可腊，可饭，乃疏中之最有利益者。

【气味】根：辛、甘。叶：辛、苦，温，无毒。

【主治】利关节，理颜色，练五脏恶气，制面毒，行风气，去邪热气。（萧炳）

消痰止咳，治肺痿吐血，温中补不足。同羊肉、银鱼煮食，治劳瘦咳嗽。（《日华》）

同猪肉食，益人。生捣服，治禁口痢。（汪颖）

宽胸膈，利大小便。生食，止渴宽中；煮食，化痰消导。（宁原）

主吞酸，化积滞，解酒毒，散瘀血，甚效。末服，治五淋。丸服，治白浊。煎汤，洗脚气。饮汁，治下痢及失音，并烟熏欲死。生捣，涂打扑、汤火伤。（时珍）

【发明】〔时珍曰〕莱菔根、叶同功，生食升气，熟食降气。苏、寇二氏言其下气速，孙真人言久食涩营卫，亦不知其生则噫气，熟则泄气，升降之不同也。大抵入太阴、阳明、少阳气分，故所主皆肺、脾、肠、胃、三焦之病。李九华云：莱菔多食渗人血。则其白人髭发，盖亦由此，非独因其下气、涩营卫也。按《洞微志》云：齐州有人病狂，云梦中见红裳女子引入宫殿中，小姑令歌，每日遂歌云：五灵楼阁晓玲珑，天府由来是此中。惆怅闷怀言不尽，一丸萝卜火吾宫。有一道士云：此犯大麦毒也。少女心神，小姑脾神。《医经》言萝卜制面毒，故曰火吾宫。火者，毁也。遂以药并萝卜治之果愈。

消渴饮水。独胜散：用出了子萝卜三枚，净洗切片，日干为末。每服二钱，煎猪肉汤澄清调下，日三服，渐增至三钱。生者捣汁亦可，或以汁煮粥食之。（《图经本草》）

肺痿咳血。萝卜和羊肉或鲫鱼，煮熟频食。（《普济方》）

脚气走痛。萝卜煎汤洗之。仍以萝卜晒干为

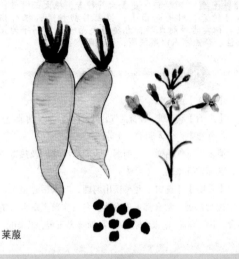

莱菔

末，铺袜内。（《圣济总录》）

满口烂疮。萝卜自然汁，频漱去涎，妙。（《濒湖集简方》）

汤火伤灼。生萝卜捣涂之。子亦可。（《圣济总录》）

子

【气味】辛、甘，平，无毒。

【主治】下气定喘治痰，消食除胀，利大小便，止气痛，下痢后重，发疮疹。（时珍）

【发明】〔时珍曰〕莱菔子之功，长于利气。生能升，熟能降。升则吐风痰，散风寒，发疮疹；降则定痰喘咳嗽，调下痢后重，止内痛，皆是利气之效。予曾用，果有殊绩。

上气痰嗽（喘促唾脓血）。以莱菔子一合，研细煎汤，食上服之。（《食医心镜》）

久嗽痰喘。萝卜子（炒）、杏仁（去皮尖，炒）等分，蒸饼丸麻子大。每服三五丸，时时津咽。（《医学集成》）

高年气喘。萝卜子炒，研末，蜜丸梧子大。每服五十丸，白汤下。（《济生秘览》）

 花

【主治】用糟下酒藏，食之甚美，明目。（士良）

# 韭

《别录》中品

■ 释名 草钟乳、起阳草。〔颂曰〕按许慎《说文》：韭字象叶出地上形。一种而久生，故谓之韭。一岁三四割，其根不伤，至冬壅培之，先春复生，信乎久生者也。〔藏器曰〕俗谓韭是草钟乳，言其温补也。

■ 集解 〔时珍曰〕韭丛生丰本，长叶青翠。可以根分，可以子种。其性内生，不得外长。叶高三寸便剪，剪忌日中。一岁不过五剪，收子者只可一剪。八月开花成丛，收取腌藏供馔，谓之长生韭，言剪而复生，久而不乏也。

【气味】辛、微酸，温，涩，无毒。

【主治】归心，安五脏，除胃中热，利病人，可久食。（《别录》）

叶：煮鲫鱼鲊食，断卒下痢。根：入生发膏用。（弘景）

根、叶：煮食，温中下气，补虚益阳，调和脏腑，令人能食，止泄血脓，腹中冷痛。生捣汁服，主胸痹骨痛不可触者，又解药毒，疗狂狗咬人数发者，亦涂诸蛇虺、蝎虿、恶虫毒。（藏器）

饮生汁，主上气喘息欲绝，解肉脯毒。煮汁饮，止消渴盗汗。熏产妇血运，洗肠痔脱肛。（时珍）

【发明】〔弘景曰〕此菜殊辛臭，虽煮食之，便出犹熏灼，不如葱、薤，熟即无气，最是养生所忌。

〔时珍曰〕韭，叶热根温，功用相同。生则辛而散血，熟则甘而补中。入足厥阴经，乃肝之菜也。《素问》言心病宜食韭，《食鉴本草》言归肾，文虽异而理则相贯。盖心乃肝之子，肾乃肝之母，母能令子实，虚则补其母也。道家目为五荤之一，谓其能昏人神而动虚阳也。有一贫叟病噎膈，食入即吐，胸中刺痛。或令取韭汁，入盐、梅、卤汁少许，细呷，得入渐加，忽吐稠涎数升而愈。此亦仲景治胸痹用薤白，皆取其辛温能散胃脘痰饮恶血之义也。

## 附方

夜出盗汗。韭根四十九根，水二升，煮一升，顿服。（《千金方》）

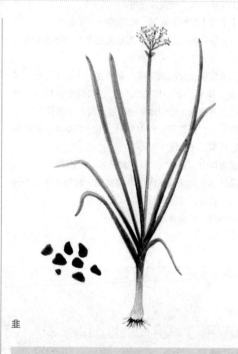

韭

消渴引饮。韭苗日用三五两，或炒或作羹，勿入盐，入酱无妨。吃至十斤即住，极效。过清明勿吃。有人病此，引饮无度，得此方而愈。（秦运副方）

脱肛不收。生韭一斤（切），以酥拌炒熟，绵裹作二包，更互熨之，以入为度。（《圣惠》）

小儿胎毒。初生时，以韭汁少许灌之，即吐出恶水恶血，永无诸疾。（《四声本草》）

小儿腹胀。韭根捣汁，和猪肪煎服一合。间日一服，取愈。（《秘录》）

五般疮癣。韭根炒存性，捣末，以猪脂和涂之。数度愈。（《经验方》）

聤耳出汁。韭汁日滴三次。（《圣惠方》）

# 生姜

《别录》中品

**▌释名** 〔时珍曰〕王安石《字说》云：姜能疆御百邪，故谓之姜。初生嫩者其尖微紫，名紫姜，或作子姜；宿根谓之母姜也。

**▌集解** 〔时珍曰〕姜宜原隰沙地。四月取母姜种之。五月生苗如初生嫩芦，而叶稍阔似竹叶，对生，叶亦辛香。秋社前后新芽顿长，如列指状，采食无筋，谓之子姜。

【气味】辛，微温，无毒。

【主治】久服去臭气，通神明。（《本经》）

归五脏，除风邪寒热，伤寒头痛鼻塞，咳逆上气，止呕吐，去痰下气。（《别录》）

去水气满，疗咳嗽时疾。和半夏，主心下急痛。又汁和杏仁作煎，下一切结气实，心胸拥隔冷热气，神效。捣汁和蜜服，治中热呕逆不能下食。（甄权）

散烦闷，开胃气。汁作煎服，下一切结实，冲胸膈恶气，神验。（孟诜）

破血调中，去冷气。汁，解药毒。（藏器）

除壮热，治痰喘胀满，冷痢腹痛，转筋心满，去胸中臭气、狐臭，杀腹内长虫。（张鼎）

益脾胃，散风寒。（元素）

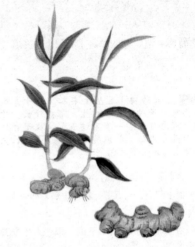

生姜

生用发散，熟用和中。解食野禽中毒成喉痹。浸汁，点赤眼。捣汁和黄明胶熬，贴风湿痛甚妙。（时珍）

# 葱

《本经》中品

**▌释名** 芤、菜伯、和事草、鹿胎。〔时珍曰〕葱从囱。外直中空，有囱通之象也。芤者，草中有孔也，故字从孔，芤脉象之。葱初生曰葱针，叶曰葱青，衣曰葱袍，茎曰葱白，叶中涕曰葱苒。诸物皆宜，故云菜伯、和事。

**▌集解** 〔恭曰〕葱有数种，山葱曰茖葱，疗病似胡葱。其人间食葱有二种：一种冻葱，经冬不死，分茎栽莳而无子；一种汉葱，冬即叶枯。食用入药，冻葱最善，气味亦佳也。

〔颂曰〕入药用山葱、胡葱，食品用冬葱、汉葱。又有一种楼葱，亦葱类，江南人呼为龙角葱，荆楚间多种之，其皮赤，每茎上出歧如八角，故云。

〔时珍曰〕冬葱即慈葱，或名太官葱。谓其茎柔细而香，可以经冬，太官上供宜也，故有数名。汉葱一名木葱，其茎粗硬，故有木名。冬葱无子。汉葱春末开花成丛，青白色。其子味辛色黑，有皱纹，作三瓣状。收取阴干，勿令泄郁，可种可栽。

【气味】辛，平。叶：温。根须：平。并无毒。

【主治】作汤，治伤寒寒热，中风面目浮肿，能出汗。（《本经》）

伤寒骨肉碎痛，喉痹不通，安胎，归目益目睛，除肝中邪气，安中利五脏，杀百药毒。根：治伤寒头痛。（《别录》）

主天行时疾，头痛热狂，霍乱转筋，及奔豚气、脚气，心腹痛，目眩，止心迷闷。（《大明》）

通关节，止衄血，利大小便。（孟诜）

治阳明下痢、下血。（李杲）

达表和里，止血。（宁原）

除风湿，身痛麻痹，虫积心痛，止大人阳脱、阴毒腹痛，小儿盘肠内钓，妇人妊娠溺血，通乳汁，散乳痈，利耳鸣，涂猘犬伤，制蚯蚓毒。（时珍）

杀一切鱼、肉毒。（士良）

### 附方

感冒风寒（初起）。即用葱白一握，淡豆豉半合，泡汤服之，取汗。（《濒湖集简方》）

伤寒头痛（如破者）。连须葱白半斤，生姜二两，水煮温服。（《活人书》）

时疾头痛（发热者）。以连根葱白二十根，和米煮粥，入醋少许，热食取汗即解。（《济生秘览》）

数种伤寒（初起一二日，不能分别者）。用上法取汗。

伤寒劳复（因交接者，腹痛卵肿）。用葱白捣烂，苦酒一盏，和服之。（《千金方》）

风湿身痛。生葱擂烂，入香油数点，水煎，调川芎䓖、郁金末一钱服，取吐。（《丹溪心法》）

妊娠伤寒（赤斑变为黑斑，尿血者）。以葱白一把，水三升，煮热服汁，食葱令尽，取汗。（《伤寒类要》）

六月孕动（困笃难救者）。葱白一大握，水三升，煎一升，去滓顿服。（杨氏《产乳》）

胎动下血（病痛抢心）。杨氏《产乳》方：用葱白煮浓汁饮之。未死即安，已死即出。未效再服。一方：加川芎。一方：用银器同米煮粥及羹食。（《梅师方》）

卒心急痛（牙关紧闭欲绝）。以老葱白五茎去皮须，捣膏，以匙送入咽中，灌以麻油四两，但得下咽即苏。少顷，虫积皆化黄水而下，永不再发。累得救人。（《瑞竹堂方》）

霍乱烦躁（坐卧不安）。葱白二十茎，大枣二十枚，水三升，煎二升，分服。（《梅师方》）

腹皮麻痹不仁者。多煮葱白食之，即自愈。（危氏方）

小便闭胀（不治杀人）。葱白三斤，剉炒帕盛，二个更互熨小腹，气透即通也。（许学士《本事方》）

大小便闭。捣葱白和酢，封小腹上。仍灸七壮。（《外台秘要》）

小便淋涩（或有血者）。以赤根楼葱近根截一

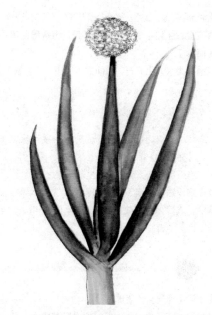

葱

寸许，安脐中，以艾灸七壮。（《经验方》）

阴囊肿痛。葱白、乳香捣涂，即时痛止肿消。又方：用煨葱入盐，杵如泥，涂之。

小便溺血。葱白一握，郁金一两，水一升，煎二合，温服。一日三次。（《普济方》）

赤白下痢。葱白一握细切，和米煮粥，日日食之。（《食医心镜》）

 叶

【主治】煨研，敷金疮水入皲肿。盐研，敷蛇、虫伤及中射工、溪毒。（《日华》）

主水病足肿。（苏颂）

利五脏，益目精，发黄疸。（思邈）

### 附方

水病足肿。葱茎叶煮汤渍之，日三五次妙。（韦宙《独行方》）

小便不通。葱白连叶捣烂，入蜜，合外肾上，即通。（《永类钤方》）

疮伤风水（肿痛）。取葱青叶和干姜、黄檗等分，煮汤浸洗，立愈。（《食疗》）

 汁

【气味】辛，温，滑，无毒。

【主治】溺血，饮之。解藜芦及桂毒。（《别录》）

散瘀血，止衄止痛，治头痛耳聋，消痔漏，解众药毒。（时珍）

能消桂为水，化五石，《仙方》所用。（弘景）

### 附方

金疮出血（不止）。取葱炙热，接汁涂之即止。（《梅师方》）

火焰丹毒（从头起者）。生葱汁涂之。

痔瘘作痛。葱涎、白蜜和涂之，先以木鳖子煎汤熏洗，其冷如冰即效。一人苦此，早间用之，午刻即安也。〔唐仲举方〕

### 须

【主治】通气。（孟诜）

疗饱食房劳，血渗入大肠，便血肠澼成痔，日干，研末，每服二钱，温酒下。（时珍）

### 附方

喉中肿塞（气不通者）。葱须阴干为末，每用二钱，入蒲州胆矾末一钱，和匀。每用一字，吹之。（《杜壬方》）

### 花

【主治】心脾痛如锥刀刺，腹胀。用一升，同吴茱萸一升，水一大升八合，煎七合，去滓，分三服，立效。（颂）

### 实

【气味】辛，大温，无毒。

【主治】明目，补中气不足。（《本经》）

温中益精。（《日华》）

宜肺，归头。（思邈）

# 蘩缕

《别录》下品

**释名** 蘩缕、滋草、鹅肠菜。〔时珍曰〕此草茎蔓甚繁，中有一缕，故名。俗呼鹅儿肠菜，象形也。易于滋长，故曰滋草。《古乐府》云：为乐当及时，何能待来滋。滋乃草名，即此也。

**集解** 〔《别录》曰〕蘩缕，五月五日日中采，干用。

〔恭曰〕此即是鸡肠也。多生湿地坑渠之侧。流俗通谓鸡肠，雅士总名蘩缕。

〔颂曰〕即鸡肠也。南中多有之，生于田野间。近京下湿地亦或有之。叶似荇菜而小。夏秋间生小白黄花。其茎梗作蔓，断之有丝缕。又细而中空，似鸡肠，因得此名。

〔时珍曰〕蘩缕即鹅肠，非鸡肠也。下湿地极多。正月生苗，叶大如指头。细茎引蔓，断之中空，有一缕如丝。作蔬甘脆。三月以后渐老。开细瓣白花。结小实大如稗粒，中有细子如葶苈子。吴瑞《本草》谓黄花者为蘩缕，白花者为鸡肠，亦不然。二物盖相似。但鹅肠味甘，茎空有缕，花白色；鸡肠味微苦，咀之涎滑，茎中无缕，色微紫，花亦紫色，以此为别。

【气味】酸，平，无毒。

【主治】积年恶疮、痔不愈。（《别录》）

破血，下乳汁，产妇宜食之。产后腹有块痛，以酒炒绞汁温服。又暴干为末，醋糊和丸，空腹服五十丸，取下恶血。（藏器）

【发明】〔弘景曰〕此菜五月五日采，暴干，烧作

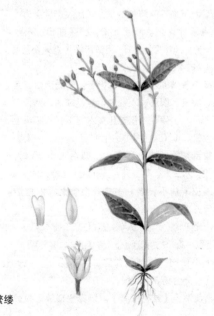

繁缕

屑，疗杂疮有效。亦杂百草服之，不止此一种也。

〔诜曰〕治恶疮有神效之功，捣汁涂之。作菜食，益人。须五月五日者乃验。又曰：能去恶血。不可久食，恐血尽。

### 附方

丈夫阴疮（茎及头溃烂，痛不可忍，久不瘥

者）。以五月五日繁缕烧焦五分，入新出蚯蚓屎二分，入少水，和研作饼，贴之。干即易。禁酒、面、五辛及热食等物。甚效。（扁鹊方）

小便卒淋。繁缕草满两手，水煮，常常饮之。（《范汪东阳方》）

食治乌髭。繁缕为齑，久久食之，能乌髭发。（《圣惠方》）

# 苋

《本经》上品

**释名**　〔时珍曰〕按陆佃《埤雅》云：苋之茎叶，皆高大而易见，故其字从见，指事也。

**集解**　〔《别录》曰〕苋实，一名莫实，细苋亦同。生淮阳川泽及田中。叶如蓝。十一月采。

〔弘景曰〕苋实当是白苋。所以云细苋亦同，叶如蓝也。细苋即是糠苋，食之乃胜，而并冷利。被霜乃熟，故云十一月采。又有赤苋，茎纯紫，不堪食。马苋别一种，布地生，实至微细，俗呼马齿苋，恐非苋实也。

〔时珍曰〕苋并三月撒种。六月以后不堪食。老则抽茎如人长，开细花成穗。穗中细子，扁而光黑，与青葙子、鸡冠子无别，九月收之。细苋即野苋也，北人呼为糠苋，柔茎细叶，生即结子，味比家苋更胜。俗呼青葙苗为鸡冠苋，亦可食。

 **菜**

【气味】甘，冷利，无毒。

【主治】白苋：补气除热，通九窍。（孟诜）

赤苋：主赤痢，射工、沙虱。（苏恭）

紫苋：杀虫毒，治气痢。（藏器）

六苋：并利大小肠，治初痢，滑胎。（时珍）

【发明】〔弘景曰〕人苋、细苋并冷利。赤苋疗赤下而不堪食。方用苋菜甚稀，断谷方中时用之。

〔诜曰〕五月五日收苋菜，和马齿苋为细末，等分，与妊娠人常服，令易产也。

〔震亨曰〕红苋入血分善走，故与马苋同服，能下胎。或煮食之，令人易产。

### 附方

产后下痢（赤白者）。用紫苋菜一握切煮汁，入粳米三合，煮粥，食之立瘥也。（《寿亲养老书》）

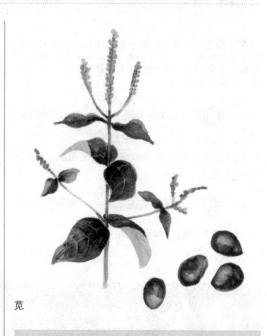

苋

蜈蚣螫伤。取灰苋叶擦之即止。（谈野翁方）

诸蛇螫人。紫苋捣汁饮一升，以滓涂之。（《集验方》）

 **苋　实**

【气味】甘，寒，无毒。

【主治】青盲，明目除邪，利大小便，去寒热。久服益气力，不饥轻身。（《本经》）

治白翳，杀蛔虫。（《别录》）

益精。(《大明》)

肝风客热，翳目黑花。(时珍)

【发明】〔时珍曰〕芡实与青葙子同类异种，故其治目之功亦仿佛也。

> **附方**
>
> 利大小便。芡实(为末)半两，分二服，新汲水下。(《圣惠》)

 **根**

【主治】阴下冷痛，入腹则肿满杀人，捣烂敷之。(时珍)

> **附方**
>
> 牙痛。芡根晒干，烧存性为末，措之。再以红灯笼草根煎汤漱之。(孙氏《集效方》)

# 胡萝卜

《纲目》

**释名** 〔时珍曰〕元时始自胡地来，气味微似萝卜，故名。

**集解** 〔时珍曰〕胡萝卜今北土、山东多莳之，淮、楚亦有种者。八月下种，生苗如邪蒿，肥茎有白毛，辛臭如蒿，不可食。冬月掘根，生、熟皆可啖，兼果、蔬之用。

 **根**

【气味】甘、辛，微温，无毒。

【主治】下气补中，利胸膈肠胃，安五脏，令人健食，有益无损。(时珍)

 **子**

【主治】久痢。(时珍)

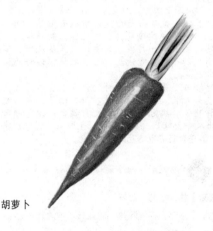

胡萝卜

# 蒲公英

《唐本草》

**释名** 耩耨草、金簪草、黄花地丁。

**集解** 〔时珍曰〕地丁江之南北颇多，他处亦有之，岭南绝无。小科布地，四散而生，茎、叶、花、絮并似苦苣，但小耳。嫩苗可食。

 **苗**

【气味】甘，平，无毒。

【主治】妇人乳痈肿，水煮汁饮及封之，立消。(恭)解食毒，散滞气，化热毒，消恶肿、结核、丁肿。(震亨)

【发明】〔震亨曰〕此草属土，开黄花，味甘。解食毒，散滞气，可入阳明、太阴经。化热毒，消肿核，有奇功。同忍冬藤煎汤，入少酒佐服，治乳痈，服罢欲睡，是其功也。睡觉微汗，病即安矣。

〔时珍曰〕萨谦斋《瑞竹堂方》有擦牙乌须发还少丹，甚言此草之功，盖取其能通肾也。故东垣李氏言其为少阴本经必用之药，而著本草者不知此义。

### 附方

乳痈红肿。蒲公英一两，忍冬藤二两，捣烂。水二钟，煎一钟，食前服。睡觉病即去矣。（《积德堂方》）

疳疮疔毒。蒲公英捣烂覆之，即黄花地丁也。别更捣汁，和酒煎服，取汗。（唐氏方）

多年恶疮。蒲公英捣烂贴。（《救急方》）

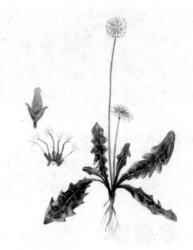

蒲公英

# 莴苣

《食疗》

■ 释名 莴菜、千金菜。〔时珍曰〕按彭乘《墨客挥犀》云：莴菜自呙国来，故名。

■ 集解 〔时珍曰〕莴苣，正二月下种，最宜肥地。叶似白苣而尖，色稍青，折之有白汁黏手。四月抽薹，高三四尺。剥皮生食，味如胡瓜。糟食亦良。

【气味】苦，冷，微毒。

【主治】利五脏，通经脉，开胸膈，功同白苣。（藏器）

利气，坚筋骨，去口气，白齿牙，明眼目。（宁原）

### 附方

小便不通。莴苣菜捣敷脐上即通。（《卫生易简方》）

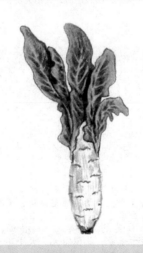

莴苣

【主治】下乳汁，通小便，治阴肿、痔漏下血、伤损作痛。（时珍）

### 附方

乳汁不行。莴苣子一合，生甘草三钱，糯米、粳米各半合，煮粥频食之。

阴囊癞肿。莴苣子一合，捣末，水一盏，煎五沸，温服。

闪损腰痛。趁痛丸：用白莴苣子（炒）三两，白粟米（炒）一撮，乳香、没药、乌梅肉各半两，为末，炼蜜丸弹子大。每嚼一丸，热酒下。（《玉机微义》）

髭发不生（疮疤疤上不生髭发）。先以竹刀刮损，以莴苣子拗猢狲姜末，频擦之。（《摘玄方》）

# 蕨

**■释名** 鳖。〔时珍曰〕陆佃《埤雅》云：蕨初生无叶，状如雀足之拳，又如人足之蹶，故谓之蕨。

**■集解** 〔时珍曰〕蕨，处处山中有之。二、三月生芽，拳曲状如小儿拳。长则展开如凤尾，高三四尺。其茎嫩时采取，以灰汤煮去涎滑，晒干作蔬，味甘滑，亦可醋食。其根紫色，皮内有白粉，捣烂再三洗澄，取粉作糍粄，荡皮作线食之，色淡紫，而甚滑美也。

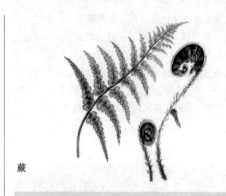

蕨

**【气味】**甘，寒，滑，无毒。

**【主治】**去暴热，利水道，令人睡。（藏器）

**【发明】**〔藏器曰〕多食消阳气，故令人睡、弱人脚。四皓食芝而寿，夷齐食蕨而夭，固非良物。

〔时珍曰〕蕨之无益，为其性冷而滑，能利水道，泄阳气，降而不升，耗人真元也。四皓采芝而心逸，夷齐采蕨而心忧，其寿其夭，于蕨何与焉？陈公之言，可谓迁哉。然饥人濒死，赖蕨延活，又不无济世之功。

**附方**

肠风热毒。蕨菜花焙，为末。每服二钱，米饮下。（《圣惠》）

# 薯蓣

**■释名** 土东进、山藷、山诸、山药、玉延。〔宗奭曰〕薯蓣，因唐代宗名预，避讳改为薯药；又因宋英宗讳署，改为山药，尽失当日本名。恐岁久以山药为别物，故详著之。

**■集解** 〔时珍曰〕薯蓣入药，野生者为胜；若供馔，则家种者为良。四月生苗延蔓，紫茎绿叶。叶有三尖，似白牵牛叶而更光润。五、六月开花成穗，淡红色。结荚成簇，荚凡三棱合成，坚而无仁。其子别结于一旁，状似雷丸，大小不一，皮色土黄而肉白，煮食甘滑，与其根同。

**【气味】**甘，温、平，无毒。

**【主治】**伤中，补虚羸，除寒热邪气，补中，益气力，长肌肉，强阴。久服，耳目聪明，轻身不饥延年。（《本经》）

主头面游风，头风眼眩，下气，止腰痛，治虚劳羸瘦，充五脏，除烦热。（《别录》）

补五劳七伤，去冷风，镇心神，安魂魄，补心气不足，开达心孔，多记事。（甄权）

生捣贴肿硬毒，能消散。（震亨）

**【发明】**〔李杲曰〕山药入手太阴。张仲景八味丸用干山药，以其凉而能补也。亦治皮肤干燥，以此润之。

〔时珍曰〕按吴绶云：山药入手、足太阴二经，补其不足，清其虚热。又按王履《溯洄集》云：山药虽入手太阴，然肺为肾之上源，源既有滋，流岂无益，此八味丸所以用其强阴也。又按曹毗《杜兰香传》云：食薯蓣可以辟雾露。

## 附方

补益虚损。益颜色，补下焦虚冷，小便频数，瘦损无力。用薯蓣于沙盆中研细，入铫中，以酒一大匙熬令香，旋添酒一盏煎搅令匀，空心饮之。每旦一服。（《圣惠方》）

脾胃虚弱（不思饮食）。山芋、白术各一两，人参七钱半，为末，水糊丸小豆大，每米饮下四五十丸。（《普济方》）

湿热虚泄。山药、苍术等分，饭丸，米饮服。大人小儿皆宜。（《濒湖经验方》）

项后结核（或赤肿硬痛）。以生山药一挺（去皮），蓖麻子二个同研，贴之如神。（《救急易方》）

心腹虚胀。手足厥逆，或饮苦寒之剂多，未食先呕，不思饮食。山药半生半炒，为末。米饮服二钱，一日二服，大有功效。忌铁器、生冷。（《普济方》）

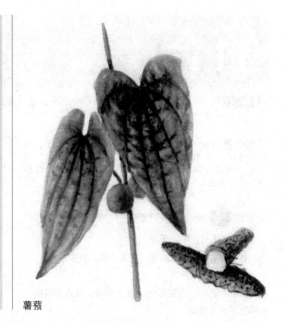

薯蓣

# 莳萝

宋《开宝》

**释名** 慈谋勒、小茴香。〔时珍曰〕莳萝、慈谋勒，皆番言也。

**集解** 〔藏器曰〕莳萝生佛誓国，实如马芹子，辛香。

〔颂曰〕今岭南及近道皆有之。三月、四月生苗，花实大类蛇床而簇生，辛香，六、七月采实。今人多用和五味，不闻入药用。

〔时珍曰〕其子簇生，状如蛇床子而短，微黑，气辛臭，不及茴香。

〔嘉谟曰〕俗呼莳萝椒。内有黑子，但皮薄色褐不红耳。

【气味】辛，温，无毒。

【主治】下气利膈。（时珍）

【气味】辛，温，无毒。

【主治】小儿气胀，霍乱呕逆，腹冷不下食，两胁痞满。（藏器）

健脾，开胃气，温肠，杀鱼、肉毒，补水脏，治肾气，壮筋骨。（《日华》）

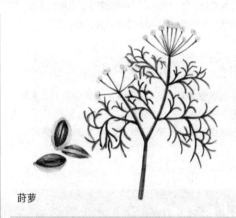

莳萝

## 附方

闪挫腰痛。莳萝作末，酒服二钱匕。（《永类钤方》）

牙齿疼痛。舶上莳萝、芸薹子、白芥子等分，研末。口中含水，随左右嚏鼻，神效。（《圣惠方》）

# 百合

**释名** 强瞿、蒜脑诸。〔时珍曰〕百合之根，以众瓣合成也。或云专治百合病故名，亦通。

**集解** 〔时珍曰〕百合一茎直上，四向生叶。叶似短竹叶，不似柳叶。五、六月茎端开大白花，长五寸，六出，红蕊四垂向下，色亦不红。红者叶似柳，乃山丹也。

## 根

【气味】甘，平，无毒。

【主治】邪气腹胀心痛，利大小便，补中益气。（《本经》）

除浮肿胪胀，痞满寒热，通身疼痛，及乳难喉痹，止涕泪。（《别录》）

安心定胆益志，养五脏，治颠邪狂叫惊悸，产后血狂运，杀蛊毒气，胁痈乳痈发背诸疮肿。（《大明》）

温肺止嗽。（元素）

【发明】〔颂曰〕张仲景治百合病，有百合知母汤、百合滑石代赭汤、百合鸡子汤、百合地黄汤，凡四方。病名百合而用百合治之，不识其义。

〔颖曰〕百合新者，可蒸可煮，和肉更佳；干者作粉食，最益人。

〔时珍曰〕按王维诗云：冥搜到百合，真使当重肉。果堪止泪无，欲纵望江目。盖取本草百合止涕泪之说。

### 附方

肺脏壅热（烦闷咳嗽者）。新百合四两，蜜和蒸软，时时含一片，吞津。（《圣惠方》）

肺病吐血。新百合捣汁，和水饮之。亦可煮

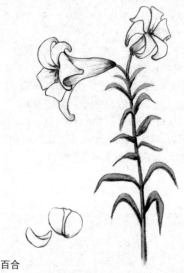

百合

食。（《卫生易简》）

耳聋耳痛。干百合为末，温水服二钱，日二服。（《胜金方》）

## 花

【主治】小儿天泡湿疮，暴干研末，菜子油涂，良。（时珍）

## 子

【主治】酒炒微赤，研末汤服，治肠风下血。（思邈）

# 冬瓜

**释名** 白瓜、水芝、地芝。〔时珍曰〕冬瓜，以其冬熟也。

**集解** 〔时珍曰〕冬瓜三月生苗引蔓，大叶团而有尖，茎叶皆有刺毛。六、七月开黄花，结实大

者径尺余，长三四尺，嫩时绿色有毛，老则苍色有粉，其皮坚厚，其肉肥白。其瓤谓之瓜练，白虚如

絮，可以浣练衣服。

【气味】甘，微寒，无毒。

【主治】小腹水胀，利小便，止渴。（《别录》）

捣汁服，止消渴烦闷，解毒。（弘景）

益气耐老，除心胸满，去头面热。（孟诜）

消热毒痈肿，切片摩痱子，甚良。（《大明》）

【发明】〔诜曰〕热者食之佳，冷者食之瘦人。煮食练五脏，为其下气故也。欲得体瘦轻健者，则可长食之；若要肥，则勿食也。

〔宗奭曰〕凡患发背及一切痈疽者，削一大块置疮上，热则易之，分散热毒气甚良。

〔震亨曰〕冬瓜性走而急。寇氏谓其分散热毒气，盖亦取其走而性急也。久病者、阴虚者忌之。孙真人言：九月勿食，令人反胃。须被霜食之乃佳。

### 附方

消渴不止。冬瓜一枚削皮，埋湿地中，一月取

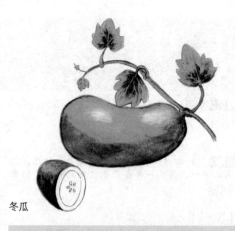

冬瓜

出，破开取清水日饮之。或烧熟绞汁饮之。（《圣济总录》）

消渴骨蒸。大冬瓜一枚去瓤，入黄连末填满，安瓮内，待瓜消尽，同研，丸梧子大。每服三四十丸，煎冬瓜汤下。（《经验》）

面黑令白。冬瓜一个，竹刀去皮切片，酒一升半，水一升，煮烂滤去滓，熬成膏，瓶收，每夜涂之。（《圣济总录》）

# 苜蓿

《别录》上品

■释名　木粟、光风草。〔时珍曰〕苜蓿，郭璞作牧宿。谓其宿根自生，可饲牧牛马也。又罗愿《尔雅翼》作木粟，言其米可炊饭也。

■集解　〔时珍曰〕《杂记》言苜蓿原出大宛，汉使张骞带归中国。然今处处田野有之，陕、陇人亦有种者，年年自生。刈苗作蔬，一年可三刈。二月生苗，一科数十茎，茎颇似灰藋。一枝三叶，叶似决明叶，而小如指顶，绿色碧艳。入夏及秋，开细黄花。结小荚圆扁，旋转有刺，数荚累累，老则黑色。内有米如穄米，可为饭，亦可酿酒，罗愿以此为鹤顶草，误矣。鹤顶，乃红心灰藋也。

【气味】苦，平，涩，无毒。

【主治】安中利人，可久食。（《别录》）

利五脏，轻身健人，洗去脾胃间邪热气，通小肠诸恶热毒，煮和酱食，亦可作羹。（孟诜）

利大小肠。（宗奭）

干食益人。（苏颂）

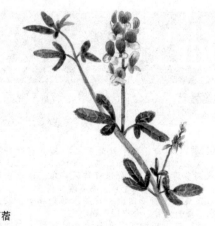

苜蓿

# 壶卢

《日华》

**释名** 瓠瓜、匏瓜。〔时珍曰〕壶，酒器也。卢，饭器也。此物各象其形，又可为酒饭之器，因以名之。

**集解** 〔时珍曰〕长瓠、悬瓠、壶卢、匏瓜、蒲卢，名状不一，其实一类各色也。处处有之，但有迟早之殊。

【气味】甘，平，滑，无毒。

【主治】消渴恶疮，鼻口中肉烂痛。（思邈）

消热，服丹石人宜之。（孟诜）

除烦，治心热，利小肠，润心肺，治石淋。（《大明》）

**附方**

腹胀黄肿。用亚腰壶卢连子烧存性，每服一个，食前温酒下。不饮酒者，白汤下。十余日见效。（《简便方》）

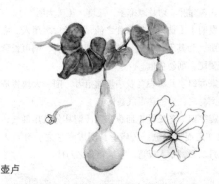

壶卢

**附方**

预解胎毒。七、八月，或三伏日，或中秋日，剪壶卢（须如环子脚者）阴干，于除夜煎汤浴小儿，则可免出痘。（唐瑶《经验方》）

叶

【气味】甘，平，无毒。

【主治】为茹耐饥。（思邈）

蔓 须 花

【主治】解毒。（时珍）

子

【主治】齿龂或肿或露，齿摇疼痛，用八两同牛膝四两，每服五钱，煎水含漱，日三四次。（《御药院方》）

# 茄

宋《开宝》

**释名** 落苏、昆仑瓜、草鳖甲。〔颂曰〕按段成式云：茄（音加），乃莲茎之名。今呼茄菜，其音若伽，未知所自也。

**集解** 〔颂曰〕茄子处处有之。其类有数种：紫茄、黄茄，南北通有；白茄、青水茄，惟北土有之。入药多用黄茄，其余惟可作菜茹尔。江南一种藤茄，作蔓生，皮薄似壶卢，亦不闻中药。

〔宗奭曰〕新罗国出一种茄，形如鸡子，淡光微紫色，蒂长味甘。今中国已遍有之。

〔时珍曰〕茄种宜于九月黄熟时收取，洗净曝干，至二月下种移栽。株高二三尺，叶大如掌。自夏至秋，开紫花，五瓣相连，五棱如缕，黄蕊绿蒂，蒂包其茄。茄中有瓤，瓤中有子，子如脂麻。其茄有团如栝楼者，长四五寸者。有青茄、紫茄、白茄。白茄亦名银茄，更胜青者。诸茄至老皆黄，苏颂以黄茄为一种，似未深究也。

【气味】甘，寒，无毒。

【主治】寒热，五脏劳。（孟诜）

老裂者烧灰，治乳裂。（震亨）

散血止痛，消肿宽肠。（时珍）

【发明】〔宗奭曰〕蔬圃中惟此无益。《开宝本草》并无主治，止说损人。后人虽有处治之法，终与正文相失。圃人又下于暖处，厚加粪壤，遂于小满前后求贵价以售。既不以时，损人益多。不时不食，乌可忽也。

〔震亨曰〕茄属土，故甘而喜降，大肠易动者忌之。老实治乳头裂，茄根煮汤渍冻疮，折蒂烧灰治口疮，俱获奇效，皆甘以缓火之意也。

〔时珍曰〕段成式《酉阳杂俎》言茄厚肠胃，动气发疾。盖不知茄之性滑，不厚肠胃也。

### 附方

久患下血。大茄种三枚，每用一枚，湿纸包煨熟，安瓶内，以无灰酒一升半沃之，蜡纸封闭三日，去茄暖饮。（《普济方》）

大风热痰。用黄老茄子（大者）不计多少，以新瓶盛，埋土中，经一年尽化为水，取出入苦参末，同丸梧子大。食已及卧时酒下三十丸，甚效。此方出江南人传。（苏颂《图经本草》）

腰脚拘挛（腰脚风血积冷，筋急拘挛疼痛者）。取茄子五十斤切洗，以水五斗煮取浓汁，滤去滓，更入小铛中，煎至一斗以来，即入生粟粉同煎，令稀稠得所，取出搜和，更入麝香、朱砂末，同丸如梧子大。每旦用秫米酒送下三十丸，近暮再服，一月乃瘥。男子、女人通用皆验。（《图经本草》）

磕扑青肿。老黄茄极大者，切片如一指厚，新瓦焙研为末。欲卧时温酒调服二钱匕，一夜消尽，无痕迹也。（《胜金》）

坠损跌扑（散血止痛）。重阳日收老茄子百枚，去蒂四破切之，消石十二两捣碎，以不津器先铺茄子一重，乃下消石一重，如此间铺令尽，以纸数层密封，安置净处，上下以新砖承覆，勿犯地气。至正月后取出，去纸两重，日中曝之。逐日如此，至二、三月，度茄已烂，开瓶倾出，滤去滓，别入新器中，以薄绵盖头，又曝，至成膏乃可用。每以酒调半匙，空腹饮之，日再，恶血散则痛止而愈矣。若膏久干硬，即以饭饮化动用之。（《图经本草》）

热毒疮肿。生茄子一枚，割去二分，去瓤二分，似罐子形，合于疮上即消也。如已出脓，再用取瘥。（《圣济总录》）

喉痹肿痛。糟茄或酱茄，细嚼咽汁。（《德生堂方》）

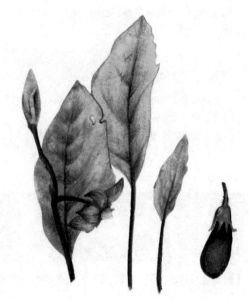

茄

【主治】烧灰，米饮服二钱，治肠风下血不止及血痔。（吴瑞）

烧灰，治口齿疮䘌。生切，擦癜风。（时珍）

【发明】〔时珍曰〕治癜风，用茄蒂蘸硫、附末掺之，取其散血也。白癜用白茄蒂，紫癜用紫茄蒂，亦各从其类耳。

### 附方

风蛀牙痛。茄蒂烧灰掺之。或加细辛末等分，日用之。（《仁存方》）

【主治】金疮牙痛。（时珍）

### 附方

牙痛。秋茄花干之，旋烧研涂痛处，立止。（《海上名方》）

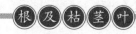

【主治】冻疮皴裂，煮汤渍之，良。（《开宝》）

散血消肿，治血淋下血，血痢阴挺，齿龋口蕈。（时珍）

血淋疼痛。茄叶熏干为末，每服二钱，温酒或盐汤下。隔年者尤佳。（《经验良方》）

女阴挺出。茄根烧存性，为末。油调在纸上，卷筒安入内。一日一上。（《乾坤生意》）

口中生蕈。用醋漱口，以茄母（烧灰）、飞盐等分，米醋调稀，时时擦之。（《摘玄方》）

牙齿蚀痛。茄根捣汁，频涂之。陈茄树烧灰敷之。先以露蜂房煎汤漱过。（《海上名方》）

夏月趾肿（不能行走者）。九月收茄根悬檐下，逐日煎汤洗之。（《简便》）

# 竹笋

《别录》中品

■**释名** 竹萌、竹芽、竹胎、竹子。〔时珍曰〕笋从竹、旬，谐声也。

■**集解** 〔弘景曰〕竹类甚多。笋以实中竹、篁竹者为佳。于药无用。

〔颂曰〕竹笋，诸家惟以甘竹笋为最贵。然苦竹有二种：一种出江西及闽中者，本极粗大，笋味殊苦，不可啖；一种出江浙及近道者，肉厚而叶长阔，笋味微苦，俗呼甜苦笋，食品所宜，亦不闻入药用也。

〔时珍曰〕晋武昌戴凯之、宋僧赞宁皆著《竹谱》，凡六十余种。其所产之地，发笋之时，各各不同。详见木部竹下。其笋亦有可食、不可食者。大抵北土鲜竹，惟秦、蜀、吴、楚以南则多有之。竹有雌雄，但看根上第一枝双生者，必雌也，乃有笋。土人于竹根行鞭时掘取嫩者，谓之鞭笋。江南、湖南人冬月掘大竹根下未出土者为冬笋，《东观汉记》谓之苞笋，并可鲜食，为珍品。其他则南人淡干者为玉版笋、明笋、火笋，盐曝者为盐笋，并可为蔬食也。

【气味】甘，微寒，无毒。

【主治】消渴，利水道，益气，可久食。（《别录》）

利膈下气，化热消痰爽胃。（宁原）

【气味】苦、甘，寒。

【主治】不睡，去面目并舌上热黄，消渴，明目，解酒毒，除热气，健人。（藏器）

理心烦闷，益气力，利水道，下气化痰，理风热脚气，并蒸煮食之。（《心镜》）

治出汗中风失音。（汪颖）

干者烧研入盐，擦牙疳。（时珍）

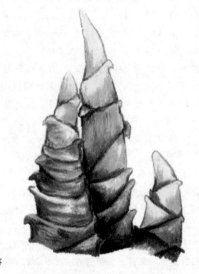

竹笋

【发明】〔时珍曰〕四川叙州宜宾、长宁所出苦笋，彼人重之。

【气味】甘，寒。

【主治】消痰，除热狂壮热，头痛头风，并妊妇头旋，颠仆惊悸，温疫迷闷，小儿惊痫天吊。（汪颖）

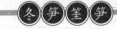

【气味】甘，寒。

【主治】小儿痘疹不出，煮粥食之，解毒，有发生

之义。（汪颖）

【发明】〔诜曰〕淡竹笋及中母笋虽美，然发背闷脚气。箭竹笋新者可食，陈者不宜。诸竹笋多食皆动气发冷症，惟苦竹笋主逆气，不发疾。

〔颖曰〕笋与竹沥功近。有人素患痰病，食笋而愈也。

〔瑞曰〕淡笋、甘笋、苦笋、冬笋、鞭笋皆可久食。其他杂竹笋性味不一，不宜多食。

〔时珍曰〕赞宁《笋谱》云：笋虽甘美，而滑利大肠，无益于脾，俗谓之刮肠篦。惟生姜及麻油能杀其毒。人以麻滓沃竹丛，则次年凋疏，可验矣。其蕲州丛竹、毛斑竹、匡庐扁竹、沣州方竹、岭南篞竹、筭竹、月竹诸笋，皆苦韧不堪食也。时珍常见俗医治痘，往往劝饮笋汤，云能发痘。盖不知痘疮不宜大肠滑利，而笋有刮肠之名，则暗受其害者，不知若干人也。戒之哉，戒之哉。

# 翘摇

《拾遗》

■ 释名　摇车、野蚕豆、小巢菜。〔藏器曰〕翘摇，幽州人谓之翘摇。《尔雅》云：柱夫，摇车（俗呼翘摇车）是矣。蔓生细叶，紫花可食。〔时珍曰〕翘摇，言其茎叶柔婉，有翘然飘摇之状，故名。

■ 集解　〔藏器曰〕翘摇生平泽。蔓生如䒠豆，紫花。

〔时珍曰〕处处皆有。蜀人秋种春采，老时耕转壅田。故薛田诗云：剩种豌巢沃晚田。蔓似䒠豆而细，叶似初生槐芽及蒺藜，而色青黄。欲花未萼之际，采而蒸食，点酒下盐，芼羹作馅，味如小豆藿。至三月开小花，紫白色。结角，子似豌豆而小。

【气味】辛，平，无毒。

【主治】破血，止血生肌。捣汁服之，疗五种黄病，以瘥为度。（藏器）

利五脏，明耳目，去热风，令人轻健，长食不厌，甚益人。（孟诜）

止热疟，活血平胃。（时珍）

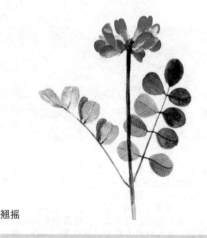

翘摇

## 附方

活血明目。漂摇豆为末，甘草汤服二钱，日二服。（《卫生易简方》）

热疟不止。翘摇杵汁服之。（《广利方》）

# 胡瓜

宋《嘉祐》

■ 释名　黄瓜。〔时珍曰〕张骞使西域得种，故名胡瓜。按杜宝《拾遗录》云：隋大业四年避讳，改胡瓜为黄瓜。与陈氏之说微异。今俗以《月令》王瓜生即此，误矣。王瓜，土瓜也。

■ 集解　〔时珍曰〕胡瓜处处有之。正、二月下种，三月生苗引蔓。叶如冬瓜叶，亦有毛。四、五月开黄花，结瓜围二三寸，长者至尺许，青色，皮上有瘟瘟如疣子，至老则黄赤色。其子与菜瓜子同。

一种五月种者，霜时结瓜，白色而短，并生熟可食，兼蔬蓏之用，糟酱不及菜瓜也。

【气味】甘，寒，有小毒。

【主治】清热解渴，利水道。（宁原）

### 附方

小儿热痢。嫩黄瓜同蜜食十余枚，良。（《海上名方》）

水病肚胀（四肢浮肿）。用胡瓜一个破开，连子以醋煮一半水煮一半至烂，空心俱食之，须臾下水也。（《千金髓》）

小儿出汗。香瓜丸：用黄连、胡黄连、黄檗、川大黄（煨熟）、鳖甲（醋炙）、柴胡、芦荟、青皮等分为末。用大黄瓜（黄色者）一个，割下头，填药至满，盖定签住，慢火煨熟，同捣烂，入面糊

丸绿豆大。每服二三丸，大者五七丸至十丸，食后新水下。（钱乙《小儿方》）

咽喉肿痛。老黄瓜一枚去子，入消填满，阴干为末。每以少许吹之。（《医林集要》）

火眼赤痛。五月取老黄瓜一条，上开小孔，去瓤，入芒硝令满，悬阴处，待消透出刮下，留点眼甚效。（《寿域神方》）

【气味】苦，平，有小毒。

【主治】小儿闪癖，一岁用一叶，生授搅汁服，得吐、下良。（藏器）

【主治】捣敷狐刺毒肿。（《大明》）

# 芋

《别录》中品

**释名** 土芝、蹲鸱。〔时珍曰〕按徐铉注《说文》云：芋犹吁也。大叶实根，骇吁人也。吁音芋，疑怪貌。

**集解**〔弘景曰〕芋，钱塘最多。生则有毒，味莶不可食。种芋三年，不采则成招芋。又别有野芋，名老芋，形叶相似如一，根并杀人。

〔颂曰〕今处处有之，闽、蜀、淮、楚尤多植之。种类虽多，大抵性效相近。蜀川出者，形圆而大，状若蹲鸱，谓之芋魁。彼人种以当粮食而度饥年。江西、闽中出者，形长而大。其细者如卵，生于魁旁，食之尤美。凡食芋并须栽蒔者。其野芋有大毒，不可食。

〔时珍曰〕芋属虽多，有水、旱二种：旱芋山地可种，水芋水田蒔之。叶皆相似，但水芋味胜。茎亦可食。芋不开花，时或七、八月间有开者，抽茎生花黄色，旁有一长萼护之，如半边莲花之状也。

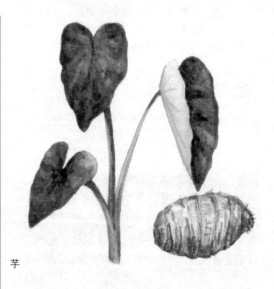

芋

【气味】辛，平，滑，有小毒。

【主治】宽肠胃，充肌肤，滑中。（《别录》）

冷啖，疗烦热，止渴。（苏恭）

令人肥白，开胃通肠闭。产妇食之，破血；饮汁，止血渴。（藏器）

破宿血，去死肌。和鱼煮食，甚下气，调中补虚。（《大明》）

【发明】〔诜曰〕芋，白色者无味，紫色者破气。煮汁啖之，止渴。十月后晒干收之，冬月食不发病。他时月不可食。又和鲫鱼、鳢鱼作臛良。久食，治人虚劳

无力。又煮汁洗腻衣，白如玉也。

〔《大明》曰〕芋以姜同煮过，换水再煮，方可食之。

### 附方

腹中癖气。生芋子一斤压破，酒五斤渍二七日。空腹每饮一升，神良。（韦宙《独行方》）

疮冒风邪《肿痛》。用白芋烧灰敷之。干即易。（《千金方》）

**叶 茎**

【气味】辛，冷，滑，无毒。

【主治】除烦止泻，疗妊妇心烦迷闷，胎动不安。又盐研，敷蛇虫咬，并痈肿毒痛，及署毒箭。（《大明》）

梗：擦蜂螫尤良。（宗奭）

【发明】〔慎微曰〕沈括《笔谈》云：处士刘易隐居王屋山，见一蜘蛛为蜂所螫，坠地，腹鼓欲裂，徐行入草，啮破芋梗，以疮就啮处磨之，良久腹消如故。自后用治蜂螫有验，由此。

### 附方

黄水疮。芋苗晒干，烧存性研搽。（邵真人《经验方》）

# 蕺

《别录》下品

■**释名** 菹菜、鱼腥草。〔时珍曰〕蕺字，段公路《北户录》作蕺，音戢。秦人谓之菹子。菹、蕺音相近也。其叶腥气，故俗呼为鱼腥草。

■**集解** 〔恭曰〕蕺菜生湿地山谷阴处，亦能蔓生。叶似荞麦而肥，茎紫赤色。山南、江左人好生食之。关中谓之菹菜。

〔保昇曰〕茎、叶俱紫，赤英，有臭气。

〔时珍曰〕案赵叔文《医方》云：鱼腥草即紫蕺。叶似荇，其状三角，一边红，一边青。可以养猪。又有五蕺（即五毒草），花、叶相似，但根似狗脊。

**叶**

【气味】辛，微温，有小毒。

【主治】蠼螋尿疮。（《别录》）

淡竹筒内煨熟，捣敷恶疮、白秃。（《大明》）

散热毒痈肿，疮痔脱肛，断痁疾，解硇毒。（时珍）

### 附方

背疮热肿。蕺菜捣汁涂之，留孔以泄热毒，冷即易之。（《经验方》）

痔疮肿痛。鱼腥草一握，煎汤熏洗，仍以草挹痔即愈。一方：洗后以枯矾入片脑少许，敷之。（《救急方》）

虫牙作痛。鱼腥草、花椒、菜子油等分，捣

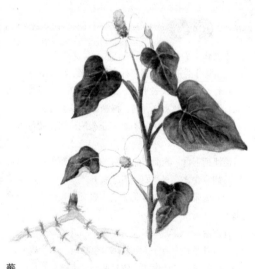

蕺

匀，入泥少许，和作小丸如豆大。随牙左右塞耳内，两边轮换，不可一齐用，恐闭耳气。塞一日夜，取看有细虫为效。（《简便方》）

恶蛇虫伤。鱼腥草、皱面草、槐树叶、草决明，一处杵烂，敷之甚效。（同上）

# 薤

《本经》中品

**释名** 莜子（音钓）、火葱、菜芝、鸿荟（音会）。〔时珍曰〕薤本文作䪥，韭类也。故字从韭，从叙（音概），谐声也。今人因其根白，呼为藠子，江南人讹为莜子。其叶类葱而根如蒜，收种宜火熏，故俗人称为火葱。罗愿云：物莫美于芝，故薤为菜芝。苏颂复附莜子于蒜条，误矣。

**集解** 〔《别录》曰〕薤生鲁山平泽。

〔恭曰〕薤是韭类。叶似韭而阔，多白而无实。有赤、白二种：白者补而美，赤者苦而无味。

〔颂曰〕薤处处有之。春秋分莳，至冬叶枯。《尔雅》云：荍，山薤也。生山中，茎叶与家薤相类，而根差长，叶差大，仅若鹿葱，体性亦与家薤同。今人少用。

〔宗奭曰〕薤叶如金灯叶，差狭而更光。故古人言薤露者，以其光滑难伫之义。

〔时珍曰〕薤八月栽根，正月分莳，宜肥壤。数枝一本，则茂而根大。叶状似韭。韭叶中实而扁，有剑脊。薤叶中空，似细葱叶而有棱，气亦如葱。二月开细花，紫白色。根如小蒜，一本数颗，相依而生。五月叶青则掘之，否则肉不满也。其根煮食、笔酒、糟藏、醋浸皆宜。故《内则》云：切葱、薤实诸醯以柔之。白乐天诗云"酥暖薤白酒"，谓以酥炒薤白投酒中也。一种水晶葱，葱叶蒜根，与薤相似，不臭，亦其类也。按王祯《农书》云：野薤俗名天薤。生麦原中，叶似薤而小，味益辛，亦可供食，但不多有。即《尔雅》"山薤"是也。

## 薤 白

【气味】辛、苦，温，滑，无毒。

【主治】金疮疮败。轻身，不饥耐老。（《本经》）

归骨，除寒热，去水气，温中散结气。作羹食，利病人。诸疮中风寒水气肿痛，捣涂之。（《别录》）

煮食，耐寒，调中补不足，止久痢冷泻，肥健人。（《日华》）

治泄痢下重，能泄下焦阳明气滞。（李杲）

心病宜食之。利产妇。（思邈）

治女人带下赤白，作羹食之。骨哽在咽不去者，食之即下。（孟诜）

补虚解毒。（苏颂）

白者补益，赤者疗金疮及风，生肌肉。（苏恭）

与蜜同捣，涂汤火伤，效甚速。（宗奭）

温补，助阳道。（时珍）

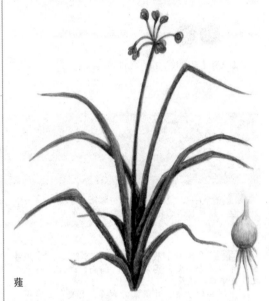

薤

【发明】〔弘景曰〕薤性温补，仙方及服食家皆须之，偏入诸膏用。不可生啖，荤辛为忌。

〔诜曰〕薤，白色者最好，虽有辛，不荤五脏。学道人长服之，可通神安魂魄，益气续筋力。

〔颂曰〕白薤之白，性冷而补。又曰：莜子，煮与蓐妇饮，易产。亦主脚气。

〔时珍曰〕薤，味辛气温。诸家言其温补，而苏颂《图经》独谓其冷补。按杜甫《薤诗》云：束比青刍色，圆齐玉箸头。衰年关膈冷，味暖并无忧。亦言其温补，与经文相合。则冷补之说，盖不然也。又按王祯云：薤生则气辛，熟则甘美。种之不蠹，食之有益。

〔宗奭曰〕薤叶光滑，露亦难伫。《千金》治肺气喘急方中用之，亦取其滑泄之义。

### 附方

胸痹刺痛。张仲景栝楼薤白汤：治胸痹，痛彻心背，喘息咳唾短气，喉中燥痒，寸脉沉迟，关脉

弦数，不治杀人。用栝楼实一枚，薤白半升，白酒七升，煮二升，分二服。《千金》治胸痹，半夏薤白汤：用薤白四两，半夏一合，枳实半两，生姜一两，栝楼实半枚，哎咀，以白截浆三升，煮一升，

温服，日三。《肘后》治胸痹，瘥而复发：薤根五升，捣汁饮之，立瘥。

霍乱干呕（不止者）。以薤一虎口，以水三升，煮取一半，顿服。不过三作即已。（韦宙《独行方》）

赤白痢下。薤白一握，同米煮粥，日食之。（《食医心镜》）

小儿疳痢。薤白生捣如泥，以粳米粉和蜜作饼，炙熟与食。不过三两服。（杨氏《产乳》）

产后诸痢。多煮薤白食，仍以羊肾脂同炒食之。（《范汪方》）

妊娠胎动（腹内冷痛）。薤白一升，当归四两。水五升，煮二升，分三服。（《古今录验》）

郁肉脯毒。杵薤汁，服二三升良。（葛洪方）

疮犯恶露（甚者杀人）。薤白捣烂，以帛裹煨极热，去帛敷之，冷即易换。亦可捣作饼，以艾灸之，热气入疮，水出即瘥也。（《梅师方》）

手指赤色（随月生死）。以生薤一把，苦酒煮熟，捣烂涂之，愈乃止。（《肘后方》）

毒蛇螫伤。薤白捣敷。（徐王方）

虎犬咬伤。薤白捣汁一升饮之，并涂之。日三服，瘥乃止。（葛洪方）

诸鱼骨哽。薤白嚼柔，以绳系中，吞到哽处，引之即出。（同上）

目中风肿（作痛）。取薤白截断，安膜上令遍。痛作复为之。（《范汪方》）

咽喉肿痛。薤根醋捣敷肿处。冷即易之。（《圣济》）

# 芸薹

《唐本草》

**释名** 寒菜、胡菜、薹菜、薹芥、油菜。〔时珍曰〕此菜易起薹，须采其薹食，则分枝必多，故名芸薹；而淮人谓之薹芥，即今油菜，为其子可榨油也。羌陇氐胡，其地苦寒，冬月多种此菜，能历霜雪，种自胡来，故《服虔通俗文》谓之胡菜，而胡洽居士《百病方》谓之寒菜，皆取此义也。或云塞外有地名云台戍，始种此菜，故名，亦通。

**集解** 〔宗奭曰〕芸薹不甚香，经冬根不死，辟蠹，于诸菜中亦不甚佳。

〔时珍曰〕芸薹方药多用，诸家注亦不明，今人不识为何菜？珍访考之，乃今油菜也。九月、十月下种，生叶形色微似白菜。冬、春采薹心为茹，三月则老不可食。开小黄花，四瓣，如芥花。结荚收子，亦如芥子，灰赤色。炒过榨油黄色，燃灯甚明，食之不及麻油。近人因有油利。种者亦广云。

**【气味】** 辛，温，无毒。

**【主治】** 风游丹肿，乳痈。（《唐本草》）

破症瘕结血。（《开宝》）

治产后血风及瘀血。（《日华》）

煮食，治腰脚痹。捣叶，敷女人吹奶。（藏器）

治瘭疽、豌豆疮，散血消肿。伏蓬砂。（时珍）

**【发明】** 〔藏器曰〕芸薹破血，故产妇宜食之。

〔思邈曰〕贞观七年三月，予在内江县饮多，至夜觉四体骨肉疼痛。至晓头痛，额角有丹如弹丸，肿痛。至午通肿，目不能开。经日几毙。予思本草芸薹治风游

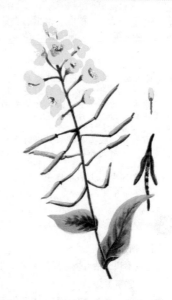

芸薹

丹肿，遂取叶捣敷，随手即消，其验如神也。亦可捣汁服之。

### 附方

天火热疮。初起似痱，渐如水疱，似火烧疮，赤色，急速能杀人。芸薹叶捣汁，调大黄、芒硝、生铁衣等分，涂之。（《近效方》）

手足瘰疬。此疬喜着手足肩背，累累如赤豆，剥之汁出。用芸薹叶煮叶煮汁服一升，并食干熟菜数顿，少与盐、酱。冬月用子研水服。（《千金方》）

异疬似痈。而小有异，脓如小豆汁，今日去，明日满。用芸薹捣熟，湿布袋盛，于热灰中煨熟，更互熨之，不过三二度。无叶用干者。（《千金》）

### 子

【气味】辛，无毒。

【主治】取油敷头，令发长黑。（藏器）

行滞血，破冷气，消肿散结，治产难、产后心腹诸疾，赤丹热肿，金疮血痔。（时珍）

【发明】〔时珍曰〕芸薹菜子、叶同功。其味辛气温，能温能散。其用长于行血滞，破结气。故古方消肿散结，治产后一切心腹气血痛，诸游风丹毒热肿疮痔诸药咸用之。经水行后，加入四物汤服之，云能断产。又治小儿惊风，贴其顶囟，则引气上出也。《妇人方》治产难歌云：黄金花结粟米实，细研酒下十五粒。灵丹功效妙如神，难产之时能救急。

### 附方

产后血运。芸薹子、生地黄等分，为末。每服三钱，姜七片，酒、水各半盏，童便半盏，煎七分，温服即苏。（温隐居《海上方》）

肠风脏毒（下血）。芸薹子（生用）、甘草（炙）为末。每服二钱，水煎服之。（《普济方》）

小儿天钓。芸薹子、生乌头（去皮、尖）各二钱，为末。每用一钱，水调涂顶上。名涂顶散。（《圣济总录》）

风疮不愈。陈菜子油，同穿山甲末熬成膏，涂之即愈。（《摄生众妙方》）

# 丝瓜

《纲目》

**释名** 天丝瓜、天罗、布瓜、蛮瓜、鱼鰦。〔时珍曰〕此瓜老则筋丝罗织，故有丝罗之名。昔人谓之鱼鰦，或云虞刺。始自南方来，故曰蛮瓜。

**集解** 〔时珍曰〕丝瓜，唐宋以前无闻，今南北皆有之，以为常蔬。二月下种，生苗引蔓，延树竹，或作棚架。其叶大于蜀葵而多丫尖，有细毛刺，取汁可染绿。其茎有棱。六、七月开黄花，五出，微似胡瓜花，蕊瓣俱黄。其瓜大寸许，长一二尺，甚则三四尺，深绿色，有皱点，瓜头如鳖首。嫩时去皮，可烹可曝，点茶充蔬。老则大如杵，筋络缠纽如织成，经霜乃枯，唯可藉靴履，涤釜器，故村人呼为洗锅罗瓜。内有隔，子在隔中，状如栝楼子，黑色而扁。其花苞及嫩叶、卷须，皆可食也。

### 瓜

【气味】甘，平，无毒。

【主治】痘疮不快，枯者烧存性，入朱砂研末，蜜水调服，甚妙。（震亨）

煮食，除热利肠。老者烧存性服，去风化痰，凉血解毒，杀虫，通经络，行血脉，下乳汁，治大小便下血，痔漏崩中，黄积，疝痛卵肿，血气作痛，痈疽疮

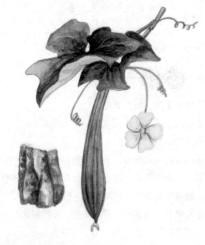

丝瓜

肿，齿蟹，痘疹胎毒。（时珍）

【发明】〔颖曰〕丝瓜本草诸书无考，唯痘疮及脚

痈方中烧灰用之，亦取其性冷解毒耳。

〔时珍曰〕丝瓜老者，筋络贯串，房隔联属。故能通人脉络脏腑，而去风解毒，消肿化痰，祛痛杀虫，及治诸血病也。

### 附方

肺热面疮。苦丝瓜、牙皂荚并烧灰，等分，油调搽。（《摘玄方》）

玉茎疮溃。丝瓜连子捣汁，和五倍子末，频搽之。（《丹溪方》）

痔漏脱肛。丝瓜（烧灰）、多年石灰、雄黄各五钱，为末，以猪胆、鸡子清及香油和调，贴之，收上乃止。（孙氏《集效方》）

肠风下血。霜后干丝瓜烧存性，为末，空心酒服二钱。一名蛮瓜，一名天罗，一名天丝瓜是矣。（许叔微《本事方》）

酒痢便血（腹痛，或如鱼脑五色者）。干丝瓜一枚

（连皮烧研），空心酒服二钱。一方煨食之。俗名鱼鳅是也。（《经验良方》）

【主治】癣疮，频按掺之。疗痈疽丁肿卵癀。（时珍）

### 附方

虫癣。清晨采露水丝瓜叶七片，逐片擦七下，如神。忌鸡、鱼、发物。（《摄生众妙方》）

阴子偏坠。丝瓜叶（烧存性）三钱，鸡子壳（烧灰）二钱，温酒调服。（余居士《选奇方》）

刀疮神药。古石灰、新石灰、丝瓜根叶（初种放两叶者）、韭菜根各等分，捣一千下作饼，阴干为末，擦之。止血定痛生肌，如神效。侍御苏海峰所传。（董炳《集验方》）

# 木耳

《本经》中品

**释名** 木檽（而、软二音）、木坆。〔时珍曰〕木耳生于朽木之上，无枝叶，乃湿热余气所生。曰耳曰蛾，象形也。曰檽，以软湿者佳也。曰鸡曰坆，因味似也。南楚人谓鸡为坆。曰菌，犹蜠也，亦象形也。蜠乃贝子之名。或曰：地生为菌，木生为蛾。北人曰蛾，南人曰蕈。

**集解** 〔《别录》曰〕五木耳生犍为山谷。六月多雨时采，即暴干。

〔弘景曰〕此云五木耳，而不显言是何木。惟老桑树生桑耳，有青、黄、赤、白者。软湿者人采以作菹，无复药用。

〔恭曰〕桑、槐、楮、榆、柳，此为五木耳。软者并堪啖。楮耳人常食，槐耳疗痔。煮浆粥安诸木上，以草覆之，即生蕈尔。

〔时珍曰〕木耳各木皆生，其良毒亦必随木性，不可不审。然今货者，亦多杂木，惟桑、柳、楮、榆之耳为多云。

【气味】甘，平，有小毒。

【主治】益气不饥，轻身强志。（《本经》）
断谷治痔。（时珍）

【发明】〔时珍曰〕按《生生编》云：柳蛾补胃，木耳衰精。言老柳之蛾能补胃理气。木耳乃朽木所生，得一阴之气，故有衰精冷肾之害也。

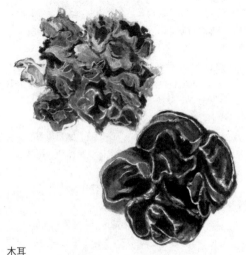

木耳

**附方**

血注脚疮。桑耳、楮耳、牛屎菰各五钱，胎发灰（男用女，女用男）三钱，研末，油和涂之，或干涂之。（《奇效良方》）

崩中漏下。木耳半斤，炒见烟，为末，每服二钱一分，头发灰三分，共二钱四分，以应二十四气。好酒调服，出汗。（孙氏《集效方》）

新久泄痢。干木耳一两（炒），鹿角胶二钱半（炒），为末。每服三钱，温酒调下，日二。（《御药院方》）

 桑耳

【气味】甘，平，有毒。

【主治】黑者，主女人漏下赤白汁，血病症瘕积聚，阴痛，阴阳寒热，无子。（《本经》）

疗月水不调。其黄熟陈白者，止久泄，益气不饥。其金色者，治癖饮积聚，腹痛金疮。（《别录》）

治女子崩中带下，月闭血凝，产后血凝，男子痃癖。（甄权）

止血衄，肠风泻血，妇人心腹痛。（《大明》）

利五脏，宣肠胃气，排毒气。压丹石人热发，和葱、豉作羹食。（孟诜）

**附方**

少小鼻衄（小劳辄出）。桑耳熬焦捣末，每发时，以杏仁大塞鼻中，数度即止断。（《肘后方》）

五痔下血。桑耳作羹，空心饱食，三日一作。待孔卒痛如鸟啄状，取大、小豆各一升合捣，作两囊蒸之，及热，更互坐之即瘥。（《外台》）

脱肛泻血（不止）。用桑黄一两，熟附子一两，为末，炼蜜丸梧子大，每米饮下二十丸。（《圣惠》）

血淋疼痛。桑黄、槲白皮各二钱，水煎服，日一次。（《圣惠方》）

月水不断。肉色黄瘦，血竭暂止，数日复发，小劳辄剧，久疾失治者，皆可服之。桑黄焙研，每服二钱，食前热酒下，日二服。（《普济方》）

崩中漏下。桑耳炒黑为末，酒服方寸匕，日三服取效。（《千金方》）

赤白带下。桑耳切碎，酒煎服。（苏颂《图经》）

留饮宿食。桑耳二两，巴豆一两（去皮），五升米下蒸过，和枣膏捣丸麻子大。每服一二丸，取利止。

（《范汪方》）

瘰疬溃烂。桑黄菰五钱，水红豆一两，百草霜三钱，青苔二钱，片脑一分。为末，鸡子白调敷，以车前、艾叶、桑皮煎汤洗之。（《纂要奇方》）

咽喉痹痛。五月五日，收桑上木耳，白如鱼鳞者，临时捣碎，绵包弹子大，蜜汤浸，含之立效。（《便民方》）

面上黑斑。桑耳焙研，每食后热汤服一钱，一月愈。（《摘玄》）

遗尿且涩。桑耳为末，每酒下方寸匕，日三服。（《圣济总录》）

 槐耳

【气味】苦、辛，平，无毒。

【主治】五痔脱肛，下血心痛，妇人阴中疮痛。（苏恭）

治风破血，益力。（甄权）

**附方**

肠痔下血。槐树上木耳，为末。饮服方寸匕，日三服。（《肘后方》）

崩中不止（不问年月远近）。用槐耳烧存性，为末。每服方寸匕，温酒下。（《产宝方》）

产后血疼（欲死者）。槐鸡半两为末，酒浓煎饮，立愈。（《妇人良方》）

蛔虫心痛。槐木耳烧存性，为末，水服枣许。若不止，饮热水一升，蛔虫立出。（张文仲《备急方》）

月水不断（劳损黄瘦，暂止复发，小劳辄剧者）。槐蛾（炒黄）、赤石脂各一两，为末，食前热酒服二钱。桑黄亦可。（《圣惠方》）

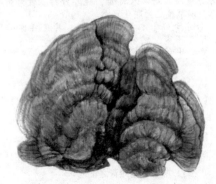

槐耳

# 葫

《别录》下品

**释名** 大蒜、荤菜。〔弘景曰〕今人谓葫为大蒜，蒜为小蒜，以其气类相似也。〔时珍曰〕按孙愐《唐韵》云：张骞使西域，始得大蒜、胡荽。则小蒜乃中土旧有，而大蒜出胡地，故有胡名。二蒜皆属五荤，故通可称荤。

**集解** 〔《别录》曰〕葫，大蒜也。五月五日采，独子者入药尤佳。

〔颂曰〕今处处园圃种之。每颗六七瓣，初种一瓣，当年便成独子葫，至明年则复其本矣。其花中有实，亦作葫瓣状而极小，亦可种之。

〔时珍曰〕大、小二蒜皆八月种。春食苗，夏初食薹，五月食根，秋月收种。北人不可一日无者也。

【气味】辛，温，有毒。

【主治】归五脏，散痈肿䘌疮，除风邪，杀毒气。（《别录》）

下气，消谷，化肉。（苏恭）

去水恶瘴气，除风湿，破冷气，烂痃癖，伏邪恶，宣通温补，疗疮癣，杀鬼去痛。（藏器）

健脾胃，治肾气，止霍乱转筋腹痛，除邪祟，解温疫，去蛊毒，疗劳疟冷风，敷风损冷痛，恶疮、蛇虫、溪毒、沙虱，并捣贴之。熟醋浸，经年者良。（《日华》）

温水捣烂服，治中暑不醒。捣贴足心，止鼻衄不止。和豆豉丸服，治暴下血，通水道。（宗奭）

捣汁饮，治吐血心痛。煮汁饮，治角弓反张。同鲫鱼丸，治膈气。同蛤粉丸，治水肿。同黄丹丸，治痢疟、孕痢。同乳香丸，治腹痛。捣膏敷脐，能达下焦消水，利大小便。贴足心，能引热下行，治泄泻暴痢及干湿霍乱，止衄血。纳肛中，能通幽门，治关格不通。（时珍）

【发明】〔宗奭曰〕葫气极荤，置臭肉中反能掩臭。凡中暑毒人，烂嚼三两瓣，温水送之，下咽即知，但禁饮冷水。又鼻衄不止者，捣贴足心，衄止即试去。

〔时珍曰〕葫蒜入太阴、阳明，其气薰烈，能通五脏，达诸窍，去寒湿，辟邪恶，消痈肿，化症积肉食，此其功也。故王祯称之云：味久不变，可以资生，可以致远，化臭腐为神奇，调鼎俎，代醯酱。携之旅涂，则炎风瘴雨不能加，食饐腊毒不能害。夏月食之解暑气。北方食肉面尤不可无。乃《食经》之上品，《日用》之多助者也。盖不知其辛能散气，热能助火，伤肺损目，昏神伐性之害，茌荏受之而不悟也。尝有一妇，衄血一昼夜不止，诸治不效。时珍令以蒜敷足心，即时血止，真奇方也。

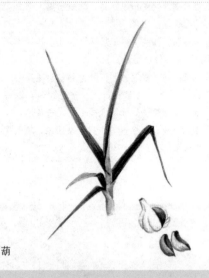

葫

## 附方

背疮灸法。凡觉背上肿硬疼痛，用湿纸贴寻疮头。用大蒜十颗，淡豉半合，乳香一钱，细研。随疮头大小，用竹片作圈围定，填药于内，二分厚，着艾灸之。痛灸至痒，痒灸至痛，以百壮为率。与蒜钱灸法同功。（《外科精要》）

疔肿恶毒。用门臼灰一撮罗细，以独蒜或新蒜薹染灰擦疮口，候疮自然出少汁，再擦，少顷即消散也。虽发背痈肿，亦可擦之。

关格胀满（大小便不通）。独头蒜烧熟去皮，绵裹纳下部，气立通也。（《外台秘要》）

干湿霍乱（转筋）。用大蒜捣涂足心，立愈。（《永类钤方》）

水气肿满。大蒜、田螺、车前子等分，熬膏摊贴脐中，水从便溺而下，数日即愈。象山民人患水肿，一卜者传此，用之有效。（仇远《稗史》）

疟疾寒热。《肘后》：用独头蒜炭上烧之，酒服方寸匕。《简便》：用桃仁半片，放内关穴上，将独蒜捣烂罨之，缚住（男左女右），即止。邻妪用此治人屡效。《普济方》：端午日，取独头蒜煨熟，入矾红等分，捣丸芡子大，每白汤嚼下一丸。

泄泻暴痢。大蒜捣贴两足心。亦可贴脐中。（《千金方》）

肠毒下血。蒜连丸：用独蒜煨捣，和黄连末为丸，日日米汤服之。（《济生方》）

心腹冷痛。法醋浸至二三年蒜，食至数颗，其效如神。（李时珍《濒湖集简方》）

寒湿气痛。端午日收独蒜，同辰粉捣，涂之。（唐瑶《经验方》）

牙齿疼痛。独头蒜煨，热切熨痛处，转易之。亦主虫痛。（《外台秘要》）

头风苦痛。《易简方》：用大蒜研汁嗅鼻中。《圣济录》：用大蒜七个去皮，先烧红地，以蒜逐个于地上磨成膏子。却以僵蚕一两，去头足，安蒜上，碗覆一夜，勿令透气。只取蚕研末，嗅入鼻内，口中含水，甚效。

金疮中风，角弓反张。取蒜一升去心，无灰酒四升煮极烂，并滓服之。须臾得汗即瘥。（《外台秘要》）

妇人阴肿（作痒）。蒜汤洗之，效乃止。（《永类钤方》）

阴汗作痒。大蒜、淡豉捣丸梧子大，朱砂为衣，每空腹灯芯汤下三十丸。

小便淋沥（或有或无）。用大蒜一个，纸包煨熟，露一夜，空心新水送下。（朱氏《集验方》）

蜈蝎螫伤。独头蒜摩之，即止。（《梅师》）

蛇虺螫伤。孟诜曰：即时嚼蒜封之，六七易。仍以蒜一升去皮，以乳二升煮熟，空心顿服。明日又进。外以去皮蒜一升捣细，小便一升煮三四沸，浸损处。《梅师》：用独头蒜、酸草捣绞敷咬处。

食蟹中毒。干蒜煮汁饮之。（《集验方》）

# 草石蚕

《拾遗》

**释名** 地蚕、土蛹、甘露子、滴露、地瓜儿。〔时珍曰〕蚕、蛹皆以根形而名，甘露以根味而名。或言叶上滴露则生，珍常莳之，无此说也。其根长大者，《救荒本草》谓之地瓜儿。

**集解** 〔藏器曰〕陶氏注虫部石蚕云：今俗用草根黑色。按草石蚕生高山石上，根如箸，上有毛，节如蚕，叶似卷柏。山人取食之。

〔颂曰〕草根之似蚕者，亦名石蚕。出福州及信州山石上，四时常有。其苗青，亦有节。三月采根用。

〔机曰〕草石蚕徽州甚多，土人呼为地蚕。肥白而促节，大如三眠蚕。生下湿地及沙碛间。秋时耕犁，遍地皆是。收取以醋淹作菹食。冬月亦掘取之。

〔颖曰〕地蚕生郊野麦地中。叶如薄荷，少狭而尖，文微皱，欠光泽。根白色，状如蚕。四月采根，水瀹和盐为菜茹之。

〔时珍曰〕草石蚕即今甘露子也。荆湘、江淮以南野中有之，人亦栽莳。二月生苗，长者近尺，方茎对节，狭叶有齿，并如鸡苏，但叶皱有毛耳。四月开小花成穗，一如紫苏花穗。结子连荆芥子。其根连珠，状如老蚕。五月掘根蒸煮食之，味如百合。或以萝卜卤及盐菹水收之，则不黑。亦可酱渍、蜜藏。既可为菜，又可充果。陈藏器言石蚕叶似卷柏者，若与此不同也。

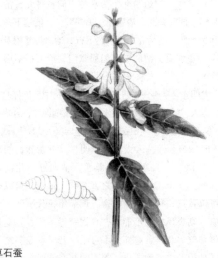

草石蚕

**【气味】** 甘，平，无毒。

**【主治】** 和五脏，下气清神。（《正要》）

浸酒，除风破血。煮食，治溪毒。（藏器）

焙干，主走注风，散血止痛。其节亦可捣末酒服。（苏颂）

# 果部

## 本草纲目

李时珍曰：木实曰果，草实曰蓏。熟则可食，干则可脯。丰俭可以济时，疾苦可以备药，以养民生。故《素问》云：五果为助。五果者，以五味、五色应五脏，李、杏、桃、栗、枣是矣。《占书》欲知五谷之收否，但看五果之盛衰。李主小豆，杏主大麦，桃主小麦，栗主稻，枣主禾。《礼记·内则》列果品蔆、棋、榛、柞、栗之类。《周官》职方氏辨五地之物，山林宜皂物，柞、栗之属。川泽宜膏物，蔆、芡之属。丘陵宜核物，梅、李之属。甸师掌野果蓏。场人树果蓏珍异之物，以时藏之。观此，则果蓏之土产常异，性味良毒，岂可纵嗜欲而不知物理乎？

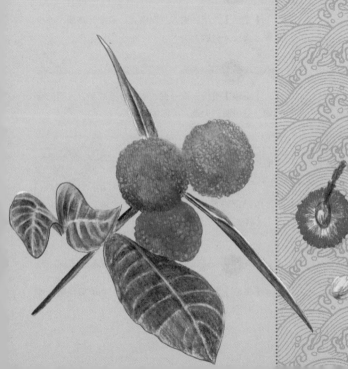

# 杏

**释名** 甜梅。〔时珍曰〕杏字篆文象子在木枝之形。或云从口及从可者，并非也。《江南录》云：杨行密改杏名甜梅。

**集解** 〔时珍曰〕诸杏，叶皆圆而有尖，二月开红花，亦有千叶者，不结实。甘而有沙者为沙杏，黄而带酢者为梅杏，青而带黄者为柰杏。其金杏大如梨，黄如橘。《西京杂记》载蓬莱杏花五色，盖异种也。

**实**

【气味】酸，热，有小毒。

【主治】曝脯食，止渴，去冷热毒。心之果，心病宜食之。（思邈）

**核仁**

【气味】甘（苦），温（冷利），有小毒。

【主治】咳逆上气雷鸣，喉痹，下气，产乳金疮，寒心奔豚。（《本经》）

惊痫，心下烦热，风气往来。时行头痛，解肌，消心下急满痛，杀狗毒。（《别录》）

治腹痹不通，发汗，主温病脚气，咳嗽上气喘促。入天门冬煎，润心肺。和酪作汤，润声气。（甄权）

除肺热，治上焦风燥，利胸膈气逆，润大肠气秘。（元素）

【发明】〔元素曰〕杏仁气薄味厚，浊而沉坠，降也，阴也。入手太阴经。其用有三：润肺也，消食积也，散滞气也。

〔时珍曰〕杏仁能散能降，故解肌散风、降气润燥、消积治伤损药中用之。治疮杀虫，用其毒也。

**附方**

耳出脓汁。杏仁炒黑，捣膏绵裹纳入，日三四易之，妙。（《梅师方》）

鼻中生疮。杏仁研末，乳汁和敷。（《千金方》）

白癜风斑。杏仁连皮尖，每早嚼二七粒，揩令赤色。夜卧再用。（《圣济总录》）

**花**

【气味】苦，温，无毒。

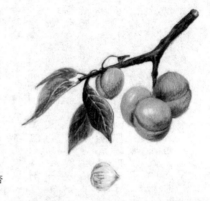

杏

【主治】补不足，女子伤中，寒热痹厥逆。（《别录》）

**附方**

粉滓面𪒲。杏花、桃花各一升，东流水浸七日，洗面三七遍，极妙。（《圣济总录》）

**叶**

【主治】人卒肿满，身面洪大，煮浓汁热渍，亦少少服之。（《肘后》）

**枝**

【主治】堕伤，取一握，水一升煮减半，入酒三合和匀，分再服，大效。（苏颂）

**附方**

坠扑瘀血（在内，烦闷者）。用东引杏树枝三两，细锉微熬，好酒二升煎十余沸，分二服。（《塞上方》）

**根**

【主治】食杏仁多，致迷乱将死，切碎煎汤服，即解。（时珍）

# 梅

《本经》中品

■  〔时珍曰〕梅，古文作某，象子在木上之形。

■  〔时珍曰〕按陆机《诗疏》云：梅，杏类也。树、叶皆略似杏。叶有长尖，先众木而花。其实酢，曝干为脯，入羹臛齑中，又含之可以香口。子赤者材坚，子白者材脆。

### 实

【气味】酸，平，无毒。

【发明】〔宗奭曰〕食梅则津液泄者，水生木也。津液泄则伤肾，肾属水，外为齿故也。

〔时珍曰〕梅，花开于冬而实熟于夏，得木之全气，故其味最酸，所谓曲直作酸也。肝为乙木，胆为甲木。人之舌下有四窍，两窍通胆液，故食梅则津生者，类相感应也。故《素问》云：味过于酸，肝气以津。又云：酸走筋，筋病无多食酸。不然，物之味酸者多矣，何独梅能生津耶？

### 乌梅

【气味】酸，温、平，涩，无毒。

【主治】下气，除热烦满，安心，止肢体痛，偏枯

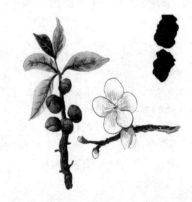

梅

不仁，死肌，去青黑痣，蚀恶肉。（《本经》）

去痹，利筋脉，止下痢，好唾口干。（《别录》）

止渴调中，去痰治疟瘴，止吐逆霍乱，除冷热痢。（藏器）

治虚劳骨蒸，消酒毒，令人得睡。和建茶、干姜为丸服，止休息痢，大验。（《大明》）

敛肺涩肠，止久嗽泻痢，反胃噎膈，蛔厥吐利，消肿涌痰，杀虫，解鱼毒、马汗毒、硫黄毒。（时珍）

# 桃

《本经》下品

■  〔时珍曰〕桃性早花，易植而子繁，故字从木、兆。十亿曰兆，言其多也。或云从兆谐声也。

■  〔时珍曰〕桃品甚多，易于栽种，且早结实。五年宜以刀劙其皮，出其脂液，则多延数年。

### 实

【气味】辛、酸、甘，热，微毒。

【主治】作脯食，益颜色。（《大明》）

肺之果，肺病宜食之。（思邈）

### 核仁

【气味】苦、甘，平，无毒。

【主治】瘀血血闭，症瘕邪气，杀小虫。（《本经》）

止咳逆上气，消心下坚硬，除卒暴击血，通月水，止心腹痛。（《别录》）

治血结、血秘、血燥，通润大便，破畜血。（元素）

杀三虫，又每夜嚼一枚和蜜，涂手、面良。（孟诜）

主血滞风痹骨蒸，肝疟寒热，鬼注疼痛，产后血病。（时珍）

【发明】〔杲曰〕桃仁苦重于甘，气薄味厚，沉而降，阴中之阳，手、足厥阴经血分药也。苦以泄滞血，甘以生新血，故破凝血者用之。其功有四：治热入血

室，一也；泄腹中滞血，二也；除皮肤血热燥痒，三也；行皮肤凝聚之血，四也。

〔成无己曰〕肝者血之源，血聚则肝气燥，肝苦急，急食甘以缓之。桃仁之甘以缓肝散血，故张仲景抵当汤用之，以治伤寒八九日，内有畜血，发热如狂，小腹满痛，小便自利者。又有当汗失汗，热毒深入，吐血及血结胸，烦躁谵语者，亦以此汤主之。与虻虫、水蛭、大黄同用。

## 附方

延年去风（令人光润）。用桃仁五合去皮，用粳米饭浆同研，绞汁令尽，温温洗面，极妙。（《千金翼》）

上气咳嗽（胸满气喘）。桃仁三两去皮尖，以水一大升研汁，和粳米二合煮粥食之。（《心镜》）

小儿聤耳。桃仁炒研绵裹，日日塞之。（《千金方》）

大便不快（里急后重）。用桃仁三两（去皮），吴茱萸二两，食盐一两，同炒熟，去盐、茱，每嚼桃仁五七粒。（《总录》）

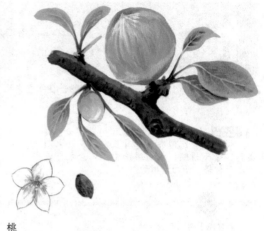

桃

【气味】辛，平，微毒。

【主治】破血闭，下血瘕，寒热积聚，无子，带下诸疾。（《别录》）

疗崩中，破癖气。（《大明》）

# 梨

《别录》下品

**释名** 快果、果宗、玉乳、蜜父。〔震亨曰〕梨者，利也。其性下行流利也。〔弘景曰〕梨种殊多，并皆冷利，多食损人，故俗人谓之快果，不入药用。

**集解** 〔时珍曰〕梨树高二三丈，尖叶光腻有细齿，二月开白花如雪六出。上已无风则结实必佳。故古语云：上已有风梨有蠹，中秋无月蚌无胎。贾思勰言梨核每颗有十余子，种之惟一二子生梨，余皆生杜，此亦一异也。杜即棠梨也。梨品甚多，必须棠梨、桑树接过者，则结子早而佳。梨有青、黄、红、紫四色。乳梨即雪梨，鹅梨即绵梨，消梨即香水梨也。俱为上品，可以治病。御儿梨即玉乳梨之讹。或云御儿一作语儿，地名也，在苏州嘉兴县，见《汉书·注》。其他青皮、早谷、半斤、沙糜诸梨，皆粗涩不堪，止可蒸煮及切烘为脯尔。一种醋梨，易水煮熟，则甜美不损人也。昔人言梨，皆以常山真定、山阳钜野、梁国睢阳、齐国临淄、钜鹿、弘农、京兆、邺都、洛阳为称。盖好梨多产于北土，南方惟宣城者为胜。

【气味】甘、微酸，寒，无毒。

【主治】热嗽，止渴。切片贴汤火伤，止痛不烂。（苏恭）

治客热，中风不语，治伤寒热发，解丹石热气、惊邪，利大小便。（《开宝》）

除贼风，止心烦气喘热狂。作浆，吐风痰。（《大明》）

卒暗风不语者，生捣汁频服。胸中痞塞热结者，宜多食之。（孟诜）

润肺凉心，消痰降火，解疮毒、酒毒。（时珍）

【发明】〔时珍曰〕《别录》著梨，止言其害，不著其功。陶隐居言梨不入药。盖古人论病多主风寒，用药皆是桂、附，故不知梨有治风热、润肺凉心、消痰降火、解毒之功也。今人痰病、火病，十居六七。梨之有益，盖不为少，但不宜过食尔。

消渴饮水。用香水梨（或鹅梨或江南雪梨皆可）取汁以蜜汤熬成瓶收。无时以热水或冷水调服，愈乃止。（《普济方》）

卒得咳嗽。崔元亮《海上方》：用好梨去核，捣汁一碗，入椒四十粒，煎一沸去滓，纳黑饧一大两，消讫，细细含咽立定。（颂）

暗风失音。生梨，捣汁一盏饮之，日再服。（《食疗本草》）

小儿风热（昏懵躁闷，不能食）。用消梨三枚切破，以水二升，煮取汁一升，入粳米一合，煮粥食之。（《圣惠方》）

赤眼肿痛。鹅梨一枚（捣汁），黄连末半两，腻粉一字，和匀绵裹浸梨汁中，日日点之。（《圣惠》）

反胃转食（药物不下）。用大雪梨一个，以丁香十五粒刺入梨内，湿纸包四五重，煨熟食之。（《总录》）

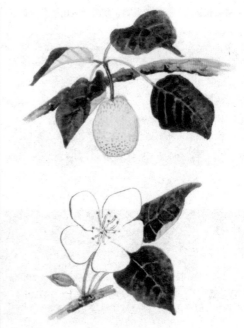

梨

# 山楂

《唐本草》

**释名**　赤爪子、鼠楂、猴楂、茅楂。〔时珍曰〕山楂味似楂子，故亦名楂。

**集解**　〔时珍曰〕赤爪、棠梂、山楂，一物也。古方罕用，故《唐本》虽有赤爪，后人不知即此也。自丹溪朱氏始著山楂之功，而后遂为要药。

【气味】酸，冷，无毒。

【主治】煮汁服，止水痢。沐头洗身，治疮痒。（《唐本》）

煮汁洗漆疮，多瘥。（弘景）

治腰痛有效。（苏颂）

消食积，补脾，治小肠疝气，发小儿疮疹。（吴瑞）

健胃，行结气。治妇人产后儿枕痛，恶露不尽，煎汁入砂糖服之，立效。（震亨）

化饮食，消内积症瘕，痰饮痞满吞酸，滞血痛胀。（时珍）

化血块气块，活血。（宁原）

【发明】〔震亨曰〕山楂大能克化饮食。若胃中无

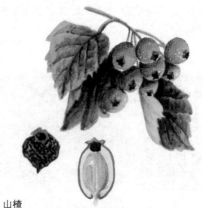

山楂

食积，脾虚不能运化，不思食者，多服之，则反克伐脾胃生发之气也。

〔时珍曰〕凡脾弱食物不克化，胸腹酸刺胀闷者，于每食后嚼二三枚，绝佳。但不可多用，恐反克伐也。

按《物类相感志》言：煮老鸡、硬肉，入山楂数颗即易烂。则其消肉积之功，益可推矣。

核

【主治】吞之，化食磨积，治癫疝。（时珍）

附方

难产。山楂核七七粒，百草霜为衣，酒吞下。（《海上方》）

**附方**

偏坠疝气。山棠梂肉、茴香（炒）各一两为末，糊丸梧子大。每服一百丸，空心白汤下。（《卫生易简方》）

老人腰痛（及腿痛）。用棠梂子、鹿茸（炙）等分，为末，蜜丸梧子大。每服百丸，日二服。

# 橘

**释名** 〔时珍曰〕橘，从矞（音鹬），谐声也。又云，五色为庆，二色为矞。橘实外赤内黄，剖之香雾纷郁，有似乎矞云。橘之从矞，又取此意也。

**集解** 〔时珍曰〕夫橘、柚、柑三者相类而不同。橘实小，其瓣味微酢，其皮薄而红，味辛而苦。柑大于橘，其瓣味甘，其皮稍厚而黄，味辛而甘。柚大小皆如橙，其瓣味酢，其皮最厚而黄，味甘而不甚辛。

实

【气味】甘、酸，温，无毒。

【主治】甘者润肺，酸者聚痰。（藏器）

【发明】〔时珍曰〕橘皮下气消痰，其肉生痰聚饮，表里之异如此，凡物皆然。今人以蜜煎橘充果食甚佳，亦可酱菹也。

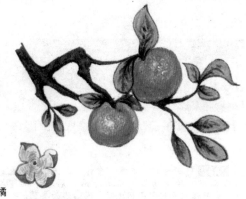
橘

# 柚

**释名** 条、壶柑、臭橙、朱栾。〔时珍曰〕柚，色油然，其状如卣，故名。壶亦象形。今人呼其黄而小者为蜜筒，正此意也。其大者谓之朱栾，亦取团栾之象。最大者谓之香栾。

**集解** 〔恭曰〕柚皮厚味甘，不似橘皮薄味辛而苦。其肉亦如橘，有甘有酸，酸者名壶柑。今俗人谓橙为柚，非矣。案《吕氏春秋》云：果之美者，江浦之橘，云梦之柚。郭璞云：柚出江南，似橙而实酢，大如橘。《禹贡》云：扬州厥包橘、柚。孔安国云：小曰橘，大曰柚，皆为柑也。

〔颂曰〕闽中、岭外、江南皆有柚，比橘黄白色而大。裛、唐间柚，色青黄而实小。其味皆酢，皮厚，不堪入药。

〔时珍曰〕柚，树、叶皆似橙。其实有大、小二种：小者如柑如橙；大者如瓜如升，有围及尺余者，亦橙之类也。今人呼为朱栾，形色圆正，都类柑、橙。但皮厚而粗，其味甘，其气臭，其瓣坚而酸恶不可食，其花甚香。

【气味】酸，寒，无毒。

【主治】消食，解酒毒，治饮酒人口气，去肠胃中恶气，疗妊妇不思食口淡。（《大明》）

 皮

【气味】甘，辛，平，无毒。

【主治】下气。宜食，不入药。（弘景）

### 附方

痰气咳嗽。用香栾去核切，砂瓶内浸酒，封固一夜，煮烂，蜜拌匀，时时含咽。

 叶

【主治】头风痛，同葱白捣，贴太阳穴。（时珍）

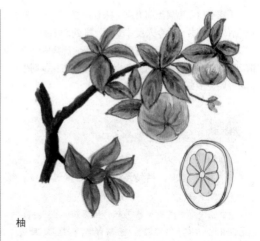

柚

花

【主治】蒸麻油作香泽面脂，长发润燥。（时珍）

# 枣

《本经》上品

■ 释名 〔时珍曰〕按陆佃《埤雅》云：大曰枣，小曰棘。棘，酸枣也。

■ 集解 〔《别录》曰〕枣生河东平泽。

〔弘景曰〕世传河东猗氏县枣特异。今青州出者形大而核细，多膏甚甜。郁州互市者亦好，小不及耳。江东临沂、金城枣形大而虚，少脂，好者亦可用之。南枣大恶，不堪啖。

〔颂曰〕近北州郡皆出枣，惟青州之种特佳。晋州、绛州者虽大，而不及青州肉厚也。江南出者，坚燥少脂。今园圃种莳者，其种甚多。美者有水菱枣、御枣之类，皆不堪入药，盖肌肉轻虚故也。南郡人煮而曝干，皮薄而皱，味更甘于他枣，谓之天蒸枣，亦不入药。

〔宗奭曰〕大枣先青州，次晋州，皆可晒曝入药，益脾胃。余者止可充食用耳。青州人以枣去皮核，焙干为枣圈，以为奇货。有御枣，甘美轻脆，后众枣熟而易生虫，今人所谓扑落酥者是也。又有牙枣，先众枣熟，亦甘美，微酸而尖长。二枣皆可啖，不堪收曝。

〔时珍曰〕枣木赤心有刺。四月生小叶，尖觥光泽。五月开小花，白色微青。南北皆有，惟青、晋所出者肥大甘美，入药为良。其类甚繁，《尔雅》所载之外，郭义恭《广志》有狗牙、鸡心、牛头、羊矢、狝猴、细腰、赤心、三星、骈白之名，又有木枣、氏枣、桂枣、夕枣、灌枣、墟枣、蒸枣、白枣、棠枣，及安邑、信都诸枣。谷城紫枣长二寸，羊角枣长三寸。密云所出小枣，脆润核细，味亦甘美，皆可充果食，不堪入药。入药须用青州及晋地晒干大枣为良。

 大枣

【释名】干枣、美枣、良枣。

【气味】甘，平，无毒。

【主治】心腹邪气，安中，养脾气，平胃气，通九窍，助十二经，补少气、少津液、身中不足，大惊四肢重，和百药。久服轻身延年。（《本经》）

补中益气，坚志强力，除烦闷，疗心下悬，除肠澼。久服不饥神仙。（《别录》）

润心肺，止嗽，补五脏，治虚损，除肠胃癖气。和光粉烧，治疳痢。（《大明》）

和阴阳，调荣卫，生津液。（李杲）

【发明】〔弘景曰〕道家方药，以枣为佳饵。其皮利，肉补虚，所以合汤皆擘之也。

〔杲曰〕大枣气味俱厚，阳也。温以补不足，甘以缓阴血。

〔成无己曰〕邪在营卫者，辛甘以解之。故用姜、枣以和营卫，生发脾胃升腾之气。张仲景治奔豚，用大枣滋脾土以平肾气也。治水饮胁痛有十枣汤，益土而胜水也。

〔震亨曰〕枣属土而有火，味甘性缓。甘先入脾，补脾者未尝用甘。故今人食甘多者，脾必受病也。

〔时珍曰〕《素问》言枣为脾之果，脾病宜食之。谓治病和药，枣为脾经血分药也。若无故频食，则生虫损齿，贻害多矣。

### 附方

调和胃气。以干枣去核，缓火逼燥为末。量多少入少生姜末，白汤点服。调和胃气甚良。（《衍义》）

小肠气痛。大枣一枚去核，用斑蝥一枚去头、足、翅，入枣内，纸包煨熟，去蝥食枣，以桂心、荜澄茄汤下。（《直指》）

伤寒热病（后口干咽痛，喜唾）。大枣二十枚，乌梅十枚，捣入蜜丸。含如杏核大，咽汁甚效。（《千金方》）

妊娠腹痛。大红枣十四枚，烧焦为末，以小便服之。（《梅师》）

大便燥塞。大枣一枚去核，入轻粉半钱缚定，煨熟食之，仍以枣汤送下。（《直指》）

烦闷不眠。大枣十四枚，葱白七茎，水三升，煮一升，顿服。（《千金》）

上气咳嗽。治伤中筋脉急，上气咳嗽者。用枣二十枚去核，以酥四两微火煎，入枣肉中泣尽酥，取收之。常含一枚，微微咽之取瘥。（《圣惠方》）

肺疽吐血。因啖辛辣、热物致伤者。用红枣（连核烧存性）、百药煎（煅过）等分，为末。每服二钱，米饮下。（《三因》）

耳聋鼻塞（不闻音声、香臭者）。取大枣十五枚（去皮核），蓖麻子三百枚（去皮），和捣。绵裹塞耳、鼻，日一度。三十余日，闻声及香臭也。先治耳，后治鼻，不可并塞。孟诜《食疗》

久服香身。用大枣肉和桂心、白瓜仁、松树皮为丸，久服之。（《食疗本草》）

走马牙疳。新枣肉一枚，同黄檗烧为末，油和敷之。若加砒少许更妙。王氏《博济》

诸疮（久坏不愈者）。枣膏三升，煎水频洗，取愈。（《千金》）

痔疮疼痛。大肥枣一枚剥去皮，取水银掌中，以唾研令极熟，敷枣瓤上，纳入下部，良。（《外台》）

下部虫痒。蒸大枣取膏，以水银和捻，长三寸，以绵裹，夜纳下部中，明日虫皆出也。（《肘后》）

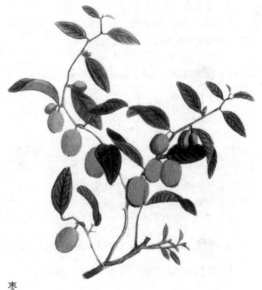

枣

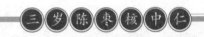

三岁陈枣核中仁

【气味】燔之，苦，平，无毒。

【主治】恶气卒疰忤。（孟诜）
核烧研，掺胫疮良。（时珍）

【发明】〔时珍曰〕按《刘根别传》云：道士陈孜如痴人，江夏袁仲阳敬事之。孜曰：今春当有疾，可服枣核中仁二十七枚。后果大病，服之而愈。又云：常服枣仁，百邪不复干也。仲阳服之有效，则枣果有治邪之说矣。又《道书》云：常含枣核治气，令口行津液，咽之佳。谢承《后汉书》亦云：孟节能含枣核，不食可至十年也。此皆藉枣以生津受气，而咽之又能达黄宫，以交离坎之义耳。

叶

【气味】甘，温，微毒。

【主治】覆麻黄，能令出汗。（《本经》）
和葛粉，揩热痱疮，良。（《别录》）
治小儿壮热，煎汤浴之。（《大明》）

### 附方

小儿伤寒（五日已后热不退）。用枣叶半握，麻黄半两，葱白、豆豉各一合，童子小便二钟，煎一钟，分二服，取汗。（《总录》）

反胃呕哕。干枣叶一两，藿香半两，丁香二钱半，每服二钱，姜三片，水一盏煎服。（《圣惠方》）

【气味】甘，涩，温，有小毒。

【主治】中蛊腹痛，面目青黄，淋露骨立。锉取一斛，水淹三寸，煮至二斗澄清，煎五升，旦服五合，取吐即愈。又煎红水服之，能通经脉。（时珍）

【主治】小儿赤丹从脚跌起，煎汤频浴之。（时珍）

令发易长。取东行枣根三尺，横安甑上蒸之，两头汗出，收取敷发，即易长。（《圣惠方》）

【主治】同老桑树皮，并取北向者，等分，烧研。每用一合，井水煎，澄取清，洗目。一月三洗，昏者复明。忌荤、酒、房事。（时珍）

# 栗

《别录》上品

■释名　〔时珍曰〕栗，《说文》作桌，从卤（音条），象花实下垂之状也。梵书名笃迦。

■集解　〔时珍曰〕栗但可种成，不可移栽。

【气味】咸，温，无毒。

【主治】益气，厚肠胃，补肾气，令人耐饥。（《别录》）

疗筋骨断碎，肿痛瘀血，生嚼涂之，有效。（苏恭）

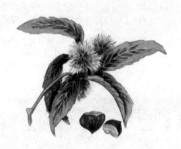

栗

# 杨梅

宋《开宝》

■释名　杭子（音求）。〔时珍曰〕其形如水杨子而味似梅，故名。段氏《北户录》名杭子。扬州人呼白杨梅为圣僧。

■集解　〔志曰〕杨梅生江南、岭南山谷。树若荔枝树，而叶细阴青。子形似水杨子，而生青熟红，肉在核上，无皮壳。四月、五月采之。南人腌藏为果，寄至北方。

〔时珍曰〕杨梅树叶如龙眼及紫瑞香，冬月不凋。二月开花结实，形如楮实子，五月熟，有红、白、紫三种，红胜于白，紫胜于红，颗大则核细，盐藏、蜜渍、糖收皆佳。东方朔《林邑记》云：邑有杨梅，其大如杯碗，青时极酸，熟则如蜜。用以酿酒，号为梅香酎，甚珍重之。赞宁《物类相感志》云：桑上接杨梅则不酸。杨梅树生癞，以甘草钉钉之则无。皆物理之妙也。

【气味】酸、甘，温，无毒。

【主治】盐藏食，去痰止呕哕，消食下酒。干作屑，临饮酒时服方寸匕，止吐酒。（《开宝》）

止渴，和五脏，能涤肠胃，除烦愤恶气。烧灰服，断下痢甚验。盐者常含一枚，咽汁，利五脏下气。（诜）

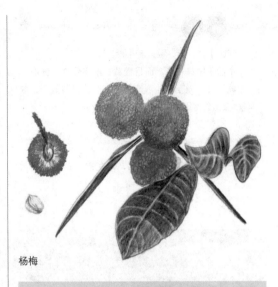
杨梅

### 附方

头风作痛。杨梅为末，每食后薄荷茶服二钱。或以消风散同煎服。或同捣末，以白梅肉和，丸弹子大，每食后葱茶嚼下一丸。（朱氏《集验》）

一切损伤（止血生肌，令无瘢痕）。用盐藏杨梅和核捣如泥，做成挺子，以竹筒收之。凡遇破伤，研末敷之，神圣绝妙。（《经验方》）

 核仁

【主治】脚气。（时珍）

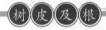 树皮及根

【主治】煎汤，洗恶疮疥癣。（《大明》）

煎水，漱牙痛。服之，解砒毒。烧灰油调，涂汤火伤。（时珍）

### 附方

中砒毒。心腹绞痛，欲吐不吐，面青肢冷。用杨梅树

皮煎汤二三碗，服之即愈。（王硕《易简方》）

风虫牙痛。《普济方》：用杨梅根（皮厚者，焙）一两，川芎䓖五钱，麝香少许，研末。每用半钱，鼻内嗜之，口中含水，涎出痛止。《摘要方》：用杨梅根皮、韭菜根、厨案上油泥等分捣匀，贴于两腮上，半时辰，其虫从眼角出也。屡用有效之方。

# 柿

《别录》中品

**集解** 〔颂曰〕柿南北皆有之，其种亦多。红柿所在皆有。黄柿生汴、洛诸州。朱柿出华山，似红柿而圆小，皮薄可爱，味更甘珍。椑柿色青，可生啖。诸柿食之皆美而益人。又有一种小柿，谓之软枣，俗呼为牛奶柿。世传柿有七绝：一多寿，二多阴，三无鸟巢，四无虫蠹，五霜叶可玩，六嘉宾，七落叶肥滑，可以临书也。

〔时珍曰〕柿高树大叶，圆而光泽。四月开小花，黄白色。结实青绿色，八、九月乃熟。生柿置器中自红者谓之烘柿，日干者谓之白柿，火干者谓之乌柿，水浸藏者谓之醂柿。其核形扁，状如木鳖子仁而硬坚。其根甚固，谓之柿盘。案《事类合璧》云：柿，朱果也。大者如碟，八棱稍扁；其次如拳；小或如鸡子、鸭子、牛心、鹿心之状。一种小而如拆二钱者，谓之猴枣。皆以核少者为佳。

 烘柿

【气味】甘，寒，涩，无毒。

【主治】通耳鼻气，治肠澼不足。解酒毒，压胃间热，止口干。（《别录》）

续经脉气。（诜）

【发明】〔藏器曰〕饮酒食红柿，令人易醉或心痛欲死。《别录》言解酒毒，失之矣。

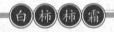 白柿 柿霜

【气味】甘，平，涩，无毒。

【主治】补虚劳不足，消腹中宿血，涩中厚肠，健脾胃气。（诜）

开胃涩肠，消痰止渴，治吐血，润心肺，疗肺痿心热咳嗽，润声喉，杀虫。（《大明》）

霜：清上焦心肺热，生津止渴，化痰宁嗽，治咽喉口舌疮痛。（时珍）

【发明】〔震亨曰〕干柿属金而有土，属阴而有收意。故止血治咳，亦可为助也。

〔时珍曰〕柿乃脾、肺血分之果也。其味甘而气平，性涩而能收，故有健脾涩肠、治嗽止血之功。盖大肠者，肺之合而胃之子也。真正柿霜，乃其精液，入肺病上焦药尤佳。

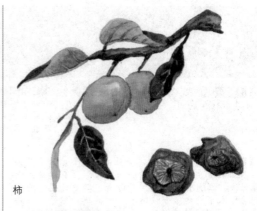

柿

【气味】涩，平，无毒。

【主治】咳逆哕气，煮汁服。（诜）

【发明】〔震亨曰〕人之阴气，依胃为养。土伤则木挟相火，直冲清道而上作咳逆。古人以为胃寒，概用丁香、柿蒂，不知其孰为补虚，孰为降火？不能清气利痰，惟有助火而已。

〔时珍曰〕咳逆者，气自脐下冲脉直上至咽膈，作呃忒塞逆之声也。朱肱《南阳书》以哕为咳逆，王履《溯洄集》以咳嗽为咳逆，皆误矣。哕者干哕有声也。咳逆有伤寒吐下后，及久病产后，老人虚人，阴气大亏，阳气暴逆，自下焦逆至上焦而不能出者。有伤寒失下，及平人痰气抑遏而然者。当视其虚实阴阳，或温或补，或泄热，或降气，或吐或下可也。古方单用柿蒂煮汁饮之，取其苦温能降逆气也。

咳逆不止。《济生》柿蒂散：治咳逆胸满。用柿蒂、丁香各二钱，生姜五片，水煎服。或为末，白汤点服。洁古加人参一钱，治虚人咳逆。《三因》加良姜、甘草等分。《卫生宝鉴》加青皮、陈皮。王氏《易简》加半夏、生姜。

 木皮

【主治】下血。晒焙研末，米饮服二钱，两服可止。（颂）

汤火疮，烧灰，油调敷。（时珍）

 根

【主治】血崩，血痢，下血。（时珍）

附方

热淋涩痛。干柿、灯芯等分，水煎日饮。（朱氏方）

小儿秋痢。以粳米煮粥，熟时入干柿末，再煮三两沸食之。奶母亦食之。（《食疗》）

反胃吐食。干柿三枚，连蒂捣烂，酒服甚效。切勿以他药杂之。

腹薄食减(凡男女脾虚腹薄，食不消化，面上黑点者)。用干柿三斤，酥一斤，蜜半斤，以酥、蜜煎匀，下柿煮十余沸，用不津器贮之。每日空腹食三五枚，甚良。（孟诜《食疗》）

痰嗽带血。青州大柿饼，饭上蒸熟批开。每用一枚，掺真青黛一钱，卧时食之，薄荷汤下。（《丹溪纂要》）

产后咳逆（气乱心烦）。用干柿切碎，水煮汁呷。（《产宝》）

妇人蒜发。干柿五枚，以茅香（煮熟）、枸杞子（酒浸，焙研）各等分，捣丸梧子大。每服五十丸，茅香汤下，日三。（《普济》）

鼻窒不通。干柿同粳米煮粥，日食。（《圣济》）

耳聋鼻寒。干柿三枚细切，以粳米三合，豆豉少许煮粥，日日空心食之。（《圣惠》）

臁胫烂疮。用柿霜、柿蒂等分烧研，敷之甚效。（笔峰《杂兴》）

 乌柿

【气味】甘，温，无毒。

【主治】杀虫，疗金疮、火疮，生肉止痛。（《别录》）

治狗啮疮，断下痢。（弘景）

服药口苦及呕逆者，食少许即止。（藏器）

 柿糕

【主治】作饼及糕与小儿食，治秋痢。（诜）

黄柿和米粉作糗蒸，与小儿食，止下痢、下血有效。（藏器）

# 银杏

《日用》

**释名** 白果、鸭脚子。〔时珍曰〕原生江南,叶似鸭掌,因名鸭脚。宋初始入贡,改呼银杏,因其形似小杏而核色白也。今名白果。梅尧臣诗:鸭脚类绿李,其名因叶高。欧阳修诗"绛囊初入贡,银杏贵中州",是矣。

**集解** 〔时珍曰〕银杏生江南,以宣城者为胜。树高二三丈。叶薄纵理,俨如鸭掌形,有刻缺,面绿背淡。二月开花成簇,青白色,二更开花,随即卸落,人罕见之。一枝结子百十,状如楝子,经霜乃熟烂,去肉取核为果。其核两头尖,三棱为雄,二棱为雌。其仁嫩时绿色,久则黄。须雌雄同种,其树相望,乃结实;或雌树临水亦可;或凿一孔,内雄木一块,泥之,亦结。阴阳相感之妙如此。其树耐久,肌理白腻。术家取刻符印,云能召使也。

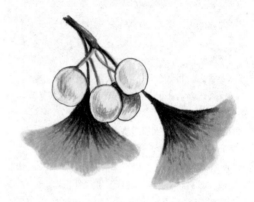

银杏

 核 仁

【气味】甘、苦,平,涩,无毒。

【主治】生食引疳解酒,熟食益人。(李鹏飞)

熟食温肺益气,定喘嗽,缩小便,止白浊。生食降痰,消毒杀虫。嚼浆涂鼻面手足,去齇疱䵟黯皴皱,及疥癣疳䘌阴虱。(时珍)

【发明】〔时珍曰〕银杏宋初始著名,而修本草者不收。近时方药亦时用之。其气薄味厚,性涩而收,色白属金。故能入肺经,益肺气,定喘嗽,缩小便。生捣能浣油腻,则其去痰浊之功,可类推矣。其花夜开,人不得见,盖阴毒之物,故又能杀虫消毒。然食多则收令太过,令人气壅胪胀昏顿。

## 附方

寒嗽痰喘。白果七个煨熟,以熟艾作七丸,每果入艾一丸,纸包再煨香,去艾吃。(《秘韫》方)

哮喘痰嗽。鸭掌散:用银杏五个,麻黄二钱半,甘草(炙)二钱,水一钟半,煎八分,卧时服。又金陵一铺治哮喘,白果定喘汤,服之无不效者,其人以此起家。其方:用白果二十一个(炒黄),麻黄三钱,苏子二钱,款冬花、法制半夏、桑白皮(蜜炙)各二钱,杏仁(去皮尖)、黄芩(微炒)各一钱半,甘草一钱,水三钟,煎二钟,随时分作二服。不用姜。(《摄生方》)

咳嗽失声。白果仁四两,白茯苓、桑白皮二两,乌豆半升(炒),沙蜜半斤。煮熟日干为末,以乳汁半碗拌湿,九蒸九晒,丸如绿豆大。每服

三五十丸,白汤下,神效。(余居士方)

赤白带下(下元虚惫)。白果、莲肉、江米各五钱,胡椒一钱半,为末。用乌骨鸡一只,去肠盛药,瓦器煮烂,空心食之。(《集简方》)

牙齿虫䘌。生银杏,每食后嚼一二个,良。(《永类钤方》)

鼻面酒齇。银杏、酒浮糟同嚼烂,夜涂旦洗。(《医林集要》)

头面癣疮。生白果仁切断,频擦取效。(邵氏《经验方》)

下部疳疮。生白果杵,涂之。(赵原阳)

阴虱作痒。阴毛际肉中生虫如虱,或红或白,痒不可忍者。白果仁嚼细,频擦之,取效。(刘长春方)

乳痈溃烂。银杏半斤,以四两研酒服之,以四两研敷之。(《救急易方》)

水疔暗疔。水疔色黄,麻木不痛;暗疔疮凸色红,使人昏狂。并先刺四畔,后用银杏(去壳)浸油中年久者,捣盦之。(《普济方》)

# 榛

宋《开宝》

**▌ 释名** 〔时珍曰〕关中甚多此果。关中，秦地也。榛之从秦，盖取此意。

**▌ 集解** 〔时珍曰〕按陆机《诗疏》云：榛有两种：一种大小枝叶皮树皆如栗，而子小，形如橡子，味亦如栗，枝茎可以为烛。一种高丈余，枝叶如木蓼，子作胡桃味，辽、代、上党甚多，久留亦易油坏者也。

**【气味】**甘，平，无毒。

**【主治】**益气力，实肠胃，令人不饥，健行。（《开宝》）
止饥，调中开胃，甚验。（《大明》）

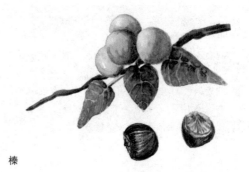

榛

# 荔枝

宋《开宝》

**▌ 释名** 离枝、丹荔。〔时珍曰〕司马相如《上林赋》作离支。按白居易云：若离本枝，一日色变，三日味变。则离支之名，又或取此义也。

**▌ 集解** 〔时珍曰〕荔枝炎方之果，性最畏寒，易种而根浮。其木甚耐久，有经数百年犹结实者。其实生时肉白，干时肉红。日晒火烘，卤浸蜜煎，皆可致远。成采晒干者谓之荔锦。

**【气味】**甘，平，无毒。

**【主治】**止渴，益人颜色。（《开宝》）
食之止烦渴，头重心躁，背膊劳闷。（李珣）
治瘰疬瘤赘，赤肿疔肿，发小儿痘疮。（时珍）

**【发明】**〔震亨曰〕荔枝属阳，主散无形质之滞气，故消瘤赘赤肿者用之。苟不明此，虽用之无应。

### 附方

痘疮不发。荔枝肉浸酒饮，并食之。忌生冷。（闻人规《痘疹论》）

风牙疼痛。用荔枝连壳烧存性，研末，擦牙即止。（《普济》）

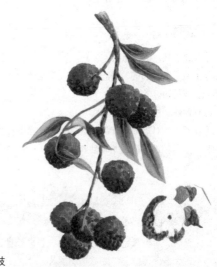

荔枝

呃逆不止。荔枝七个，连皮核烧存性，为末。白汤调下，立止。（杨拱《医方摘要》）

【气味】甘，温，涩，无毒。

【主治】心痛、小肠气痛，以一枚煅存性，研末，新酒调服。（宗奭）

【发明】〔时珍曰〕荔枝核入厥阴，行散滞气，其实双结而核肖睾丸，故其治癞疝卵肿，有述类象形之义。

**附方**

脾痛不止。荔枝核为末，醋服二钱。数服即愈。（《卫生易简方》）

妇人血气（刺痛）。用荔枝核（烧存性）半两，香附子（炒）一两，为末。每服二钱，盐汤、米饮任下。名蠲痛散。（《妇人良方》）

【主治】痘疮出不爽快，煎汤饮之。又解荔枝热，浸水饮。（时珍）

**附方**

赤白痢。荔枝壳、橡斗壳（炒）、石榴皮（炒）、甘草（炙）各等分。每以半两，水一盏半，煎七分，温服，日二服。（《普济方》）

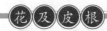

【主治】喉痹肿痛，用水煮汁。细细含咽，取瘥止。（苏颂）

# 龙眼

《本经》中品

**释名** 龙目、圆眼、益智。〔时珍曰〕龙眼、龙目，象形也。

**集解** 〔时珍曰〕龙眼正圆，《别录》、苏恭比之槟榔，殊不类也。其木性畏寒，白露后方可采摘，晒焙令干，成朵干者名龙眼锦。

【气味】甘，平，无毒。

【主治】五脏邪气，安志厌食。久服强魂聪明，轻身不老，通神明。（《本经》）

开胃益脾，补虚长智。（时珍）

【发明】〔时珍曰〕食品以荔枝为贵，而资益则龙眼为良。盖荔枝性热，而龙眼性和平也。（严用和《济生方》）

**附方**

归脾汤。治思虑过度，劳伤心脾，健忘怔忡，虚烦不眠，自汗惊悸。用龙眼肉、酸枣仁（炒）、黄芪（炙）、白术（焙）、茯神各一两，木香半两，炙甘草二钱半，叹咀。每服五钱，姜三片，枣一枚，水二钟，煎一钟。温服。（《济生方》）

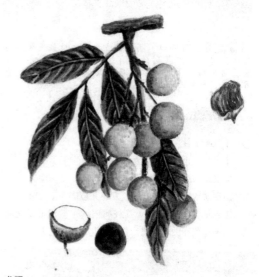

龙眼

【主治】狐臭。六枚，同胡椒二七枚研，遇汗出即擦之。（时珍）

# 安石榴

《别录》下品

**■释名** 若榴、丹若、金罂。〔时珍曰〕榴者，瘤也，丹实垂垂如赘瘤也。《博物志》云：汉张骞出使西域，得涂林安石国榴种以归，故名安石榴。

**■集解** 〔弘景曰〕石榴花赤可爱，故人多植之，尤为外国所重。有甜、酢二种，医家惟用酢者之根、壳。榴子乃服食者所忌。

〔宗奭曰〕石榴有酸、淡二种。旋开单叶花，旋结实，实中子红，孙枝甚多，秋后经霜，则自坼裂。一种子白，莹澈如水晶者，味亦甘，谓之水晶石榴。惟酸石榴入药，须老木所结，收留陈久者乃佳。

〔时珍曰〕榴五月开花，有红、黄、白三色。单叶者结实，千叶者不结实，或结亦无子也。实有甜、酸、苦三种。《抱朴子》言苦者出积石山，或云即山石榴也。

【气味】甘、酸，温，涩，无毒。

【主治】咽喉燥渴。（《别录》）

能理乳石毒。（段成式）

制三尸虫。（时珍）

【气味】酸，温，涩，无毒。

【主治】赤白痢腹痛，连子捣汁，顿服一枚。（孟诜）

止泻痢崩中带下。（时珍）

【发明】〔时珍曰〕榴受少阳之气，而荣于四月，盛于五月，实于盛夏，熟于深秋。丹花赤实，其味甘酸，其气温涩，具木火之象。故多食损肺、齿而生痰涎。酸者则兼收敛之气，故入断下、崩中之药。或云白榴皮治白痢，红榴皮治红痢，亦通。

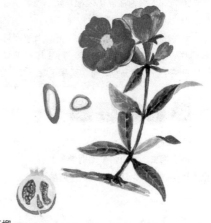

安石榴

水，以鱼鳔笼指蘸水捻须，久久自黑也。（《普济方》）

【气味】同实。

【主治】止下痢漏精。（《别录》）

治筋骨风，腰脚不遂，行步挛急疼痛，涩肠。取汁点目，止泪下。（权）

煎服，下蛔虫。（藏器）

止泻痢，下血脱肛，崩中带下。（时珍）

---

**附方**

肠滑久痢。黑神散：用酸石榴一个煅烟尽，出火毒一夜，研末，仍以酸榴一块煎汤服，神效无比。久泻不止。方同上。（并《普济方》）

小便不禁。酸石榴烧存性（无则用枝烧灰代之），每服二钱，用柏白皮（切，焙）四钱，煎汤一盏，入榴灰再煎至八分，空心温服，晚再服。（《圣惠》）

捻须令黑。酸石榴结成时，就东南枝上拣大者一个，顶上开一孔，内水银半两于中，原皮封之，麻扎定，牛粪封护，待经霜摘下，倾出壳内

---

**附方**

赤白痢下（腹痛，食不消化者）。《食疗本草》：用醋榴皮炙黄为末，枣肉或粟米饭和，丸梧子大。每空腹米饮服三十丸，日三服，以知为度。如寒滑，加附子、赤石脂各一倍。《肘后方》：用皮烧存性，为末。每米饮服方寸匕，日三服，效乃止。

粪前有血（令人面黄）。用酢石榴皮（炙），研末。每服二钱，用茄子枝煎汤服。（孙真人方）

肠滑久痢。神妙无比方也。用石榴一个劈破，炭火簇烧存性，出火毒，为末。每服一钱，别以酸

石榴一瓣，水一盏，煎汤调服。（《经验方》）

久痢久泻。陈石榴皮酢者，焙研细末。每服二钱，米饮下。患二三年或二三月，百方不效者，服之便止，不可轻忽之也。（《普济方》）

食榴损齿。石榴黑皮炙黄研末，枣肉和，丸梧子子大。每日空腹三丸，白汤下，日二服。（《普济》）

丁肿恶毒。以针刺四畔，用榴皮着疮上，以面围四畔炙之，以痛为度。仍内榴末敷上急裹，经宿连根出也。（《肘后百一方》）

脚肚生疮。初起如粟，搔之渐开，黄水浸淫，痒痛溃烂，遂致绕胫而成痼疾。用酸榴皮煎汤冷定，日日扫之，取愈乃止。（《医学正宗》）

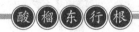

## 酸榴东行根

【气味】同皮。

【主治】蛔虫、寸白。（《别录》）

止涩泻痢、带下，功与皮同。（时珍）

### 附方

女子经闭（不通）。用酢榴根东生者一握炙干，水二大盏，浓煎一盏，空心服之。未通再服。（《斗门》）

## 榴花

【主治】阴干为末，和铁丹服，一年变白发如漆。（藏器）

### 附方

金疮出血。榴花半斤，石灰一升，捣和阴干。每用少许敷之，立止。（崔元亮方）

鼻出衄血。酢榴花二钱半，黄蜀葵花一钱，为末。每服一钱，水一盏，煎服，效乃止。（《圣济录》）

# 槟榔

《别录》中品

**释名** 宾门、仁频。〔时珍曰〕宾与郎皆贵客之称。嵇含《南方草木状》言：交、广人凡贵胜族客，必先呈此果。若邂逅不设，用相嫌恨。则槟榔名义，盖取于此。

**集解** 〔时珍曰〕槟榔树初生若笋竿积硬，引茎直上。茎干颇似桄榔、椰子而有节，旁无枝柯，条从心生。端顶有叶如甘蕉，条派开破，风至则如羽扇扫天之状。三月叶中肿起一房，因自拆裂，出穗凡数百颗，大如桃李。又生刺重累于下，以护卫其实。五月成熟，剥去其皮，煮其肉而干之。皮皆筋丝，与大腹皮同也。

## 槟榔子

【气味】苦、辛，温，涩，无毒。

【主治】治腹胀，生捣末服，利水谷道。敷疮，生肌肉止痛。烧灰，敷口吻白疮。（苏恭）

宣利五脏六腑壅滞，破胸中气，下水肿，治心痛积聚。（甄权）

除一切风，下一切气，通关节，利九窍，补五劳七伤，健脾调中，除烦，破癥结。（《大明》）

主贲豚膀胱诸气，五膈气，风冷气，脚气，宿食不消。（李珣）

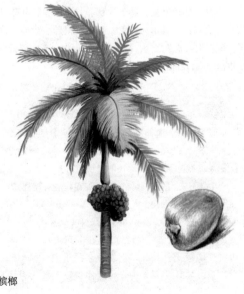

槟榔

治冲脉为病，气逆里急。（好古）

治泻痢后重，心腹诸痛，大小便气秘，痰气喘急，疗诸疟，御瘴疬。（时珍）

【发明】〔元素曰〕槟榔味厚气轻，沉而降，阴中阳也。苦以破滞，辛以散邪，泄胸中至高之气，使之下行，性如铁石之沉重，能坠诸药至于下极，故治诸气、后重如神也。

〔时珍曰〕按罗大经《鹤林玉露》云：岭南人以槟榔代茶御瘴，其功有四：一曰醒能使之醉，盖食之久，则熏然颊赤，若饮酒然，苏东坡所谓"红潮登颊醉槟榔"也。二曰醉能使之醒，盖酒后嚼之，则宽气下痰，余醒顿解，朱晦庵所谓"槟榔收得为祛痰"也。三曰饥能使之饱。四曰饱能使之饥。盖空腹食之，则充然气盛如饱；饱后食之，则饮食快然易消。又且赋性疏通而不泄气，禀味严正而更有余甘，是有德故有是功也。

### 附方

膀胱诸气。槟榔二枚，一生一熟，为末。酒煎服之，良。此太医秦鸣鹤方也。（《海药本草》）

脚气胀满（非冷非热，或老人、弱人病此）。用槟榔仁为末，以槟榔壳煎汁或茶饮、苏汤或豉汁调服二钱，甚利。（《外台秘要》）

大肠湿闷（肠胃有湿，大便秘塞）。大槟榔一枚，麦门冬煎汤磨汁温服。或以蜜汤调末二钱服，亦可。（《普济》）

大小便闷。槟榔为末，蜜汤调服二钱。或以童子小便、葱白同煎，服之亦良。（《普济方》）

小儿头疮。水磨槟榔，晒取粉，和生油涂之。（《圣惠方》）

# 椰子

宋《开宝》

**释名** 越王头、胥余。〔时珍曰〕按嵇含《南方草木状》云：相传林邑王与越王有怨，使刺客乘其醉，取其首，悬于树，化为椰子，其核犹有两眼，故俗谓之越王头，而其浆犹如酒也。此说虽谬，而俗传以为口实。南人称其君长为爷，则椰名盖取于爷义也。相如《上林赋》作胥余，或作胥耶。

**集解** 〔时珍曰〕椰子乃果中之大者。其树初栽时，用盐置根下则易发。木至斗大方结实，大者三四围，高五六丈，木似桄榔、槟榔之属，通身无枝。其叶在木顶，长四五尺，直耸指天，状如棕榈，势如凤尾。二月着花成穗，出于叶间，长二三尺，大如五斗器。仍连着实，一穗数枚，小者如栝楼，大者如寒瓜，长七八寸，径四五寸，悬着树端。六、七月熟，有粗皮包之。皮内有核，圆而黑润，甚坚硬，厚二三分。壳内有白肉瓤如凝雪，味甘美如牛乳。瓤肉空处，有浆数合，钻蒂倾出，清美如酒。若久者，则混浊不佳矣。其壳磨光，有斑缬点纹，横破之可作壶爵，纵破之可作瓢杓也。

【气味】甘，平，无毒。

【主治】益气。（《开宝》）

食之不饥，令人面泽。（时珍，出《异物志》）

【气味】甘，温，无毒。

【主治】止消渴。涂头，益发令黑。（《开宝》）

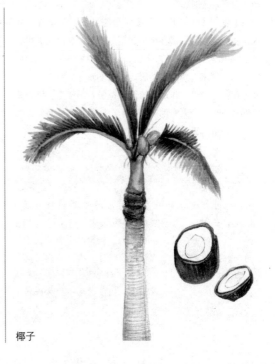

椰子

【发明】〔震亨曰〕椰子生海南极热之地，土人赖此解夏月毒渴，天之生物，各因其材也。

【气味】苦，平，无毒。

【主治】止血，疗鼻衄，吐逆霍乱，煮汁饮之。（《开宝》）

治卒心痛，烧存性，研，以新汲水服一钱，极验。（时珍）

【主治】杨梅疮筋骨痛。烧存性，临时炒热，以滚酒泡服二三钱，暖覆取汗，其痛即止，神验。（时珍）

# 橄榄

宋《开宝》

■释名 青果、忠果、谏果。〔时珍曰〕橄榄名义未详。此果虽熟，其色亦青，故俗呼青果。

■集解 〔时珍曰〕橄榄树高，将熟时以木钉钉之，或纳盐少许于皮内，其实一夕自落，亦物理之妙也。

【气味】酸、甘，温，无毒。

【主治】生啖、煮汁，能解诸毒。（苏颂）

开胃下气，止泻。（《大明》）

生津液，止烦渴，治咽喉痛。咀嚼咽汁，能解一切鱼、鳖毒。（时珍）

【发明】〔时珍曰〕按《名医录》云：吴江一富人，食鳜鱼被鲠，横在胸中，不上不下，痛声动邻里，半月余几死。忽遇渔人张九，令取橄榄与食。时无此果，以核研末，急流水调服，骨遂下而愈。张九云：我父老相传，橄榄木作取鱼棹篦，鱼触着即浮出，所以知鱼畏橄榄也。今人煮河豚、团鱼，皆用橄榄，乃知橄榄能治一切鱼、鳖之毒也。

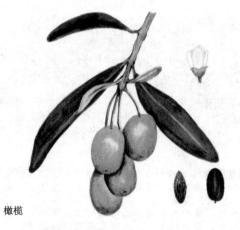

橄榄

【气味】甘，平，无毒。

【主治】唇吻燥痛，研烂敷之。（《开宝》）

## 核

【气味】甘，涩，温，无毒。

【主治】磨汁服，治诸鱼骨鲠，及食鲙成积，又治小儿痘疮倒黡。烧研服之，治下血。（时珍）

### 附方

耳足冻疮。橄榄核烧研，油调涂之。（《乾坤生意》）

### 附方

初生胎毒。小儿落地时，用橄榄一个（烧研），朱砂末五分和匀，嚼些脂麻一口，吐唾和药，绢包如枣核大，安儿口中，待咂一个时顷，方可与乳。此药取下肠胃秽毒，令儿少疾，及出痘稀少也。（孙氏《集效方》）

牙齿风疳（脓血有虫）。用橄榄烧研，入麝香少许，贴之。（《圣惠方》）

# 胡椒

《唐本草》

■ **释名** 昧履支。〔时珍曰〕胡椒，因其辛辣似椒，故得椒名，实非椒也。

■ **集解** 〔时珍曰〕胡椒，今南番诸国及交趾、滇南、海南诸地皆有之。蔓生附树及作棚引之。叶如扁豆、山药辈。正月开黄白花，结椒累累，缠藤而生，状如梧桐子，亦无核，生青熟红，青者更辣。四月熟，五月采收，曝干乃皱。今遍中国食品，为日用之物也。

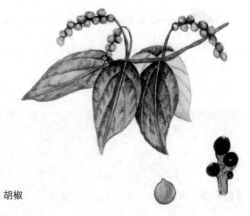

胡椒

 实

【气味】辛，大温，无毒。

【主治】下气温中去痰，除脏腑中风冷。（《唐本》）

去胃口虚冷气，宿食不消，霍乱气逆，心腹卒痛，冷气上冲。（李珣）

调五脏，壮肾气，治冷痢，杀一切鱼、肉、鳖、蕈毒。（《大明》）

【发明】〔时珍曰〕胡椒大辛热，纯阳之物，肠胃寒湿者宜之。热病人食之，动火伤气，阴受其害。时珍自少嗜之，岁岁病目，而不疑及也。后渐知其弊，遂痛绝之，目病亦止。才食一二粒，即便昏涩。此乃昔人所未试者。盖辛走气，热助火，此物气味俱厚故也。病咽喉口齿者，亦宜忌之。近医每以绿豆同用，治病有效。盖豆寒椒热，阴阳配合得宜，且以豆制椒毒也。按张从正《儒门事亲》云：噎膈之病，或因酒得，或因气得，或因胃火。医氏不察，火里烧姜，汤中煮桂；丁香未已，豆蔻继之；荜茇未已，胡椒继之。虽曰和胃，胃本不寒；虽曰补胃，胃本不虚。况三阳既结，食必上潮，止宜汤丸小小润之可也。时珍窃谓此说虽是，然亦有食

入反出、无火之证，又有痰气郁结、得辛热暂开之证，不可执一也。

附方

反胃吐食。戴原礼方：用胡椒醋浸，日干，如此七次，为末，酒糊丸梧子大。每服三四十丸，醋汤下。《圣惠方》：用胡椒七钱半，煨姜一两，水煎，分二服。

伤寒咳逆。日夜不止，寒气攻胃也。胡椒三十粒打碎，麝香半钱，酒一钟，煎半钟，热服。（《圣惠方》）

# 无花果

《食物》

■ **释名** 映日果、优昙钵、阿驵。〔时珍曰〕无花果凡数种，此乃映日果也。即广中所谓优昙钵，及波斯所谓阿驵也。

■ **集解** 〔时珍曰〕无花果出扬州及云南，今吴、楚、闽、越人家，亦或折枝插成。枝柯如枇杷树，三月发叶如花构叶。五月内不花而实，实出枝间，状如木馒头，其内虚软。采以盐渍，压实令扁，日干充果食。熟则紫色，软烂甘味如柿而无核也。按《方舆志》云：广西优昙钵不花而实，状如枇杷。又段成式《酉阳杂俎》云：阿驵出波斯，拂林人呼为底珍树。长丈余，枝叶繁茂，叶有五丫如蓖麻，

无花而实，色赤类椑柿，一月而熟，味亦如柿。二书所说，皆即此果也。

###  实

【气味】甘，平，无毒。

【主治】开胃，止泄痢。（汪颖）

治五痔，咽喉痛。（时珍）

###  叶

【气味】甘、微辛，平，有小毒。

【主治】五痔肿痛，煎汤频熏洗之，取效。（震亨）

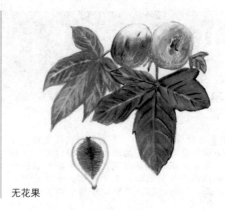

无花果

# 吴茱萸

《本经》中品

**释名** 〔藏器曰〕茱萸南北总有，入药以吴地者为好，所以有吴之名也。〔时珍曰〕茱萸二字义未详。萸有俞、由二音。

**集解** 〔《别录》曰〕吴茱萸生上谷川谷及冤句。九月九日采，阴干。陈久者良。〔时珍曰〕茱萸枝柔而肥，叶长而皱，其实结于梢头，累累成簇而无核，与椒不同。一种粒大，一种粒小，小者入药为胜。《淮南·万毕术》云：井上宜种茱萸，叶落井中，人饮其水，无瘟疫。悬其子于屋，辟鬼魅。《五行志》云：舍东种白杨、茱萸，增年除害。

【气味】辛，温，有小毒。

【主治】温中下气，止痛，除湿血痹，逐风邪，开腠理，咳逆寒热。（《本经》）

利五脏，去痰冷逆气，饮食不消，心腹诸冷绞痛，中恶，心腹痛。（《别录》）

霍乱转筋，胃冷吐泻腹痛，产后心痛，治遍身痒痹刺痛，腰脚软弱，利大肠壅气，肠风痔疾，杀三虫。（甄权）

下产后余血，治肾气、脚气水肿，通关节，起阳健脾。（《大明》）

主痢，止泻，厚肠胃，肥健人。（孟诜）

治痞满塞胸，咽膈不通，润肝燥脾。（好古）

开郁化滞，治吞酸，厥阴痰涎头痛，阴毒腹痛，疝气血痢，喉舌口疮。（时珍）

【发明】〔颂曰〕段成式言椒气好下，茱萸气好上。言其冲膈，不可为服食之药，故多食冲眼又脱发也。

〔宗奭曰〕此物下气最速，肠虚人服之愈甚。

〔时珍曰〕茱萸辛热，能散能温；苦热，能燥能坚。故其所治之症，皆取其散寒温中、燥湿解郁之功而已。案朱氏《集验方》云：中丞常子正苦痰饮，每食饱或阴晴节变率同，十日一发，头疼背寒，呕吐酸汁，即数日伏枕不食，服药罔效。宣和初为顺昌司禄，于太守蔡达道席上，得吴仙丹服之，遂不再作。每遇饮食过多腹满，服五七十丸便已。少顷小便作茱萸气，酒饮皆随小水而去。前后痰药甚众，无及此者。用吴茱萸（汤泡七次）、茯苓等分，为末，炼蜜丸梧子大。每熟水下五十丸。

### 附方

头风作痛。茱萸煎浓汤，以绵染，频拭发根良。（《千金翼方》）

呕涎头痛。吴茱萸汤：用茱萸一升，枣二十枚，生姜一大两，人参一两，以水五升，煎取三升。每服七合，日三服。（仲景方）

脚气冲心。吴茱萸、生姜擂汁饮，甚良。（孟诜方）

肾气上哕。肾气自腹中起，上筑于咽喉，逆气连属而不能出，或至数十声，上下不得喘息。此由寒伤胃脘，肾虚气逆，上乘于胃，与气相并。《难经》谓之哕。《素问》云：病深者，其

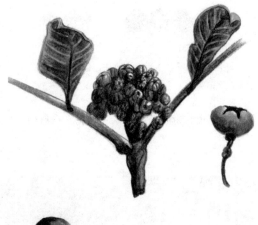

吴茱萸

声哕。宜服此方。如不止，灸期门、关元、肾俞穴。用吴茱萸（醋炒热）、橘皮、附子（去皮）各一两，为末，面糊丸梧子大。每姜汤下七十丸。（孙氏《仁存方》）

阴毒伤寒（四肢逆冷）。用茱萸一升，酒拌湿，绢袋二个，包蒸极热，更互熨足心。候气透，痛亦即止，累有效。（《圣惠方》）

中恶心痛。吴茱萸五合，酒三升，煮沸，分三服。（杨氏《产乳》）

心腹冷痛。方同上。（《千金》）

冷气腹痛。吴茱萸二钱擂烂，以酒一钟调之。用香油一杯，入锅煎热，倾茱酒入锅，煎一滚，取服立止。（唐瑶《经验方》）

脾元气痛（发歇不可忍）。用茱萸一两，桃仁一两，和炒茱萸焦，去茱，取桃仁去皮尖研细，葱白三茎，煨熟，酒浸温服。（《经验方》）

寒疝往来。吴茱萸一两，生姜半两，清酒一升，煎温分服。（《肘后方》）

小儿肾缩（乃初生受寒所致）。用吴茱萸、硫黄各半两，同大蒜研，涂其腹。仍以蛇床子烟熏之。（《圣惠方》）

妇人阴寒（十年无子者）。用吴茱萸、川椒各一升，为末，炼蜜丸弹子大。绵裹内阴中，日再易之。但子宫开，即有子也。（《经心录》）

食已吞酸（胃气虚冷者）。吴茱萸（汤泡七次，焙）、干姜（炮）等分，为末，汤服一钱。（《圣惠方》）

多年脾泄。老人多此，谓之水土同化。吴茱萸三钱泡过，入水煎汁，入盐少许，通口服。盖茱萸能暖膀胱，水道既清，大肠自固。他药虽热，不能分解清浊也。（孙氏《仁存方》）

脏寒泄泻（倦怠减食）。吴茱萸（汤泡过，炒），猪脏半条（去脂洗净），装满扎定，文火煮熟，捣丸梧子大。每服五十丸，米饮下，日二服。（《普济》）

下痢水泄。吴茱萸（泡，炒）、黄连（炒）各二钱，水煎服。未止再服。（《圣惠方》）

赤痢脐痛。茱萸合黑豆汤吞之。（《千金方》）

肠痔常血（下部痒痛如虫咬者）。掘地作坑烧赤，以酒沃之，捣茱萸二升入坑，乘热坐有孔板熏之，冷乃下。不过三四度愈。（《肘后方》）

产后盗汗（啬啬恶寒）。茱萸一鸡子大，酒三升，渍半日，煮服。（《千金翼》）

口疮口疳。茱萸末，醋调涂足心，一夕愈。（《集简方》）

牙齿疼痛。茱萸煎酒，含漱之。（孟诜

《本草》）

小儿头疮。吴茱萸炒焦为末，入汞粉少许，猪脂、醋调涂之。（《圣惠方》）

小儿瘑疮（一名火灼疮，一名火烂疮）。茱萸煎酒，拭之良。（《兵部手集》）

痈疽发背（及发乳诸毒）。用吴茱萸一升，捣为末，用苦酒调涂帛上，贴之。（《外台秘要》）

阴下湿痒。吴茱萸煎汤，频洗取效。（《外台秘要》）

鱼骨入腹（刺痛不得出者）。吴茱萸水煮一盏，温服，其骨必软出。未出再服。（《外台秘要》）

蛇咬毒疮。用吴茱萸一两，为末，冷水和，作三服，立安。（《胜金方》）

【气味】辛、苦，热，无毒。

【主治】霍乱下气，止心腹痛冷气。内外肾钓痛，盐碾罨之，神验，干即易。转筋者同艾捣，以醋和罨之。（《大明》）

治大寒犯脑，头痛，以酒拌叶，袋盛蒸熟，更互枕熨之，痛止为度。（时珍）

【主治】大小便卒关格不通，取南行枝，如手第二指中节，含之立下。（苏颂）

## 根及白皮

【气味】同叶。

【主治】治喉痹咳逆，止泄注，食不消，女子经产余血，疗白癣。（《别录》）

杀牙齿虫，止痛。（藏器）

治中恶腹中刺痛，下痢不禁，疗漆疮。（甄权）

脾劳发热（有虫在脾中病，令人好呕者）。取东行茱萸根（大者）一尺，大麻子八升，橘皮二两，三物咬咀，以酒一斗，浸一宿，微火薄暖之，绞去滓。平旦空腹服一升，取虫下，或死或半烂，或下黄汁。凡作药时，切忌言语。（《删繁方》）

# 葡萄

《本经》上品

**释名** 蒲桃、草龙珠。〔时珍曰〕葡萄，《汉书》作蒲桃，可以造酒，人醈饮之，则酶然而醉，故有是名。其圆者名草龙珠，长者名马乳葡萄，白者名水晶葡萄，黑者名紫葡萄。《汉书》言，张骞使西域还，始得此种，而《神农本草》已有葡萄，则汉前陇西旧有，但未入关耳。

**集解** 〔《别录》曰〕葡萄生陇西、五原、敦煌山谷。

〔颂曰〕今河东及近汴州郡皆有之。苗作藤蔓而极长，太盛者一二本绵被山谷间。花极细而黄白色。其实有紫、白二色，有圆如珠者，有长似马乳者，有无核者，皆七月、八月熟，取汁可酿酒。

〔时珍曰〕葡萄，折藤压之最易生。春月萌芭生叶，颇似栝楼叶而有五尖。生须延蔓，引数十丈。三月开小花成穗，黄白色。仍连着实，星编珠聚，七、八月熟，有紫、白二色。西人及太原、平阳皆作葡萄干，货之四方。蜀中有绿葡萄，熟时色绿。云南所出者，大如枣，味尤长。西边有琐琐葡萄，大如五味子而无核。

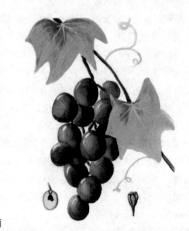

葡萄

## 实

【气味】甘，平，涩，无毒。

【主治】筋骨湿痹，益气倍力强志，令人肥健，耐饥忍风寒。久食，轻身不老延年。可作酒。（《本经》）

逐水，利小便。（《别录》）

除肠间水，调中治淋。（甄权）

时气痘疮不出，食之，或研酒饮，甚效。（苏颂）

【发明】〔颂曰〕按魏文帝诏群臣曰：蒲桃当夏末涉秋，尚有余暑，醉酒宿醒，掩露而食。甘而不饴，酸而不酢，冷而不寒，味长汁多，除烦解渴。又酿为酒，甘于曲蘖，善醉而易醒。他方之果，宁有匹之者乎？

热淋涩痛。葡萄（捣取自然汁）、生藕（捣取自然汁）、生地黄（捣取自然汁）、白沙蜜各五合。每服一盏，石器温服。（《圣惠方》）

胎上冲心。葡萄煎汤饮之，即下。（《圣惠方》）

除烦止渴。生葡萄捣滤取汁，以瓦器熬稠，入熟蜜少许同收。点汤饮甚良。（《居家必用》）

## 根及藤叶

【气味】同实。

【主治】煮浓汁细饮，止呕哕及霍乱后恶心，孕妇子上冲心，饮之即下，胎安。（孟诜）

治腰脚肢腿痛，煎汤淋洗之，良。又饮其汁，利小便，通小肠，消肿满。（时珍）

水肿。葡萄嫩心十四个，蝼蛄七个（去头尾），同研，露七日，曝干为末。每服半钱，淡酒调下。暑月尤佳。（洁古《保命集》）

# 猕猴桃

宋《开宝》

**■释名** 猕猴梨、藤梨、阳桃、木子。〔时珍曰〕其形如梨，其色如桃，而猕猴喜食，故有诸名。闽人呼为阳桃。

**■集解** 〔宗奭曰〕今陕西永兴军南山甚多。枝条柔弱，高二三丈，多附木而生。其子十月烂熟，色淡绿，生则极酸。子繁细，其色如芥子。浅山傍道则有存者，深山则多为猴所食矣。

【气味】酸、甘，寒，无毒。

【主治】止暴渴，解烦热，压丹石，下石淋。（《开宝》）

调中下气，主骨节风，瘫缓不随，长年白发，野鸡内痔病。（藏器）

【气味】甘，滑，寒，无毒。

【主治】热壅反胃，和生姜汁服之。又下石淋。（藏器）

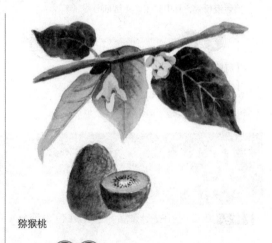

猕猴桃

【主治】杀虫。煮汁饲狗，疗病疥。（《开宝》）

# 芰实

《别录》上品

**■释名** 菱、水栗、沙角。〔时珍曰〕其叶支散，故字从支。其角棱峭，故谓之菱，而俗呼为菱角也。昔人多不分别，惟伍安贫《武陵记》以三角、四角者为芰，两角者为菱。

**■集解** 〔弘景曰〕芰实，庐、江间最多，皆取火燔以为米充粮，今多蒸暴食之。

〔颂曰〕菱，处处有之。叶浮水上，花黄白色，花落而实生，渐向水中乃熟。实有二种：一种四角，一种两角。两角中又有嫩皮而紫色者，谓之浮菱，食之尤美。江淮及山东人暴其实以米，代粮。

〔时珍曰〕芰菱有湖泺处则有之。菱落泥中，最易生发。有野菱、家菱，皆三月生蔓延引。叶浮水上，扁而有尖，光面如镜。叶下之茎有股如虾股，一茎一叶，两两相差，如蝶翅状。五、六月开小白花，背日而生，昼合宵炕，随月转移。其实有数种：或三角、四角，或两角、无角。野菱自生湖中，叶、实俱小。其角硬直刺人，其色嫩青老黑。嫩时剥食甘美，老则蒸煮食之。野人暴干，剥米为饭为粥，为糕为果，皆可代粮。其茎亦可暴收，和米作饭，以度荒歉，盖泽农有利之物也。家菱种于陂塘，叶、实俱大，角软而脆，亦有两角弯卷如弓形者，其色有青、有红、有紫，嫩时剥食，皮脆肉美，盖佳果也。老则壳黑而硬，坠入江中，谓之乌菱。冬月取之，风干为果，生、熟皆佳。夏月以粪水浇其叶，则实更肥美。按段成式《酉阳杂俎》云：苏州折腰菱，多两角。荆州郢城菱，三角无刺。可以接莎。汉武帝昆明池有浮根菱，亦曰青水菱，叶没水下，根出水上。或云：玄都有鸡翔菱，碧色，状如鸡飞，仙人凫伯子常食之。

【气味】甘，平，无毒。

【主治】安中补五脏，不饥轻身。（《别录》）

蒸暴，和蜜饵之，断谷长生。（弘景）

解丹石毒。（苏颂）

鲜者，解伤寒积热，止消渴，解酒毒、射罔毒。（时珍）

捣烂澄粉食，补中延年。（朧仙）

芰 花

【气味】涩。

【主治】入染须发方。（时珍）

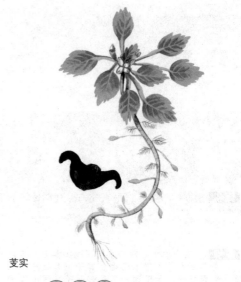

芰实

乌 菱 壳

【主治】入染须发方，亦止泄痢。（时珍）

# 芡实

《本经》上品

**释名** 鸡头、雁喙、水流黄。〔弘景曰〕此即今芡子也。茎上花似鸡冠，故名鸡头。〔颂曰〕其苞形类鸡、雁头，故有诸名。

**集解** 〔时珍曰〕芡茎三月生叶贴水，大于荷叶，皱纹如縠，蹙衄如沸，面青背紫，茎、叶皆有刺。其茎长至丈余，中亦有孔有丝，嫩者剥皮可食。

【气味】甘，平，涩，无毒。

【主治】湿痹，腰脊膝痛，补中，除暴疾，益精气，强志，令耳目聪明。久服，轻身不饥，耐老神仙。（《本经》）

止渴益肾，治小便不禁，遗精白浊带下。（时珍）

【发明】〔弘景曰〕《仙方》取此合莲实饵之，甚益人。

〔恭曰〕作粉食，益人胜于菱也。

〔颂曰〕取其实及中子，捣烂暴干，再捣筛末，熬金樱子煎和丸服之，云补下益人，谓之水陆丹。

〔时珍曰〕按孙升《谈圃》云：芡本不益人，而俗谓之水流黄何也？盖人之食芡，必咀嚼，终日咽咽。而芡味甘平，腴而不腻。食之者能使华液流通，转相灌溉，其功胜于乳石也。

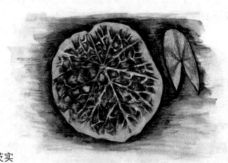

芡实

**附方**

鸡头粥。益精气，强志意，利耳目。鸡头实三合（煮熟去壳），粳米一合煮粥，日日空心食。（《经验后方》）

四精丸。治思虑、色欲过度，损伤心气，小便

数，遗精。用秋石、白茯苓、芡实、莲肉各二两，为末，蒸枣和，丸梧子大。每服三十丸，空心盐汤送下。（《永类方》）

分清丸。治浊病。用芡实粉、白茯苓粉，黄蜡化蜜和，丸梧桐子大。每服百丸，盐汤下。（《摘玄方》）

【主治】止烦渴，除虚热，生熟皆宜。（时珍）

【气味】同茎。

【主治】小腹结气痛，煮食之。（士良）

# 莲藕

《本经》上品

**释名** 其根藕，其实莲，其茎叶荷。〔时珍曰〕按：茎乃负叶者也，有负荷之义。蕅乃嫩蒻，如竹之行鞭者。节生二茎，一为叶，一为花，尽处乃生藕，为花、叶、根、实之本。显仁藏用，功成不居，可谓退藏于密矣，故谓之蒻。花叶常偶生，不偶不生，故根曰藕。或云藕善耕泥，故字从耦，耦者耕也。茄（音加），加于蒻上也。莲者连也，花实相连而出也。

**集解** 〔时珍曰〕莲藕，荆、扬、豫、益诸处湖泽陂池皆有之。以莲子种者生迟，藕芽种者最易发。其芽穿泥成白蒻，即蒻也。长者至丈余，五、六月嫩时，没水取之，可作蔬茄，俗呼藕丝菜。节生二茎：一为藕荷，其叶贴水，其下旁行生藕也；一为芰荷，其叶出水，其旁茎生花也。其叶清明后生。六、七月开花，花有红、白、粉红三色。花心有黄须，蕊长寸余，须内即莲也。花褪连房成菂，菂在房如蜂子在窠之状。六、七月采嫩者，生食脆美。至秋房枯黑，其坚如石，谓之石莲子。八、九月收之，斫去黑壳，货之四方，谓之莲肉。冬月至春掘藕食之，藕白有孔有丝，大者如肱臂，长六七尺，凡五六节。大抵野生及红花者，莲多藕劣；种植及白花者，莲少藕佳也。其花白者香，红者艳，千叶者不结实。

【释名】藕实、石莲子、泽芝。

【气味】甘，平，涩，无毒。

【主治】补中养神，益气力，除百疾。久服，轻身耐老，不饥延年。（《本经》）

止渴去热，安心止痢，治腰痛及泄精。多食令人欢喜。（《大明》）

交心肾，厚肠胃，固精气，强筋骨，补虚损，利耳目，除寒湿，止脾泄久痢，赤白浊，女人带下崩中诸血病。（时珍）

安靖上下君相火邪。（嘉谟）

【发明】〔时珍曰〕莲产于淤泥，而不为泥染；居于水中，而不为水没。根茎花实，凡品难同；清净济用，群美兼得。自蒻蕅而节节生茎，生叶，生花，生

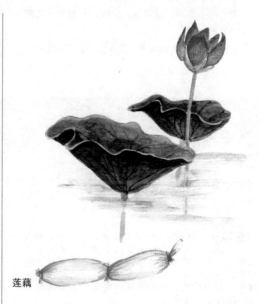

莲藕

藕；由菡萏而生蕊，生莲，生菂，生薏。其莲菂则始而黄，黄而青，青而绿，绿而黑，中含白肉，内隐青心。石莲坚刚，可历永久，薏藏生意，藕复萌芽，展转生生，造化不息，故释氏用为引譬，妙理具存；医家取为服食，百病可却。盖莲之味甘气温而性啬，禀清芳之气，得稼穑之味，乃脾之果也。脾者黄宫，所以交媾水、火，会合木、金者也。土为元气之母，母气既和，津液相成，神乃自生，久视耐老，此其权舆也。昔人治心肾不交，劳伤白浊，有清心莲子饮；补心肾，益精血，有瑞莲丸，皆得此理。

补中强志（益耳目聪明）。用莲实半两去皮心，研末，水煮熟，以粳米三合作粥，入末搅匀食。（《圣惠方》）

补虚益损。水芝丹：用莲实半升，酒浸二宿，以牙猪肚一个洗净，入莲在内，缝定煮熟，取出晒干为末，酒煮米糊丸梧子大。每服五十丸，食前温酒送下。（《医学发明》）

哕逆不止。石莲肉六枚，炒赤黄色，研末。冷熟水半盏和服，便止。（苏颂《图经》）

产后咳逆（呕吐，心忡目运）。用石莲子两半，白茯苓一两，丁香五钱，为末。每米饮服二钱。（《良方补遗》）

**藕**

【气味】甘，平，无毒。

【主治】热渴，散留血，生肌。久服令人心欢。（《别录》）

止怒止泄，消食解酒毒，及病后干渴。（藏器）

捣汁服，止闷除烦开胃，治霍乱，破产后血闷，捣膏，罯金疮并伤折，止暴痛。蒸煮食之，大能开胃。（《大明》）

生食，治霍乱后虚渴。蒸食，甚补五脏，实下焦。同蜜食，令人腹脏肥，不生诸虫，亦可休粮。（孟诜）

汁：解射罔毒、蟹毒。（徐之才）

【发明】〔时珍曰〕白花藕大而孔扁者，生食味甘，煮食不美；红花及野藕，生食味涩，煮蒸则佳。夫藕生于卑污，而洁白自若。质柔而穿坚，居下而有节。孔窍玲珑，丝纶内隐。生于嫩蒻，而发为茎、叶、花、实，又复生芽，以续生生之脉。四时可食，令人心欢，可谓灵根矣。故其所主者，皆心脾血分之疾，与莲之功稍不同云。

时气烦渴。生藕汁一盏，生蜜一合，和匀，细服。（《圣惠》）

伤寒口干。生藕汁、生地黄汁、童子小便各半盏，煎温，服之。（庞安时《伤寒论》）

上焦痰热。藕汁、梨汁各半盏，和服。（《简便》）

# 樱桃

《别录》上品

**释名** 莺桃、含桃、荆桃。〔宗奭曰〕孟诜《本草》言此乃樱，非桃也。虽非桃类，以其形肖桃，故曰樱桃，又何疑焉？如沐猴梨、胡桃之类，皆取其形相似耳。

**集解** 〔颂曰〕樱桃处处有之，而洛中者最胜。其木多阴，先百果熟，故古人多贵之。其实熟时深红色者，谓之朱樱。紫色，皮里有细黄点者，谓之紫樱，味最珍重。又有正黄明者，谓之蜡樱；小而红者，谓之樱珠，味皆不及。极大者，有若弹丸，核细而肉厚，尤难得。

〔时珍曰〕樱桃树不甚高。春初开白花，繁英如雪。叶团，有尖及细齿。结子一枝数十颗，三月熟时须守护，否则鸟食无遗也。盐藏、蜜煎皆可，或同蜜捣作糕食，唐人以酪荐食之。林洪《山家清供》云：樱桃经雨则虫自内生，人莫之见。用水浸良久，则虫皆出，乃可食也。试之果然。

【气味】甘，热，涩，无毒。

【主治】调中，益脾气，令人好颜色，美志。（《别录》）

止泄精、水谷痢。（孟诜）

【发明】〔宗奭曰〕小儿食之过多，无不作热。此

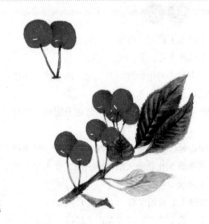

樱桃

果三月末、四月初熟，得正阳之气，先诸果熟，故性热也。

〔震亨曰〕樱桃属火而有土，性大热而发湿。旧有热病及喘嗽者，得之立病，且有死者也。

〔时珍曰〕案张子和《儒门事亲》云：舞水一富家有二子，好食紫樱，每日啖一二升。半月后，长者发肺痿，幼者发肺痈，相继而死。呜呼！百果之生，所以养人，非欲害人。富贵之家，纵其嗜欲，取死何为？天耶命耶？邵尧夫诗云：爽口物多终作疾，真格言哉。观此，则寇、朱二氏之言，益可证矣。

【气味】甘，平，无毒。

【主治】蛇咬，捣汁饮，并敷之。（颂）

【主治】煮汁服，立下寸白蛔虫。（颂）

枝

【主治】雀卵斑䵟，同紫萍、牙皂、白梅肉研和，日用洗面。（时珍）

花

【主治】面黑粉滓。

# 枇杷

《别录》中品

■释名　〔宗奭曰〕其叶形似琵琶，故名。

■集解　〔颂曰〕枇杷旧不著所出州土，今襄、汉、吴、蜀、闽、岭、江西南、湖南北皆有之。木高丈余，肥枝长叶，大如驴耳，背有黄毛，阴密婆娑可爱，四时不凋。盛冬开白花，至三四月成实作梂，生大如弹丸，熟时色如黄杏，微有毛，皮肉甚薄，核大如茅栗，黄褐色。四月采叶，暴干用。

〔时珍曰〕案郭义恭《广志》云：枇杷易种，叶微似栗，冬花春实。其子簇结有毛，四月熟，大者如鸡子，小者如龙眼，白者为上，黄者次之。无核者名焦子，出广州。

【气味】甘、酸，平，无毒。

【主治】止渴下气，利肺气，止吐逆，主上焦热，润五脏。（《大明》）

【气味】苦，平，无毒。

【主治】卒㖞不止，下气，煮汁服。（《别录》）

煮汁饮，主渴疾，治肺气热嗽，及肺风疮，胸面上疮。（诜）

和胃降气，清热解暑毒，疗脚气。（时珍）

【发明】〔时珍曰〕枇杷叶气薄味厚，阳中之阴。治肺胃之病，大都取其下气之功耳。气下则火降痰顺，而逆者不逆，呕者不呕，渴者不渴，咳者不咳矣。

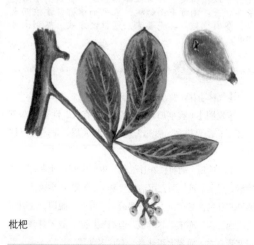

枇杷

附方

温病发哕。因饮水多者。枇杷叶（去毛，炙香）、茅根各半斤，水四升，煎二升，稍稍饮之。（庞安常方）

反胃呕哕。枇杷叶（去毛，炙）、丁香各一两，人参二两，为末。每服三钱，水一盏，姜三片，煎服。（《圣惠》）

痔疮肿痛。枇杷叶（蜜炙）、乌梅肉（焙），为末。先以乌梅汤洗，贴之。（《集要》）

花

【主治】头风，鼻流清涕。辛夷等分，研末，酒服二钱，日二服。（时珍）

 木白皮

【主治】生嚼咽汁，止吐逆不下食，煮汁冷服尤佳。（思邈）

# 胡桃

宋《开宝》

**释名** 羌桃、核桃。〔颂曰〕此果本出羌胡，汉时张骞使西域始得种还，植之秦中，渐及东土，故名之。〔时珍曰〕此果外有青皮肉包之，其形如桃，胡桃乃其核也。北音呼核如胡，名或以此。或作榝桃。梵书名播罗师。

**集解** 〔颂曰〕胡桃生北土，今陕、洛间甚多。大株浓叶多阴，实亦有房，秋冬熟时采之。出陈仓者，薄皮多肌；出阴平者，大而皮脆，急捉则碎。汴州虽有而实不佳，江表亦时有之，南方则无。

〔时珍曰〕胡桃树高丈许，春初生叶，长四五寸，微似大青叶，两两相对，颇作恶气。三月开花如栗花，穗苍黄色。结实至秋如青桃状，熟时沤烂皮肉，取核为果。人多以椿柳接之。案刘恂《岭表录异》云：南方有山胡桃，底平如槟榔，皮浓而大坚，多肉少穰。其壳甚浓，须椎之方破。然则南方亦有，但不佳耳。

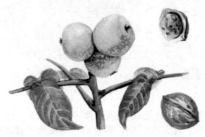

胡桃

【主治】杀虫攻毒，治痈肿、疬风、疥癣、杨梅、白秃诸疮，润须发。（时珍）

 核仁

【气味】甘，平、温，无毒。

【发明】〔震亨曰〕胡桃属土而有火，性热。本草云甘平，是无热矣。然又云动风、脱人眉，非热何以伤肺耶？

〔时珍曰〕胡桃仁味甘气热，皮涩肉润。孙真人言其冷滑，误矣。近世医方用治痰气喘嗽、醋心及疬风诸病，而酒家往往醉后嗜之。则食多吐水、吐食、脱眉，及酒同食咯血之说，亦未必尽然也。但胡桃性热，能入肾肺，惟虚寒者宜之。而痰火积热者，不宜多食耳。

【主治】食之令人肥健、润肌、黑须发。多食利小便、去五痔。捣和胡粉，拔白须发，内孔中，则生黑毛。烧存性，和松脂研，敷瘰疬疮。（《开宝》）

治损伤、石淋。同破故纸蜜丸服，补下焦。（颂）

补气养血，润燥化痰，益命门，利三焦，温肺润肠，治虚寒喘嗽，腰脚重痛，心腹疝痛，血痢肠风，散肿毒，发痘疮，制铜毒。（时珍）

 油胡桃

【气味】辛，热，有毒。

## 附方

胡桃丸。益血补髓，强筋壮骨，延年明目，悦心润肌，能除百病。用胡桃仁四两捣膏，入破故纸、杜仲、萆薢末各四两杵匀，丸梧子大。每空心温酒、盐汤任下五十丸。（《御药院方》）

风寒无汗（发热头痛）。核桃肉、葱白、细茶、生姜等分，捣烂，水一钟，煎七分，热服。覆夜取汗。（谈野翁方）

老人喘嗽（气促）。睡卧不得，服此立定。胡桃肉（去皮）、杏仁（去皮尖）、生姜各一两，研膏，入炼蜜少许，和丸弹子大。每卧时嚼一丸，姜汤下。（《普济方》）

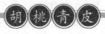 胡桃青皮

【气味】苦，涩，无毒。

【主治】染髭及帛，皆黑。

附方

乌髭发。胡桃皮、蝌蚪等分。捣泥涂之，一染即黑。《总录》：用青胡桃三枚，和皮捣细，入乳汁三盏，于银石器内调匀，搽须发三五次，每日用胡桃油润之，良。

### 树皮

【主治】止水痢。春月斫皮汁，沐头至黑。煎水，可

染褐。（《开宝》）

附方

染须发。胡桃根皮一秤，莲子草十斤，切，以瓮盛之，入水五斗，浸一月去滓，熬至五升，入芸薹子油一斗，慢火煎取五升收之。凡用，先以炭灰汁洗，用油涂之，外以牛蒡叶包住，绢裹一夜洗去，用七日即黑也。（《圣惠方》）

# 秦椒

《本经》中品

■ 释名 大椒。

■ 集解〔《别录》曰〕秦椒生泰山川谷及秦岭上，或琅琊。八月、九月采实。

〔弘景曰〕今从西来。形似椒而大，色黄黑，味亦颇有椒气。或云即今樗树子。樗乃猪椒，恐谬。

〔恭曰〕秦椒树，叶及茎、子都似蜀椒，但味短实细尔。蓝田、秦岭间大有之。

〔颂曰〕今秦、凤、明、越、金、商州皆有之。初秋生花，秋末结实，九月、十月采之。《尔雅》云：檓，大椒。郭璞注云：椒丛生，实大者为檓也。《诗·唐风》云：椒聊之实，繁衍盈升。陆机《疏义》云：椒树似茱萸，有针刺。茎叶坚而滑泽，味亦辛香。蜀人作茶，吴人作茗，皆以其叶合煮为香。今成皋诸山有竹叶椒，其木亦如蜀椒，小毒热，不中合药也，可入饮食中及蒸鸡、豚用。东海诸岛上亦有椒，枝、叶皆相似。子长而不圆，甚香，其味似橘皮。岛上獐、鹿食其叶，其肉自然作椒、橘香。今南北所生一种椒，其实大于蜀椒，与陶氏及郭、陆之说正相合，当以实大者为秦椒也。

〔宗奭曰〕此秦地所产者，故言秦椒。大率椒株皆相似，但秦椒叶差大，粒亦大而纹低，不若蜀椒皱纹高为异也。然秦地亦有蜀椒种。

〔时珍曰〕秦椒，花椒也。始产于秦，今处处可种，最易蕃衍。其叶对生，尖而有刺。四月生细花。五月结实，生青熟红，大于蜀椒，其目亦不及蜀椒目光黑也。

### 椒红

【气味】辛，温，有毒。

【主治】除风邪气，温中，去寒痹，坚齿发，明目。久服，轻身好颜色，耐老增年通神。（《本经》）

疗喉痹吐逆疝瘕，去老血，产后余疾腹痛，出汗，利五脏。（《别录》）

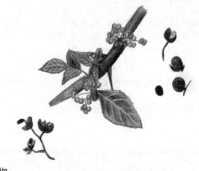

秦椒

附方

青瘴尿多（其人饮少）。用秦椒一分出汗，瓜蒂二分，为末。水服方寸匕，日三服。（《伤寒类要》）

手足心肿（乃风也）。椒、盐末等分，醋和敷之，良。（《肘后方》）

损疮中风。以面作馄饨，包秦椒，于灰中烧之令热，断使开口，封于疮上，冷即易之。（孟诜《食疗》）

久患口疮。大椒去闭口者，水洗面拌，煮作粥，空腹吞之，以饭压下。重者可再服，以瘥为度。（《食疗本草》）

牙齿风痛。秦椒煎醋含漱。（孟诜《食疗》）

百虫入耳。椒末一钱，醋半盏浸良久，少少滴入，自出。（《续十全方》）

# 柰

《别录》下品

**■释名** 频婆（音波）。〔时珍曰〕篆文柰字，象子缀于木之形。梵言谓之频婆，今北人亦呼之，犹云端好也。

**■集解** 〔弘景曰〕柰，江南虽有，而北国最丰。作脯食之，不宜人。林檎相似而小，俱不益人。

〔士良曰〕此有三种：大而长者为柰，圆者为林檎，皆夏熟；小者味涩为楸，秋熟，一名楸子。

〔时珍曰〕柰与林檎，一类二种也。树、实皆似林檎而大，西土最多，可栽可压。有白、赤、青三色。白者为素柰，赤者为丹柰，亦曰朱柰，青者为绿柰，皆夏熟。凉州有冬柰，冬熟，子带碧色。《孔氏六帖》言：凉州白柰，大如兔头。《西京杂记》言：上林苑紫柰，大如斗，核紫花青。其汁如漆，着衣不可浣，名脂衣柰。此皆异种也。郭义恭《广志》云：西方例多柰，家家收切，暴干为脯，数十百斛，以为蓄积，谓之频婆粮。亦取柰汁为豉用。其法：取熟柰纳瓮中，勿令蝇入。六七日待烂，以酒腌，痛拌令如粥状，下水更拌，滤去皮子。良久去清汁，倾布上，以灰在下引汁尽，划开日干为末，调物甘酸得所也。杜恕《笃论》云：日给之花似柰，柰实而日给零落，虚伪与真实相似也。则日给乃柰之不实者。而王羲之帖云：来禽、日给，皆囊盛为佳果。则又似指柰为日给矣。木槿花亦名日及，或同名耳。

## 实

**【气味】** 苦，寒，有小毒。

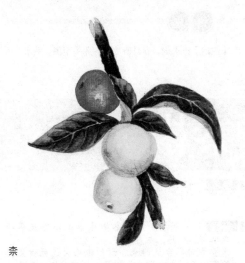

柰

**【主治】** 补中焦诸不足气，和脾。治卒食饱气壅不通者，捣汁服。（孟诜）

益心气，耐饥。（《千金》）

生津止渴。（《正要》）

# 茗

《唐本草》

**■释名** 苦搽。〔颂曰〕郭璞云：早采为茶，晚采为茗（一名荈），蜀人谓之苦茶。陆羽云，其名有五：一茶，二槚，三蔎，四茗，五荈。〔时珍曰〕杨慎《丹铅录》云：茶即古荼字（音途），《诗》云"谁谓荼苦，其甘如荠"是也。颜师古云：汉时荼陵，始转途音为宅加切，或言《六经》无茶字，未深考耳。

**■集解** 〔《神农食经》曰〕荼茗生益州及山陵道旁。凌冬不死，三月三日采干。

〔恭曰〕茗生山南、汉中山谷，《尔雅》云：槚，苦荼。郭璞注云：树小似栀子。冬生叶，可煮作羹饮。

〔颂曰〕今闽浙、蜀荆、江湖、淮南山中皆有之，通谓之茶。春中始生嫩叶，蒸焙去苦水，末之乃可饮。与古所食，殊不同也。陆羽《茶经》云：茶者，南方嘉木。自一尺二尺至数十尺，其巴川峡山有两人合抱者，伐而掇之。木如瓜芦，叶如栀子，花白如蔷薇，实如栟榈，蒂如丁香，根如胡桃。其上者生烂石，中者生砾壤，下者生黄土。艺法如种瓜，三岁可采。《阳崖阴林》：紫者上，绿者次；笋者上，芽者次；叶卷者上，舒者次。在二月、三月、四月之间，茶之笋者，生于烂石之间，长四五寸，若蕨之始抽，凌露采之。茶之芽者，发于丛薄之上，有三枝、四枝、五枝，于枝颠采之。采得蒸焙封干，有千类万状也。略而言之：如胡人靴者蹙缩然，如犎牛臆者廉襜然，浮云出山者轮菌然，飙风拂水者涵澹然，皆茶之精好者也。如竹箨，如霜荷，皆茶之瘠老者也。其别者，有石南芽、枸杞芽、枇杷芽，皆治风疾。又有皂荚芽、槐芽、柳芽，乃上春摘其芽和茶作之。故今南人输官茶，往往杂以众叶。惟茅芦竹箬之类不可入，自余山中草木芽叶，皆可和合，椿、柿尤奇。真茶性冷，惟雅州蒙山出者温而主疾。毛文锡《茶谱》云：蒙山有五顶，上有茶园，其中顶曰上清峰。昔有僧人病冷且久，遇一老父谓曰：蒙之中顶茶，当以春分之先后，多构人力，俟雷发声，并手采择，三日而止。若获一两，以本处水煎服，即能祛宿疾，二两当眼前无疾，三两能固肌骨，四两即为地仙矣。其僧如说，获一两余服之，未尽而疾瘥。其四顶茶园，采摘不废。惟中峰草木繁密，云雾蔽亏，鸷兽时出，故人迹不到矣。近岁稍贵此品，制作亦精于他处。

〔时珍曰〕茶有野生、种生，种者用子。其子大如指顶，正圆黑色。其仁入口，初甘后苦，最戟人喉，而闽人以榨油食用。二月下种，一坎须百颗乃生一株，盖空壳者多故也。畏水，最宜坡地荫处。清明前采者上，谷雨前者次之，此后皆老茗尔。采、蒸、揉、焙、修造皆有法，详见《茶谱》。茶之税始于唐德宗，盛于宋、元，及于我朝，乃与西番互市易马。夫茶一木尔，下为民生日用之资，上为朝廷赋税之助，其利博哉！昔贤所称，大约谓唐人尚茶，茶品益众。有雅州之蒙顶、石花、露芽、谷芽为第一，建宁之北苑龙凤团为上供。蜀之茶，则有东川之神泉兽目，硖州之碧涧明月，夔州之真香，邛州之火井，思安黔阳之都濡，嘉定之峨眉，泸州之纳溪，玉垒之沙坪。楚之茶，则有荆州之仙人掌，湖南之白露，长沙之铁色，蕲州蕲门之团面，寿州霍山之黄芽，庐州之六安英山，武昌之樊山，岳州之巴陵，辰州之溆浦，湖南之宝庆、茶陵。吴越之茶，则有湖州顾渚之紫笋，福州方山之生芽，洪州之白露，双井之白毛，庐山之云雾，常州之阳羡，池州之九华，丫山之阳坡，袁州之界桥，睦州之鸠坑，宣州之阳坑，金华之举岩，会稽之日铸。皆产茶有名者。其他犹多，而猥杂更甚。按陶隐居注苦菜云：酉阳、武昌、庐江、晋熙皆有好茗，饮之宜人。凡所饮物，有茗及木叶、天门冬苗、菝葜叶，皆益人。余物并冷利。又巴东别有真茶，火煏作卷结为饮，亦令人不眠。俗中多煮檀叶及大皂李叶作茶饮，并冷利。南方有瓜芦木，亦似茗也。今人采楮、栎、山矾、南烛、乌药诸叶，皆可为饮，以乱茶云。

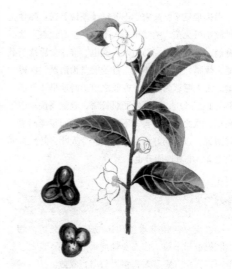

茗

目，盖本诸此。

〔汪颖曰〕一人好烧鹅炙煿，日常不缺。人咸防其生痈疽，后卒不病。访知其人每夜必啜凉茶一碗，乃知茶能解炙煿之毒也。

〔杨士瀛曰〕姜茶治痢。姜助阳，茶助阴，并能消暑、解酒食毒。且一寒一热，调平阴阳，不问赤、白、冷、热，用之皆良。生姜细切，与真茶等分，新水浓煎服。苏东坡以此治文潞公有效。

〔时珍曰〕茶苦而寒，阴中之阴，沉也，降也，最能降火。火为百病，火降则上清矣。然火有五，火有虚实。若少壮胃健之人，心肺脾胃之火多盛，故与茶相宜。温饮则火因寒气而下降，热饮则茶借火气而升散，又兼解酒食之毒，使人神思闿爽，不昏不睡，此茶之功也。若虚寒及血弱之人，饮之既久，则脾胃恶寒，元气暗损，土不制水，精血潜虚；成痰饮，成痞胀，成痿痹，成黄瘦，成呕逆，成洞泻，成腹痛，成疝瘕，种种内伤，此茶之害也。民生日用，蹈其弊者，往往皆是，而妇妪受害更多，习俗移人，自不觉尔。况真茶既少，杂茶更多，其为患也，又可胜言哉？人有嗜茶成癖者，时时咀嚼不止，久而伤营伤精，血不华色，黄瘁痿弱，抱病不悔，尤可叹惋。晋干宝《搜神记》载：武官因时病后，啜茗一斛二升乃止。才减升合，便为不足。有客令更进五升，忽吐一物，状如牛脾而有口。浇之以茗，尽一斛二升。再浇五升，即溢出矣。人遂谓之斛茗瘕。嗜茶者观此可以戒矣。陶隐居《杂录》言：丹丘子、黄山君服茶轻身换骨，《壶公食忌》言：苦茶久食羽化者，皆方士谬言误世者也。按唐右补阙母炅代茶饮序云：释滞消拥，一日之利暂佳；瘠气侵精，终身之累斯大。获益则功归茶力，贻患则不谓茶灾。岂非福近

---

**【气味】**苦、甘，微寒，无毒。

**【主治】**瘘疮，利小便，去痰热，止渴，令人少睡，有力悦志。（《神农食经》）

清头目，治中风昏聩，多睡不醒。（好古）

治伤暑。合醋，治泄痢，甚效。（陈承）

炒煎饮，治热毒赤白痢。同芎䓖、葱白煎饮，止头痛。（吴瑞）

浓煎，吐风热痰涎。（时珍）

**【发明】**〔好古曰〕茗茶气寒味苦，入手、足厥阴经。治阴证汤药内入此，去格拒之寒，及治伏阳，大意相似。

〔机曰〕头目不清，热熏上也。以苦泄其热，则上清矣。且茶体轻浮，采摘之时，芽蘖初萌，正得春升之气，味虽苦而气则薄，乃阴中之阳，可升可降。利头

易知，祸远难见乎？又宋学士苏轼《茶说》云：除烦去腻，世故不可无茶，然暗中损人不少。空心饮茶入盐，直入肾经，且冷脾胃，乃引贼入室也。惟饮食后浓茶漱口，既去烦腻，而脾胃不知，且苦能坚齿消蠹，深得饮茶之妙。古人呼茗为酪奴，亦贱之也。时珍早年气盛，每饮新茗必至数碗，轻汗发而肌骨清，颇觉痛快。中年胃气稍损，饮之即觉为害，不瘠闷呕恶，即腹冷洞泄。故备述诸说，以警同好焉。又浓茶能令人吐，乃酸苦涌泄为阴之义，非其性能升也。

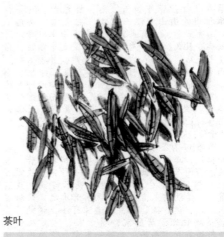

茶叶

### 附方

气虚头痛。用上春茶末调成膏，置瓦盏内覆转，以巴豆四十粒，作二次烧烟熏之，晒干乳细。每服一字，别入好茶末，食后煎服，立效。（《医方大成》）

赤痢。甘草汤下，白痢乌梅汤下，各百丸。一方：建茶合醋煎，热服，即止。

久年心痛（十年、五年者）。煎湖茶，以头醋和匀，服之良。（《兵部手集》）

腰痛难转。煎茶五合，投醋二合，顿服。（《食医心镜》）

解诸中毒。芽茶、白矾等分，碾末，冷水调下。（《简便方》）

阴囊生疮。用蜡面茶为末，先以甘草汤洗，后贴之妙。（《经验方》）

风痰颠疾。茶芽、栀子各一两，煎浓汁一碗服。良久探吐。（《摘玄方》）

霍乱烦闷。茶末一钱煎水，调干姜末一钱，服之即安。（《圣济总录》）

月水不通。茶清一瓶，入砂糖少许，露一夜服。虽三个月胎亦通，不可轻视。（鲍氏）

痰喘咳嗽（不能睡卧）。好末茶一两，白僵蚕一两，为末，放碗内盖定，倾沸汤一小盏。临卧，再添汤点服。（《瑞竹堂方》）

【气味】苦，寒，有毒。

【主治】喘急咳嗽，去痰垢。捣仁洗衣，除油腻。（时珍）

### 附方

上气喘急（时有咳嗽）。茶子、百合等分。为末，蜜丸梧桐子大。每服七丸，新汲水下。（《圣惠方》）

喘嗽齁鮚（不拘大人、小儿）。用糯米泔少许磨茶子，滴入鼻中，令吸入口服之。口咬竹筒，少顷涎出如线。不过二三次绝根，屡验。（《经验良方》）

# 西瓜

《日用》

■释名 寒瓜。

■集解 〔瑞曰〕契丹破回纥，始得此种，以牛粪覆而种之。结实如斗大，而圆如匏，色如青玉，子如金色，或黑麻色。北地多有之。

〔时珍曰〕按胡峤《陷虏记》言：峤征回纥，得此种归，名曰西瓜。则西瓜自五代时始入中国，今则南北皆有，而南方者味稍不及，亦甜瓜之类也。二月下种，蔓生，花、叶皆如甜瓜。七、八月实熟，有围及径尺者，长至二尺者。其棱或有或无，其色或青或绿，其瓤或白或红，红者味尤胜。其子或黄或红，或黑或白，白者味更劣。其味有甘、有淡、有酸，酸者为下。

〔颂曰〕一种杨溪瓜，秋生冬熟，形略长扁而大，瓤色如胭脂，味胜。可留至次年，云是异人所遗之种也。

【气味】甘、淡，寒，无毒。

【主治】消烦止渴，解暑热。（吴瑞）

疗喉痹。（汪颖）

宽中下气，利小水，治血痢，解酒毒。（宁原）

【发明】〔颖曰〕西瓜性寒解热，有天生白虎汤之号。然亦不宜多食。

〔时珍曰〕西瓜、甜瓜皆属生冷。世俗以为醍醐灌顶，甘露洒心，取其一时之快，不知其伤脾助湿之害也。《真西山卫生歌》云："瓜桃生冷宜少飧，免致秋来成疟痢。"是矣。又李鹏飞《延寿书》云：防州太守陈逢原，避暑食瓜过多，至秋忽腰腿痛，不能举动。遇商助教疗之，乃愈。此皆食瓜之患也，故集书于此，以为鉴戒云。又洪忠宣《松漠纪闻》言：有人苦目病。或令以西瓜切片暴干，日日服之，遂愈。由其性冷降火故也。

【气味】甘，凉，无毒。

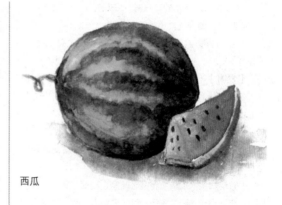

西瓜

【主治】口、舌、唇内生疮，烧研噙之。（震亨）

附方

闪挫腰痛。西瓜青皮，阴干为末，盐酒调服三钱。（《摄生众妙方》）

【气味】甘，寒，无毒。

【主治】与甜瓜仁同。（时珍）

# 木瓜

《别录》中品

■释名　楙（音茂）。〔时珍曰〕按《尔雅》云：楙，木瓜。郭璞注云：木实如小瓜，酢而可食。则木瓜之名，取此义也。或云：木瓜味酸，得木之正气故名。亦通。楙从林、矛，谐声也。

■集解　〔弘景曰〕木瓜，山阴兰亭尤多，彼人以为良果。又有榠楂，大而黄。有楂子，小而涩。《礼》云：楂、梨钻之。古亦以楂为果，今则不也。

〔颂曰〕木瓜，处处有之，而宣城者为佳。木状如柰，春末开花，深红色。其实大者如瓜，小者如拳，上黄似着粉。宣人种莳尤谨，遍满山谷。始实成则镂纸花粘于上，夜露日烘，渐变红，花文如生。本州以充土贡，故有宣城花木瓜之称。榠楂酷类木瓜，但看蒂间别有重蒂如乳者，无者为榠楂也。

〔宗奭曰〕西洛大木瓜，其味和美，至熟止青白色，入药绝有功，胜宣州者，味淡。

〔时珍曰〕木瓜可种可接，可以枝压。其叶光而浓，其实如小瓜而有鼻，津润味不木者，为木瓜；圆小于木瓜，味木而酢涩者，为木桃；似木瓜而无鼻，大于木桃，味涩者，为木李，亦曰木梨，

即榠楂及和圆子也。鼻乃花脱处，非脐蒂也。木瓜性脆，可蜜渍之为果。去子蒸烂，捣泥入蜜与姜作煎，冬月饮尤佳。木桃、木李性坚，可蜜煎及作糕食之。木瓜烧灰散池中，可以毒鱼。（说出《淮南·方毕术》）

【气味】酸，温，无毒。

【主治】湿痹邪气，霍乱大吐下，转筋不止。（《别录》）

治脚气冲心，取嫩者一颗，去子，煎服，佳。强筋骨，下冷气，止呕逆，心膈痰唾，消食，止水利后渴不止，作饮服之。（藏器）

止吐泻奔豚，及水肿冷热痢，心腹痛。（《大明》）

调营卫，助谷气。（雷敩）

去湿和胃，滋脾益肺，治腹胀善噫，心下烦痞。（好古）

【发明】〔弘景曰〕木瓜最疗转筋。如转筋时，但呼其名及书上作木瓜字，皆愈。此理亦不可解。俗人挂木瓜杖，云利筋脉也。

〔宗奭曰〕木瓜得木之正，酸能入肝，故益筋与血。病腰肾脚膝无力，皆不可缺也。人以铅霜或胡粉涂之，则失酢味，且无渣，盖受金之制也。

〔时珍曰〕木瓜所主霍乱、吐利、转筋、脚气，皆脾胃病，非肝病也。肝虽主筋，而转筋则由湿热、寒湿之邪袭伤脾胃所致，故筋转必起于足腓。腓及宗筋皆属阳明。木瓜治转筋，非益筋也，理脾而伐肝也。土病则金衰而木盛，故用酸温以收脾肺之耗散，而借其走筋以平肝邪，乃土中泻木以助金之制也。木平则土得令而金受荫矣。

## 附方

项强筋急（不可转侧）。肝、肾二脏受风也。用宣州木瓜二个（取盖去瓤），没药二两，乳香二钱半。二味入木瓜内缚定，饭上蒸三四次，烂研成膏。每用三钱，入生地黄汁半盏，无灰酒二盏，暖化温服。许叔微云：有人患此，自午后发，黄昏时定。予谓此必先从足起。足少阴之筋自足至项。筋者肝之合。今日中至黄昏，阳中之阴，肺也。自离至兑，阴旺阳弱之时。故《灵宝毕法》云：离至乾，肾气绝而肝气弱。肝、肾二脏受邪，故发于此时。予授此及都梁丸，服之而愈。（《本事方》）

脚筋挛痛。用木瓜数枚，以酒、水各半，煮烂捣膏，乘热贴于痛处，以帛裹之。冷即换，日三五度。（《食疗本草》）

脐下绞痛。木瓜三片，桑叶七片，大枣三枚。水三升，煮半升，顿服即愈。（《食疗》）

小儿洞痢。木瓜捣汁，服之。（《千金方》）

霍乱腹痛。木瓜五钱，桑叶三片，枣肉一枚。水煎服。（《圣惠方》）

四蒸木瓜（圆）。治肝、肾、脾三经气虚，为风寒暑湿相搏，流注经络。凡遇六气更变，七情不和，必至发动，或肿满，或顽痹，憎寒壮热，呕吐自汗，霍乱吐利。用宣州大木瓜四个，切盖剜空听用：一个入黄芪、续断末各半两于内；一个入苍术、橘皮末各半两于内；一个入乌药、黄松节末各半两于内（黄松节即茯神中心木也）；一个入威灵仙、苦葶苈末各半两于内。以原盖簪定，用酒浸透，入甑内蒸熟、晒，三浸、三蒸、三晒，捣末，以榆皮末、水和糊，丸如梧子大。每服五十丸，温酒、盐汤任下。（《御药院方》）

肾脏虚冷（气攻腹胁，胀满疼痛）。用大木瓜三十枚（去皮、核，剜空），以甘菊花末、青盐末各一斤填满，置笼内蒸熟，捣成膏，入新艾茸二斤搜和，丸如梧子大。每米饮下三十丸，日二。（《圣济总录》）

发槁不泽。木瓜浸油，梳头。（《圣惠方》）

【主治】霍乱烦躁气急，每嚼七粒，温水咽之。（时珍）

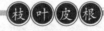

【气味】并酸、涩、温，无毒。

【主治】煮汁饮，并止霍乱、吐下、转筋，疗脚气。（《别录》）

枝，作杖，利筋脉。根、叶，煮汤淋足胫，可以已蹶。木材作桶濯足，其益人。（苏颂）

枝、叶煮汁饮，治热痢。（时珍）

【主治】面黑粉滓。

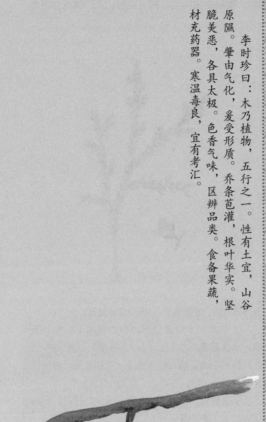

# 木部

## 本草纲目

李时珍曰：木乃植物，五行之一。性有土宜，山谷原隰。肇由气化，爰受形质。乔条苞灌，根叶华实。坚脆美恶，各具太极。色香气味，区辨品类。食备果蔬，材充药器。寒温毒良，宜有考汇。

柏

《本经》上品

**释名** 椈、侧柏。〔李时珍曰〕按魏子才《六书精蕴》云：万木皆向阳，而柏独西指，盖阴木而有贞德者，故字从白。白者，西方也。陆佃《埤雅》云：柏之指西，犹针之指南也。柏有数种，入药惟取叶扁而侧生者，故曰侧柏。

**集解** 〔时珍曰〕《史记》言：松柏为百木之长。其树耸直，其皮薄，其肌腻，其花细琐，其实成梂，状如小铃，霜后四裂，中有数子，大如麦粒，芬香可爱。

柏实

【气味】甘，平，无毒。

【主治】惊悸益气，除风湿痹，安五脏。久服，令人润泽美色，耳目聪明，不饥不老，轻身延年。（《本经》）

疗恍惚，虚损吸吸，历节腰中重痛，益血止汗。（《别录》）

养心气，润肾燥，安魂定魄，益智宁神。烧沥，泽头发，治疥癣。（时珍）

【发明】〔时珍曰〕柏子仁性平而不寒不燥，味甘而补，辛而能润，其气清香，能透心肾，益脾胃，盖仙家上品药也，宜乎滋养之剂用之。

**附方**

老人虚秘。柏子仁、松子仁、大麻仁等分，同研，溶蜜蜡丸梧子大。以少黄丹汤，食前调服二三十丸，日二服。（寇宗奭）

柏叶

【气味】苦，微温，无毒。

【主治】吐血衄血，痢血崩中赤白，轻身益气，令人耐寒暑，去湿痹，止饥。（《别录》）

治冷风历节疼痛，止尿血。（甄权）

【发明】〔时珍曰〕柏性后凋而耐久，禀坚凝之质，乃多寿之木，所以可入服食。道家以之点汤常饮，元旦以之浸酒辟邪，皆有取于此。

**附方**

中风不省。柏叶一握（去枝），葱白一握（连根研如泥），无灰酒一升，煎一二十沸，温服。如不饮酒，

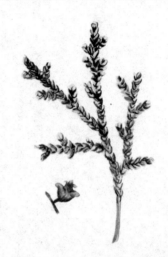

柏

分作四五服，方进他药。（杨氏《家藏方》）

忧恚呕血（烦满少气，胸中疼痛）。柏叶为散，米饮调服二方寸匕。（《圣惠方》）

月水不断。侧柏叶（炙）、芍药等分。每用三钱，水、酒各半，煎服。（《圣济总录》）

汤火烧灼。柏叶生捣涂之，系定二三日，止痛灭瘢。（《本草图经》）

鼠瘘核痛（未成脓）。以柏叶捣涂，熬盐熨之，令热气下即消。（姚僧垣《集验方》）

头发黄赤。生柏叶末一升，猪膏一斤，和丸弹子大，每以布裹一丸，纳泔汁中化开，沐之。一月，色黑而润矣。（《圣惠方》）

枝节

【主治】煮汁酿酒，去风痹、历节风。烧取油，疗瘑疥及虫癞良。（苏恭）

**附方**

霍乱转筋。以暖物裹脚，后以柏木片煮汤淋之。（《经验后方》）

恶疮有虫（久不愈者）。以柏枝节烧沥取油敷之。三五次，无不愈。亦治牛马疥。（陈承《本草别说》）

脂

【主治】身面疣目，同松脂研匀涂之，数夕自失。（《圣惠》）

根白皮

【气味】苦，平，无毒。

【主治】火灼烂疮，长毛发。（《别录》）

附方

热油灼伤。柏白皮，以腊猪脂煎油，涂疮上。（《肘后方》）

# 松

《本经》上品

■ 释名 〔时珍曰〕按王安石《字说》云：松柏为百木之长。松犹公也，柏犹伯也。故松从公，柏从白。

■ 集解 〔时珍曰〕松树磥砢修耸多节，其皮粗厚有鳞形，其叶后凋。二、三月抽蕤生花，长四五寸，采其花蕊为松黄。结实状如猪心，叠成鳞砌，秋老则子长鳞裂。然叶有二针、三针、五针之别。三针者为栝子松，五针者为松子松。

松脂

【别名】松膏、松肪、松胶、松香、沥青。

【气味】苦、甘，温，无毒。

【主治】痈疽恶疮，头疡白秃，疥瘙风气，安五脏，除热。久服，轻身不老延年。（《本经》）

除胃中伏热，咽干消渴，风痹死肌。炼之令白。其赤者，主恶痹。（《别录》）

除邪下气，润心肺，治耳聋。古方多用辟谷。（《大明》）

【发明】〔弘景曰〕松、柏皆有脂润，凌冬不凋，理为佳物，服食多用，但人多轻忽之尔。

〔时珍曰〕松叶、松实，服饵所须；松节、松心，耐久不朽。松脂则又树之津液精华也。在土不朽，流脂日久，变为琥珀，宜其可以辟谷延龄。

附方

疥癣湿疮。松胶香研细，少入轻粉。先以油涂疮，糁末在上，一日便干。顽者三二度愈。（刘涓子《鬼遗方》）

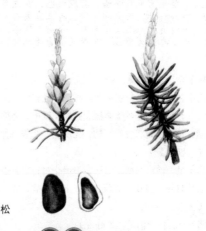

松

松节

【气味】苦，温，无毒。

【主治】百节久风，风虚脚痹疼痛。（《别录》）
炒焦，治筋骨间病，能燥血中之湿。（震亨）
治风蛀牙痛，煎水含漱，或烧灰日揩，有效。（时珍）

【发明】〔时珍曰〕松节，松之骨也。质坚气劲，久亦不朽，故筋骨间风湿诸病宜之。

附方

历节风痛（四肢如解脱）。松节酒：用二十斤，酒五斗，浸三七日。每服一合，日五六服。（《外台》）

阴毒腹痛。油松木七块，炒焦，冲酒二钟，热服。（《集简方》）

 松花

【气味】甘，温，无毒。

【主治】润心肺，益气，除风止血。亦可酿酒。

（时珍）

【发明】〔恭曰〕松花即松黄，拂取正似蒲黄，酒服令轻身，疗病胜似皮、叶及脂也。

〔颂曰〕花上黄粉，山人及时拂取，作汤点之甚佳。但不堪停久，故鲜用寄远。

〔时珍曰〕今人收黄和白砂糖印为饼膏，充果饼食之，且难久收。恐轻身疗病之功，未必胜脂、叶也。

# 桂

《别录》上品

**释名** 梫。〔时珍曰〕按范成大《桂海志》云：凡木叶心皆一纵理，独桂有两道如圭形，故字从圭。

**集解** 〔《别录》曰〕桂生桂阳，牡桂生南海山谷。二月、八月、十月采皮，阴干。

〔时珍曰〕桂有数种，以今参访：牡桂，叶长如枇杷叶，坚硬有毛及锯齿，其花白色，其皮多脂。箘桂，叶如柿叶，而尖狭光净，有三纵文而无锯齿，其花有黄有白，其皮薄而卷。今商人所货，皆此二桂。但以卷者为箘桂，半卷及板者为牡桂，即自明白。

【气味】甘、辛，大热，有小毒。

【主治】利肝肺气，心腹寒热冷疾，霍乱转筋，头痛腰痛出汗，止烦止唾，咳嗽鼻衄，堕胎，温中，坚筋骨，通血脉，理疏不足，宣导百药，无所畏。久服，神仙不老。（《别录》）

补下焦不足，治沉寒痼冷之病，渗泄止渴，去营卫中风寒，表虚自汗。春夏为禁药，秋冬下部腹痛，非此不能止。（元素）

补命门不足，益火消阴。（好古）

治寒痹风喑，阴盛失血，泻痢惊痫。（时珍）

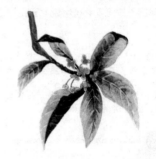

桂

 桂心

【气味】苦、辛，无毒。

【主治】九种心痛，腹内冷气痛不可忍，咳逆结气壅痹，脚痹不仁，止下痢，杀三虫，治鼻中瘜肉，破血，通利月闭，胞衣不下。（甄权）

治一切风气，补五劳七伤，通九窍，利关节，益精明目，暖腰膝，治风痹骨节挛缩，续筋骨，生肌肉，消瘀血，破痃癖癥瘕，杀草木毒。（《大明》）

治风僻失音喉痹，阳虚失血，内托痈疽痘疮，能引血化汗化脓，解蛇蝮毒。（时珍）

## 附方

中风逆冷（吐清水，宛转啼呼）。桂一两，水一升半，煎半升，冷服。（《肘后方》）

中风失音。桂着舌下，咽汁。又方：桂末三钱，水二盏，煎一盏服，取汗。（《千金方》）

偏正头风（天阴风雨即发）。桂心末一两，酒调如膏，涂敷额角及顶上。（《圣惠方》）

暑月解毒。桂苓丸：用肉桂（去粗皮，不见火）、茯苓（去皮）等分，为细末，炼蜜丸龙眼大。每新汲水化服一丸。（《和剂方》）

桂浆渴水。夏月饮之，解烦渴，益气消痰。桂末一大两，白蜜一升，以水二斗，先煎取一斗。待冷，入新瓷瓶中，乃下二物，搅二三百转。先以油

纸一重覆上，加七重封之。每日去纸一重，七日开之，气香味美，格韵绝高，今人多作之。（《图经本草》）

【主治】捣碎浸水，洗发，去垢除风。（时珍）

# 丁香

宋《开宝》

■ 释名　丁子香、鸡舌香。〔藏器曰〕鸡舌香与丁香同种，花实丛生，其中心最大者为鸡舌（击破有顺理而解为两向，如鸡舌，故名），乃是母丁香也。

■ 集解　〔恭曰〕鸡舌香树叶及皮并似栗，花如梅花，子似枣核，此雌树也，不入香用。其雄树虽花不实，采花酿之以成香。出昆仑及交州、爱州以南。

【气味】辛，微温，无毒。

【主治】风水毒肿，霍乱心痛，去恶气。（《别录》）

吹鼻，杀脑疳。入诸香中，令人身香。（甄权）

【气味】辛，温，无毒。

【主治】温脾胃，止霍乱拥胀，风毒诸肿，齿疳蜃。能发诸香。（《开宝》）

疗呕逆，甚验。（保昇）

去胃寒，理元气。气血盛者勿服。（元素）

治虚哕，小儿吐泻，痘疮胃虚，灰白不发。（时珍）

【发明】〔好古曰〕丁香与五味子、广茂同用，治奔豚之气。亦能泄肺，能补胃，大能疗肾。

〔时珍曰〕宋末太医陈文中，治小儿痘疮不光泽，不起发，或胀或泻，或渴或气促，表里俱虚之证。并用木香散、异攻散，倍加丁香、官桂。甚者丁香三五十枚，官桂一二钱。亦有服之而愈者。

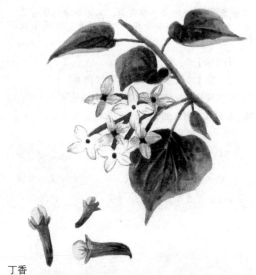

丁香

#### 附方

暴心气痛。鸡舌香末，酒服一钱。（《肘后方》）

干霍乱痛（不吐不下）。丁香十四枚，研末，以沸汤一升和之，顿服。不瘥更作。（思邈《千金方》）

小儿吐泻。丁香、橘红等分，炼蜜丸黄豆大。米汤化下。（刘氏《小儿方》）

小儿呕吐（不止）。丁香、生半夏各一钱，姜汁浸一夜，晒干为末，姜汁打面糊丸黍米大。量大小，用姜汤下。（《全幼心鉴》）

胃冷呕逆（气厥不通）。母丁香三个，陈橘皮一块（去白，焙），水煎，热服。（《十便良方》）

反胃吐食。用母丁香、神麴（炒）等分，为末。米饮服一钱。（《圣惠方》）

伤寒呃逆（及哕逆不定）。丁香一两，干柿蒂（焙）一两，为末。每服一钱，煎人参汤下。（《简要济众方》）

妇人产难。母丁香三十六粒，滴乳香三钱六分，为末，同活兔胆和杵下，丸作三十六丸。每服一丸，好酒化下，立验。名如意丹。（《颐真堂经验方》）

即树皮也。似桂皮而厚。

【气味】同香。

【主治】齿痛。（李珣）

心腹冷气诸病。方家用代丁香。（时珍）

【气味】辛，热，有毒。

【主治】风热毒肿。不入心腹之用。（《开宝》）

# 安息香

《唐本草》

■**释名** 〔时珍曰〕此香辟恶，安息诸邪，故名。或云：安息，国名也。梵书谓之拙贝罗香。

■**集解** 〔时珍曰〕今安南、三佛齐诸地皆有之。《一统志》云：树如苦楝，大而且直。叶似羊桃而长。木心有脂作香。

【气味】辛、苦，平，无毒。

【主治】心腹恶气，鬼疰。（《唐本》）

邪气魍魉，鬼胎血邪，辟蛊毒，霍乱风痛，男子遗精，暖肾气，妇人血噤，并产后血运。（《大明》）

附方

卒然心痛（或经年频发）。安息香研末，沸汤服半钱。（危氏《得效方》）

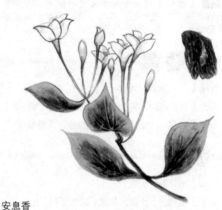

安息香

# 辛夷

《本经》上品

■**释名** 辛雉、侯桃、迎春。〔藏器曰〕辛夷花未发时，苞如小桃子，有毛，故名侯桃。初发如笔头，北人呼为木笔。其花最早，南人呼为迎春。

■**集解** 〔《别录》曰〕辛夷生汉中、魏兴、梁州川谷。其树似杜仲，高丈余。子似冬桃而小。九月采实，暴干，去心及外毛。毛射人肺，令人咳。

〔弘景曰〕今出丹阳近道。形如桃子，小时气味辛香。

〔恭曰〕此是树花未开时收之。正月、二月好采。云九月采实者，恐误也。

〔宗奭曰〕辛夷，处处有之，人家园亭亦多种植，先花后叶，即木笔花也。其花未开时，苞上有毛，光长如笔，故取象而名。花有桃红、紫色二种，入药当用紫者，须未开时收之，已开者不佳。

〔时珍曰〕辛夷花，初出枝头，苞长半寸，而尖锐俨如笔头，重重有青黄茸毛顺铺，长半分许。及

开则似莲花而小如盏，紫苞红焰，作莲及兰花香。亦有白色者，人呼为玉兰。又有千叶者。诸家言苞似小桃者，比类欠当。

【气味】辛，温，无毒。

【主治】五脏身体寒热，风头脑痛面皯。久服下气，轻身明目，增年耐老。（《本经》）

温中解肌，利九窍，通鼻塞涕出，治面肿引齿痛，眩冒身兀兀如在车船之上者，生须发，去白虫。

（《别录》）

鼻渊鼻鼽，鼻窒鼻疮，及痘后鼻疮，并用研末，入麝香少许，葱白蘸入数次，甚良。（时珍）

【发明】〔时珍曰〕鼻气通于天。天者头也，肺也。肺开窍于鼻，而阳明胃脉环鼻而上行。脑为元神之府，而鼻为命门之窍，人之中气不足，清阳不升，则头为之倾，九窍为之不利。辛夷之辛温走气而入肺，其体轻浮，能助胃中清阳上行通于天，所以能温中，治头面目鼻九窍之病。轩岐之后，能达此理者，东垣李杲一人而已。

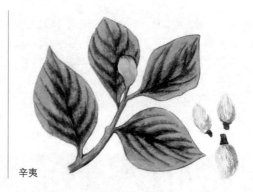
辛夷

# 龙脑香

《唐本草》

■ 释名 片脑、羯婆罗香，膏名婆律香。〔时珍曰〕龙脑者，因其状加贵重之称也。以白莹如冰，及作梅花片者为良，故俗呼为冰片脑，或云梅花脑。

■ 集解 〔时珍曰〕龙脑香，南番诸国皆有之。叶廷珪《香录》云：乃深山穷谷中千年老杉树，其枝干不曾损动者，则有香。若损动，则气泄无脑矣。

【气味】辛、苦，微寒，无毒。

【主治】心腹邪气，风湿积聚，耳聋，明目，去目赤肤翳。（《唐本》）

内外障眼，镇心秘精，治三虫五痔。（李珣）

疗喉痹脑痛，鼻瘜齿痛，伤寒舌出，小儿痘陷，通诸窍，散郁火。（时珍）

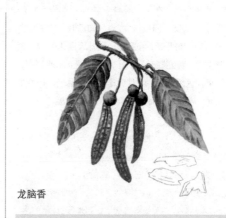
龙脑香

【主治】风疮䵟䵬，入膏煎良。不可点眼，伤人。（李珣）

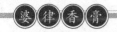

【主治】耳聋，摩一切风。（苏恭）

【发明】〔宗奭曰〕此物大通利关隔热塞，大人、小儿风涎闭塞，及暴得惊热，甚为济用。然非常服之药，独行则势弱，佐使则有功。于茶亦相宜，多则掩茶气。味甚清香，为百药之先，万物中香无出其右者。

〔时珍曰〕古方眼科、小儿科皆言龙脑辛凉，能入心经，故治目病、惊风方多用之。痘疮心热血瘀倒靥者，用引猪血直入心窍，使毒气宣散于外，则血活痘发。其说皆似是而实未当也。

## 附方

目生肤翳。龙脑末一两，日点三五度。（《圣济总录》）

目赤目膜。龙脑、雄雀屎各八分，为末，以人乳汁一合调成膏。日日点之，无有不验。（《圣惠方》）

头脑疼痛。片脑一钱，纸卷作捻，烧烟熏鼻，吐出痰涎即愈。（《寿域方》）

风热喉痹。灯芯一钱，黄檗五分（并烧存性），白矾七分（煅过）；冰片脑三分，为末。每以一二分吹患处。此陆一峰家传绝妙方也。（《濒湖集简方》）

鼻中瘜肉（垂下者）。用片脑点之，自入。（《集简方》）

牙齿疼痛。梅花脑、朱砂末各少许，揩之立止。（《集简方》）

内外痔疮。片脑一二分，葱汁化，搽之。（《简便方》）

伤寒舌出（过寸者）。梅花片脑半分，为末。

掺之，随后即愈。（洪迈《夷坚志》）

## 子

【气味】辛，温。气似龙脑。

【主治】下恶气，消食，散胀满，香人口。（苏恭）

# 杜仲

《本经》上品

■ **释名** 思仲、思仙、木绵、檰。〔时珍曰〕昔有杜仲服此得道，因以名之。

■ **集解** 〔《别录》曰〕杜仲生上虞山谷及上党、汉中。二月、五月、六月、九月采皮。

【气味】辛，平，无毒。

【主治】腰膝痛，补中益精气，坚筋骨，强志，除阴下痒湿，小便余沥。久服，轻身耐老。（《本经》）

【发明】〔时珍曰〕杜仲，古方只知滋肾，惟王好古言是肝经气分药，润肝燥，补肝虚，发昔人所未发也。盖肝主筋，肾主骨。肾充则骨强，肝充则筋健。屈伸利用，皆属于筋。杜仲色紫而润，味甘微辛，其气温平。甘温难补，微辛能润。故能入肝而补肾，子能令母实也。

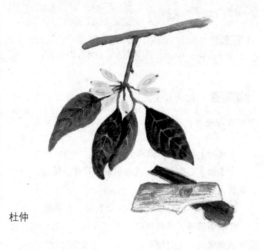

杜仲

### 附方

肾虚腰痛。用杜仲（去皮，炙黄）一大斤，分作十剂。每夜取一剂，以水一大升，浸至五更，煎三分减一，取汁，以羊肾三四枚切下，再煮三五沸，如作羹法，和以椒、盐，空腹顿服。（崔元亮《海上集验方》）

# 苏合香

《别录》上品

■ **释名** 〔时珍曰〕按郭义恭《广志》云：此香出苏合国，因以名之。

■ **集解** 〔时珍曰〕按《寰宇志》云：苏合油出安南、三佛齐诸国。树生膏，可为药，以浓而无滓者为上。叶廷珪《香谱》云：苏合香油出大食国。气味皆类笃耨香。沈括《笔谈》云：今之苏合香赤色如坚木，又有苏合油如檰胶，人多用之。而刘梦得

《传信方》言：苏合香多薄叶，子如金色，按之即少，放之即起，良久不定，如虫动，气烈者佳。如此则全非今所用者，宜精考之。窃按沈氏所说，亦是油也。不必致疑。

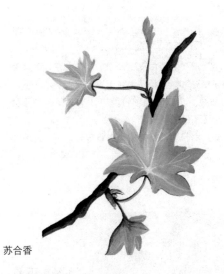

苏合香

【气味】甘，温，无毒。

【主治】辟恶，杀鬼精物，温疟蛊毒痫痓，去三虫，除邪，令人无梦魇。久服，通神明，轻身长年。（《别录》）

【发明】〔时珍曰〕苏合香气窜，能通诸窍脏腑，故其功能辟一切不正之气。按沈括《笔谈》云：太尉王文正公气羸多病。宋真宗面赐药酒一瓶，令空腹饮之，可以和气血，辟外邪。公饮之，大觉安健。次日称谢。上曰：此苏合香酒也。每酒一斗，入苏合香丸一两同煮。极能调和五脏，却腹中诸疾。每冒寒夙兴，则宜饮一杯。自此臣庶之家皆仿为之，此方盛行于时。其方本出唐玄宗《开元广济方》，谓之白术丸。后人亦编入《千金》、《外台》，治疾有殊效。

**附方**

水气浮肿。苏合香、白粉、水银等分，捣匀，蜜丸小豆大。每服二丸，白水下。当下水出。

# 椿樗

《唐本草》

■释名 虎目树、大眼桐。〔时珍曰〕椿樗易长而多寿考，故有椿、樗之称。《庄子》言"大椿以八千岁为春秋"，是矣。椿香而樗臭，故椿字又作櫄，其气熏也。

■集解 〔恭曰〕椿、樗二树形相似，但樗木疏、椿木实为别也。

〔颂曰〕二木南北皆有之。形干大抵相类，但椿木实而叶香可啖，樗木疏而气臭，膳夫亦能熟去气，并采无时。樗木最为无用，《庄子》所谓"吾有大木，人谓之樗，其本拥肿不中绳墨，小枝曲拳不中规矩"者。《尔雅》云：栲，山樗。郭璞注云：栲似樗，色小白，生山中，因名。亦类漆树。俗语云：櫄、樗、栲、漆，相似如一。陆机《诗疏》云：山樗与田樗无异，叶差狭尔。吴人以叶为茗。

〔时珍曰〕椿、樗、栲，乃一木三种也。椿木皮细肌实而赤，嫩叶香甜可茹。樗木皮粗肌虚而白，其叶臭恶，歉年人或采食。栲木即樗之生山中者，木亦虚大，梓人亦或用之。然爪之如腐朽，故古人以为不材之木。不似椿木坚实，可入栋梁也。

【气味】苦，温，有小毒。

【主治】煮水，洗疮疥风疽。樗木根、叶尤良。（《唐本》）

白秃不生发，取椿、桃、楸叶心捣汁，频涂之。（时珍）

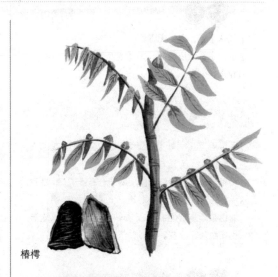

椿樗

白 皮 及 根 皮

【气味】苦，温，无毒。

【主治】得地榆，止疳痢。（萧炳）

止女子血崩，产后血不止，赤带，肠风泻血不住，肠滑泻，缩小便。蜜炙用。（《大明》）

治赤白浊，赤白带，湿气下痢，精滑梦遗，燥下湿，去肺胃陈积之痰。（震亨）

【发明】〔时珍曰〕椿皮色赤而香，樗皮色白而臭，多服微利人。盖椿皮入血分而性涩，樗皮入气分而性利，不可不辨。其主治之功虽同，而涩利之效则异，正如茯苓、芍药，赤、白颇殊也。凡血分受病不足者，宜用椿皮；气分受病有郁者，宜用樗皮，此心得之微也。

小儿疳疾。椿白皮（日干）二两为末，以粟米淘净研浓汁和，丸梧子大。十岁三四丸，米饮下，量人加减。仍以一丸纳竹筒中，吹入鼻内，三度良。（《子母秘录》）

女人白带。椿根白皮、滑石等分，为末，粥丸梧子大。每空腹白汤下一百丸。（《丹溪方》）

# 桐

**释名** 白桐、黄桐、泡桐、椅桐、荣桐。〔时珍曰〕《本经》桐叶，即白桐也。桐华成筒，故谓之桐。其材轻虚，色白而有绮文，故俗谓之白桐、泡桐，古谓之椅桐也。先花后叶，故《尔雅》谓之荣桐。或言其花而不实者，未之察也。

**集解** 〔《别录》曰〕桐叶生桐柏山谷。

〔时珍曰〕陶注桐有四种，以无子者为青桐、冈桐，有子者为梧桐、白桐。寇注言白桐、冈桐皆无子。苏注以冈桐为桐。而贾思勰《齐民要术》言：实而皮青者为梧桐，华而不实者为白桐。盖白桐即泡桐也。其花紫色者名冈桐。荏桐即油桐也。青桐即梧桐之无实者。

【气味】苦，寒，无毒。

【主治】恶蚀疮着阴。（《本经》）

消肿毒，生发。（时珍）

手足肿浮。桐叶煮汁渍之，并饮少许。或加小豆，尤妙。（《圣惠方》）

发落不生。桐叶一把，麻子仁三升，米泔煮五六沸，去滓。日日洗之则长。（《肘后方》）

发白染黑。经霜桐叶及子，多收捣碎，以甑蒸之，生布绞汁，沐头。（《普济方》）

【主治】五痔，杀三虫。（《本经》）

五淋。沐发，去头风，生发滋润。（甄权）

治恶疮，小儿丹毒，煎汁涂之。（时珍）

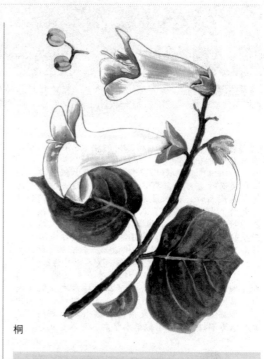

桐

肿从脚起。削桐木煮汁，渍之，并饮少许。（《肘后方》）

跌扑伤损。水桐树皮，去青留白，醋炒捣敷。（《集简方》）

# 樟脑

《纲目》

**▌释名** 韶脑。

**▌集解** 〔时珍曰〕樟脑出韶州、漳州。状似龙脑，白色如雪，樟树脂膏也。胡演升《炼方》云，煎樟脑法：用樟木新者切片，以井水浸三日三夜，入锅煎之，柳木频搅。待汁减半，柳上有白霜，即滤去滓，倾汁入瓦盆内。经宿，自然结成块也。他处虽有樟木，不解取脑。又炼樟脑法：用铜盆，以陈壁土为粉糁之，却糁樟脑一重，又糁壁土，如此四五重。以薄荷安土上，再用一盆覆之，黄泥封固，于火上款炙之。须以意度之，不可太过、不及。勿令走气。候冷取出，则脑皆升于上盆。如此升两三次，可充片脑也。

【气味】辛，热，无毒。

【主治】通关窍，利滞气，治中恶邪气，霍乱心腹痛，寒湿脚气，疥癣风瘙，龋齿，杀虫辟蠹。着鞋中，去脚气。（时珍）

【发明】〔时珍曰〕樟脑纯阳，与焰消同性，水中生火，其焰益炽，今丹炉及烟火家多用之。辛热香窜，禀龙火之气，去湿杀虫，此其所长。故烧烟熏衣筐席簟，能辟壁虱、虫蛀。李石《续博物志》云：脚弱病人，用杉木为桶濯足，排樟脑于两股间，用帛绷定，月余甚妙。王玺《医林集要》方：治脚气肿痛。用樟脑二两，乌头三两，为末，醋糊丸弹子大。每置一丸于足心踏之，下以微火烘之，衣被围覆，汗出为涎为效。

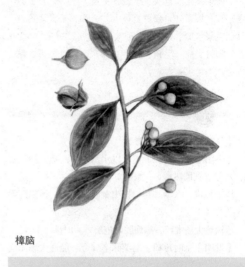

樟脑

**附方**

小儿秃疮。韶脑一钱，花椒二钱，脂麻二两，为末。以退猪汤洗后，搽之。（《简便方》）

牙齿虫痛。用韶脑、朱砂等分，擦之神效。（《普济方》）

# 皂荚

《本经》下品

**▌释名** 皂角、鸡栖子、乌犀、悬刀。〔时珍曰〕荚之树皂，故名。《广志》谓之鸡栖子，曾氏方谓之乌犀，《外丹本草》谓之悬刀。

**▌集解** 〔时珍曰〕皂树高大。叶如槐叶，瘦长而尖。枝间多刺。夏开细黄花。结实有三种：一种小如猪牙；一种长而肥厚，多脂而粘；一种长而瘦薄，枯燥不粘。以多脂者为佳。

【气味】辛、咸，温，有小毒。

【主治】风痹死肌邪气，风头泪出，利九窍，杀精物。（《本经》）

疗腹胀满，消谷，除咳嗽囊结，妇人胞不落，明目益精，可为沐药，不入汤。（《别录》）

搜肝风，泻肝气。（好古）

通肺及大肠气，治咽喉痹塞，痰气喘咳，风疬疥癣。（时珍）

【发明】〔时珍曰〕皂荚属金，入手太阴、阳明之经。

327

金胜木，燥胜风，故兼入足厥阴，治风木之病。其味辛而性燥，气浮而散。吹之导之，则通上下诸窍；服之，则治风湿痰喘满，杀虫；涂之，则散肿消毒，搜风治疮。

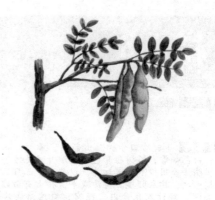

皂荚

燥金，乃辛以润之之义，非得湿则滑也。

附方

胸中痰结。皂荚三十挺（去皮，切），水五升浸一夜，揉取汁，慢熬至可丸，丸如梧子大。每食后，盐浆水下十丸。（《圣惠方》）

脚气肿痛。皂角、赤小豆为末，酒、醋调，贴肿处。（《永类方》）

## 子

【气味】辛，温，无毒。

【主治】炒，舂去赤皮，以水浸软，煮熟，糖渍食之，疏导五脏风热壅。（宗奭）

核中白肉，入治肺药。核中黄心，嚼食，治膈痰吞酸。（苏颂）

治风热大肠虚秘，瘰疬肿毒疮癣。（时珍）

【发明】〔时珍曰〕皂荚味辛属金，能通大肠阳明

附方

小儿流涎（脾热有痰）。皂荚子仁半两，半夏（姜汤泡七次）一钱二分，为末，姜汁丸麻子大。每温水下五丸。（《圣济总录》）

## 刺

【气味】辛，温，无毒。

【主治】米醋熬嫩刺作煎，涂疮癣有奇效。（苏颂）

【发明】〔杨士瀛曰〕皂荚刺能引诸药性上行，治上焦病。

〔时珍曰〕皂荚刺治风杀虫，功与荚同，但其锐利直达病所为异耳。

附方

小便淋闭。皂角刺（烧存性）、破故纸等分，为末。无灰酒服。（《圣济总录》）

妇人乳痈。皂角刺（烧存性）一两，蚌粉一钱，和研。每服一钱，温酒下。（《直指方》）

# 柳

《本经》下品

**释名** 小杨、杨柳。〔恭曰〕柳与水杨全不相似。水杨叶圆阔而尖，枝条短硬。柳叶狭长而青绿，枝条长软。陶以柳为水杨，非也。〔时珍曰〕杨枝硬而扬起，故谓之杨；柳枝弱而垂流，故谓之柳，盖一类二种也。苏恭所说为是。

**集解** 〔时珍曰〕杨柳，纵横倒顺插之皆生。春初生柔荑，即开黄蕊花。至春晚叶长成后，花中结细黑子，蕊落而絮出，如白绒，因风而飞。子着衣物能生虫，入池沼即化为浮萍。古者春取榆、柳之火。陶朱公种柳千树，可足柴炭。其嫩芽可作饮汤。

又名柳絮。

【气味】苦，寒，无毒。

【主治】风水黄疸，面热黑。柳实：主溃痈，逐脓血。（《本经》）

痂疥恶疮金疮。子汁：疗渴。（《别录》）

主止血，治湿痹，四肢挛急，膝痛。（甄权）

【发明】〔弘景曰〕柳华熟时，随风状如飞雪，当用其未舒时者。子亦随花飞止，应水渍汁尔。

〔承曰〕柳絮可以捍毡，代羊毛为茵褥，柔软性凉，宜以小儿卧尤佳。

〔宗奭曰〕柳花黄蕊干时絮方出，收之贴灸疮良。絮之下连小黑子，因风而起，得水湿便生，如苦荬、地丁之花落结子成絮。古人以絮为花，谓花如雪者，皆误矣。藏器之说是也。又有实及子汁之文，诸家不解，今人亦不见用。

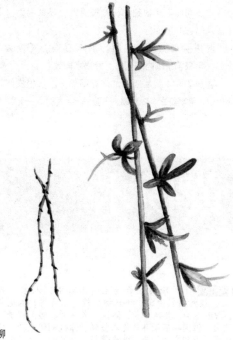

柳

### 附方

面上脓疮。柳絮、腻粉等分，以灯盏油调涂。（《普济方》）

走马牙疳。杨花烧存性，入麝香少许，搽。（《保幼大全》）

脚多汗湿。杨花着鞋及袜内穿之。（《摘玄》）

 叶

【气味】同华。

【主治】恶疥痂疮马疥，煎煮洗之，立愈。又疗心腹内血，止痛。（《别录》）

煎水，洗漆疮。（弘景）

天行热病，传尸骨蒸劳，下水气。煎膏，续筋骨，长肉止痛。主服金石人发大热闷，汤火疮毒入腹热闷，及行疮。（《日华》）

疗白浊，解丹毒。（时珍）

### 附方

小儿丹烦。柳叶一斤，水一斗，煮取汁三升。搨洗赤处，日七八度。（《子母秘录》）

眉毛脱落。垂柳叶阴干为末，每姜汁于铁器中调，夜夜摩之。（《圣惠方》）

卒得恶疮（不可名识者）。柳叶或皮，水煮汁，入少盐，频洗之。（《肘后方》）

痘烂生蛆。嫩柳叶铺席上卧之，蛆尽出而愈也。（李楼《奇方》）

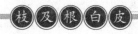 枝及根白皮

【气味】同华。

【主治】痰热淋疾。可为浴汤，洗风肿瘙痒。煮酒，漱齿痛。（苏恭）

小儿一日、五日寒热，煎枝浴之。（藏器）

煎服，治黄疸白浊。酒煮，熨诸痛肿，去风止痛消肿。（时珍）

【发明】〔时珍曰〕柳枝去风消肿止痛。其嫩枝削为牙杖，涤齿甚妙。

### 附方

黄疸初起。柳枝煮浓汁半升，顿服。（《外台秘要》）

脾胃虚弱。不思饮食，食下不化，病似翻胃噎膈。清明日取柳枝一大把熬汤，煮小米作饭，洒面滚成珠子，晒干，袋悬风处。每用烧滚水随意下米，米沉住火，少时米浮，取看无硬心则熟，可顿食之。久则面散不粘矣。名曰络索米。（《简便方》）

阴卒肿痛。柳枝（三尺长）二十枚，细剉，水煮极热，以故帛裹包肿处，仍以热汤洗之。（《集验方》）

齿龈肿痛。垂柳枝、槐白皮、桑白皮、白杨皮等分，煎水，热含冷吐。又方：柳枝、桑枝煎水熬膏，入姜汁、细辛、芎藭末，每用擦牙。（《圣惠方》）

风虫牙痛。杨柳白皮卷如指大，含咀，以汁渍齿根，数过即愈。又方：柳枝一握剉，入少盐花，浆水煎含，甚验。又方：柳枝剉一升，大豆一升，合炒，豆熟，瓷器盛之，清酒三升，渍三日。频含漱涎，三日愈。（《古今录验》）

耳痛有脓。柳根细切，熟捣封之，燥即易之。（《斗门方》）

漏疮肿痛。柳根红须，煎水日洗。《摘玄方》：用杨柳条罐内烧烟熏之，出水即效。

乳痈妒乳（初起坚紫，众疗不瘥）。柳根皮熟捣火温，帛裹熨之。冷更易，一宿消。（《肘后方》）

汤火灼疮。柳皮烧灰涂之。亦可以根白皮煎猪脂，频敷之。（《肘后方》）

痔疮如瓜（肿痛如火）。柳枝煎浓汤洗之，艾灸三五壮。王及郎中病此，驿吏用此方灸之，觉热气入肠，大下血秽至痛，一顷遂消，驰马而去。（《本事方》）

# 黄杨木

《纲目》

**集解** 〔时珍曰〕黄杨生诸山野中，人家多栽插之。枝叶攒簇上耸，叶似初生槐芽而青厚，不花不实，四时不凋。其性难长，俗说岁长一寸，遇闰则退。今试之，但闰年不长耳。其木坚腻，作梳剒印最良。按段成式《酉阳杂俎》云：世重黄杨，以其无火也。用水试之，沉则无火。凡取此木，必以阴晦，夜无一星，伐之则不裂。

【气味】苦，平，无毒。

【主治】妇人难产，入达生散中用。又主暑月生疖，捣烂涂之。(时珍)

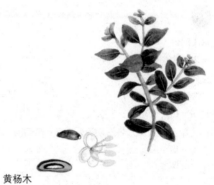

黄杨木

# 槐

《本经》上品

**释名** 櫰（音怀）。〔时珍曰〕按《周礼》外朝之法，面三槐，三公位焉。

**集解** 〔《别录》曰〕槐实生河南平泽。可作神烛。
〔时珍曰〕槐之生也，季春五日而兔目，十日而鼠耳，更旬而始规，二旬而叶成。初生嫩芽可炸熟，水淘过食，亦可作饮代茶。或采槐子种畦中，采苗食之亦良。其木材坚重，有青黄白黑色。其花未开时，状如米粒，炒过煎水染黄甚鲜。其实作荚连珠，中有黑子，以子连多者为好。

【气味】苦，平，无毒。

【主治】五痔，心痛眼赤，杀腹脏虫，及皮肤风热，肠风泻血，赤白痢，并炒研服。（《大明》）

凉大肠。（元素）

炒香频嚼，治失音及喉痹，又疗吐血衄血，崩中漏下。（时珍）

【发明】〔时珍曰〕槐花味苦、色黄、气凉，阳明、厥阴血分药也。故所主之病，多属二经。

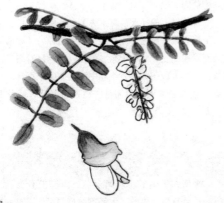

槐

肠风痔疾。用槐叶一斤，蒸熟晒干研末，煎饮
代茶。久服明目。（《食医心镜》）

鼻气窒塞。以水五升煮槐叶，取三升，下葱、
豉调和再煎，饮。（《千金方》）

 枝

【气味】同叶。

【主治】洗疮及阴囊下湿痒。八月断大枝，候生嫩
蘖，煮汁酿酒，疗大风痿痹甚效。（《别录》）

炮热，熨蝎毒。（恭）

青枝烧沥，涂癣。煅黑，揩牙去虫。煎汤，洗痔
核。（颂）

烧灰，沐头长发。（藏器）

治赤目、崩漏。（时珍）

九种心痛。当太岁上取新生槐枝一握，去两
头，用水三大升，煎服一升，顿服。（《千金》）

崩中赤白（不问远近）。取槐枝烧灰，食前酒
下方寸匕，日二服。（《梅师方》）

胎动欲产（日月未足者）。取槐树东引枝，令
孕妇手把之，即易生。（《子母秘录》）

阴疮湿痒。槐树北面不见日枝，煎水洗三五
遍。冷再暖之。（孟诜《必效方》）

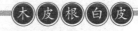 木 皮 根 白 皮

【气味】苦，平，无毒。

【主治】烂疮，喉痹寒热。（《别录》）

治中风皮肤不仁，浴男子阴疝卵肿，浸洗五痔，一
切恶疮，妇人产门痒痛，乃汤火疮。煎膏，止痛长肉，
消痈肿。（《大明》）

煮汁服，治下血。（苏颂）

**附方**

吐血不止。槐花烧存性，入麝香少许，研匀，
糯米饮下三钱。（《普济方》）

咯血唾血。槐花炒研。每服三钱，糯米饮下。
仰卧一时取效。（朱氏方）

小便尿血。槐花（炒）、郁金（煨）各一两，为
末。每服二钱，淡豉汤下，立效。（《篋中秘宝方》）

妇人漏血（不止）。槐花烧存性，研。每服
二三钱，食前温酒下。（《圣惠方》）

血崩不止。槐花三两，黄芩二两，为末。每服
半两，酒一碗，铜秤锤一枚，桑柴火烧红，浸入酒
内，调服。忌口。（《乾坤秘韫》）

中风失音。炒槐花，三更后仰卧嚼咽。（危氏
《得效方》）

发背散血。槐花、绿豆粉各一升，同炒作象牙
色，研末。用细茶一两，煎一碗，露一夜，调末三
钱敷之，留头。勿犯妇女手。（《摄生众妙方》）

下血血崩。槐花一两，棕灰五钱，盐一钱，水
三钟，煎减半服。（《摘玄方》）

 叶

【气味】苦，平，无毒。

【主治】煎汤，治小儿惊痫壮热，疥癣及丁肿。皮、
茎同用。（《大明》）

邪气产难绝伤，及瘾疹牙齿诸风，采嫩叶食。（孟诜）

**附方**

霍乱烦闷。槐叶、桑叶各一钱，炙甘草三分，
水煎服之。（《圣惠方》）

中风身直（不得屈申反复者）。取槐皮黄白
者切之，以酒或水六升，煮取二升，稍稍服之。
（《肘后方》）

破伤中风。避阴槐枝上皮，旋刻一片，安伤
处，用艾灸皮上百壮。不痛者灸至痛，痛者灸至不
痛，用火摩之。（《普济》）

痔疮有虫（作痒，或下脓血）。多取槐白皮浓煮汁，先熏后洗。良久欲大便，当有虫出，不过三度即愈。仍以皮为末，绵裹纳下部中。（《梅师方》）

【气味】苦，寒，无毒。

【主治】一切风，化涎，肝脏风，筋脉抽掣，及急风口噤，或四肢不收顽痹，或毒风周身如虫行，或破伤风，口眼偏斜，腰脊强硬。任作汤、散、丸、煎、杂诸药用之。亦可水煮和药为丸。（《嘉祐》）

煨热，绵裹塞耳，治风热聋闭。（时珍）

【气味】苦，寒，无毒。

【主治】五内邪气热，止涎唾，补绝伤，火疮，妇人乳瘕，子藏急痛。（《本经》）

久服，明目益气，头不白，延年。治五痔疮瘘，以七月七日取之，捣汁铜器盛之，日煎令可，丸如鼠屎，纳窍中，日三易乃愈。又堕胎。（《别录》）

杀虫去风。合房阴干煮饮，明目，除热泪，头脑心胸间热风烦闷，风眩欲倒，心头吐涎如醉，潸潸如轿车上者。（藏器）

治口齿风，凉大肠，润肝燥。（李杲）

【发明】〔好古曰〕槐实纯阴，肝经气分药也。治

证与桃仁同。

〔时珍曰〕按《太清草木方》云：槐者虚星之精。十月上巳日采子服之，去百病，长生通神。《梁书》言庚肩吾常服槐实，年七十余，发鬓皆黑，目看细字，亦其验也。古方以子入冬月牛胆中渍之，阴干百日，每食后吞一枚。云久服明目通神，白发还黑。有痔及下血者，尤宜服之。

槐角丸（治五种肠风泻血）。粪前有血名外痔，粪后有血名内痔，大肠不收名脱肛，谷道四面弩肉如奶名举痔，头上有孔名瘘疮，内有虫名虫痔，并皆治之。槐角（去梗，炒）一两，地榆、当归（酒焙）、防风、黄芩、枳壳（麸炒）各半两，为末，酒糊丸梧子大。每服五十丸，米饮下。（《和剂局方》）

大肠脱肛。槐角、槐花各等分，炒为末，用羊血蘸药，炙熟食之，以酒送下。猪腰子（去皮）蘸炙亦可。（《百一选方》）

目热昏暗。槐子、黄连（去须）各二两，为末，蜜丸梧子大。每浆水下二十丸，日二服。（《圣济总录》）

大热心闷。槐子烧末，酒服方寸匕。（《伤寒类要》）

# 白杨

《唐本草》

**释名** 独摇。〔时珍曰〕郑樵《通志》言，白杨一名高飞，与栘杨同名。今俗通呼栘杨为白杨，且白杨亦因风独摇，故得同名也。

**集解** 〔时珍曰〕白杨木高大。叶圆似梨而肥大有尖，面青而光，背甚白色，有锯齿。木肌细白，性坚直，用为梁栱，终不挠曲。与栘杨乃一类二种也，治病之功，大抵仿佛。嫩叶亦可救荒，老叶可作酒麹料。

【气味】苦，寒，无毒。

【主治】毒风脚气肿，四肢缓弱不随，毒气游易在皮肤中，痰癖等，酒渍服之。（《唐本》）

煎汤日饮，止孕痢。煎醋含漱，止牙痛。煎浆水入

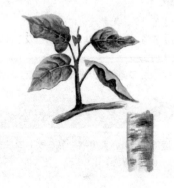

白杨

盐含漱，治口疮。煎水酿酒，消瘿气。（时珍）

### 附方

妊娠下痢。白杨皮一斤，水一斗，煮取二升，分三服。（《千金方》）

【叶】

【主治】龋齿，煎水含漱。又治骨疽久发，骨从中出，频捣敷之。（时珍）

【枝】

【主治】消腹痛，治吻疮。（时珍）

### 附方

腹满癖坚（如石，积年不损者）。《必效方》：用白杨木东南枝（去粗皮，辟风细剉）五升，熬黄，以酒五升淋讫，用绢袋盛淬，还纳酒中，密封再宿。每服一合，日三服。（《外台秘要》）

# 郁李

《本经》下品

■ 释名 薁李、车下李、爵李、雀梅、棠棣。〔时珍曰〕郁，《山海经》作栯，馥郁也。花、实俱香，故以名之。

■ 集解 〔时珍曰〕其花粉红色，实如小李。

【核仁】

【气味】酸，平，无毒。

【主治】大腹水肿，面目四肢浮肿，利小便水道。（《本经》）

肠中结气，关格不通。（甄权）

通泄五脏膀胱急痛，宣腰胯冷脓，消宿食下气。（《大明》）

破癖气，下四肢水，酒服四十九粒，能泻结气。（孟诜）

专治大肠气滞，燥涩不通。（李杲）

【发明】〔时珍曰〕郁李仁甘苦而润，其性降，故能下气利水。按《宋史·钱乙传》云：一乳妇因悸而病，既愈，目张不得瞑。乙曰：煮郁李酒饮之使醉，即愈。所以然者，目系内连肝胆，恐则气结，胆横不下。郁李能去结，随酒入胆，结去胆下，则目能瞑矣。此盖得肯綮之妙者也。

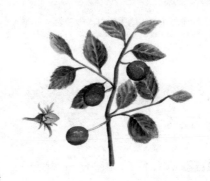

郁李

脚气浮肿（心腹满，大小便不通，气急喘息者）。郁李仁十二分（捣烂，水研绞汁），薏苡（捣如粟大）三合，同煮粥食之。（韦宙《独行方》）

卒心痛刺。郁李仁三七枚嚼烂，以新汲水或温汤下。须臾痛止，却热呷薄盐汤。（姚和众《至宝方》）

### 附方

小儿多热。熟汤研郁李仁如杏酪，一日服二合。（姚和众《至宝方》）

【根】

【气味】酸，凉，无毒。

【主治】齿龈肿，龋齿，坚齿。（《本经》）

治风虫牙痛，浓煎含漱。治小儿身热，作汤浴之。（《大明》）

# 合欢

**释名** 合昏、夜合、青裳、萌葛、乌赖树。〔藏器曰〕其叶至暮即合，故云合昏。

**集解**〔颂曰〕今汴洛间皆有之，人家多植于庭除间。木似梧桐，枝甚柔弱。叶似皂角，极细而繁密，互相交结。每一风来，辄自相解了，不相牵缀。采皮及叶用，不拘时月。

【气味】甘，平，无毒。

【主治】安五脏，和心志，令人欢乐无忧。久服，轻身明目，得所欲。（《本经》）

杀虫。捣末，和铛下墨，生油调，涂蜘蛛咬疮。用叶，洗衣垢。（藏器）

折伤疼痛，花研末，酒服二钱匕。（宗奭）

**附方**

肺痈唾浊（心胸甲错）。取夜合皮一掌大，水

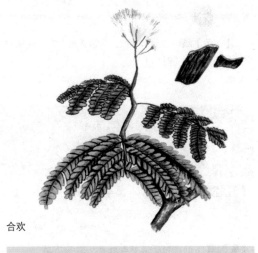

合欢

三升，煮取一半，分二服。（韦宙《独行方》）

# 巴豆

**释名** 巴菽、刚子、老阳子。〔时珍曰〕此物出巴蜀，而形如菽豆，故以名之。

**集解**〔颂曰〕今嘉州、眉州、戎州皆有之。木高一二丈。叶如樱桃而厚大，初生青色，后渐黄赤，至十二月叶渐凋，二月复渐生，四月旧叶落尽，新叶齐生，即花发成穗，微黄色。五、六月结实作房，生青，至八月熟而黄，类白豆蔻，渐渐自落，乃收之。

〔时珍曰〕巴豆房似大风子壳而脆薄，子及仁皆似海松子。所云似白豆蔻者，殊不类。

【气味】辛，温，有毒。

【主治】伤寒温疟寒热，破症瘕结聚坚积，留饮痰癖，大腹水胀，荡练五脏六腑，开通闭塞，利水谷道，去恶肉，除鬼毒蛊疰邪物，杀虫鱼。（《本经》）

疗女子月闭烂胎，金疮脓血，不利丈夫阴，杀斑蝥蛇虺毒。可练饵之，益血脉，令人色好，变化与鬼神

通。（《别录》）

治十种水肿，痿痹，落胎。（《药性》）

通宣一切病，泄壅滞，除风补劳，健脾开胃，消痰破血，排脓消肿毒，杀腹脏虫，治恶疮瘜肉，及疥癞疔肿。（《日华》）

导气消积，去脏腑停寒，治生冷硬物所伤。（元素）

治泻痢惊痫，心腹痛疝气，风喝耳聋，喉痹牙痛，通利关窍。（时珍）

【发明】〔元素曰〕巴豆乃斩关夺门之将，不可轻用。

〔从正曰〕伤寒风湿，小儿疮痘，妇人产后，用之下膈，不死亦危。奈何庸人畏大黄而不畏巴豆，以其性热而剂小耳。岂知以蜡匮之，犹能下后使人津液枯竭，胸热口燥，耗却天真，留毒不去，他病转生。故下药宜

以为禁。

〔时珍曰〕巴豆峻用则有戡乱劫病之功，微用亦有抚缓调中之妙。譬之萧、曹、绛、灌，乃勇猛武夫，而用之为相，亦能辅治太平。

### 附方

一切积滞。巴豆一两，蛤粉二两，黄檗三两，为末，水丸绿豆大。每水下五丸。（《医学切问》）

食疟积疟。巴豆（去皮、心）二钱，皂荚（去皮、子）六钱，捣丸绿豆大。一服一丸，冷汤下。（《肘后方》）

一切恶疮。巴豆三十粒，麻油煎黑，去豆，以油调硫黄、轻粉末，频涂取效。（《普济》）

【主治】中风痰厥气厥，中恶喉痹，一切急病，咽喉不通，牙关紧闭。以研烂巴豆绵纸包，压取油用捻点灯，吹灭熏鼻中，或用热烟刺入喉内，即时出涎或恶血便苏。又舌上无故出血，以熏舌之上下，自止。（时珍）

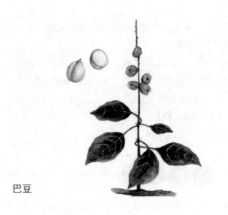

巴豆

【主治】消积滞，治泻痢。（时珍）

### 附方

痢频脱肛（黑色坚硬）。用巴豆壳烧灰，芭蕉自然汁煮，入朴硝少许，洗软，用真麻油点火滴于上，以枯矾、龙骨少许为末，掺肛头上，以芭蕉叶托入。（危氏《得效方》）

# 桑

《本经》中品

**释名**　子名椹。〔时珍曰〕徐锴《说文解字》云：叒（音若），东方自然神木之名，其字象形。桑乃蚕所食，异于东方自然之神木，故加木于叒下而别之。

**集解**　〔颂曰〕方书称桑之功最神，在人资用尤多。《尔雅》云：桑辨有葚者栀。又云：女桑，桋桑。檿桑，山桑。郭璞云：辨，半也。葚与椹同。一半有椹，一半无椹，名栀。俗间呼桑之小而条长者，皆为女桑。其山桑似桑，材中弓弩；檿桑丝中琴瑟，皆材之美者也。他木鲜及之。

〔时珍曰〕桑有数种：有白桑，叶大如掌而厚；鸡桑，叶花而薄；子桑，先椹而后叶；山桑，叶尖而长。以子种者，不若压条而分者。桑生黄衣，谓之金桑。其木必将槁矣。《种树书》云：桑以构接则桑大。桑根下埋龟甲，则茂盛不蛀。

益气。（《本经》）

去肺中水气，唾血热渴，水肿腹满胪胀，利水道，去寸白，可以缝金疮。（《别录》）

治肺气喘满，虚劳客热头痛，内补不足。（甄权）

煮汁饮，利五脏。入散用，下一切风气水气。（孟诜）

泻肺，利大小肠，降气散血。（时珍）

【发明】〔时珍曰〕桑白皮长于利小水，乃实则泻其子也。故肺中有水气及肺火有余者宜之。

### 附方

金刃伤疮。新桑白皮烧灰，和马粪涂疮上，数易之。亦可煮汁服之。（《广利方》）

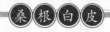

【气味】甘，寒，无毒。

【主治】伤中，五劳六极，羸瘦，崩中绝脉，补虚

杂物眯眼。新桑根白皮洗净，捶烂入眼，拨之自出。（《圣惠方》）

产后下血。炙桑白皮，煮水饮之。（《肘后方》）

发鬓堕落。桑白皮（剉）二升。以水淹浸，煮五六沸，去滓，频频洗沐，自不落也。（《千金方》）

发槁不泽。桑根白皮、柏叶各一斤，煎汁沐之即润。（《圣惠方》）

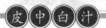

【主治】小儿口疮白漫漫，拭净涂之便愈。又涂金刃所伤燥痛，须臾血止，仍以白皮裹之。甚良。（苏颂）

取枝烧沥，治大风疮疥，生眉、发。（时珍）

**附方**

小儿鹅口。桑白皮汁，和胡粉涂之。（《子母秘录》）

解百毒气。桑白汁一合服之，须臾吐利自出。（《肘后方》）

破伤中风。桑沥、好酒，对和温服，以醉为度。醒服消风散。（《摘玄方》）

【主治】单食，止消渴。（苏恭）

利五脏关节，通血气，久服不饥，安魂镇神，令人聪明，变白不老。多收暴干为末。蜜丸日服。（藏器）

捣汁饮，解中酒毒。酿酒服，利水气消肿。（时珍）

**附方**

发白不生。黑熟桑葚，水浸日晒，搽涂，令黑而复生也。（《千金方》）

【气味】苦、甘，寒，有小毒。

【主治】除寒热，出汗。（《本经》）

煎浓汁服，能除脚气水肿，利大小肠。（苏恭）

炙熟煎饮，代茶止渴。（孟诜）

煎饮，利五脏，通关节，下气。嫩叶煎酒服，治一切风。蒸熟捣，罯风痛出汗，并扑损瘀血。捣烂，涂蛇、虫伤。（《大明》）

治劳热咳嗽，明目长发。（时珍）

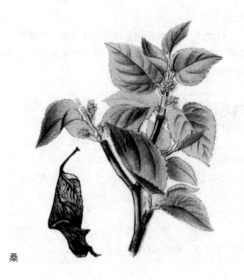

桑

【发明】〔颂曰〕桑叶可常服。神仙服食方：以四月桑茂盛时采叶，又十月霜后三分，二分已落时，一分在者，名神仙叶，即采取，与前叶同阴干捣末，丸、散任服。或煎水代茶饮之。又霜后叶煮汤，淋渫手足，去风痹殊胜。又微炙和桑衣煎服。治痢及金疮诸损伤，止血。

〔时珍曰〕桑叶乃手、足阳明之药，汁煎代茗，能止消渴。

**附方**

风眼下泪。腊月不落桑叶煎汤，日日温洗。或入芒硝。（《集简方》）

赤眼涩痛。桑叶为末，纸卷烧烟熏鼻取效，《海上方》也。（《普济方》）

头发不长。桑叶、麻叶煮泔水沐之。七次可长数尺。（《千金方》）

吐血不止。晚桑叶焙研，凉茶服三钱。只一服止，后用补肝肺药。（《圣济总录》）

小儿渴疾。桑叶不拘多少，逐片染生蜜，线系蒂上，绷，阴干细切，煎汁日饮代茶。（《胜金方》）

汤火伤疮。经霜桑叶烧存性，为末。油和敷之。三日愈。（《医学正传》）

手足麻木（不知痛痒）。霜降后桑叶煎汤，频洗。（《救急方》）

【气味】苦，平。

【主治】遍体风痒干燥，水气脚气风气，四肢拘挛，上气眼运，肺气咳嗽，消食利小便，久服轻身，聪

明耳目，令人光泽。疗口干及痈疽后渴，用嫩条细切一升，熬香煎饮，亦无禁忌。久服，终身不患偏风。（苏颂）

### 附方

水气脚气。桑条二两，炒香，以水一升，煎二合，每日空心服之，亦无禁忌。（《圣济总录》）

风热臂痛。桑枝一小升切炒，水三升，煎二升，一日服尽。许叔微云：尝病臂痛，诸药不效，服此数剂寻愈。观《本草切用》及《图经》言其不冷不热，可以常服；《抱朴子》言，一切仙药，不得桑枝煎不服，可知矣。（《本事方》）

# 卮子

《本经》中品

**释名** 木丹、越桃、鲜支。花名薝卜。〔时珍曰〕卮，酒器也。卮子象之，故名。俗作栀。司马相如赋云：鲜支黄烁。注云：鲜支即支子也。佛书称其花为薝卜，谢灵运谓之林兰，曾端伯呼为禅友。或曰：薝卜金色，非栀子也。

**集解** 〔《别录》曰〕栀子生南阳川谷。九月采实，暴干。

〔弘景曰〕处处有之。亦两三种小异，以七棱者为良。经霜乃取，入染家用，于药甚稀。

〔时珍曰〕栀子叶如兔耳，厚而深绿，春荣秋瘁。入夏开花，大如酒杯，白瓣黄蕊，随即结实，薄皮细子有须，霜后收之。蜀中有红栀子，花烂红色，其实染物则赭红色。

【气味】苦，寒，无毒。

【主治】五内邪气，胃中热气，面赤酒疱齄鼻，白癞赤癞疮疡。（《本经》）

疗目赤热痛，胸心大小肠大热，心中烦闷。（《别录》）

解玉支毒。（弘景）

治心烦懊恼不得眠，脐下血滞而小便不利。（元素）

泻三焦火，清胃脘血，治热厥心痛，解热郁，行结气。（震亨）

治吐血衄血，血痢下血血淋，损伤瘀血，及伤寒劳复，热厥头痛，疝气，汤火伤。（时珍）

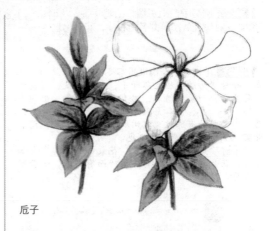

卮子

### 附方

鼻中衄血。山卮子烧灰吹之。屡用有效。（黎居士《易简方》）

血淋涩痛。生山卮子末、滑石等分，葱汤下。（《经验良方》）

小便不通。卮子仁十四个，独头蒜一个，沧盐少许，捣贴脐及囊，良久即通。（《普济方》）

下利鲜血。卮子仁烧灰。水服一钱匕。（《食疗本草》）

热毒血痢。卮子十四枚，去皮捣末，蜜丸梧子大。每服三丸，日三服，大效。亦可水煎服。（《肘后方》）

临产下痢。卮子烧研，空心热酒服一匙，甚者不过五服。（《胜金方》）

冷热腹痛（疗刺，不思饮食）。山卮子、川乌头等分，生研为末，酒糊丸如梧子大。每服十五丸，生姜汤下。小腹痛，茴香汤下。（《博济方》）

胃脘火痛。大山卮子七枚或九枚炒焦，水一盏，煎七分，入生姜汁饮之，立止。复发者，必不效。用玄明粉一钱服，立止。（《丹溪纂要》）

五脏诸气（益少阴血）。用卮子炒黑研末，生姜同煎，饮之甚捷。（《丹溪纂要》）

热病食复（及交接后发动欲死，不能语）。卮子三十枚，水三升，煎一升服，令微汗。《梅师方》

小儿狂躁（蓄热在下，身热狂躁，昏迷不食）。卮子仁七枚，豆豉五钱，水一盏，煎七分，服之。或吐或不吐，立效。（阎孝忠《集效方》）

风痰头痛（不可忍）。卮子末和蜜，浓敷舌上，吐即止。《兵部手集》

火焰丹毒。卮子捣，和水涂之。（《梅师方》）

火疮未起。卮子仁烧研，麻油和，封之。已成疮，烧白糖灰粉之。（《千金方》）

猘犬咬伤。卮子皮（烧研）、石硫黄等分，为末。敷之。日三。（《梅师方》）

汤烫火烧。卮子末和鸡子清，浓扫之。（《救急方》）

【主治】悦颜色，《千金翼》面膏用之。（时珍）

# 金樱子

《蜀本草》

**释名** 刺梨子、山石榴、山鸡头子。〔时珍曰〕金樱当作金罂，谓其子形如黄罂也。石榴、鸡头皆象形。又杜鹃花、小檗并名山石榴，非一物也。

**集解** 〔颂曰〕今南中州郡多有，而以江西、剑南、岭外者为胜。丛生郊野中，大类蔷薇，有刺。四月开白花。夏秋结实，亦有刺，黄赤色，形似小石榴，十一月、十二月采。江南、蜀中人熬作煎，酒服，云补治有殊效。宜州所供，云《本草》谓之营实。今校之，与营实殊别也。

〔时珍曰〕山林间甚多。花最白腻，其实大如指头，状如石榴而长。其核细碎而有白毛，如营实之核而味甚涩。

【气味】酸，涩，平，无毒。

【主治】脾泄下痢，止小便利，涩精气。久服，令人耐寒轻身。（《蜀本》）

【发明】〔时珍曰〕无故而服之，以取快欲则不可。若精气不固者服之，何咎之有？

### 附方

补血益精。金樱子（即山石榴，去刺及子，焙）四两，缩砂二两，为末。炼蜜和，丸梧子大。每服五十丸，空心温酒服。（《奇效良方》）

久痢不止。严紧绝妙。方：罂粟壳（醋炒）、金樱（花、叶及子）等分，为末。蜜丸芡子大。每服五七丸，陈皮煎汤化下。（《普济方》）

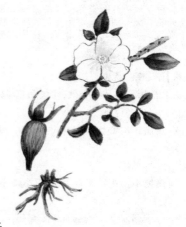

金樱子

【气味】同子。

【主治】止冷热痢，杀寸白、蛔虫等。和铁粉研匀，拔白发涂之，即生黑者。亦可染须。（《大明》）

【主治】痈肿。嫩叶研烂，入少盐涂之，留头泄气。又金疮出血，五月五日采。同桑叶、苎叶等分，阴干研末敷之，血止口合，名军中一捻金。（时珍）

# 相思子

《纲目》

**▌释名** 红豆。〔时珍曰〕按《古今诗话》云：相思子圆而红。故老言：昔有人殁于边，其妻思之，哭于树下而卒，因以名之。

**▌集解** 〔时珍曰〕相思子生岭南。树高丈余，白色。其叶似槐，其花似皂荚，其荚似扁豆。其子大如小豆，半截红色，半截黑色，彼人以嵌首饰。段公路《北户录》言有蔓生，用子收龙脑香相宜，令香不耗也。

【气味】苦，平，有小毒，吐人。

【主治】通九窍，去心腹邪气，止热闷头痛，风痰瘴疟，杀腹脏及皮肤内一切虫，除蛊毒。取二七枚研服，即当吐出。（时珍）

**附方**

瘴疟寒热。相思子十四枚，水研服，取吐立瘥。（《千金方》）

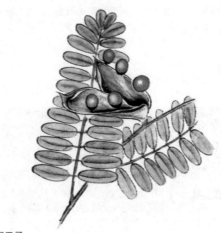

相思子

# 棕榈

宋《嘉祐》

**▌释名** 栟榈。〔时珍曰〕皮中毛缕如马之骏鬣，故名。骏，俗作棕。鬣，音闾，鬣也。栟，音并。

**▌集解** 〔时珍曰〕棕榈，川、广甚多，今江南亦种之，最难长。初生叶如白及叶，高二三尺则木端数叶大如扇，上耸，四散歧裂，其茎三棱，四时不凋。其干正直无枝，近叶处有皮裹之，每长一层即为一节。

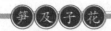

【气味】苦，涩，平，无毒。

【主治】涩肠，止泻痢肠风，崩中带下，及养血。（藏器）

**附方**

大肠下血。棕笋煮熟，切片晒干为末，蜜汤或酒服一二钱。（《集简方》）

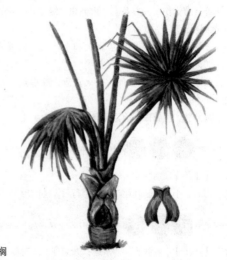

棕榈

**【气味】**同子。

**【主治】**止鼻衄吐血，破症，治肠风赤白痢，崩中带下，烧存性用。（《大明》）

主金疮疥癣，生肌止血。（李珣）

**【发明】**〔宗奭曰〕棕皮烧黑，治妇人血露及吐血，须佐以他药。〔时珍曰〕棕灰性涩，若失血去多，瘀滞已尽者，用之切当，所谓涩可去脱也。与乱发同用更良。年久败棕入药尤妙。

**附方**

鼻血不止。棕榈灰，随左右吹之。（黎居士方）

血崩不止。棕榈皮烧存性，空心淡酒服三钱。一方：加煅白矾等分。（《妇人良方》）

血淋不止。棕榈皮（半烧半炒）为末，每服二钱，甚效。（《卫生家宝方》）

下血不止。棕榈皮半斤，栝楼一个，烧灰。每服二钱，米饮调下。（《百一选方》）

水谷痢下。棕榈皮烧研，水服方寸匕。（《近效方》）

# 茯苓

《本经》上品

**释名** 伏灵、伏菟、松腴、不死面，抱根者名伏神。〔时珍曰〕茯苓，《史记·龟策传》作伏灵。盖松之神灵之气，伏结而成，故谓之伏灵、伏神也。

**集解** 〔时珍曰〕下有茯苓，则上有灵气如丝之状，山人亦时见之。茯苓有大如斗者，有坚如石者，绝胜。其轻虚者不佳，盖年浅未坚故尔。

**【气味】**甘，平，无毒。

**【主治】**止消渴好睡，大腹淋沥，膈中痰水，水肿淋结，开胸腑，调脏气，伐肾邪，长阴，益气力，保神守中。（《别录》）

开胃止呕逆，善安心神，主肺痿痰壅，心腹胀满，小儿惊痫，女人热淋。（甄权）

补五劳七伤，开心益志，止健忘，暖腰膝，安胎。（《大明》）

止渴，利小便，除湿益燥，和中益气，利腰脐间血。（元素）

逐水缓脾，生津导气，平火止泄，除虚热，开腠理。（李杲）

泻膀胱，益脾胃，治肾积奔豚。（好古）

**【主治】**破结气。（甄权）

泻心、小肠、膀胱湿热，利窍行水。（时珍）

**【主治】**水肿肤胀，开水道，开腠理。（时珍）

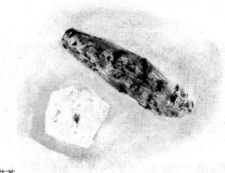

茯苓

**【发明】**〔弘景曰〕茯苓白色者补，赤色者利。俗用甚多，仙方服食亦为至要。云其通神而致灵，和魂而炼魄，利窍而益肌，厚肠而开心，调营而理卫，上品仙药也。善能断谷不饥。

〔宗奭曰〕茯苓行水之功多，益心脾不可缺也。

**【主治】**偏风，口面㖞斜，毒风，筋挛不语，心神惊掣，虚而健忘。（甄权）

治脚气痹痛，诸筋牵缩。（时珍）

**【发明】**〔弘景曰〕仙方止云茯苓而无茯神，为疗既同，用应无嫌。

# 酸枣

《本经》上品

**▌释名** 樲、山枣。

**▌集解** 〔《别录》曰〕酸枣生河东川泽。八月采实，阴干，四十日成。

〔弘景曰〕今出东山间，云即山枣树。子似武昌枣而味极酸，东人啖之以醒睡，与经文疗不得眠正相反。

【气味】酸，平，无毒。

【主治】心腹寒热，邪结气聚，四肢酸痛湿痹。久服，安五脏，轻身延年。（《本经》）

烦心不得眠，脐上下痛，血转久泄，虚汗烦渴，补中，益肝气，坚筋骨，助阴气，能令人肥健。（《别录》）

【发明】〔时珍曰〕酸枣实味酸性收，故主肝病，寒热结气，酸痹久泄，脐下满痛之证。其仁甘而润，故熟用疗胆虚不得眠、烦渴虚汗之证。生用疗胆热好眠，皆足厥阴、少阳药也。今人专以为心家药，殊味此理。

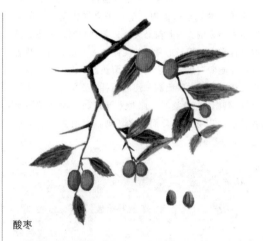

酸枣

升，茯苓、白术、人参、甘草各二两，生姜六两，水八升，煮三升，分服。（《图经》）

睡中汗出。酸枣仁、人参、茯苓等分，为末。每服一钱，米饮下。（《简便方》）

## 附方

振悸不眠。《胡洽方》酸枣仁汤：用酸枣仁二

# 枸杞、地骨皮

《本经》上品

**▌释名** 枸檵（音计）、枸棘、苦杞、地骨。〔时珍曰〕枸、杞二树名。此物棘如枸之刺，茎如杞之条，故兼名之。

**▌集解** 〔时珍曰〕古者枸杞、地骨取常山者为上，其他丘陵阪岸者皆可用。后世惟取陕西者良，而又以甘州者为绝品。

【气味】枸杞，苦，寒，无毒。

【主治】枸杞，主五内邪气，热中消渴，周痹风湿。久服，坚筋骨，轻身不老，耐寒暑。（《本经》）

下胸胁气，客热头痛，补内伤大劳嘘吸，强阴，利大小肠。（《别录》）

补精气诸不足，易颜色，变白，明目安神，令人长寿。（甄权）

【发明】〔时珍曰〕此乃通指枸杞根、苗、花、实并用之功也。其单用之功，今列于下。

【气味】苦，寒。

【主治】细剉，拌面煮熟，吞之，去肾家风，益精气。（甄权）

泻肾火，降肺中伏火，去胞中火。退热，补正气。（好古）

去下焦肝肾虚热。（时珍）

【气味】苦，寒。〔权曰〕甘，平。

【主治】坚筋骨，耐老，除风，去虚劳。补精气。（孟诜）

主心病嗌干心痛，渴而引饮；肾病消中。（好古）

【发明】〔时珍曰〕枸杞之滋益不独子，而根亦不止于退热而已。但根、苗、子之气味稍殊，而主治亦未必无别。盖其苗乃天精，苦甘而凉，上焦心肺客热者宜之；根乃地骨，甘淡而寒，下焦肝肾虚热者宜之。此皆三焦气分之药，所谓热淫于内，泻以甘寒也。至于子则甘平而润，性滋而补，不能退热，止能补肾润肺，生精益气。此乃平补之药，所谓精不足者，补之以味也。分而用之，则各有所主；兼而用之，则一举两得。

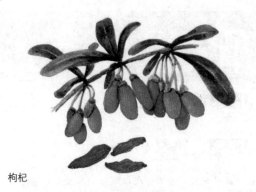

枸杞

### 附方

枸杞酒。用生枸杞子五升捣破，绢袋盛，浸好

酒二斗中，密封勿泄气，二七日。服之任性，勿醉。（《外台秘要》）

面黯𪒟疱。枸杞子十斤，生地黄三斤，为末。每服方寸匕，温酒下，日三服。久则童颜。（《圣惠方》）

五劳七伤（庶事衰弱）。枸杞叶半斤（切），粳米二合，豉汁和，煮作粥。日日食之，良。（《经验后方》）

# 冬青

《纲目》

**释名** 冻青。〔藏器曰〕冬月青翠，故名冬青。江东人呼为冻青。

**集解** 〔时珍曰〕冻青亦女贞别种也，山中时有之。但以叶微团而子赤者为冻青，叶长而子黑者为女贞。按《救荒本草》云：冻青树高丈许，树似枸骨子树而枝茂盛。又叶似楮子树叶而小，亦似椿叶微窄而头颇圆，不尖。五月开细白花，结子如豆大，红色。其嫩芽炸熟，水浸去苦味，淘洗，五味调之可食。

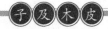

【气味】甘、苦，凉，无毒。

【主治】浸酒，去风虚，补益肌肤。皮之功同。（藏器）

### 附方

痔疮。冬至日取冻青树子，盐酒浸一夜，九蒸九晒，瓶收。每日空心酒吞七十粒，卧时再服。（《集简方》）

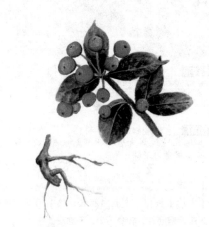

冬青

【主治】烧灰，入面膏，治皴瘃，灭瘢痕，殊效。（苏颂）

# 厚朴

《本经》中品

■释名　烈朴、赤朴、厚皮。树名榛，子名逐折。〔时珍曰〕其木质朴而皮厚，味辛烈而色紫赤，故有厚朴、烈、赤诸名。

■集解　〔《别录》曰〕厚朴生交趾、冤句。三月、九月、十月采皮，阴干。

〔宗奭曰〕今伊阳县及商州亦有，但薄而色淡，不如梓州者厚而紫色有油。

〔时珍曰〕朴树肤白肉紫，叶如槲叶。五、六月开细花，结实如冬青子，生青熟赤，有核。七、八月采之，味甘美。

### 皮

【气味】苦、温、无毒。

【主治】中风伤寒，头痛寒热惊悸，气血痹，死肌，去三虫。（《本经》）

温中益气，消痰下气，疗霍乱及腹痛胀满，胃中冷逆，胸中呕不止，泄痢淋露，除惊，去留热心烦满，厚肠胃。（《别录》）

健脾，治反胃，霍乱转筋，冷热气，泻膀胱及五脏一切气，妇人产前产后腹脏不安，杀肠中虫，明耳目，调关节。（《大明》）

治积年冷气，腹内雷鸣虚吼，宿食不消，去结水，破宿血，化水谷，止吐酸水，大温胃气，治冷痛，主病人虚而尿白。（甄权）

主肺气胀满，膨而喘咳。（好古）

【发明】〔宗奭曰〕厚朴，平胃散中用，最调中。至今此药盛行，既能温脾胃，又能走冷气，为世所须也。

〔元素曰〕厚朴之用有三：平胃，一也；去腹胀，二也；孕妇忌之，三也。虽除腹胀，若虚弱人，宜斟酌用之，误服脱人元气。惟寒胀大热药中兼用，乃结者散之之神药也。

〔震亨曰〕厚朴属土，有火。其气温，能泻胃中之实也，平胃散用之。佐以苍术，正为泻胃中之湿，平胃土之太过，以致于中和而已，非谓温补脾胃也。习以成俗，皆谓之补，哀哉！其治腹胀者，因其味辛以提其滞气，滞行则宜去之。若气实人，误服参、芪药多补气，胀闷或作喘，宜此泻之。

#### 附方

厚朴煎丸。孙兆尝：补肾不如补脾。脾胃气壮，

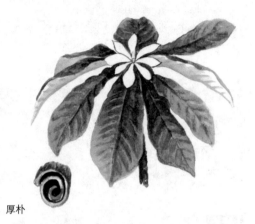

厚朴

则能饮食。饮食既进，则益营卫，养精血，滋骨髓。是以《素问》云：精不足者补之以味，形不足者补之以气。此药大补脾胃虚损，温中降气，化痰进食，去冷饮、呕吐、泄泻等证。用厚朴去皮剉片，用生姜二斤连皮切片，以水五升同煮干，去姜，焙朴。以干姜四两，甘草二两，再同厚朴以水五升煮干，去草，焙姜、朴为末。用枣肉、生姜同煮熟，去姜，捣枣和丸梧子大。每服五十丸，米饮下。一方：加熟附子。（王璆《百一选方》）

痰壅呕逆（心胸满闷，不下饮食）。厚朴一两，姜汁炙黄，为末。非时米饮调下二钱匕。（《圣惠方》）

腹胀脉数。厚朴三物汤。用厚朴半斤，枳实五枚，以水一斗二升，煎取五升，入大黄四两，再煎三升。温服一升，转动更服，不动勿服。（张仲景《金匮要略》）

腹痛胀满。厚朴七物汤：用厚朴半斤（制），甘草、大黄各三两，枣十枚，大枳实五枚，桂二两，生姜五两，以水一斗，煎取四升。温服八合，日三。呕者，加半夏五合。（《金匮要略》）

男女气胀。心闷，饮食不下，冷热相攻，久患不愈。厚朴（姜汁炙焦黑），为末。以陈米饮调服二钱匕，日三服。（《斗门方》）

小儿吐泻（胃虚及有痰惊）。梓朴散：用梓州厚

343

朴一两，半夏（汤泡七次，姜汁浸半日，晒干），一钱，以米泔三升同浸一百刻，水尽为度。如未尽，少加火熬干。去厚朴，只研半夏。每服半钱或一字，薄荷汤调下。（钱乙《小儿直诀》）

下痢水谷（久不瘥者）。厚朴三两，黄连三两，水三升，煎一升，空心细服。（《梅师方》）

大肠干结。厚朴生研，猪脏（煮）捣和丸梧子大。每姜水下三十丸。（《十便良方》）

尿浑白浊（心脾不调，肾气浑浊）。用厚朴（姜汁

炙）一两，白茯苓一钱，水、酒各一碗，煎一碗，温服。（《经验良方》）

月水不通。厚朴三两（炙，切），水三升，煎一升，分二服，空心饮。不过三四剂，神验。一加桃仁、红花。（《子母秘录》）

 逐 折

【气味】甘，温，无毒。

【主治】疗鼠瘘，明目益气。（《别录》）

# 女贞

《本经》上品

■释名 贞木、冬青、蜡树。〔时珍曰〕此木凌冬青翠，有贞守之操，故以贞女状之。

■集解 〔时珍曰〕女贞、冬青、枸骨，三树也。女贞即今俗呼蜡树者，冬青即今俗呼冻青树者，枸骨即今俗呼猫儿刺者。东人因女贞茂盛，亦呼为冬青，与冬青同名异物，盖一类二种尔。

 实

【气味】苦，平，无毒。

【主治】补中，安五脏，养精神，除百病。久服，肥健轻身不老。（《本经》）

强阴，健腰膝，变白发，明目。（时珍）

【发明】〔时珍曰〕女贞实乃上品无毒妙药，而古方罕知用者，何哉？《典术》云：女贞木乃少阴之精，故冬不落叶。观此，则其益肾之功，尤可推矣。

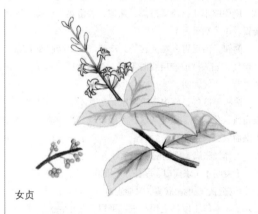

女贞

### 附方

虚损百病。久服发白再黑，返老还童。用女贞实（十月上巳日收，阴干，用时以酒浸一日，蒸透晒干）一斤四两，旱莲草（五月收，阴干）十两，为末；桑葚子（三月收，阴干）十两，为末，炼蜜丸如梧子大。每服七八十丸，淡盐汤下。若四月收桑葚捣汁和药，七月收旱莲捣汁和药，即不用蜜矣。（《简便方》）

风热赤眼。冬青子不以多少，捣汁熬膏，净瓶收固，埋地中七日。每用点眼。（《济急仙方》）

叶

【气味】微苦，平，无毒。

【主治】除风散血，消肿定痛，治头目昏痛。诸恶疮肿，胕疮溃烂久者，以水煮乘热贴之，频频换易，米醋煮亦可。口舌生疮，舌肿胀出，捣汁含浸吐涎。（时珍）

### 附方

风热赤眼。《普济方》：用冬青叶五斗捣汁，浸新砖数片，五日掘坑，架砖于内盖之，日久生霜，刮下，入脑子少许，点之。《简便方》：用雅州黄连二两，冬青叶四两，水浸三日夜，熬成膏收，点眼。

# 楝

《本经》下品

**释名** 苦楝。实名金铃子。〔时珍曰〕按罗愿《尔雅翼》云：楝叶可以练物，故谓之楝。其子如小铃，熟则黄色。名金铃，象形也。

**集解** 〔《别录》曰〕楝实生荆山山谷。

〔弘景曰〕处处有之。俗人五月五日取叶佩之，云辟恶也。

〔恭曰〕此有雌雄两种：雄者无子，根赤有毒，服之使人吐，不能止，时有至死者；雌者有子，根白微毒。入药当用雌者。

〔颂曰〕楝实以蜀川为佳。木高丈余，叶密如槐而长。三、四月开花，红紫色，芬香满庭。实如弹丸，生青熟黄，十二月采之。根采无时。

〔时珍曰〕楝长甚速，三五年即可作椽。其子正如圆枣，以川中者为良。

 **实**

【气味】苦，寒，有小毒。

【主治】温疾伤寒，大热烦狂，杀三虫，疥疡，利小便水道。（《本经》）

主中大热狂，失心躁闷，作汤浴，不入汤使。（甄权）

入心及小肠，止上下部腹痛。（李杲）

泻膀胱。（好古）

治诸疝虫痔。（时珍）

【发明】〔元素曰〕热厥暴痛，非此不能除。

〔时珍曰〕楝实导小肠、膀胱之热，因引心包相火下行，故心腹痛及疝气为要药。甄权乃言不入汤使，则《本经》何以有治热狂、利小便之文耶？近方治疝，有四治、五治、七治诸法，盖亦配合之巧耳。

**附方**

热厥心痛（或发或止，身热足寒，久不愈者）。先灸太溪、昆仑，引热下行。内服金铃散：用金铃子、玄胡索各一两，为末。每服三钱，温酒调下。（洁古《活法机要》）

小儿冷疝（气痛，肤囊浮肿）。金铃子（去核）五钱，吴茱萸二钱半，为末。酒糊丸黍米大。每盐汤下二三十丸。（《全幼心鉴》）

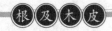 **根　及　木　皮**

【气味】苦，微寒，微毒。

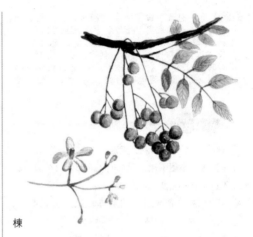

楝

【主治】蛔虫，利大肠。（《别录》）

苦酒和，涂疥癣甚良。（弘景）

治游风热毒，风疹恶疮疥癞，小儿壮热，并煎汤浸洗。（《大明》）

**附方**

小儿蛔虫。楝木皮削去苍皮，水煮汁，量大小饮之。《斗门方》：用为末，米饮服二钱。《集简方》：用根皮同鸡卵煮熟，空心食之。次日虫下。《经验方》抵圣散：用苦楝皮二两，白芜黄半两，为末。每以一二钱，水煎服之。《简便方》：用楝根白皮（去粗）二斤（切），水一斗，煮取汁三升，沙锅成膏。五更初，温酒服一匙，以虫下为度。

小儿诸疮。恶疮、秃疮、蠼螋疮、浸淫疮，并宜楝树皮或枝烧灰敷之。干者，猪脂调。（《千金方》）

 **花**

【主治】热痱，焙末掺之。铺席下，杀蚤、虱。（时珍）

 **叶**

【主治】疝入囊痛，临发时煎酒饮。（时珍）

# 榆

《本经》上品

**[释名]** 零榆。白者名枌。〔时珍曰〕按王安石《字说》云：榆沛俞柔，故谓之榆。其枌则有分之之道，故谓之枌。其荚飘零，故曰零榆。

---

**[集解]** 〔《别录》曰〕榆皮生颖川山谷。二月采皮，取白暴干。八月采实。并勿令中湿，湿则伤人。

〔藏器曰〕江东无大榆，有刺榆，秋实。故《经》云"八月采"者，误也。刺榆，皮不滑利。

〔时珍曰〕邢昺《尔雅疏》云：榆有数十种，今人不能尽别，惟知荚榆、白榆、刺榆、榔榆数者而已。

**[气味]** 甘，平，滑利，无毒。

**[主治]** 大小便不通，利水道，除邪气。久服。断谷轻身不饥。其实尤良。（《本经》）

疗肠胃邪热气，消肿，治小儿头疮痂疕。（《别录》）

通经脉。捣涎，敷癣疮。（《大明》）

滑胎，利五淋，治齁喘，疗不眠。（甄权）

生皮捣，和三年醋滓，封暴患赤肿，女人妒乳肿，日六七易，效。（孟诜）

利窍，渗湿热，行津液，消痈肿。（时珍）

**[发明]** 〔时珍曰〕榆皮、榆叶，性皆滑利下降，手足太阳、手阳明经药也。故大小便不通，五淋肿满，喘嗽不眠，经脉胎产诸证宜之。

**附方**

久嗽欲死。许明《有效方》：用厚榆皮削如指大，去黑，刻令如锯，长尺余，纳喉中频出入，当吐脓血而愈。（《古今录验》）

虚劳白浊。榆白皮二升，水二斗，煮取五升，分五服。（《千金方》）

小便气淋。榆枝、石燕子煎水，日服。（《普济方》）

身体暴肿。榆皮捣末，同米作粥食之。小便利即消。（《备急方》）

临月易产。榆皮焙为末。临月，日三服方寸匕，令产极易。（陈承《本草别说》）

堕胎下血（不止）。榆白皮、当归（焙）各半两，入生姜，水煎服之。（《普济方》）

胎死腹中（或母病欲下胎）。榆白皮煮汁，服二

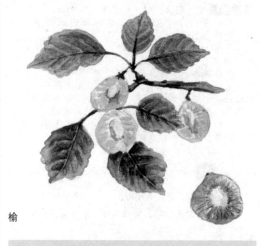

榆

升。（《子母秘录》）

身首生疮。榆白皮末，油和涂之，虫当出。（杨氏《产乳》）

**[气味]** 甘，平，滑利，无毒。

**[主治]** 嫩叶作羹及炸食，消水肿，利小便，下石淋，压丹石。（藏器）

暴干为末，淡盐水拌，或炙或晒干，拌菜食之，亦辛滑下水气。煎汁，洗酒齇鼻。同酸枣仁等分蜜丸，日服，治胆热虚劳不眠。（时珍）

**[主治]** 小儿痫，小便不利，伤热。（《别录》）

**[气味]** 微辛，平，无毒。

**[主治]** 作糜羹食，令人多睡。（弘景）

主妇人带下，和牛肉作羹食。（藏器）

子酱：似芜荑，能助肺，杀诸虫，下气，令人能食，消心腹间恶气，卒心痛，涂诸疮癣，以陈者良。（孟诜）

# 楠

《别录》下品

**释名** 枏与楠字同。〔时珍曰〕南方之木，故字从南。《海药本草》栅木皮，即枏字之误，今正之。

**集解** 〔藏器曰〕枏木高大，叶如桑，出南方山中。

〔宗奭曰〕枏材，今江南造船皆用之，其木性坚而善居水。久则当中空，为白蚁所穴。

〔时珍曰〕楠木生南方，而黔、蜀诸山尤多。其树直上，童童若幢盖之状，枝叶不相碍。叶似豫章，而大如牛耳，一头尖，经岁不凋，新陈相换。其花赤黄色。实似丁香，色青，不可食。干甚端伟，高者十余丈，巨者数十围，气甚芬芳，为梁栋器物皆佳，盖良材也。色赤者坚，白者脆。其近根年深向阳者，结成草木山水之状，俗呼为骰柏楠，宜作器。

**【气味】** 辛，微温，无毒。

**【主治】** 霍乱吐下不止，煮汁服。（《别录》）
煎汤洗转筋及足肿。枝叶同功。（《大明》）

### 附方

水肿自足起。削楠木、桐木煮汁渍足，并饮少许，日日为之。（《肘后方》）

心胀腹痛（未得吐下）。取楠木削三四两，水三升，煮三沸，饮之。（《肘后方》）

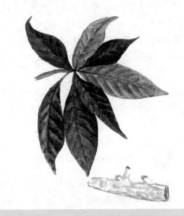

楠

聤耳出脓。楠木烧研，以绵杖缴入。（《圣惠方》）

**【气味】** 苦，温，无毒。

**【主治】** 霍乱吐泻，小儿吐乳，暖胃正气，并宜煎服。（李珣）

# 杉

《别录》下品

**释名** 煔、沙木。

**集解** 〔颂曰〕杉材旧不著所出州土，今南中深山多有之。木类松而劲直，叶附枝生，若刺针。

〔宗奭曰〕杉干端直，大抵如松，冬不凋，但叶阔成枝也。今处处有之，入药须用油杉及臭者良。

〔时珍曰〕杉木叶硬，微扁如刺，结实如枫实。江南人以惊蛰前后取枝插种，出倭国者谓之倭木，并不及蜀、黔诸峒所产者尤良。其木有赤、白二种：赤杉实而多油，白杉虚而干燥。有斑纹如雉者，谓之野鸡斑，作棺尤贵。其木不生白蚁，烧灰最发火药。

**【气味】** 辛，微温，无毒。

**【主治】** 漆疮，煮汤洗之，无不瘥。（《别录》）
煮水浸捋脚气肿满。服之，治心腹胀痛，去恶气。（苏恭）

治风毒奔豚，霍乱上气，并煎汤服。（《大明》）

**【发明】** 〔震亨曰〕杉屑属金有火。其节煮汁浸捋脚气肿满，尤效。

347

### 附方

肺壅痰滞（上焦不利，卒然咳嗽）。杉木屑一两，皂角（去皮酥炙）三两，为末，蜜丸梧子大。每米饮下十丸，一日四服。（《圣惠方》）

小儿阴肿（赤痛，日夜啼叫，数日退皮，愈而复作）。用老杉木烧灰，入腻粉，清油调敷，效。（危氏《得效方》）

肺壅失音。杉木烧炭入碗中，以小碗覆之，用汤淋下，去碗饮水。不愈再作，音出乃止。（《集简方》）

臁疮黑烂。多年老杉木节烧灰，麻油调，隔箬叶贴之，绢帛包定，数贴而愈。（《救急方》）

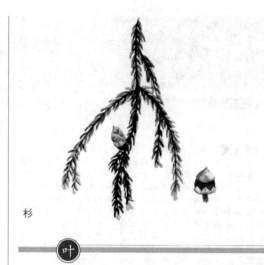

杉

 **皮**

【主治】金疮血出，及汤火伤灼，取老树皮烧存性，研敷之。或入鸡子清调敷。一二日愈。（时珍）

 **叶**

【主治】风虫牙痛，同芎䓖、细辛煎酒含漱。（时珍）

**子**

【主治】疝气痛，一岁一粒，烧研酒服。（时珍）

# 枳

《本经》中品

**释名** 子名枳实、枳壳。〔恭曰〕既称枳实，须合核瓤，今殊不然。〔时珍曰〕枳乃木名。从只，谐声也。实乃其子，故曰枳实。后人因小者性速，又呼老者为枳壳。生则皮厚而实，熟则壳薄而虚。正如青橘皮、陈橘皮之义。宋人复出枳壳一条，非矣。

**集解**〔《别录》曰〕枳实生河内川泽，九月、十月采，阴干。

〔志曰〕枳壳生商州川谷。九月、十月采，阴干。

〔颂曰〕今洛西、江湖州郡皆有之，以商州者为佳。木如橘而小，高五七尺。叶如橙，多刺。春生白花，至秋成实。七月、八月采者为实，九月、十月采者为壳。今医家以皮厚而小者为枳实，完大者为枳壳，皆以翻肚如盆口状、陈久者为胜。近道所出者，俗呼臭橘，不堪用。

 **枳实**

【气味】苦，寒，无毒。

【主治】大风在皮肤中，如麻豆苦痒，除寒热结，止痢，长肌肉，利五脏，益气轻身。（《本经》）

除胸胁痰癖，逐停水，破结实，消胀满，心下急痞痛逆气，胁风痛，安胃气，止溏泄，明目。（《别录》）

解伤寒结胸，主上气喘咳，肾内伤冷，阴痿而有气，加而用之。（甄权）

消食，散败血，破积坚，去胃中湿热。（元素）

【发明】〔震亨曰〕枳实泻痰，能冲墙倒壁，滑窍破气之药也。

〔元素曰〕心下痞及宿食不消，并宜枳实、黄连。

〔好古曰〕益气则佐之以人参、白术、干姜，破气则佐之以大黄、牵牛、芒硝，此《本经》所以言益气而复言消痞也。非白术不能去湿，非枳之不能除痞。洁古制枳术丸子，以调胃脾；张仲景心下坚大如盘，水饮所作，枳实白术汤，用枳实七枚，术三两，水一斗，煎

### 附方

卒胸痹痛。枳实捣末。汤服方寸匕，日三夜一。（《肘后方》）

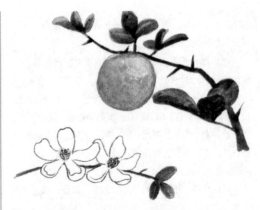

　　胸痹结胸。胸痹，心下痞坚，留气结胸，胸满，胁下逆气抢心，枳实薤白汤主之。陈枳实四枚，厚朴四两，薤白半斤，栝楼一枚，桂一两，以水五升，先煎枳、朴，取二升，去滓，纳余药，煎三二沸，分温三服，当愈。（张仲景《金匮要略》）

　　伤寒胸痛。伤寒后，卒胸膈闭痛。枳实麸炒为末。米饮服二钱，日二服。（《济众方》）

　　产后腹痛。枳实（麸炒）、芍药（酒炒）各二钱，水一盏煎服。亦可为末服。（《圣惠方》）

　　奔豚气痛。枳实炙为末。饮下方寸匕，日三夜一。（《外台秘要》）

　　妇人阴肿（坚痛）。枳实半斤碎炒，帛裹熨之，冷即易。（《子母秘录》）

　　大便不通。枳实、皂荚等分，为末，饭丸，米饮下。（危氏《得效方》）

　　积痢脱肛。枳实石上磨平，蜜炙暖，更互熨之，缩乃止。（《千金方》）

　　小儿久痢（水谷不调）。枳实捣末，饮服一二钱。（《广利方》）

　　肠风下血。枳实半斤（麸炒），黄芪半斤，为末。米饮非时服二钱匕。糊丸亦可。（《经验方》）

　　小儿五痔（不以年月）。枳实为末，炼蜜丸梧子大。空心饮下三十丸。（《集验方》）

　　枳　垣李氏又分治高治下之说，大抵其功皆能利气。气下则痰喘止，气行则痞胀消，气通则痛刺止，气利则后重除。故以枳壳利胸膈，枳实利肠胃。

---

三升，分三服。腹中软，即消也。余见枳壳下。

**枳　壳**

　　【气味】苦、酸，微寒，无毒。

　　【主治】风痒麻痹，通利关节，劳气咳嗽，背膊闷倦，散留结胸膈痰滞，逐水，消胀满大肠风，安胃，止风痛。（《开宝》）

　　遍身风疹，肌中如麻豆恶痒，肠风痔疾，心腹结气，两胁胀虚，关膈壅塞。（甄权）

　　健脾开胃，调五脏，下气，止呕逆，消痰，治反胃霍乱泻痢，消食，破癥结痃癖五膈气，及肺气水肿，利大小肠，除风明目。炙热，熨痔肿。（《大明》）

　　泄肺气，除胸痞。（元素）

　　治里急后重。（时珍）

　　【发明】〔元素曰〕枳壳破气，胜湿化痰，泄肺走大肠，多用损胸中至高之气，止可二三服而已。禀受素壮而气刺痛者，看在何部经分，以别经药导之。

　　〔杲曰〕气血弱者不可服，以其损气也。

　　〔时珍曰〕枳实、枳壳气味功用俱同，上世亦无分别。魏、晋以来，始分实、壳之用。洁古张氏、东

---

**附方**

　　伤寒呃噫。枳壳半两，木香一钱，为末。每白汤服一钱，未知再服。（《本事方》）

　　老幼腹胀。血气凝滞，用此宽肠顺气，名四炒丸。商州枳壳（厚而绿背者，去穰）四两，分作四分：一两用苍术一两同炒，一两用萝卜子一两同炒，一两用干漆一两同炒，一两用茴香一两同炒黄。去四味，只取枳壳为末。以四味煎汁煮面糊，和丸梧子大。每食后，米饮下五十丸。（王氏《易简方》）

　　消积顺气。治五积六聚，不拘男妇老小，但是气积，并皆治之。乃仙传方也。枳壳三斤（去穰），每个入巴豆仁一个，合定扎煮，慢火水煮一日。汤减再加热汤，勿用冷水。待时足汁尽，去巴豆，切片晒干（勿炒），为末。醋煮面糊丸梧子大。每服三四十丸，随病汤使。（邵真人《经验方》）

　　顺气止痢。枳壳（炒）二两四钱，甘草六钱，为末。每沸汤服二钱。（《婴童百问》）

　　肠风下血（不拘远年近日）。《博济方》：用枳壳（烧黑存性）五钱，羊胫炭（为末）三钱，和令匀，五更空心米饮服。如人行五里，再一服，当日见效。《简便方》：用枳壳一两，黄连五钱，水一钟，煎半钟，空心服。

　　痔疮肿痛。《必效方》：用枳壳煨熟熨之，七枚立定。《本事方》：用枳壳末入瓶中，水煎百沸，先熏后洗。

　　怀胎腹痛。枳壳三两（麸炒），黄芩一两，每服

五钱，水一盏半，煎一盏服。若胀满身重，加白术一两。（《活法机要》）

产后肠出（不收）。枳壳煎汤浸之。良久即入也。（《袖珍方》）

小儿惊风。不惊丸：治小儿因惊气吐逆作搐。痰涎壅塞，手足掣疭，眼睛斜视。枳壳（去穰、麸炒）、淡豆豉等分，为末。每服一字，甚者半钱，急惊，薄荷自然汁下。慢惊，荆芥汤入酒三五点下。日三服。（陈文中《小儿方》）

风疹作痒。枳壳三两麸炒，为末。每服二钱，水一盏，煎六分，去滓温服。仍以汁涂。（《经验后方》）

胁骨疼痛（因惊伤肝者）。枳壳一两（麸炒），桂枝（生）半两，为细末。每服二钱。姜枣汤下。（《本事方》）

树皮也。或云枳壳上刮下皮也。

【主治】中风身直，不得屈伸反复，及口僻眼斜。刮皮一升，酒三升，渍一宿，每温服五合，酒尽再作。（苏颂）

树茎及皮：主水胀暴风，骨节疼急。（弘景）

【主治】浸酒，漱齿痛。（甄权）

煮汁服，治大便下血。末服，治野鸡病有血。（藏器）

【主治】煎汤代茶，去风。（时珍）

# 芦荟

宋《开宝》

**释名** 奴会、讷会、象胆。〔时珍曰〕名义未详。〔藏器曰〕俗呼为象胆，以其味苦如胆也。

**集解** 〔珣曰〕芦荟生波斯国。状似黑饧，乃树脂也。

〔颂曰〕今惟广州有来者。其木生山野中，滴脂泪而成。采之不拘时月。

〔时珍曰〕《药谱》及《图经》所状，皆言是木脂。而《一统志》云：爪哇、三佛齐诸国所出者，乃草属，状如鳖尾，采之以玉器捣成膏。与前说不同，何哉？岂亦木质草形乎。

【气味】苦，寒，无毒。

【主治】热风烦闷，胸膈间热气，明目镇心，小儿癫痫惊风，疗五疳，杀三虫及痔病疮瘘，解巴豆毒。（《开宝》）

主小儿诸疳热。（李珣）

单用，杀疳蛔。吹鼻，杀脑疳，除鼻痒。（甄权）

研末，敷蛀齿甚妙。治湿癣出黄汁。（苏颂）

【发明】〔时珍曰〕芦荟，乃厥阴经药也。其功专于杀虫清热。已上诸病，皆热与虫所生故也。

〔颂曰〕唐刘禹锡《传信方》云：予少年曾患癣，初在颈项间，后延上左耳，遂成湿疮浸淫。用斑蝥、狗胆、桃根诸药，徒令蜇蠚，其疮转盛。偶于楚州，卖药人教用芦荟一两，炙甘草半两，研末，先以温浆水洗癣，拭净敷之，立干便瘥。真神奇也。

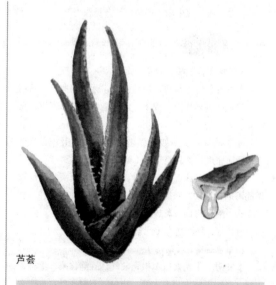

芦荟

附方

小儿脾疳。芦荟、使君子等分，为末。每米饮服一二钱。（《卫生易简方》）

# 木槿

《日华》

**█ 释名** 椴、榇（音衬）、日及、朝开暮落花。〔时珍曰〕此花朝开暮落，故名日及。

**█ 集解** 〔时珍曰〕槿，小木也。可种可插，其木如李。其叶末尖而有桠齿。其花小而艳，或白或粉红，有单叶、千叶者。

**【气味】**甘，平，滑，无毒。

**【主治】**止肠风泻血，痢后热渴，作饮服之，令人得睡，并炒用。（藏器）

治赤白带下，肿痛疥癣，洗目令明，润燥活血。（时珍）

**【发明】**〔时珍曰〕木槿皮及花，并滑如葵花，故能润燥。色如紫荆，故能活血。川中来者，气厚力优，故尤有效。

### 附方

赤白带下。槿根皮二两（切），以白酒一碗半，煎一碗，空心服之。白带用红酒甚妙。（《纂要奇方》）

癣疮有虫。川槿皮煎，入肥皂浸水，频频搽之。或以槿皮浸汁磨雄黄，尤妙。（《简便方》）

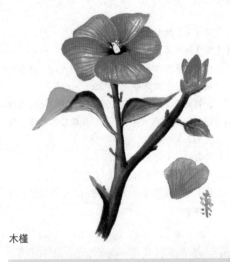

木槿

### 附方

下痢噤口。红木槿花去蒂，阴干为末。先煎面饼二个，蘸末食之。（赵宜真《济急方》）

风痰拥逆。木槿花晒干焙研。每服一二匙，空心沸汤下。白花尤良。（《简便方》）

**【气味】**同皮。

**【主治】**肠风泻血，赤白痢，并焙入药。作汤代茶，治风。（《大明》）

消疮肿，利小便，除湿热。（时珍）

**【气味】**同皮。

**【主治】**偏正头风，烧烟熏患处。又治黄水脓疮，烧存性，猪骨髓调涂之。（时珍）

# 沉香

《别录》上品

**█ 释名** 沉水香、蜜香。〔时珍曰〕木之心节置水则沉，故名沉水，亦曰水沉。半沉者为栈香，不沉者为黄熟香。

**█ 集解** 〔恭曰〕沉香、青桂、鸡骨、马蹄、煎香，同是一树，出天竺诸国。木似榉柳，树皮青色。叶似橘叶，经冬不凋。夏生花，白而圆。秋结实似槟榔，大如桑葚，紫而味辛。

〔藏器曰〕沉香枝、叶并似椿。云似橘者，恐未是也。其枝节不朽，沉水者为沉香；其肌理有黑脉，浮者为煎香。鸡骨、马蹄皆是煎香，并无别功，止可熏衣去臭。

〔时珍曰〕香之等凡三：曰沉，曰栈，曰黄熟是也。沉香入水即沉，其品凡四：曰熟结，乃膏脉凝结自朽出者；曰生结，乃刀斧伐仆，膏脉结聚者；曰脱落，乃因水朽而结者；曰虫漏，乃因蠹隙而结者。生结为上，熟脱次之。坚黑为上，黄色次之。角沉黑润，黄沉黄润，蜡沉柔韧，革沉纹横，皆上品也。

【气味】辛，微温，无毒。

【主治】风水毒肿，去恶气。（《别录》）

主心腹痛，霍乱中恶，邪鬼疰气，清人神，并宜酒煮服之。诸疮肿，宜入膏中。（李珣）

调中，补五脏，益精壮阳，暖腰膝，止转筋吐泻冷气，破症癖，冷风麻痹，骨节不任，风湿皮肤瘙痒，气痢。（《大明》）

补右肾命门。（元素）

补脾胃，及痰涎、血出于脾。（李杲）

治上热下寒，气逆喘急，大肠虚闭，小便气淋，男子精冷。（时珍）

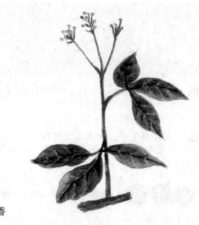

沉香

### 附方

诸虚寒热（冷痰虚热）。冷香汤：用沉香、附子（炮）等分，水一盏，煎七分，露一夜，空心温服。（王好古《医垒元戎》）

胃冷久呃。沉香、紫苏、白豆蔻仁各一钱，为末。每柿蒂汤服五七分。（吴球《活人心统》）

心神不足（火不降，水不升，健忘惊悸）。朱雀丸：用沉香五钱，茯神二两，为末，炼蜜和，丸小豆大。每食后人参汤服三十丸，日二服。〔王璆《百一选方》〕

肾虚目黑（暖水脏）。用沉香一两，蜀椒（去目，炒出汗）四两，为末，酒糊丸梧子大。每服三十丸，空心盐汤下。（《普济方》）

胞转不通。非小肠、膀胱、厥阴受病，及强忍房事，或过忍小便所致，当治其气则愈，非利药可通也。沉香、木香各二钱，为末。白汤空腹服之，以通为度。（《医垒元戎》）

大肠虚闭（因汗多，津液耗涸者）。沉香一两，肉苁蓉（酒浸，焙）二两，各研末，以麻仁研汁作糊，丸梧子大。每服一百丸，蜜汤下。（严子礼《济生方》）

# 五加

《本经》上品

**▌释名** 五佳、五花、文章草、白刺、追风使、木骨、金盐、豺漆、豺节。〔时珍曰〕此药以五叶交加者良，故名五加，又名五花。杨慎《丹铅录》作五佳，云一枝五叶者佳故也。蜀人呼为白刺。

**▌集解** 〔《别录》曰〕五加皮五叶者良，生汉中及冤句。五月、七月采茎，十月采根，阴干。

〔弘景曰〕近道处处有之，东间弥多。四叶者亦好。

〔时珍曰〕春月于旧枝上抽条蕻，山人采为蔬茹。正如枸杞生北方沙地者皆木类，南方坚地者如草类也。唐时惟取峡州者充贡。雷氏言叶如蒲者，非也。

【气味】辛，温，无毒。

【主治】心腹疝气腹痛，益气疗躄，小儿三岁不能行，疽疮阴蚀。（《本经》）

男子阴痿，囊下湿，小便余沥，女人阴痒及腰脊痛，两脚疼痹风弱，五缓虚羸，补中益精，坚筋骨，强志意。久服，轻身耐老。（《别录》）

酿酒饮，治风痹四肢挛急。（苏颂）

明目下气，治中风骨节挛急，补五劳七伤。（《大明》）

【发明】〔弘景曰〕煮根茎酿酒饮，益人。道家用此作灰煮石，与地榆并有秘法。

〔时珍曰〕五加治风湿痿痹，壮筋骨，其功良深。仙家所述，虽若过情，盖奖辞多溢，亦常理尔。造酒之方：用五加根皮洗净，去骨、茎、叶，亦可以水煎汁，和麹酿米酒成，时时饮之。亦可煮酒饮。加远志为使更良。一方：加木瓜煮酒服。

### 附方

虚劳不足。五加皮、枸杞根白皮各一斗，水一石五斗，煮汁七斗，分取四斗，浸麹一斗，以三斗拌饭，如常酿酒法，待熟任饮。（《千金方》）

男妇脚气。骨节皮肤肿湿疼痛，服此进饮食，健气力，不忘事，名五加皮丸。五加皮四两（酒浸），远志（去心）四两（酒浸，并春秋三日、夏二日、冬四日），日干为末，以浸酒为糊，丸梧子大。每服四五十丸，空心温酒下。药酒坏，别用酒为糊。（萨谦斋《瑞竹堂方》）

小儿行迟（三岁不能行者，用此便走）。五加皮五钱，牛膝、木瓜二钱半，为末。每服五分，米饮入酒二三点调服。（《全幼心鉴》）

妇人血劳。憔悴困倦，喘满虚烦，噏噏少气，发热多汗，口干舌涩，不思饮食，名血风劳。油煎散：用五加皮、牡丹皮、赤芍药、当归各一两，为末。每用一钱，水一盏，用青钱一文，蘸油入药，

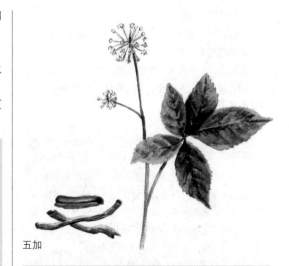

五加

煎七分，温服。常服能肥妇人。（《太平惠民和剂局方》）

五劳七伤。五月五日采五加茎，七月七日采叶，九月九日取根，治下筛。每酒服方寸匕，日三服。久服去风劳。（《千金》）

目中息肉。五加皮（不闻水声者）捣末一升，和酒二升，浸七日。一日服二次，禁醋。二七日遍身生疮，是毒出。不出，以生熟汤浴之，取疮愈。（《千金方》）

服石毒发（或热不禁，多向冷地卧）。五加皮二两，水四升，煮二升半，发时便服。（《外台秘要》）

# 琥珀

**▌释名** 江珠。〔时珍曰〕虎死则精魄入地化为石，此物状似之，故谓之虎魄。俗文从玉，以其类玉也。梵书谓之阿湿摩揭婆。

**▌集解** 〔弘景曰〕旧说松脂沦入地千年所化。今烧之亦作松气。亦有中有一蜂，形色如生者。

〔珣曰〕琥珀是海松木中津液，初若桃胶，后乃凝结。复有南珀，不及舶上来者。

〔时珍曰〕琥珀拾芥，乃草芥，即禾草也。雷氏言拾芥子者，误矣。《唐书》载，西域康干河松木，入水一二年化为石，正与松、枫诸木沈入土化珀，同一理也。今金齿、丽江亦有之。其茯苓千年化琥珀之说，亦误传也。

【气味】甘，平，无毒。

【主治】安五脏，定魂魄，杀精魅邪鬼，消瘀血，通五淋。（《别录》）

壮心，明目磨翳，止心痛癫邪，疗蛊毒，破结瘕，治产后血枕痛。（《大明》）

止血生肌，合金疮。（藏器）

清肺，利小肠。（元素）

【发明】〔震亨曰〕古方用为利小便，以燥脾土有功，脾能运化，肺气下降，故小便可通。若血少不利

者，反致其燥急之苦。

〔弘景曰〕俗中多带之辟恶。刮屑服，疗瘀血至验。《仙经》无正用。

〔藏器曰〕和大黄、鳖甲作散，酒下方寸匕，下恶血、妇人腹内血，尽即止。宋高祖时，宁州贡琥珀枕，碎以赐军士，敷金疮。

### 附方

琥珀散。止血生肌，镇心明目，破症瘕气块，产后血运闷绝，儿枕痛，并宜饵此方。琥珀一两，鳖甲一两，京三棱一两，延胡索半两，没药半两，大黄六铢，熬捣为散。空心酒服三钱匕，日再服。神验莫及。产后即减大黄。（《海药本草》）

小儿胎惊。琥珀、防风各一钱，朱砂半钱，为末。猪乳调一字，入口中，最妙。（《直指方》）

小儿胎痫。琥珀、朱砂各少许，全蝎一枚，为末。麦门冬汤调一字服。（《直指方》）

小便转脬。真琥珀一两，为末。用水四升，葱白十茎，煮汁三升，入珀末二钱，温服。沙石诸淋，三服皆效。（《圣惠方》）

小便淋沥。琥珀为末二钱，麝香少许，白汤服之。

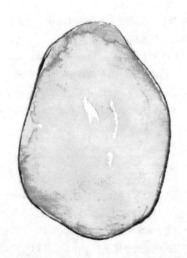

琥珀

或萱草煎汤服。老人、虚人以人参汤下。亦可蜜丸，以赤茯苓汤下。（《普济方》）

从高坠下（有瘀血在内）。刮琥珀屑，酒服方寸匕。或入蒲黄三二匕，日服四五次。（《外台秘要》）

金疮闷绝（不识人）。琥珀研粉，童子小便调一钱。三服瘥。（《鬼遗方》）

鱼骨哽咽（六七日不出）。用琥珀珠一串，推入哽所，牵引之即出。（《外台秘要》）

# 牡荆

**释名** 黄荆、小荆、楚。〔时珍曰〕古者刑杖以荆，故字从刑。其生成丛而疏爽，故又谓之楚，从林从疋，疋即疏字也，济楚之义取此。荆楚之地，因多产此而名也。

**集解** 〔弘景曰〕论蔓荆即应是今作杖棰之荆。其子殊细，正如小麻子，色青黄。牡荆乃出北方，如乌豆大，正圆黑。仙术多用牡荆，今人都无识者。〔时珍曰〕牡荆处处山野多有，樵采为薪。年久不樵者，其树大如碗也。其木心方，其枝对生，一枝五叶或七叶。叶如榆叶，长而尖，有锯齿。五月杪间开花成穗，红紫色。其子大如胡荽子，而有白膜皮裹之。

【气味】苦，温，无毒。

【主治】除骨间寒热，通利胃气，止咳逆，下气。（《别录》）

得柏实、青葙、术，疗风。（之才）

用半升炒熟，入酒一盏，煎一沸，热服，治小肠疝气甚效。浸酒饮，治耳聋。（时珍）

### 附方

湿痰白浊。牡荆子炒为末。每酒服二钱。（《集简方》）

【气味】苦，寒，无毒。

【主治】久痢，霍乱转筋，血淋，下部疮，湿蟨薄脚，

主脚气肿满。(《别录》)

【发明】〔时珍曰〕蒸法虽妙，止宜施之野人。李仲南《永类方》云：治脚气诸病，用荆茎于坛中烧烟，熏涌泉穴及痛处，使汗出则愈。此法贵贱皆可用者。

**附方**

九窍出血。荆叶捣汁，酒和，服二合。(《千金方》)

 根

【气味】甘、苦，平，无毒。

【主治】水煮服，治心风头风，肢体诸风，解肌发汗。(《别录》)

【发明】〔时珍曰〕牡荆苦能降，辛温能散；降则化痰，散则祛风，故风痰之病宜之。其解肌发汗之功，世无知者。按王氏《奇方》云：一人病风数年。予以七叶黄荆根皮、五加根皮、接骨草等分，煎汤日服，遂愈。盖得此意也。

 荆沥

【气味】甘，平，无毒。

【主治】饮之，去心闷烦热，头风旋运目眩，心头漾漾欲吐，卒失音，小儿心热惊痫，止消渴，除痰唾，令人不睡。(藏器)

除风热，开经络，导痰涎，行血气，解热痢。(时珍)

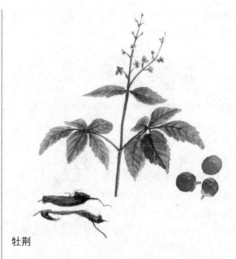

牡荆

【发明】〔时珍曰〕荆沥气平味甘，化痰去风为妙药。故孙思邈《千金翼》云：凡患风人多热，常宜以竹沥、荆沥、姜汁各合五合，和匀热服，以瘥为度。陶弘景亦云：牡荆汁治心风为第一。《延年秘录》云：热多用竹沥，寒多用荆沥。

**附方**

目中卒痛。烧荆木，取黄汁点之。(《肘后方》)

心虚惊悸(嬴瘦者)。荆沥二升，火煎至一升六合，分作四服，日三夜一。(《小品方》)

赤白下痢(五六年者)。荆沥，每日服五合。(《外台秘要》)

# 紫荆

宋《开宝》

**释名** 紫珠。皮名肉红、内消。〔时珍曰〕其木似黄荆而色紫，故名。其皮色红而消肿，故疡科呼为肉红，又曰内消，与何首乌同名。

**集解** 〔颂曰〕紫荆处处有之，人多种于庭院间。木似黄荆，叶小无桠，花深紫可爱。

〔藏器曰〕即田氏之荆也。至秋子熟，正紫，圆如小珠，名紫珠。江东林泽间尤多。

〔时珍曰〕高树柔条，其花甚繁，岁二三次。其皮入药，以川中厚而紫色味苦如胆者为胜。

 木并皮

【气味】苦，平，无毒。

【主治】破宿血，下五淋，浓煮汁服。(《开宝》)

通小肠。(《大明》)

解诸毒物，痈疽喉痹，飞尸蛊毒，肿下瘘，蛇、虺、虫、蚕、狂犬毒，并煮汁服。亦以汁洗疮肿，除血长肤。(藏器)

活血行气，消肿解毒，治妇人血气疼痛，经水凝涩。(时珍)

【发明】〔时珍曰〕紫荆气寒味苦，色紫性降，入手、足厥阴血分。寒胜热，苦走骨，紫入营，故能活血消肿，利小便而解毒。

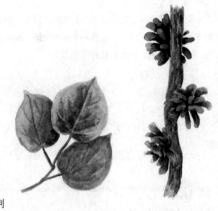

紫荆

### 附方

妇人血气。紫荆皮为末，醋糊丸樱桃大。每酒化服一丸。（熊氏《补遗》）

伤眼青肿。紫荆皮（小便浸七日，晒研），用生地黄汁、姜汁调敷。不肿用葱汁。（《永类方》）

猘犬咬伤。紫荆皮末，砂糖调涂，留口退肿，口中仍嚼咽杏仁去毒。（《仙传外科》）

发背初生（一切痈疽皆治）。单用紫荆皮为末，酒调箍住，自然撮小不开。内服柞木饮子。乃救贫良剂也。（《仙传外科》）

痈疽未成。用白芷、紫荆皮等分，为末，酒调服。外用紫荆皮、木蜡、赤芍药等分为末，酒调作箍药。（《仙传外科》）

痔疮肿痛。紫荆皮五钱，新水食前煎服。（《直指方》）

产后诸淋。紫荆皮五钱，半酒半水煎，温服。（熊氏《补遗》）

# 檀香

《别录》下品

■ **释名** 旃檀、真檀。〔时珍曰〕檀，善木也。释氏呼为旃檀，以为汤沐，犹言离垢也。番人讹为真檀。云南人呼紫檀为胜沉香，即赤檀也。

■ **集解** 〔藏器曰〕白檀出海南。树如檀。

〔恭曰〕紫真檀出昆仑盘盘国。虽不生中华，人间遍有之。

〔颂曰〕檀香有数种，黄、白、紫之异，今人盛用之。江淮、河朔所生檀木，即其类，但不香尔。

〔时珍曰〕按《大明一统志》云：檀香出广东、云南，及占城、真腊、爪哇、渤泥、暹罗、三佛齐、回回等国，今岭南诸地亦皆有之。树、叶皆似荔枝，皮青色而滑泽。

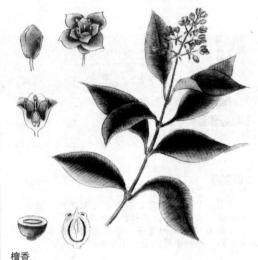

檀香

## 白 旃 檀

【气味】辛，温，无毒。

【主治】消风热肿毒。（弘景）

治中恶鬼气，杀虫。（藏器）

煎服，止心腹痛，霍乱肾气痛。水磨，涂外肾并腰肾痛处。（《大明》）

散冷气，引胃气上升，进饮食。（元素）

噎膈吐食。又面生黑子，每夜以浆水洗拭令赤，磨汁涂之，甚良。（时珍）

【发明】〔杲曰〕白檀调气，引芳香之物，上至极高之分。最宜橙、橘之属，佐以姜、枣，辅以葛根、缩砂、益智、豆蔻，通行阳明之经，在胸膈之上，处咽嗌之间，为理气要药。

〔时珍曰〕《楞严经》云：白旃檀涂身，能除一切热恼。今西南诸番酋，皆用诸香涂身，取此义也。杜宝《大业录》云：隋有寿禅师妙医术，作五香饮济人。沉香饮、檀香饮、丁香饮、泽兰饮、甘松饮，皆以香为主，更加别药，有味而止渴，兼补益人也。道书檀香谓之浴香，不可烧供上真。

【气味】咸，微寒，无毒。

【主治】摩涂恶毒风毒。（《别录》）

刮末敷金疮，止血止痛。疗淋。（弘景）

【发明】〔时珍曰〕白檀辛温，气分之药也。故能理卫气而调脾肺，利胸膈。紫檀咸寒，血分之药也。故能和营气而消肿毒，治金疮。

# 大风子

《补遗》

**释名** 〔时珍曰〕能治大风疾，故名。

**集解** 〔时珍曰〕大风子，今海南诸番国皆有之。按周达观《真腊记》云：大风乃大树之子，状如椰子而圆。其中有核数十枚，大如雷丸子。中有仁白色，久则黄而油，不堪入药。

【气味】辛，热，有毒。

【主治】风癣疥癞，杨梅诸疮，攻毒杀虫。（时珍）

【发明】〔时珍曰〕大风油治疮，有杀虫劫毒之功，盖不可多服。用之外涂，其功不可没也。

**附方**

大风诸癞。大风子油一两，苦参末三两，入少酒，糊丸梧子大。每服五十丸，空心温酒下。仍以苦参汤洗之。（《普济方》）

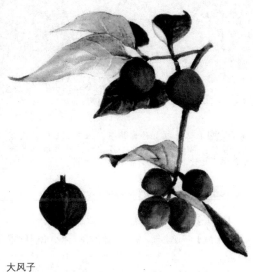

大风子

# 樟

《拾遗》

**释名** 〔时珍曰〕其木理多文章，故谓之樟。

**集解** 〔时珍曰〕西南处处山谷有之。木高丈余。小叶似楠而尖长，背有黄赤茸毛，四时不凋。夏开细花，结小子。木大者数抱，肌理细而错纵有文，宜于雕刻，气甚芬烈。豫、章乃二木名，一类二种也。

【气味】辛，温，无毒。

【主治】恶气中恶，心腹痛鬼疰，霍乱腹胀，宿食不消，常吐酸臭水，酒煮服，无药处用之。煎汤，浴脚气疥癣风痒。作履，除脚气。（藏器）

【发明】〔时珍曰〕霍乱及干霍乱须吐者，以樟木屑煎浓汁吐之，甚良。又中恶、鬼气猝死者，以樟木烧烟熏之，待苏乃用药。此物辛烈香窜，能去湿气、辟邪恶故也。

### 附方

手足痛风（冷痛如虎咬者）。用樟木屑一斗，急流水一石，煎极滚泡之，乘热安足于桶上熏之。以草荐围住，勿令汤气入目。其功甚捷，此家传经验方也。（虞抟《医学正传》）

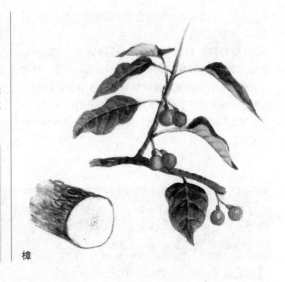

樟

# 竹

《本经》中品

**释名** 〔时珍曰〕竹字象形。许慎《说文》云："竹，冬生艸也"。故字从倒艸。戴凯之《竹谱》云：植物之中，有名曰竹。不刚不柔，非草非木。小异实虚，大同节目。

**集解** 〔弘景曰〕竹类甚多，入药用䇹竹，次用淡、苦尔。又一种薄壳者，名甘竹，叶最胜。又有实中竹、篁竹，并以笋为佳，于药无用。

【气味】苦，平，无毒。

【主治】咳逆上气，溢筋，急恶疡，杀小虫。（《本经》）

除烦热风痉，喉痹呕吐。（《别录》）

煎汤，熨霍乱转筋。（时珍）

【气味】辛，平、大寒，无毒。

【主治】胸中痰热，咳逆上气。（《别录》）

吐血，热毒风，止消渴，压丹石毒。（甄权）

消痰，治热狂烦闷，中风失音不语，壮热头痛头风，止惊悸，温疫迷闷，妊妇头旋倒地，小儿惊痫天吊。（《大明》）

喉痹，鬼疰恶气，烦热，杀小虫。（孟诜）

煎浓汁，漱齿中出血，洗脱肛不收。（时珍）

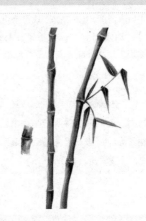

竹

【气味】苦，冷，无毒。

【主治】口疮目痛，明目利九窍。（《别录》）

治不睡，止消渴，解酒毒，除烦热，发汗，疗中风喑哑。（《大明》）

杀虫。烧末，和猪胆，涂小儿头疮耳疮疥癣；和鸡子白，涂一切恶疮，频用取效。（时珍）

【发明】〔弘景曰〕甘竹叶最胜。

〔宗奭曰〕诸竹笋性皆微寒，故知其叶一致也。张仲景竹叶汤，惟用淡竹。

附方

上气发热（因奔趁走马后，饮冷水所致者）。竹叶三斤，橘皮三两，水一斗，煎五升，细服。三日一剂。（《肘后方》）

【主治】作汤，益气止渴，补虚下气。（《本经》）消毒。（《别录》）

【主治】煮汁服，安胎，止产后烦热。（时珍）

附方

产后烦热（逆气）。用甘竹根（切）一斗五升，煮取七升，去滓，入小麦二升，复煮麦熟三四沸，入甘草一两，麦门冬一升，再煎至二升。每服五合。（《妇人良方》）

【气味】甘，微寒，无毒。

【主治】呕哕，温气寒热，吐血崩中，溢筋。（《别录》）

止肺痿唾血鼻衄，治五痔。（甄权）

噎膈。（孟诜）

伤寒劳复，小儿热痫，妇人胎动。（时珍）

【主治】下热壅。（孟诜）

【主治】劳热。（《大明》）

附方

伤寒劳复（伤寒后交接劳复，卵肿腹痛）。竹皮一升，水三升，煮五沸，服汁。（朱肱《南阳活人书》）

妇人劳复。病初愈，有所劳动，致热气冲胸，手足搐

搦拘急，如中风状。淡竹青茹半斤，栝楼二两，水二升，煎一升，分二服。（《活人书》）

产后烦热（内虚短气）。甘竹茹汤：用甘竹茹一升，人参、茯苓、甘草各二两，黄芩二两。水六升，煎二升，分服，日三服。（《妇人良方》）

月水不断。青竹茹微炙，为末。每服三钱，水一盏，煎服。（《普济方》）

小儿热痛（口噤体热）。竹青茹三两，醋三升，煎一升，服一合。（《子母秘录》）

【气味】甘，大寒，无毒。

【主治】暴中风风痹，胸中大热，止烦闷，消渴，劳复。（《别录》）

中风失音不语，养血清痰，风痰虚痰在胸膈，使人癫狂，痰在经络四肢及皮里膜外，非此不达不行。（震亨）

【主治】口疮目痛，明目，利九窍。（《别录》）治齿疼。（时珍）

【主治】疗热风，和粥饮服。（孟诜）

【发明】〔弘景曰〕凡取竹沥，惟用淡、苦、篁竹者。

〔时珍曰〕竹沥性寒而滑，大抵因风火燥热而有痰者宜之。若寒湿胃虚肠滑之人服之，则反伤肠胃。笋性滑利，多食泻人，僧家谓之刮肠篦，即此义也。丹溪朱氏谓大寒言其功不言其气，殊悖于理。谓大寒为气，何害于功？《淮南子》云：槁竹有火，不钻不然。今苗僚人以干竹片相戛取火，则竹性虽寒，亦未必大寒也。《神仙传》云：离娄公服竹汁饵桂，得长生。盖竹汁性寒，以桂济之，亦与用姜汁佐竹沥之意相同。淡竹今人呼为水竹，有大小二种，此竹汁多而甘。沈存中言苦竹之外皆为淡竹，误矣。

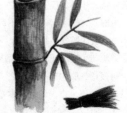

竹茹

### 附方

中风口噤。竹沥、姜汁等分，日日饮之。（《千金方》）

小儿口噤（体热）。用竹沥二合。暖饮，分三四服。（《兵部手集》）

产后中风（口噤，身直面青，手足反张）。竹沥饮一二升，即苏。（《梅师方》）

破伤中风。凡闪脱折骨诸疮，慎不可当风用扇，中风则发痉，口噤项急，杀人。急沥二三升。忌冷饮食及酒。竹沥卒难得，可合十许束并烧取之。（《外台秘要》）

金疮中风（口噤欲死）。竹沥半升，微微暖服。（《广利方》）

大人喉风。䇶竹油，频饮之。（《集简方》）

小儿重舌。竹沥渍黄檗，时时点之。（《简便方》）

小儿伤寒。淡竹沥、葛根汁各六合。细细与服。（《千金方》）

小儿狂语(夜后便发)。竹沥夜服二合。（姚和众《至宝方》）

咳嗽肺痿（大人、小儿咳逆短气，胸中吸吸，咳出涕唾，嗽出臭脓）。用淡竹沥一合，服之，日三五次，以愈为度。（李绛《兵部手集》）

产后虚汗。淡竹沥三合，暖服，须臾再服。（昝殷《产宝》）

小儿吻疮。竹沥和黄连、黄檗、黄丹敷之。（《全幼心鉴》）

小儿赤目。淡竹沥点之。或入人乳。（《古今录验》）

# 雷丸

《本经》下品

**释名** 雷实、雷矢、竹苓。〔时珍曰〕雷斧、雷楔，皆霹雳击物精气所化。此物生土中，无苗叶而杀虫逐邪，犹雷之丸也。竹之余气所结，故曰竹苓。苓亦屎也，古者屎、矢字通用。

**集解** 〔《别录》曰〕雷丸生石城山谷及汉中土中。八月采根，暴干。

〔弘景曰〕今出建平、宜都间。累累相连如丸。

〔恭曰〕雷丸，竹之苓也。无有苗蔓，皆零，无相连者。今出房州、金州。

〔时珍曰〕雷丸大小如栗，状如猪苓而圆，皮黑肉白，甚坚实。

【气味】苦，寒，有小毒。

【主治】杀三虫，逐毒气、胃中热。利丈夫，不利女子。作摩膏，除小儿百病。（《本经》）

逐邪气恶风汗出，除皮中热结积蛊毒，白虫寸白自出不止。久服，令人阴痿。（《别录》）

逐风，主癫痫狂走。（甄权）

【发明】〔弘景曰〕《本经》云利丈夫，《别录》曰久服阴痿，于事相反。

〔志曰〕《经》言利丈夫不利女子，乃疏利男子元气，不疏利女子脏气，故曰久服令人阴痿也。

〔时珍曰〕按陈正敏《遁斋闲览》云：杨勔中年得异疾，每发语，腹中有小声应之，久渐声大。有道士见之，曰：此应声虫也。但读《本草》，取不应者治之。读至雷丸，不应。遂顿服数粒而愈。

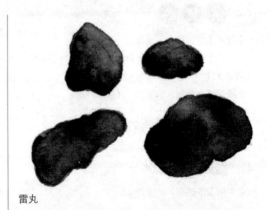

雷丸

### 附方

小儿出汗（有热）。雷丸四两，粉半斤，为末扑之。（《千金方》）

下寸白虫。雷丸，水浸去皮，切焙为末。五更初，食炙肉少许，以稀粥饮服一钱匕。须上半月服，虫乃下。（《经验前方》）

# 虫部

## 本草纲目

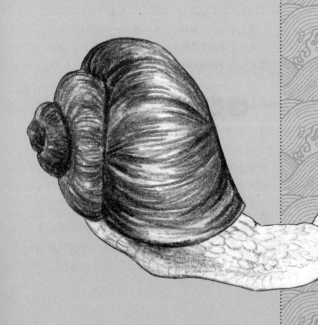

李时珍曰：虫乃生物之微者，其类甚繁，故字从三虫会意。按《考工记》云：外骨、内骨、却行、仄行、连行、纡行，以脰鸣、注（味同）鸣、旁鸣、翼鸣、腹鸣、胸鸣者，谓之小虫之属。其物虽微，不可与麟、凤、龟、龙为伍；然有羽、毛、鳞、介、倮之形，胎、卵、风、湿、化生之异，蠢动含灵，各具性气。录其功，明其毒，故圣人辨之。况蜩、蝉、蚁、蚊，可供馈食者，见于《礼记》；蜈、蚕、蟾、蝎，可供匕剂者，载在方书。《周官》有庶氏除毒蛊，剪氏除蠹物，蝈氏去蛙黾，赤发氏除墙壁狸虫（蠦蜟之属），壶涿氏除水虫（狐蜮之属）。则圣人之于微琐，固不致慎。学者可不究夫物理而察其良毒乎？

# 蚕

**▌释名** 自死者名白僵蚕。

**▌集解** 〔时珍曰〕蚕，孕丝虫也。种类甚多，有大、小、白、乌、斑色之异。其虫属阳，喜燥恶湿，食而不饮，三眠三起，二十七日而老。

## 白 僵 蚕

【气味】咸、辛，平，无毒。

【主治】小儿惊痫夜啼，去三虫，灭黑黯，令人面色好，男子阴疡病。（《本经》）

女子崩中赤白，产后余痛，灭诸疮瘢痕。为末，封疔肿，拔根极效。（《别录》）

治口噤发汗。同衣中白鱼、鹰屎白等分，治疮灭痕。（《药性》）

以七枚为末，酒服，治中风失音，并一切风疾。小儿客忤，男子阴疡痛，女子带下。（《日华》）

焙研姜汁调灌，治中风、急喉痹欲绝，下喉立愈。（苏颂）

散风痰结核瘰疬，头风，风虫齿痛，皮肤风疮，丹毒作痒，痰疟癥结，妇人乳汁不通，崩中下血，小儿疳蚀鳞体，一切金疮，疔肿风痔。（时珍）

【发明】〔元素曰〕僵蚕性微温，味微辛，气味俱薄，轻浮而升，阳中之阳，故能去皮肤诸风如虫行。

〔震亨曰〕僵蚕属火，兼土与金、木。老得金气，僵而不化。治喉痹者，取其清化之气，从治相火，散浊逆结滞之痰也。

〔时珍曰〕僵蚕，蚕之病风者也。治风化痰，散结行经，所谓因其气相感，而以意使之者也。又人指甲软薄者，用此烧烟熏之则厚，亦是此义。盖厥阴、阳明之药，故又治诸血病、疟病、疳病也。

### 附方

一切风痰。白僵蚕七个（直者），细研，姜汁一茶脚，温水调灌之。（《胜金方》）

风痰喘嗽（夜不能卧）。白僵蚕（炒研）、好茶末各一两，为末。每用五钱，卧时泡沸汤服。（《瑞竹堂方》）

酒后咳嗽。白僵蚕焙研末，每茶服一钱。（《怪

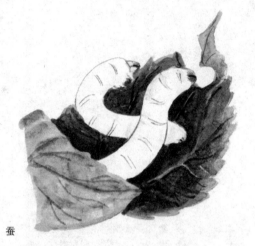

蚕

证奇方》）

牙齿疼痛。白僵蚕（直者）、生姜同炒赤黄色，去姜为末。以皂角水调擦之，即止。（《普济》）

疟疾不止。白僵蚕（直者）一个，切作七段，绵裹为丸，朱砂为衣，作一服。日未出时，面向东，用桃、李枝七寸煎汤，吞下。（《院方》）

风虫牙痛。白直僵蚕（炒）、蚕蜕纸（烧）等分，为末，擦之。良久，以盐汤漱口。（《直指方》）

面上黑黯。白僵蚕末，水和搽之。（《圣惠方》）

乳汁不通。白僵蚕末二钱，酒服。少顷，以脂麻茶一盏热投之，梳头数十遍，奶汁如泉也。（《经验后方》）

## 蚕 蛹

【主治】炒食，治风及劳瘦。研敷疖疮恶疮。（《大明》）

为末饮服，治小儿疳瘦，长肌退热，除蛔虫。煎汁饮，止消渴。（时珍）

### 附方

消渴烦乱。蚕蛹二两，以无灰酒一中盏，水一大盏，同煮取一中盏，澄清，去蚕蛹，温服。（《圣惠方》）

已出蛾者。

【气味】甘，温，无毒。

【主治】烧灰酒服，治痈肿无头，次日即破。又疗诸疳疮，及下血血淋血崩。煮汁饮，止消渴反胃，除蛔虫。（时珍）

【发明】〔时珍曰〕蚕茧方书多用，而诸家《本草》并不言及，诚缺文也。近世用治痈疽代针，用一枚即出一头，二枚即出二头，神效无比。煮汤治消渴，古方甚称之。丹溪朱氏言此物属火，有阴之用，能泻膀胱中相火，引清气上朝于口，故能止渴也。

■ 附方

大小便血。茧黄散：治肠风，大小便血，淋沥疼痛。用茧黄、蚕蜕纸（并烧存性）、晚蚕沙、白僵蚕（并炒）等分，为末，入麝香少许。每服二钱，用米饮送下，日三服，甚效。（《圣惠方》）

口舌生疮。蚕茧五个，包蓬砂，瓦上焙焦为末，抹之。

反胃吐食。蚕茧十个煮汁，烹鸡子三枚食之，以无灰酒下，日二服，神效。或以缲丝汤煮粟米粥食之。（《普济方》）

# 蝎

《开宝》

■ 释名 主簿虫、杜伯、虿尾虫。〔时珍曰〕按《唐史》云：剑南本无蝎，有主簿将至，遂呼为主簿虫。又张揖《广雅》云：杜伯，蝎也。陆机《诗疏》云：虿一名杜伯，幽州人谓之蝎。观此，则主簿乃杜伯之讹，而后人遂附会其说。古语云：蜂、虿垂芒，其毒在尾。

■ 集解 〔时珍曰〕蝎形如水黾，八足而长尾，有节色青。今捕者多以盐泥食之，入药去足焙用。

【气味】甘、辛，平，有毒。

【主治】诸风瘾疹，及中风半身不遂，口眼㖞斜，语涩，手足抽掣。（《开宝》）

小儿惊痫风搐，大人疟疾，耳聋疝气，诸风疮，女人带下阴脱。（时珍）

【发明】〔宗奭曰〕大人、小儿通用，惊风尤不可阙。

〔颂曰〕古今治中风抽掣，及小儿惊搐方多用之。《箧中方》治小儿风痫有方。

〔时珍曰〕蝎产于东方，色青属木，足厥阴经药也，故治厥阴诸病。诸风掉眩搐掣，疟疾寒热，耳聋无闻，皆属厥阴风木。故东垣李杲云：凡疝气、带下，皆属于风。蝎乃治风要药，俱宜加而用之。

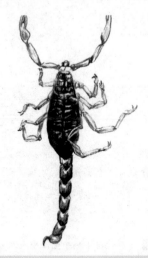

蝎

■ 附方

破伤中风。《普济》：用干蝎、麝香各一分，为末。敷患处，令风速愈。《圣惠》：用干蝎（酒炒）、天麻各半两，为末，以蟾酥二钱，汤化为糊和捣，丸绿豆大。每服一丸至二丸，豆淋酒下（甚者加至三丸），取汗。

偏正头风（气上攻不可忍）。用全蝎二十一个，地龙六条，土狗三个，五倍子五钱，为末。酒调，摊贴太阳穴上。（《德生堂经验方》）

风牙疼痛。全蝎三个，蜂房二钱，炒研，擦之。（《直指方》）

诸痔发痒。用全蝎不以多少，烧烟熏之，即效。秘法也。（《袖珍方》）

# 芫青

**释名** 青娘子。〔时珍曰〕居芫花上而色青，故名芫青。世俗讳之，呼为青娘子，以配红娘子也。

**集解** 〔颂曰〕处处有之。形似斑蝥，但色纯青绿，背上一道黄文，尖喙。三、四月芫花发时乃生，多就芫花上采之，暴干。

〔时珍曰〕但连芫花茎叶采置地上，一夕尽自出也。余见斑蝥。

【气味】辛，微温，有毒。

【主治】蛊毒、风疰、鬼疰，堕胎。（《别录》）

治鼠瘘。（弘景）

主疝气，利小水，消瘰疬，下痰结，治耳聋目翳，猘犬伤毒。余功同斑蝥。（时珍）

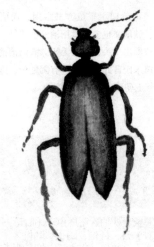

芫青

**附方**

目中顽翳。发背膏：用青娘子、红娘子、斑蝥各二个（去头、足、面炒黄色），蓬砂一钱，蕤仁（去油）五个，为末。每点少许，日五六次，仍同春雪膏点之。（《普济方》）

塞耳治聋。芫青、巴豆仁、蓖麻仁各一枚，研，丸枣核大，绵包塞之。（《圣惠方》）

偏坠疼痛。青娘子、红娘子各十枚，白面拌炒黄色，去前二物，熟汤调服，立效也。（谈野翁方）

# 蜗牛

**释名** 蠡牛（蠡音螺）、蚹蠃（音附螺）、蜬蝓（音移俞）、山蜗、蜗螺、蜒蚰螺、土牛儿。〔时珍曰〕其头偏戾如喎，其形盘旋如涡，故有蜗、涡二者，不独如瓜字而已。其行延引，故曰蜒蚰。《尔雅》谓之蚹蠃。孙炎注云：以其负蠃壳而行，故名蚹蠃。

**集解** 〔弘景曰〕蜗牛生山中及人家。头形如蛞蝓，但背负壳耳。

〔颂曰〕凡用蜗牛，以形圆而大者为胜。久雨乍晴，竹林池沼间多有之。其城墙阴处，一种扁而小者，无力，不堪用。

〔时珍曰〕蜗身有涎，能制蜈、蝎。夏热则自悬叶下，往往升高，涎枯则自死也。

【气味】咸，寒，有小毒。

【主治】贼风喎僻，踠跌，大肠下脱肛，筋急及惊痫。（《别录》）

治小儿脐风撮口，利小便，消喉痹，止鼻衄，通

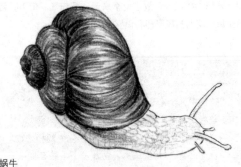

蜗牛

耳聋，治诸肿毒痔漏，制蜈蚣、蝎虿毒，研烂涂之。（时珍）

【发明】〔颂曰〕入婴孩药最胜。

〔时珍曰〕蜗牛所主诸病，大抵取其解热消毒之功耳。

小便不通。蜗牛捣贴脐下，以手摩之。加麝香少许更妙。（《简易》）

大肠脱肛。《圣惠》：治大肠久积虚冷，每因大便脱肛。用蜗牛一两烧灰，猪脂和敷，立缩。又治上证及痢后脱肛。

发背初起。活蜗牛二百个，以新汲水一盏，汤瓶中封一夜，取涎水，入真蛤粉旋调，扫敷疮上。日十余度，热痛止则疮便愈。（《集验方》）

喉塞口噤。蜒蚰（炙）二七枚，白梅肉（炒）二七枚，白矾（半生半烧）二钱，研为末。每水调半钱服，得吐立通。（《圣济总录》）

面上毒疮（初起者）。急寻水蜒蚰一二条，用酱少许共捣，涂纸上贴之，即退。纸上留一小孔出气。此乃凌汉章秘传极效方也。（谈野翁《试验方》）

# 蟾蜍

《别录》下品

**■释名** 詹諸（音蟾秋）、諸詹（音秋施）、蚵蚾、癞蛤蟆。〔时珍曰〕蟾蜍，《说文》作詹諸。云：其声詹诸，其皮詹詹，其行諸諸。《诗》云：得此詹諸。《韩诗》注云：戚施，蟾蜍也。戚，音蹴。后世名苦蠪，其声也。蚵蚾，其皮礧砢也。

**■集解** 〔《别录》曰〕蟾蜍生江湖池泽。五月五日取东行者，阴干用。

〔时珍曰〕蟾蜍锐头皤腹，促眉浊声，土形，有大如盘者。《自然论》云：蟾蜍吐生，掷粪自其口出也。《抱朴子》云：蟾蜍千岁，头上有角，腹下丹书，名曰肉芝，能食山精。人得食之可仙。术家取用以起雾祈雨，辟兵解缚。今有技者，聚蟾为戏，能听指使。物性有灵，于此可推。许氏《说文》谓三足者为蟾，而寇氏非之，固是。但龟、鳖皆有三足，则蟾之三足，非怪也。若谓入药必用三足，则谬矣。《峋嵝神书》载蟾宝之法：用大蟾一枚，以长尺铁钉四个钉脚，四下以炭火自早炙至午，去火，放水一盏于前，当吐物如皂荚子大，有金光。人吞之，可越江湖也。愚谓纵有此术，谁敢吞之？方技诡说，未足深信。漫记于此，以备祛疑。

【气味】辛，凉，微毒。

【主治】阴蚀，疽疠恶疮，猘犬伤疮，能合玉石。（《别录》）

烧灰敷疮，立验。又治温病发斑困笃者，去肠，生捣食一二枚，无不瘥者。（弘景）

杀疳虫，治鼠漏恶疮。烧灰，敷一切有虫恶痒滋胤疮。（《药性》）

治疳气，小儿面黄癖气，破癥结。烧灰油调，敷恶疮。（《日华》）

主小儿劳瘦疳疾，最良。（苏颂）

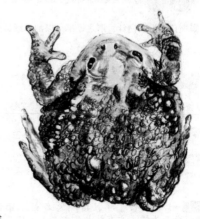

蟾蜍

治一切五疳八痢，肿毒，破伤风病，脱肛。（时珍）

【发明】〔时珍曰〕蟾蜍，土之精也。上应月魄而性灵异，穴土食虫，又伏山精，制蜈蚣，故能入阳明经，退虚热，行湿气，杀虫䘌，而为疳病痈疽诸疮要药也。《别录》云治猘犬伤，《肘后》亦有方法。按沈约《宋书》云：张牧为猘犬所伤，人云宜啖蛤蟆脍，食之遂愈。此亦治痈疽疔肿之意，大抵是物能攻毒拔毒耳。古今诸方所用蛤蟆，不甚分别，多是蟾蜍。读者当审用之，不可因名迷实也。

### 附方

腹中冷癖。水谷癖结，心下停痰，两胁痞满，按之鸣转，逆害饮食。大蟾蜍一枚，去皮、肠，支解之，芒硝强人一升，中人七合，弱人五合，水七升，煮四升，顿服，得下为度。（《肘后方》）

小儿疳泄（下痢）。用蛤蟆烧存性，研，饮服方寸匕。（《子母秘录》）

小儿口疮。五月五日蛤蟆（炙）研末，敷之即瘥。（《秘录》）

小儿蓐疮。五月五日取蟾蜍炙研末，敷之即瘥。（《秘录》）

小儿脐疮（出汁，久不瘥）。蛤蟆烧末敷之，日三，甚验。一加牡蛎等分。（《外台》）

一切湿疮。蟾蜍烧灰，猪脂和敷。（《千金方》）

小儿癣疮。蟾蜍烧灰，猪脂和敷。（《外台》）

肿毒初起。大蛤蟆一个剁碎，同炒石灰，研如泥，敷之。频易。（余居士方）

折伤接骨。大蛤蟆生研如泥，劈竹裹缚其骨，自痊。（《奚囊备急方》）

 蟾 酥

〔宗奭曰〕眉间白汁，谓之蟾酥。以油单纸裹眉裂

之，酥出纸上，阴干用。

【气味】甘、辛，温，有毒。

【主治】小儿疳疾、脑疳。端午日取眉脂，以朱砂、麝香为丸，如麻子大。治小孩子疳瘦，空心服一丸。如脑疳，以奶汁调，滴鼻中，甚妙。（甄权）

酥同牛酥，或吴茱萸苗汁调，摩腰眼、阴囊，治腰肾冷，并助阳气。又疗虫牙。（《日华》）

治齿缝出血及牙疼，以纸纴少许按之，立止。（宗奭）

发背、疔疮，一切恶肿。（时珍）

### 附方

疔疮恶肿。蟾酥一钱，巴豆四个（捣烂），饭丸锭子如绿豆大。每服一丸，姜汤下。良久，以萹蓄根、黄荆子研酒半碗服，取行四五次，以粥补之。（《乾坤秘韫》）

诸疮肿硬。针头散：用蟾酥、麝香各一钱，研匀，乳汁调和，入罐待干。每用少许，津调敷之。外以膏药护住，毒气自出，不能为害也。（《保命集》）

破伤风病。蟾酥二钱，汤化为糊；干蝎（酒炒）、天麻各半两，为末，合捣，丸绿豆大。每服一丸至二丸，豆淋酒下。（《普济方》）

# 蚱蝉

《本经》中品

**释名** 蜩（音调）、齐女。〔时珍曰〕蝉者，变化相禅也。蚱音窄，蝉声也。蜩，其音调也。

**集解** 〔时珍曰〕蝉，诸蜩总名也。皆自蛴螬、腹蜟变而为蝉（亦有转丸化成者），皆三十日而死。俱生首广额，两翼六足，以胁而鸣，吸风饮露，溺而不粪。古人食之，夜以火取，谓之耀蝉。

【气味】咸、甘，寒，无毒。

【主治】小儿惊痫夜啼，癫病寒热。（《本经》）

惊悸，妇人乳难，胞衣不出，能堕胎。（《别录》）

小儿痫绝不能言。（苏恭）

小儿惊哭不止，杀疳虫，去壮热，治肠中幽幽作声。（《药性》）

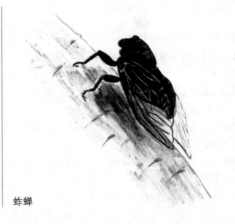

蚱蝉

【发明】〔时珍曰〕蝉主产难、下胞衣，亦取其能退蜕之义。《圣惠》治小儿发痫，有蚱蝉汤、蚱蝉散、蚱蝉丸等方。今人只知用蜕，而不知用蝉也。

附方

破伤风病（无问表里，角弓反张）。秋蝉一个，地肤子（炒）八分，麝香少许，为末。

# 木虻

《本经》中品

释名 魂常。〔时珍曰〕虻以翼鸣，其声虻虻，故名。陆佃云：蟁害民，故曰蟁；虻害甿，故曰虻。亦通。

集解〔《别录》曰〕木虻生汉中川泽，五月取之。

〔颂曰〕今处处有之，而襄、汉近地尤多。

〔弘景曰〕此虻状似虻而小，不啖血。近道草中不见有之，市人亦少卖者，方家惟用蜚虻耳。

〔时珍曰〕金幼孜《北征录》云：北虏长乐镇草间有虻，大者如蜻蜓，拂人面嘬嚼。元稹《长庆集》云：巴蜀山谷间，春秋常雨，五、六月至八、九月则多虻，道路群飞，咂牛马血流，啮人毒剧。而毒不留肌，故无治术。

【气味】苦，平，有毒。

【主治】目赤痛，眦伤泪出，瘀血血闭，寒热酸㽲，无子。（《本经》）

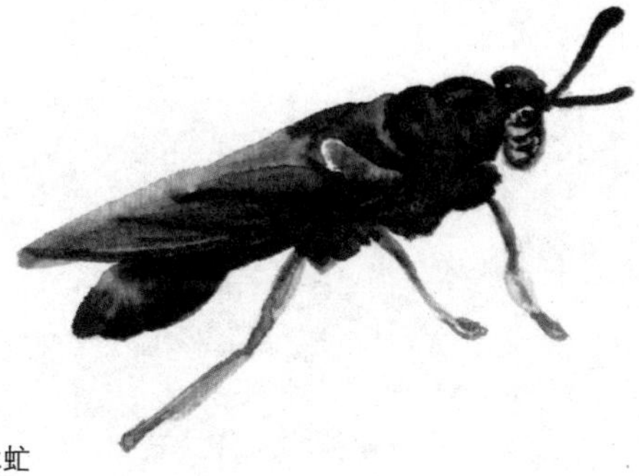

木虻

# 蚯蚓

《本经》下品

释名 螼螾(音顷引)、朐䏰（音蠢闰）、坚蚕（音遣忝）。〔时珍曰〕蚓之行也，引而后申，其塿如丘，故名蚯蚓。

集解〔《别录》曰〕白颈蚯蚓，生平土。三月取，暴干。

〔时珍曰〕今处处平泽膏壤地中有之。孟夏始出，仲冬蛰结。雨则先出，晴则夜鸣。或云结时能化为百合也。与阜螽同穴为雌雄。故郭璞赞云：蚯蚓土精，无心之虫。交不以分，淫于阜螽。是矣。今小儿阴肿，多以为此物所吹。

## 白颈蚯蚓

【气味】咸，寒，无毒。

【主治】蛇瘕，去三虫伏尸，鬼疰蛊毒，杀长虫。（《本经》）

温病，大热狂言，饮汁皆瘥。炒作屑，去蛔虫。（弘景）

去泥，盐化为水，主天行诸热，小儿热病癫痫，涂丹毒，敷漆疮。（藏器）

葱化为汁，疗耳聋。（苏恭）

治中风、痫疾、喉痹。（《日华》）

解射罔毒。（《蜀本》）

炒为末，主蛇伤毒。（《药性》）

治脚风。（苏颂）

主伤寒疟疾，大热狂烦，及大人、小儿小便不通，急慢惊风、历节风痛，肾脏风注，头风齿痛，风热赤

眼，木舌喉痹，鼻瘜聤耳，秃疮瘰疬，卵肿脱肛，解蜘蛛毒，疗蚰蜒入耳。（时珍）

【发明】〔弘景曰〕干蚓熬作屑，去蛔虫甚有效。

〔宗奭曰〕肾脏风下注病，不可阙也。

〔颂曰〕脚风药必须此物为使，然亦有毒。有人因脚病药中用此，果得奇效。病愈，服之不辍，至二十余日，觉躁愦，但欲饮水不已，遂致委顿。大抵攻病用毒药，中病即当止也。

〔震亨曰〕蚯蚓属土，有水与木，性寒，大解热毒，行湿病。

〔时珍曰〕蚓在物应土德，在星禽为轸水。上食槁壤，下饮黄泉，故其性寒而下行。性寒故能解诸热疾，下行故能利小便、治足疾而通经络也。术家云"蚓血能柔弓弩"，恐亦诳言尔。诸家言服之多毒，而郭义恭《广志》云"闽越山蛮啖蚯蚓为馐"，岂地与人有不同欤？

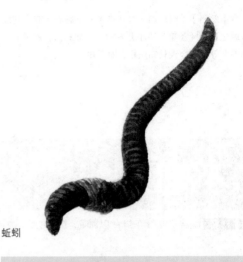

蚯蚓

### 附方

阳毒结胸（按之极痛，或通而复结，喘促，大躁狂乱）。取生地龙四条洗净，研如泥，入生姜汁少许，蜜一匙，薄荷汁少许，新汲水调服。若热炽者，加片脑少许。即与揉心下，片时自然汗出而解。不应，再服一次，神效。（《伤寒蕴要》）

小便不通。蚯蚓捣烂浸水，滤取浓汁半碗服，立通。（《斗门》）

老人尿闭。白颈蚯蚓、茴香等分杵汁，饮之即愈。（朱氏《集验方》）

小儿尿闭（乃热结也）。用大地龙数条（去泥），入蜜少许，研敷茎卵。仍烧蚕蜕纸、朱砂、龙脑、麝香同研少许，以麦门冬、灯芯煎汤调服。（《全幼》）

慢惊虚风。用平正附子去皮脐，生研为末，以白颈蚯蚓于末内滚之，候定，刮蚓上附末，丸黄米大。每服十丸，米饮下。（《百一方》）

急慢惊风。五月五日取蚯蚓，竹刀截作两段，急跳者作一处，慢跳者作一处，各研烂，入朱砂末和作丸，记明急惊用急跳者，慢惊用慢跳者。每服五七丸，薄荷汤下。（《应验方》）

小儿卵肿。用地龙（连土）为末，津调敷之。（钱氏方）

手足肿痛（欲断）。取蚓三升，以水五升，绞汁二升半，服之。（《肘后》）

风热头痛。地龙（炒研）、姜汁半夏饼、赤茯苓等分，为末。每服一字至半钱，生姜、荆芥汤下。（《普济》）

头风疼痛。龙珠丸：用五月五日取蚯蚓，和脑、麝杵，丸麻子大。每以一丸纳鼻中，随左右。先涂姜汁在鼻，立愈。（《总录》）

风虫牙痛。盐化地龙水，和面纳齿上，又以皂荚（去皮）研末涂上，虫即出。又同玄胡索、荜茇末塞耳。（《普济》）

牙齿裂痛。死曲蟺为末，敷之即止。（《千金翼》）

齿缝出血（不止）。用地龙末、枯矾各一钱，麝香少许，研匀，擦之。（《圣惠方》）

牙齿动摇（及外物伤动欲落，诸药不效者）。干地龙（炒）、五倍子（炒）等分，为末。先以生姜揩牙，后敷擦之。（《御药院方》）

鼻中瘜肉。地龙（炒）一分，牙皂一挺，为末。蜜调涂之，清水滴尽即除。（《圣惠》）

耳卒聋闭。蚯蚓入盐，安葱内，化水点之，立效。（《胜金》）

白秃头疮。干地龙为末，入轻粉，麻油调搽。（《普济方》）

耳聋气闭。蚯蚓、川芎䓖各两半，为末。每服二钱，麦门冬汤下。服后低头伏睡。一夜一服，三夜立效。（《圣济总录》）

口舌糜疮。地龙、吴茱萸研末，醋调生面和，涂足心，立效。（《摘玄方》）

# 鱗部

## 本草纲目

李时珍曰：鳞虫有水、陆二类，类虽不同，同为鳞也。是故龙蛇灵物，鱼乃水畜，种族虽别，变化相通，是盖质异而感同也。鳞属皆卵生，而蝮蛇胎产水族皆不瞑，而河豚目眨。蓝蛇之尾，解其头毒；沙鱼之皮，还消鲙积。苟非知者，孰能察之。唐宋《本草》，虫鱼不分。

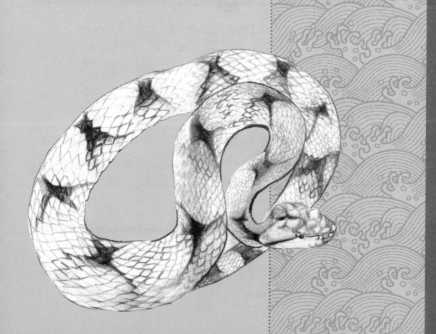

# 鲮鲤

《别录》下品

**释名** 龙鲤、穿山甲、石鲮鱼。〔时珍曰〕其形肖鲤，穴陵而居，故曰鲮鲤，而俗称为穿山甲，郭璞赋谓之龙鲤。《临海水土记》云：尾刺如三角菱。故谓石鲮。

**集解** 〔颂曰〕鲮鲤即今穿山甲也。生湖广、岭南，及金、商、均、房诸州，深山大谷中皆有之。

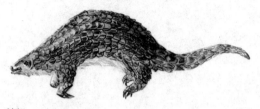

鲮鲤

## 甲

【气味】咸，微寒，有毒。

【主治】五邪，惊啼悲伤，烧灰，酒服方寸匕，疗蚁瘘。（《别录》）

小儿惊邪，妇人鬼魅悲泣，及疥癣痔漏。（《大明》）

疗疮癞，及诸疰疾。（弘景）

烧敷�

恶疮。又治山岚瘴疟。（甄权）

除痰疟寒热，风痹强直疼痛，通经脉，下乳汁，消痈肿，排脓血，通窍杀虫。（时珍）

【发明】〔弘景曰〕此物食蚁，故治蚁瘘。

〔时珍曰〕穿山甲入厥阴、阳明经。古方鲜用，近世风疟、疮科、通经、下乳，用为要药。盖此物穴山而居，寓水而食，出阴入阳，能窜经络，达于病所故也。按刘伯温《多能鄙事》云：凡油笼渗漏，剥穿山甲里面肉靥投入，自至漏处补住。

### 附方

便毒便痈。穿山甲半两，猪苓三钱，并以醋炙

研末，酒服二钱。外穿山甲末和麻油、轻粉涂之。或只以末涂之。（《直指》）

眉炼癣疮（生眉中者）。穿山甲前脯鳞，炙焦为末，清油和轻粉调敷。（《直指方》）

耳鸣耳聋（卒聋，及肾虚，耳内如风、水、钟、鼓声）。用穿山甲一大片（以蛤粉炒赤，去粉），蝎梢七个，麝香少许，为末，以麻油一滴化蜡，和作梃子，绵裹塞之。（《摄生方》）

火眼赤痛。穿山甲一片，为末，铺白纸上，卷作绳，烧烟熏之。（《寿域方》）

## 肉

【气味】甘，涩，温，有毒。

# 鳟鱼

《纲目》

**释名** 鮅鱼、赤眼鱼。〔时珍曰〕《说文》云：鳟鮅，赤目鱼也。孙炎云：鳟好独行。尊而必者，故字从尊从必。

**集解** 〔时珍曰〕处处有之。状似鲩而小，赤脉贯瞳，身圆而长，鳞细于鲩，青质赤章。好食螺、蚌，善于遁网。

## 肉

【气味】甘，温，无毒。

【主治】暖胃和中。多食，动风热，发疥癣。（时珍）

# 鲫鱼

《别录》上品

**▌释名** 鲋鱼（音附）。〔时珍曰〕按陆佃《埤雅》云：鲫鱼旅行，以相即也，故谓之鲫；以相附也，故谓之鲋。

**▌集解** 〔时珍曰〕鲫喜偎泥，不食杂物，故能补胃。冬月肉厚子多，其味尤美。

【气味】甘，温，无毒。

【主治】合五味煮食，主虚羸。（藏器）

温中下气。（《大明》）

合莼作羹，主胃弱不下食，调中益五脏。合茭首作羹，主丹石发热。（孟诜）

合小豆煮汁服，消水肿。炙油，涂妇人阴疮诸疮，杀虫止痛。酿白矾烧研饮服，治肠风血痢。酿硫黄煅研，酿五倍子煅研，酒服，并治下血。酿茗叶煨服，治消渴。酿胡蒜煨研饮服，治膈气。酿绿矾煅研饮服，治反胃。酿盐花烧研，掺齿疼。酿当归烧研，揩牙乌髭止血。酿砒烧研，治急疳疮。酿白盐煨研，搽骨疽。酿附子炙焦，同油涂头疮白秃。（时珍）

【发明】〔震亨曰〕诸鱼属火，独鲫属土，有调胃实肠之功。若多食，亦能动火。

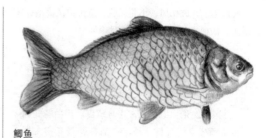

鲫鱼

鹘突羹。治脾胃虚冷不下食。以鲫鱼半斤切碎，用沸豉汁投之，入胡椒、荜茇、姜、橘末，空心食之。（《心镜》）

卒病水肿。用鲫鱼三尾，去肠留鳞，以商陆、赤小豆等分，填满扎定，水三升，煮糜去鱼，食豆饮汁。二日一作，不过三次，小便利，愈。（《肘后方》）

消渴饮水。用鲫鱼一枚，去肠留鳞，以茶叶填满，纸包煨熟食之。不过数枚即愈。（吴氏《心统》）

酒积下血。酒煮鲫鱼，常食最效。（《便民食疗方》）

肠痔滴血。常以鲫鱼作羹食。（《外台》）

反胃吐食。用大鲫鱼一尾，去肠留鳞，入绿矾末令满，泥固煅存性，研末。每米饮服一钱，日二。（《本事》）

小肠疝气。每顿用鲫鱼十个，同茴香煮食。久食自愈。（《生生编》）

恶疮似癞（十余年者）。鲫鱼烧研，和酱清敷之。（《千金方》）

# 白花蛇

宋《开宝》

**▌释名** 蕲蛇、褰鼻蛇。〔宗奭曰〕诸蛇鼻向下，独此鼻向上，背有方胜花文，以此得名。

**▌集解** 〔时珍曰〕花蛇，湖、蜀皆有，今惟以蕲蛇擅名。其蛇龙头虎口，黑质白花，胁有二十四个方胜文，腹有念珠斑，口有四长牙，尾上有一佛指甲，长一二分，肠形如连珠。

肉

【气味】甘，咸，温，有毒。

【主治】中风湿痹不仁，筋脉拘急，口面㖞斜，半身不遂，骨节疼痛，脚弱不能久立，暴风瘙痒，大风疥癣。（《开宝》）

治肺风鼻塞，浮风瘾疹，身生白癜风，疬疡斑点。（甄权）

通治诸风，破伤风，小儿风热，急慢惊风搐搦，瘰疬漏疾，杨梅疮，痘疮倒陷。（时珍）

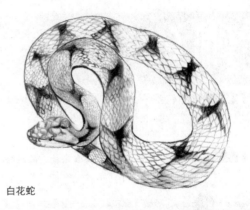

白花蛇

### 附方

驱风膏。治风瘫疬风，遍身疥癣。用白花蛇肉四两（酒炙），天麻七钱半，薄荷、荆芥各二钱半，为末。好酒二升，蜜四两，石器熬成膏。每服一盏，温汤服，日三服。急于暖处出汗，十日效。（《医垒元戎》）

世传白花蛇酒。治诸风无新久，手足缓弱，口眼㖞斜，语言謇涩，或筋脉挛急，肌肉顽痹，皮肤燥痒，骨节疼痛，或生恶疮、疥癞等疾。用白花蛇一条，温水洗净，头尾各去三寸，酒浸，去骨刺，取净肉一两。入全蝎（炒）、当归、防风、羌活各一钱，独活、白芷、天麻、赤芍药、甘草、升麻各五钱，剉碎，以绢袋盛贮。用糯米二斗蒸熟，如常造酒，以袋置缸中，待成，取酒同袋密封，煮熟，置阴地七日出毒。每温饮数杯，常令相续。此方乃蕲人板印，以侑蛇馈送者，不知所始也。（《濒湖集简方》）

托痘花蛇散。治痘疮黑陷。白花蛇（连骨炙，勿令焦）三钱，大丁香七枚，为末。每服五分，以水和淡酒下，神效。移时身上发热，其疮顿出红活也。（王氏《手集》）

 头

【气味】有毒。

【主治】癜风毒癞。（时珍）

### 附方

紫癜风。除风散：以白花蛇头二枚（酒浸，炙），蝎梢一两（炒），防风一两。上为末。每服一钱，温酒下，日一服。（《圣济总录》）

 目 睛

【主治】小儿夜啼。以一只为末，竹沥调少许灌之。（《普济》）

# 鲈鱼

宋《嘉祐》

■ 释名 四鳃鱼。〔时珍曰〕黑色曰卢。此鱼白质黑章，故名。淞人名四鳃鱼。

■ 集解 〔时珍曰〕鲈出吴中，淞江尤盛，四、五月方出。长仅数寸，状微似鳜而色白，有黑点，巨口细鳞，有四鳃。

 肉

【气味】甘，平，有小毒。

【主治】补五脏，益筋骨，和肠胃，治水气。多食宜人，作鲊尤良。曝干甚香美。（《嘉祐》）

益肝肾。（宗奭）

安胎补中。作鲙尤佳。（孟诜）

# 蛤蚧

宋《开宝》

**释名** 蛤蟹、仙蟾。〔时珍曰〕蛤蚧因声而名，仙蟾因形而名。

**集解** 〔时珍曰〕顾《岭海槎录》云：广西横州甚多蛤蚧，牝牡上下相呼，累日，情洽乃交，两相抱负，自堕于地。人往捕之，亦不知觉，以手分劈，虽死不开。乃用熟稿草细缠，蒸过曝干售之，炼为房中之药甚效。寻常捕者，不论牝牡，但可为杂药及兽医方中之用耳。

【气味】咸，平，有小毒。

【主治】补肺气，益精血，定喘止嗽，疗肺痈消渴，助阳道。（时珍）

【发明】〔时珍曰〕昔人言补可去弱，人参羊肉之属。蛤蚧补肺气，定喘止渴，功同人参；益阴血，助精扶羸，功同羊肉。近世治劳损痿弱，许叔微治消渴，皆用之，俱取其滋补也。

附方

喘嗽面浮（并四肢浮者）。蛤蚧一雌一雄（头尾全者，法酒和蜜涂之，炙熟），紫团人参（似人形者）半两，为末，化蜡四两，和作六饼。每煮糯米薄粥一盏，投入一饼搅化，细细热呷之。（《普济》）

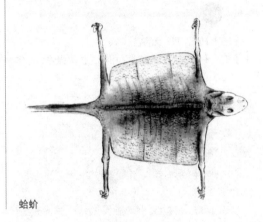

蛤蚧

# 鲤鱼

《本经》上品

**释名** 〔时珍曰〕鲤鳞有十字文理，故名鲤。

**集解** 〔颂曰〕处处有之。其脊中鳞一道，从头至尾，无大小，皆三十六鳞，每鳞有小黑点。诸鱼惟此最佳，故为食品上味。

【气味】甘，平，无毒。

【主治】煮食，治咳逆上气，黄疸，止渴。生者，治水肿脚满，下气。（《别录》）

烧末，能发汗，定气喘咳嗽，下乳汁，消肿。米饮调服，治大人小儿暴痢。用童便浸煨，止反胃及恶风入腹。（时珍）

【发明】〔时珍曰〕鲤乃阴中之阳，其功长于利小

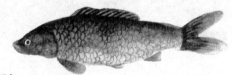

鲤鱼

便，故能消肿胀黄疸，脚气喘嗽，湿热之病。作鲙则性温，故能去痃结冷气之病。烧之则从火化，故能发散风寒，平肺通乳，解肠胃及肿毒之邪。

附方

水肿。《范汪》：用大鲤鱼一头，醋三升，煮

干食。一日一作。《外台》：用大鲤一尾，赤小豆一升，水二斗，煮食饮汁，一顿服尽，当下利尽即瘥。

胎气不长。用鲤鱼肉同盐、枣煮汁，饮之。（《集验》）

乳汁不通。用鲤鱼一头烧末。每服一钱，酒调下。（《产宝》）

咳嗽气喘。用鲤鱼一头去鳞，纸裹炮熟，去刺研末，同糯米煮粥，空心食。（《心镜》）

一切肿毒（已溃未溃者）。用鲤鱼烧灰，醋和涂之，以愈为度。（《外台》）

 胆

【气味】苦，寒，无毒。

【主治】目热赤痛，青盲，明目。久服强悍，益志气。（《本经》）

点眼，治赤肿翳痛。涂小儿热肿。（甄权）

### 附方

小儿咽肿（痹痛者）。用鲤鱼胆二七枚，和灶底土，以涂咽外，立效。（《千金方》）

大人阴痿。鲤鱼胆、雄鸡肝各一枚，为末，雀卵和，丸小豆大。每吞一丸。（《千金方》）

晴上生晕（不问久新）。鲤鱼长一尺二寸者，取胆滴铜镜上，阴干，竹刀刮下。每点少许。（《总录》）

 脑 髓

【主治】诸痫。（苏恭）

煮粥食，治暴聋。（《大明》）

和胆等分，频点目眦，治青盲。（时珍）

### 附方

耳卒聋。竹筒盛鲤鱼脑，于饭上蒸过，注入耳中。（《千金》）

耳脓有虫。鲤鱼脑和桂末捣匀，绵裹塞之。（《千金方》）

 鳞

【主治】产妇滞血腹痛，烧灰酒服。亦治血气。（苏颂）

烧灰，治吐血，崩中漏下，带下痔瘘，鱼鲠。（时珍）

【发明】〔时珍曰〕古方多以皮、鳞烧灰，入崩漏、痔瘘药中，盖取其行滞血耳。治鱼鲠者，从其类也。

### 附方

痔漏疼痛。鲤鱼鳞二三片，绵裹如枣形，纳入坐之，其痛即止。（《儒门事亲》）

诸鱼骨鲠。鲤脊三十六鳞，焙研，凉水服之，其刺自跳出，神妙。〔笔峰《杂兴》〕

# 鳜鱼

《开宝》

**释名** 石桂鱼、水豚。〔时珍曰〕鳜，蹶也，其体不能屈曲如僵蹶也。

**集解** 〔时珍曰〕鳜生江湖中，扁形阔腹，大口细鳞。有黑斑，其斑文尤鲜明者为雄，稍晦者为雌，背有鬐鬣刺人。厚皮紧肉，肉中无细刺。有肚能嚼，亦咬小鱼。

 肉

【气味】甘，平，无毒。

【主治】腹内恶血，去腹内小虫，益气力，令人肥健。（《开宝》）

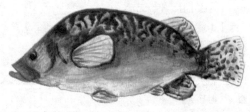

鳜鱼

补虚劳，益脾胃。（孟诜）

【发明】〔时珍曰〕按张杲《医说》云：越州邵氏女年十八，病劳瘵累年，偶食鳢鱼羹遂愈。观此，正与补劳、益胃、杀虫之说相符，则仙人刘凭、隐士张志和之嗜此鱼，非无谓也。

## 尾

【主治】小儿软疖，贴之良。（时珍）

## 胆

【气味】苦，寒，无毒。

【主治】骨鲠，不拘久近。（时珍）

> **附方**
>
> 骨鲠、竹木刺入咽喉。不拘大人小儿，日久或入脏腑，痛刺黄瘦甚者，服之皆出。腊月收鳢鱼胆，悬北檐下令干。每用一皂子许，煎酒温呷。得吐，则鲠随涎出；未吐再服，以吐为度。酒随量饮，无不出者。鳢、鲩、鲫胆皆可。（《胜金方》）

# 比目鱼

《食疗》

**释名**　鲽（音蝶）、鞋底鱼。〔时珍曰〕比，并也。鱼各一目，相并而行也。

**集解**　〔时珍曰〕案郭璞云：今所在水中有之。状如牛脾及女人鞋底，细鳞紫黑色，两片相合乃得行。其合处半边平而无鳞，口近腹下。刘渊林以为王余鱼，盖不然。

【气味】甘，平，无毒。

【主治】补虚益气力。多食动气。（孟诜）

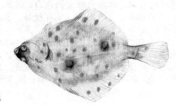

比目鱼

# 鳝鱼

《别录》上品

**释名**　黄鲌。〔宗奭曰〕鳝腹黄，故世称黄鳝。

**集解**　〔时珍曰〕黄质黑章，体多涎沫，大者长二三尺，夏出冬蛰。一种蛇变者名蛇鳝，有毒害人。

## 肉

【气味】甘，大温，无毒。

【主治】补中益血，疗沈唇。（《别录》）

补虚损，妇人产后恶露淋沥，血气不调，羸瘦，止血，除腹中冷气肠鸣，及湿痹气。（藏器）

善补气，妇人产后宜食。（震亨）

补五脏，逐十二风邪，患湿风、恶气人。作臛空腹饱食，暖卧取汗出如胶，从腰脚中出，候汗干，暖五枝汤浴之。避风。三五日一作，甚妙。（孟诜）

专贴一切冷漏、痔瘘、臁疮引虫。（时珍）

> **附方**
>
> 肉痔出血。鳝鱼煮食，其性凉也。（《便民食疗》）

**血**

尾上取之。

【主治】涂癣及瘘。（藏器）

疗口眼㖞斜，同麝香少许，左㖞涂右，右㖞涂左，正即洗去。治耳痛，滴数点入耳。治鼻衄，滴数点入鼻。治痘后生翳，点少许入目。治赤疵，同蒜汁、墨汁频涂之。又涂赤游风。（时珍）

【发明】〔时珍曰〕鳝善穿穴，无足而窜，与蛇同性，故能走经脉疗十二风邪，及口㖞、耳目诸窍之病。风中血脉，则口眼㖞斜，用血主之，从其类也。

 **头**

【气味】甘，平，无毒。

【主治】烧服，止痢，主消渴，去冷气，除痞证，食不消。（《别录》）

同蛇头、地龙头烧灰酒服，治小肠痈有效。（《集成》）

百虫入耳，烧研，绵裹塞之，立出。（时珍）

**皮**

【主治】妇人乳核硬疼，烧灰空心温酒服。（《圣惠》）

# 虾

宋《嘉祐》

■ **释名** 〔时珍曰〕鰕（音霞），俗作虾，入汤则红色如霞也。

■ **集解** 〔时珍曰〕江湖出者大而色白，溪池出者小而色青。皆磔须钺鼻，背有断节，尾有硬鳞，多足而好跃，其肠属脑，其子在腹外。凡有数种：米虾、糠虾，以精粗名也；青虾、白虾，以色名也；梅虾，以梅雨时有也；泥虾、海虾，以出产名也。岭南有天虾，其虫大如蚁，秋社后，群堕水中化为虾，人以作鲊食。凡虾之大者，蒸曝去壳，谓之虾米，食以姜、醋，馔品所珍。

【气味】甘，温，有小毒。

【主治】五野鸡病，小儿赤白游肿，捣碎敷之。（孟诜）

作羹，试鳖症，托痘疮，下乳汁。法制，壮阳道；煮汁，吐风痰；捣膏，敷虫疽。（时珍）

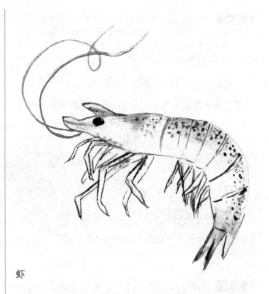

虾

**附方**

鳖症疼痛。《类编》云：景陈弟长子拱病鳖症，隐隐见皮内，痛不可忍。外医洪氏曰：可以鲜虾作羹食之。下腹未久痛即止。

补肾兴阳。用虾米一斤，蛤蚧二枚，茴香、蜀椒各四两，并以青盐化酒炙炒，以木香粗末一两和匀，乘热收新瓶中密封。每服一匙，空心盐酒嚼下，甚妙。

宣吐风痰。用连壳虾半斤，入葱、姜、酱煮汁。先吃虾，后吃汁，紧束肚腹，以翎探引取吐。

臁疮生虫。用小虾三十尾（去头、足、壳），

同糯米饭研烂，隔纱贴疮上，别以纱罩之。一夜解下，持看皆是小赤虫。即以葱、椒汤洗净，用旧茶笼内白竹叶，随大小剪贴，一日二换。待汁出尽，逐日煎苦楝根汤洗之，以好膏贴之。将生肉，勿换膏药。忌发物。（《直指方》）

血风臁疮。生虾、黄丹捣和贴之，日一换。（《集简方》）

# 介部

## 本草纲目

李时珍曰：介虫三百六十，而龟为之长。龟盖介虫之灵长者也。《周官·鳖人》取互物以时籍，春献鳖蜃，秋献龟鱼。祭祀供蠃蠃蚳以授醢人。则介物亦圣世供馔之所不废者，而况又可充药品乎？

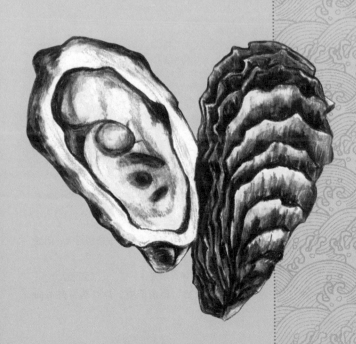

# 魁蛤

《别录》上品

**■释名** 魁陆、蚶、瓦屋子、瓦垄子。〔时珍曰〕魁者羹斗之名，蛤形肖之故也。蚶味甘，故从甘。案《岭表录异》云：南人名空慈子。尚书卢钧以其壳似瓦屋之垄，改为瓦屋、瓦垄子。广人重其肉，炙以荐酒，呼为天脔。广人谓之蜜丁。《名医别录》云"一名活东"，误矣。活东，蝌斗也。见《尔雅》。

**■集解** 〔《别录》曰〕魁蛤生东海。正圆，两头空，表有文。采无时。

〔弘景曰〕形似纺轩，小狭长，外有纵横文理，云是老蝙所化，方用至少。

〔保昇曰〕今出莱州。形圆长，似大腹槟榔，两头有孔。

〔时珍曰〕按郭璞《尔雅》注云：魁陆即今之蚶也。状如小蛤而圆厚。《临海异物志》云：蚶之大者径四寸。背上沟文似瓦屋之垄，肉味极佳。今浙东以近海田种之，谓之蚶田。

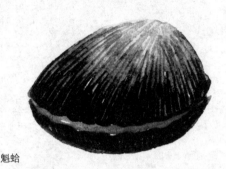

魁蛤

 **肉**

【气味】甘，平，无毒。

【主治】痿痹，泄痢便脓血。（《别录》）

润五脏，止消渴，利关节。服丹石人宜食之，免生疮肿热毒。（鼎）

心腹冷气，腰脊冷风，利五脏，健胃，令人能食。（藏器）

温中消食起阳。（萧炳）

益血色。（《日华》）

**壳**

【气味】甘、咸，平，无毒。

【主治】烧过，醋淬，醋丸服，治一切血气、冷气、症癖。（《日华》）

消血块，化痰积。（震亨）

连肉烧存性研，敷小儿走马牙疳有效。（时珍）

【发明】〔时珍曰〕咸走血而软坚，故瓦垄子能消血块，散痰积。

# 鳖

《本经》中品

**■释名** 团鱼、神守。〔时珍曰〕鳖行蹩躠，故谓之鳖。

**■集解** 〔时珍曰〕鳖，甲虫也。水居陆生，穹脊连胁，与龟同类。四缘有肉裙，故曰龟，甲裹肉；鳖，肉裹甲。无耳，以目为听。纯雌无雄，以蛇及鼋为匹。故《万毕术》云：烧鼋脂可以致鳖也。夏日孚乳，其抱以影。《埤雅》云：卵生思抱。其伏随月影而转。在水中，上必有浮沫，名鳖津。人以此取之。今有呼鳖者，作声抚掌，望津而取，百十不失。《管子》云：涸水之精名曰蚴。以名呼之，可取鱼鳖。正此类也。《类从》云：鼍一鸣而鳖伏。性相制也。又畏蚊。生鳖遇蚊叮则死，死鳖得蚊煮则烂，而熏蚊者复用鳖甲。物相报复如此，异哉！《淮南子》曰：膏之杀鳖，类之不可推也！

**鳖甲**

【气味】咸，平，无毒。

【主治】心腹症瘕，坚积寒热，去痞疾瘜肉，阴蚀痔核恶肉。（《本经》）

疗温疟，血瘕腰痛，小儿胁下坚。（《别录》）

宿食，症块痃癖，冷瘕劳瘦，除骨热，骨节间

劳热，结实壅塞，下气，妇人漏下五色，下瘀血。（甄权）

去血气，破癥结恶血，堕胎。消疮肿肠痈，并扑损瘀血。（《日华》）

补阴补气。（震亨）

除老疟疟母，阴毒腹痛，劳复食复，斑痘烦喘，小儿惊痫，妇人经脉不通，难产，产后阴脱，丈夫阴疮石淋，敛溃痈。（时珍）

【发明】〔宗奭曰〕经中不言治劳，惟《药性论》治劳瘦骨热，故虚劳多用之。然甚有据，但不可过剂耳。

〔时珍曰〕鳖甲乃厥阴肝经血分之药，肝主血也。试常思之，龟、鳖之属，功各有所主。鳖色青入肝，故所主者，疟劳寒热，疬瘕惊痫，经水痈肿阴疮，皆厥阴血分之病也。玳瑁色赤入心，故所主者，心风惊热，伤寒狂乱，痘毒肿毒，皆少阴血分之病也。秦龟色黄入脾，故所主者，顽风湿痹，身重蛊毒，皆太阴血分之病也。水龟色黑入肾，故所主者，阴虚精弱，腰脚酸痿，阴疟泄痢，皆少阴血分之病也。

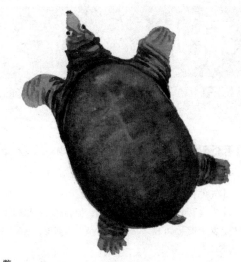

鳖

奔豚气痛（上冲心腹）。鳖甲（醋炙）三两，京三棱（煨）二两（捣二味为末），桃仁（去皮尖）四两，汤浸研汁三升，煎二升，入末不住手搅，煎良久，下醋一升，煎如饧，以瓶收之。每空心温酒服半匕。（《圣济录》）

血瘕症癖。用鳖甲、琥珀、大黄等分作散，酒服二钱，少时恶血即下。若妇人小肠中血下尽，即休服也。

疬癖症积。用鳖甲（醋炙黄）研末，牛乳一合，每调一匙，朝朝服之。

妇人漏下。鳖甲（醋炙）研末，清酒服方寸匕，日二。

劳复食复（笃病初起，受劳伤食，致复欲死者）。鳖甲烧研，水服方寸匕。（《肘后方》）

小儿痫疾。用鳖甲炙研，乳服一钱，日二。亦可蜜丸服。（《子母录》）

卒得腰痛（不可俯仰）。用鳖甲炙研末，酒服方寸匕，日二。（《肘后方》）

吐血不止。鳖甲、蛤粉各一两（同炒色黄），熟地黄一两半（晒干），为末。每服二钱，食后茶下。（《圣济录》）

 肉

【气味】甘，平，无毒。

【主治】伤中益气，补不足。（《别录》）

热气湿痹，腹中激热，五味煮食，当微泄。（藏器）

妇人漏下五色，羸瘦，宜常食之。（孟诜）

妇人带下，血瘕腰痛。（《日华》）

去血热，补虚。久食，性冷。（苏颂）

作臛食，治久痢，长髭须。作丸服，治虚劳疬癖脚气。（时珍）

寒湿脚气（疼不可忍）。用团鱼二个，水二斗，煮一斗，去鱼取汁，加苍耳、苍术、寻风藤各半斤，煎至七升，去渣，以盆盛熏蒸，待温浸洗，神效。（《乾坤生意》）

骨蒸咳嗽（潮热）。团鱼丸：用团鱼一个，柴胡、前胡、贝母、知母、杏仁各五钱，同煮，待熟去骨、甲、裙，再煮。食肉饮汁，将药焙研为末，仍以骨、甲、裙煮汁和，丸梧子大。每空心黄芪汤下三十丸，日二服。服尽，仍治参、芪药调之。（《奇效方》）

 脂

【主治】除日拔白发，取脂涂孔中，即不生。欲再生者，白犬乳汁涂之。（藏器）

# 牡蛎

《本经》上品

**释名** 牡蛤、蛎蛤、古贲、蠔。〔时珍曰〕蛤蚌之属，皆有胎生、卵生。独此化生，纯雄无雌，故得牡名。曰蛎曰蠔，言其粗大也。

**集解** 〔时珍曰〕南海人以其蛎房砌墙，烧灰粉壁，食其肉谓之蛎黄。

【气味】咸，平、微寒，无毒。

【主治】伤寒寒热，温疟洒洒，惊恚怒气，除拘缓鼠瘘，女子带下赤白。久服，强骨节，杀邪鬼，延年。（《本经》）

男子虚劳，补肾安神，去烦热，小儿惊痫。（李珣）

化痰软坚，清热除湿，止心脾气痛，痢下赤白浊，消疝瘕积块，瘰疬结核。（时珍）

【发明】〔成无己曰〕牡蛎之咸，以消胸膈之满，以泄水气，使痞者消，硬者软也。

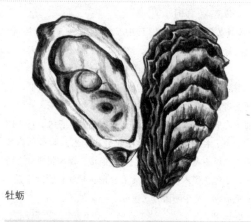

牡蛎

| 附方 |
| --- |

虚劳盗汗。牡蛎粉、麻黄根、黄芪等分，为末。每服二钱，水一盏，煎七分，温服，日一。（《本事方》）

面色黧黑。牡蛎粉研末，蜜丸梧子大。每服

三十丸，白汤下，日一服。并炙其肉食之。（《普济方》）

【气味】甘，温，无毒。

【主治】煮食，治虚损，调中，解丹毒，妇人血气。以姜、醋生食，治丹毒，酒后烦热，止渴。（藏器）

# 蚌

宋《嘉祐》

**释名** 〔时珍曰〕蚌与蛤同类而异形。长者通曰蚌，圆者通曰蛤。故蚌从丰，蛤从合，皆象形也。

**集解** 〔时珍曰〕蚌类甚繁，今处处江湖中有之，惟洞庭、汉沔独多。大者长七寸，状如牡蛎辈；小者长三、四寸，状如石决明辈。其肉可食，其壳可为粉。湖沔人皆印成锭市之，谓之蚌粉，亦曰蛤粉。古人谓之蜃灰，以饰墙壁，墓圹，如今用锻石也。

【气味】甘、咸，冷，无毒。

【主治】止渴除热，解酒毒，去眼赤。（孟诜）

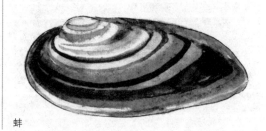

蚌

明目除湿，主妇人劳损下血。（藏器）

除烦，解热毒，血崩带下，痔瘘，压丹石药毒。以黄连末纳入取汁，点赤眼、眼暗。（《日华》）

主太热，解酒毒，止渴，去眼赤。（《食疗本草》）

治肝热，肾衰，托斑疹，解痘毒，清凉止渴。（《本草再新》）

清热滋阴，养肝凉血，熄风解酒，明目定狂。（《随息居饮食谱》）

# 珍珠

宋《开宝》

**■释名** 真珠、蚌珠、蜃珠。

**■集解** 〔时珍曰〕按《廉州志》云：合浦县海中有梅、青、婴三池。蜑人每以长绳系腰，携篮入水，拾蚌入篮即振绳，令舟人急取之。若有一线之血浮水，则葬鱼腹矣。

【气味】咸、甘，寒，无毒。

【主治】镇心。点目，去肤翳障膜。涂面，令人润泽好颜色。涂手足，去皮肤逆胪。绵裹塞耳，主聋。（《开宝》）

磨翳坠痰。（甄权）

除面䵟，止泄。合知母，疗烦热消渴。合左缠根，治小儿麸豆疮入眼。（李珣）

除小儿惊热。（宗奭）

安魂魄，止遗精白浊，解痘疔毒，主难产，下死胎胞衣。（时珍）

【发明】〔时珍曰〕珍珠入厥阴肝经，故能安魂定魄，明目治聋。

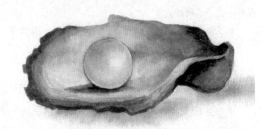

珍珠

**附方**

卒忤不言。珍珠末，用鸡冠血和丸小豆大。以三四粒纳口中。（《肘后》）

灰尘迷目。用大珠拭之则明也。（《格古论》）

妇人难产。珍珠末一两，酒服，立出。（《千金》）

# 蟹

《本经》中品

**■释名** 螃蟹、郭索、横行介士、无肠公子。〔时珍曰〕按傅肱《蟹谱》云：蟹，水虫也，故字从虫。亦鱼属也，故古文从鱼。以其横行，则曰螃蟹。以其行声，则曰郭索。以其外骨，则曰介士。以其内空，则曰无肠。

**■集解** 〔时珍曰〕蟹，横行甲虫也。外刚内柔，于卦象离。骨眼蜩腹，蛜脑螠足，二螯八跪，利钳尖爪，壳脆而坚，有十二星点。雄者脐长，雌者脐团。腹中之黄，应月盈亏。其性多躁，引声喷沫，至死乃已。生于流水者，色黄而腥；生于止水者，色绀而馨。佛书言：其散子后即自枯死。霜前食物故有毒，霜后将蛰故味美。所谓入海输芒也，亦谬谈也。蟛蜞大于蟛蜎，生于陂池田港中，故有毒，令人吐下。似蟛蜞而生于沙穴中，见人便走者，沙狗也，不可食。似蟛蜞而生海中，潮至出穴而望者，望潮也，可食。两螯极小如石者，蚌江也，不可食。生溪涧石穴中，小而壳坚赤者，石蟹也，野人食之。又海中有红蟹，大而色红。飞蟹能飞。善苑国有百足之蟹。海中蟹大如钱，而腹下又有小蟹如榆荚者，蟹奴也。居蚌腹者，蛎奴也，又名寄居蟹。并不可食。蟹腹中有虫，如小木鳖子而白者，不可食，大能发风也。

〔宗奭曰〕取蟹以八、九月蟹浪之时，伺其出水而拾之，夜则以火照捕之，时黄与白满壳也。

〔弘景曰〕蟹类甚多，蟛蜞、拥剑、蟛螖皆是，并不入药。海边又有蟛蜞，似蟛螖而大，似蟹而小，不可食。蔡谟初渡江，不识蟛蜞，啖之几死。叹曰：读《尔雅》不熟，几为劝学者所误也。

【气味】咸，寒，有小毒。

【主治】胸中邪气，热结痛，喎僻面肿，能败漆。烧之致鼠。（《本经》）

散诸热，治胃气，理经脉，消食。以醋食之，利肢节，去五脏中烦闷气，益人。（孟诜）

产后肚痛血不下者，以酒食之。筋骨折伤者，生捣炒署之。（《日华》）

能续断绝筋骨。去壳同黄捣烂，微炒，纳入疮中，筋即连也。（藏器）

杀莨菪毒，解鳝鱼毒、漆毒，治疟及黄疸。捣膏涂疥疮、癣疮。捣汁，滴耳聋。（时珍）

【主治】烧存性，蜜调，涂冻疮及蜂虿伤，酒服，治妇人儿枕痛及血崩腹痛，消积。（时珍）

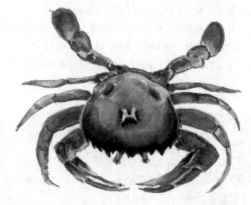

蟹

附方

崩中腹痛。毛蟹壳烧存性，米饮服一钱。（《证治要诀》）

蜂虿螫伤。蟹壳烧存性，研末。蜜调涂之。（同上）

熏辟壁虱。蟹壳烧烟熏之。（《摘玄》）

# 石决明

《别录》上品

**释名** 九孔螺。壳名千里光。〔时珍曰〕决明、千里光，以功名也。九孔螺，以形名也。

**集解** 〔时珍曰〕石决明形长如小蚌而扁，外皮甚粗，细孔杂杂，内则光耀，背侧一行有孔如穿成者，生于石崖之上，海人泅水，乘其不意，即易得之。否则紧粘难脱也。陶氏以为紫贝，雷氏以为珍珠母，杨惊注《荀子》以为龟脚，皆非矣。惟鳆鱼是一种二类，故功用相同。吴越人以糟决明、酒蛤蜊为美品者，即此。

【气味】咸，平，无毒。

【主治】目障翳痛，青盲。久服，益精轻身。（《别录》）

通五淋。（时珍）

附方

羞明怕日。用千里光、黄菊花、甘草各一钱，

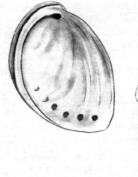
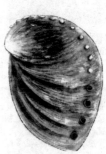

石决明

水煎，冷服。（《明目集验方》）

# 蛤蜊

宋《嘉祐》

**释名** 〔时珍曰〕蛤类之利于人者，故名。

**集解** 〔机曰〕蛤蜊，生东、南海中，白壳紫唇，大二三寸者。闽、浙人以其肉充海错，亦作为酱醢。其壳火煅作粉，名曰蛤蜊粉也。

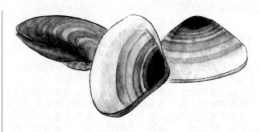

蛤蜊

 肉

【气味】咸，冷，无毒。

【主治】润五脏，止消渴，开胃，治老癖为寒热，妇人血块，宜煮食之。（禹锡）

煮食醒酒。（弘景）

【发明】〔时珍曰〕按高武《痘疹正宗》云：俗言蛤蜊海错能发疹，多致伤损脾胃，生痰作呕作泻，此皆嘻笑作罪也。又言痘毒入目者，以蛤蜊汁点之可代空青。夫空青得铜之精气而生，性寒可治赤目。若痘毒是脏腑毒气上冲，非空青可治。蛤蜊虽寒，而湿中有火，亦不可不知矣。

# 海蛤

《本经》上品

**释名** 〔时珍曰〕海蛤者，海中诸蛤烂壳之总称，不专指一蛤也。

**集解** 〔保昇曰〕今登、莱、沧州海沙滩处皆有，四、五月淘沙取之。南海亦有之。

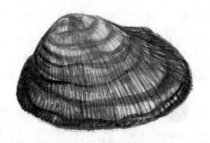

海蛤

 肉

【气味】苦、咸，平，无毒。

【主治】咳逆上气，喘息烦满，胸痛寒热。（《本经》）

治水气浮肿，下小便，治嗽逆上气，项下瘤瘿。（甄权）

疗呕逆，胸胁胀急，腰痛五痔，妇人崩中带下。（《日华》）

止消渴，润五脏，治服丹石人有疮。（萧炳）

清热利湿，化痰饮，消积聚。除血痢，妇人结胸，伤寒反汗搐搦，中风瘫痪。（时珍）

## 附方

水肿发热（小便不通者）。海蛤汤主之。海蛤、木通、猪苓、泽泻、滑石、黄葵子、桑白皮各一钱，灯芯三分，水煎服，日二。（《圣惠方》）

伤寒血结（胸膈痛不可近）。仲景无方，宜海蛤散主之，并刺期门穴。用海蛤、滑石、甘草各一两，芒硝半两，为末。每服二钱，鸡子清调服。服桂枝红花汤，发其汗则愈。盖膻中血聚则小肠壅，小肠壅则血不行。服此则小肠通，血流行而胸膈利矣。（朱肱《活人书》）

# 车渠

《海药》

**释名** 海扇。〔时珍曰〕按《韵会》云：车渠，海中大贝也。背上垄文如车轮之渠，故名。车沟曰渠。刘绩《霏雪录》云：海扇，海中甲物也。其形如扇，背文如瓦屋。三月三日潮尽乃出。梵书谓之牟婆洛揭拉婆。

**集解** 〔李珣曰〕车渠，云是玉石之类。生西国，形如蚌蛤，有文理。西域七宝，此其一也。
〔时珍曰〕车渠，大蛤也。大者长二三尺，阔尺许，厚二三寸。壳外沟垄如蚶壳而深大，皆纵文如瓦沟，无横文也。壳内白皙如玉。亦不甚贵，番人以饰器物，谬言为玉石之类。或云玉中亦有车渠，而此蛤垄之故也。沈存中《笔谈》云：车渠大者如箕，背有渠垄如蚶壳，以作器，缀如白玉。杨慎《丹铅录》云：车渠作杯，注酒满过一分不溢。试之果然。

**【气味】** 甘、咸，大寒，无毒。

**【主治】** 安神镇宅，解诸毒药及虫螫。同玳瑁等分，磨人乳服之，极验。（李珣）

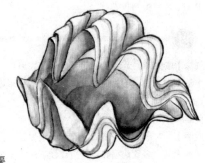

车渠

**【发明】** 〔时珍曰〕车渠盖瓦垄之大者，故其功用亦相仿佛。

# 田螺

《别录》下品

**集解** 〔弘景曰〕田螺生水田中，及湖渎岸侧。形圆，大如梨、橘，小者如桃、李，人煮食之。
〔保昇曰〕状类蜗牛而尖长，青黄色，春夏采之。
〔时珍曰〕螺，蚌属也。其壳旋文。其肉视月盈亏，故王充云：月毁于天，螺消于渊。《说卦》云：离为螺，为蚌，为龟，为鳖，为蟹。皆以其外刚而内柔也。

**【气味】** 甘，大寒，无毒。

**【主治】** 目热赤痛，止渴。（《别录》）

煮汁，疗热醒酒。用珍珠、黄连末内入，良久，取汁注目中，止目痛。（弘景）

煮食，利大小便，去腹中结热，目下黄，脚气冲上，小腹急硬，小便赤涩，手足浮肿。生浸取汁饮之，止消渴。捣肉，敷热疮。（藏器）

利湿热，治黄疸。捣烂贴脐，引热下行，止噤口痢，下水气淋闭。取水，搽痔疮狐臭。烧研，治瘰疬癣疮。（时珍）

**附方**

消渴饮水（日夜不止，小便数者）。《心镜》：用田螺五升，水一斗，浸一夜，渴即饮之。每日一换水及螺。或煮食饮汁亦妙。《圣惠》：用糯米二升，煮稀粥一斗，冷定。入田中活螺三升在内，待食粥尽，吐沫出，乃收任性饮之，立效。

肝热目赤。《药性论》：用大田螺七枚洗净，新汲水养去泥秽，换水一升浸洗取起。于净器中，着少盐花于甲内，承取自然汁点目。逐个用了，放去之。

反胃呕噎。田螺洗净水养，待吐出泥，澄取晒半干，丸梧子大。每服三十丸，藿香汤下。烂壳研服亦可。（《经验方》）

水气浮肿。用大田螺、大蒜、车前子等分，捣

膏摊贴脐上，水从便旋而下。象山县民病此，得是方而愈。（仇远《稗史》）

小便不通（腹胀如鼓）。用田螺一枚，盐半匕，生捣，敷脐下一寸三分，即通。熊彦诚曾得此疾，异人授此方果愈。（《类编》）

噤口痢疾。用大田螺二枚捣烂，入麝香三分作饼，烘热贴脐间。半日，热气下行，即思食矣。甚效，（《丹溪》）

肠风下血（因酒毒者）。大田螺五个，烧至壳白肉干，研末，作一服，热酒下。（《百一》）

脚气攻注。用生大田螺捣烂，敷两股上，便觉冷趋至足而安。又可敷丹田，利小便。董守约曾用有效。（《稗史》）

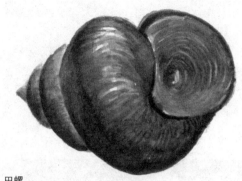
田螺

烂者烧研水服，止反胃，去卒心痛。（藏器）

烂壳研细末服之，止下血，小儿惊风有痰，疮疡脓水。（时珍）

壳

【气味】甘，平，无毒。

【主治】烧研，主尸疰心腹痛，失精。水渍饮汁，止泻。（《别录》）

**附方**

小儿头疮。田螺壳烧存性，清油调，掺之。（《圣惠》）

# 贝子

《本经》下品

**■ 释名** 贝齿、白贝、海𧏙。〔时珍曰〕贝字象形。其中二点，象其齿刻；其下二点，象其垂尾。古者货贝而宝龟，用为交易，以二为朋。今独云南用之，呼为海𧏙。

**■ 集解** 〔颂曰〕贝子，贝类之最小者。亦若蜗状，长寸许。色微白赤，亦有深紫黑者。

肉

【气味】咸，平，有毒。

【主治】目翳，五癃，利水道，鬼疰蛊毒，腹痛下血。（《本经》）

温疰寒热，解肌，散结热。（《别录》）

烧研，点目去翳。（弘景）

伤寒狂热。（甄权）

下水气浮肿，小儿疳蚀吐乳。（李珣）

治鼻渊出脓血，下痢，男子阴疮，解漏脯、面臛诸毒，射罔毒，药箭毒。（时珍）

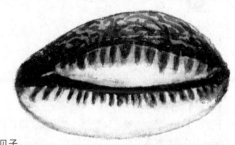
贝子

**附方**

目花翳痛。贝子一两，烧研如面，入龙脑少许点之。若有疮肉，加珍珠末等分。（《千金方》）

二便关格（不通闷胀，二三日则杀人）。以贝齿

三枚，甘遂二铢，为末，浆水和服，须臾即通也。（《肘后方》）

小便不通。白海𧈢一对，生一个，烧一个，为末，温酒服。（田氏方）

下疳阴疮。白海𧈢三个，煅红研末，搽之。（《简便单方》）

食物中毒。孙真人：贝子一枚，含之自吐。

《圣惠》：治漏脯毒，面𦜆毒，及射罔在诸肉中有毒。并用贝子烧研，水调半钱服。

中射罔毒。方同上。

药箭镞毒。贝齿烧研，水服三钱，日三服。（《千金方》）

# 车螯

宋《嘉祐》

**释名** 蜃（音肾）。〔时珍曰〕车螯俗讹为昌娥。蜃与蛟蜃之蜃，同名异物。《周礼》蜃人掌互物，春献鳖蜃，秋献龟鱼。则蜃似为大蛤之通称，亦不专指车螯也。

**集解** 〔藏器曰〕车螯生海中，是大蛤，即蜃也。能吐气为楼台。春夏依约岛溆，常有此气。

〔颂曰〕南海、北海皆有之，采无时。其肉，食之似蛤蜊，而坚硬不及。近世痈疽多用其壳，北中者不堪用。背紫色者，海人亦名紫贝，非矣。

〔时珍曰〕其壳色紫，璀粲如玉，斑点如花。海人以火炙之则壳开，取肉食之。钟岏云：车螯、蚶、蛎，眉目内缺，犷壳外缄。无香无臭，瓦砾何殊？宜充庖厨，永为口食。罗愿云：雀入淮为蛤，雉入海为蜃，比雀所化为大，故称大蛤也。肉可以食，壳可饰物，灰可阛塞墙壁，又可为粉饰面，俗呼蛤粉，亦或生珠，其为用多矣。又《临海水土记》云：似车螯而角不正者曰移角。似车螯而壳薄者曰姑劳。似车螯而小者曰羊蹄，出罗江。昔人皆谓雉化者，乃蛟蜃之蜃，而陈氏、罗氏以为蛤蜃之蜃，似误。

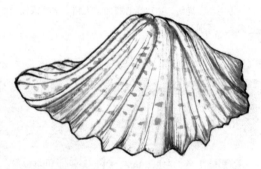
车螯

【气味】甘、咸，冷，无毒。

【主治】解酒毒消渴，并痈肿。（藏器）

【气味】同肉。

【主治】疮疖肿毒。烧赤，醋淬二度为末，同甘草等分酒服。并以醋调敷之。（《日华》）

消积块，解酒毒，治痈疽发背㿗痛。（时珍）

【发明】〔时珍曰〕车螯味咸，气寒而降，阴中之阴也。入血分，故宋人用治痈疽，取恶物下，云有奇功。亦须审其气血虚实老少如何可也。今外科尟知用者。

## 附方

车螯转毒散。治发背痈疽，不问浅深大小，利去病根，则免传变。用车螯（即昌娥，紫背光厚者，以盐泥固济，煅赤出火毒）一两，生甘草（末）一钱半，轻粉五分，为末，每服四钱，用栝楼一个，酒一碗，煎一盏，调服。五更转下恶物为度，未下再服。甚者不过二服。（《外科精要》）

六味车螯散。治症同上。用车螯四个，黄泥固济，煅赤出毒，研末。灯芯三十茎，栝楼一个（取仁炒香），甘草节（炒）二钱，通作一服。将三味入酒二碗，煎半碗，去滓，入蜂蜜一匙，调车螯末二钱，腻粉少许，空心温服。下恶涎毒为度。（《本事》）

# 禽部

本草纲目

李时珍曰：二足而羽曰禽。师旷《禽经》云：羽虫三百六十，毛协四时，色合五方。山禽岩栖，原鸟地处。林鸟朝嘲，水鸟夜啖。山禽咮短而尾修，水禽咮长而尾促。其交也，或以尾臎，或以睛睨，或以声音，或合异类（雉、孔与蛇交之类）。其生也，或以翼孚卵，或以同气变（鹰化鸠之类），或以异类化（田鼠化鴽之类），或变入无情（雀入水为蛤之类）。噫！物理万殊若此，学者其可不致知乎？五鸠九扈，少皞取以名官；雄雉鸱鸮，诗人得之观感。厥旨微矣。不妖夭，不覆巢，不殈卵，而庖人供六禽，翨氏攻猛鸟，硩蔟覆夭鸟之巢。圣人之于物也，用舍仁杀之意，夫岂徒然哉？《记》曰：天产作阳。羽类则阳中之阳，大抵多养阳。

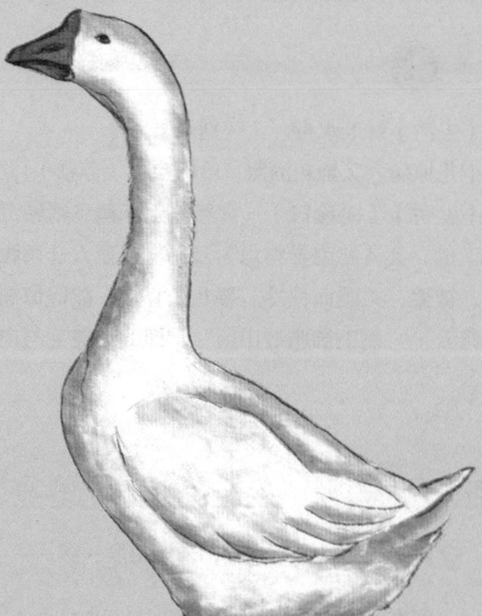

# 鹅

**释名** 家雁、舒雁。〔时珍曰〕鹅鸣自呼。江东谓之舒雁，似雁而舒迟也。

**集解** 〔时珍曰〕江淮以南多畜之。有苍、白二色，及大而垂胡者。并绿眼黄喙红掌，善斗，其夜鸣应更。师旷《禽经》云"脚近臎者能步"，鹅、鹜是也。又云"鹅伏卵则逆月"，谓向月取气助卵也。性能唼蛇及蚓，制射工，故养之能辟虫虺，或言鹅性不食生虫者，不然。

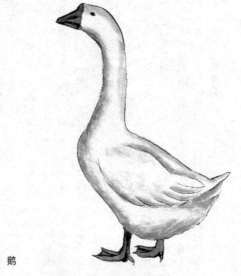

鹅

【气味】甘，微寒，无毒。

【主治】灌耳，治卒聋。（《别录》）

涂面急，令人悦白。唇渖，手足皴裂，消痈肿，解礜石毒。（时珍）

【气味】甘，平，无毒。

【主治】利五脏。（《别录》）

解五脏热，服丹石人宜之。（孟诜）

煮汁，止消渴。（藏器）

【发明】〔藏器曰〕苍鹅食虫，主射工毒为良；白鹅不食虫，止渴为胜。

一名尾罂，尾肉也。

【主治】涂手足皴裂。纳耳中，治聋及聤耳。（《日华》）

【气味】咸，平，微毒。

【主治】中射工毒者，饮之，并涂其身。（陶弘景）

【气味】苦，寒，无毒。

【主治】解热毒及痔疮初起，频涂抹之，自消。（时珍）

**附方**

痔疮有核。白鹅胆二三枚，取汁，入熊胆二分，片脑半分，研匀，瓷器密封，勿令泄气，用则手指涂之，立效。（刘氏《保寿堂方》）

【气味】甘，温，无毒。

【主治】补中益气。多食发痼疾。（孟诜）

**毛**

【主治】射工水毒。（《别录》）

小儿惊痫。又烧灰酒服，治噎疾。（苏恭）

【发明】〔时珍曰〕《禽经》云：鹅飞则蜮沉。蜮即射工也。又《岭南异物志》云：邕州蛮人选鹅腹毳毛为衣、被絮，柔暖而性冷。婴儿尤宜之，能辟惊痫。柳子厚诗云："鹅毛御腊缝山罽"，即此。盖毛与肉性不同也。

**附方**

噎食病。白鹅尾毛烧灰，米汤每服一钱。

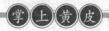

【主治】烧研，搽脚趾缝湿烂。焙研，油调，涂冻疮良。（时珍）

# 雁

《本经》上品

■**释名**　鸿。〔时珍曰〕按《禽经》云：鸧以水言，自北而南，鸥以山言，自北而南，张华注云：鸧鸥（并音雁）。冬则适南，集于水干，故字从干；春则向北，集于岸，故字从斥。小者曰雁，大者曰鸿。鸿，大也。多集江渚，故从江。梵书谓之僧娑。

■**集解**　〔《别录》曰〕雁生江南池泽，取无时。
〔恭曰〕雁为阳鸟，与燕往来相反，冬南翔，夏北徂，孳育于北也。岂因北人不食之乎。
〔时珍曰〕雁状似鹅，亦有苍、白二色。今人以白而小者为雁，大者为鸿，苍者为野鹅，亦曰䴚鹅，《尔雅》谓之鵱鷜也。雁有四德：寒则自北而南，止于衡阳，热则自南而北，归于雁门，其信也；飞则有序而前鸣后和，其礼也；失偶不再配，其节也；夜则群宿而一奴巡警，昼则衔芦以避缯缴，其智也。而捕者羹之为媒，以诱其类，是则一愚矣。南来时瘦瘠不可食，北向时乃肥，故宜取之。又汉、唐书，并载有五色雁云。

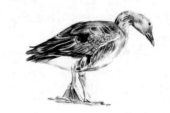
雁

 **雁肪**

【气味】甘，平，无毒。

【主治】风挛拘急偏枯，血气不通利。久服，益气不饥，轻身耐老。（《本经》）
治耳聋，和豆黄作丸，补劳瘦，肥白人。（《日华》）

**附方**

生发。雁肪日日涂之。（《千金方》）

 **肉**

【气味】甘，平，无毒。
【主治】风麻痹。久食动气，壮筋骨。（《日华》）
利脏腑，解丹石毒。（时珍）
【发明】〔弘景曰〕雁肪人不多食，其肉亦应好。
〔宗奭曰〕人不食雁，谓其知阴阳之升降，少长之行序也。道家谓之天厌，亦一说耳。食之则治诸风。

 **骨**

【主治】烧灰和米泔沐头，长发。（孟诜）

 **毛**

【主治】喉下白毛，疗小儿痫有效。（苏恭）
自落翎毛，小儿佩之，辟惊痫。（《日华》）
【发明】〔时珍曰〕案《酉阳杂俎》云：临邑人，春夏罗取鸿雁毛以御暑。又《淮南·万毕术》云：鸿毛作囊，可以渡江。此亦中流一壶之意，水行者不可不知。

# 雉

《别录》中品

■**释名**　野鸡。〔时珍曰〕黄氏《韵会》云：雉，理也。雉有文理也。故《尚书》谓之华虫，《曲礼》谓之疏趾。雉类甚多，亦各以形色为辨耳。

■**集解**　〔时珍曰〕雉，南北皆有之。形大如鸡，而斑色绣翼。雄者文采而尾长，雌者文暗而尾短。

 **肉**

【气味】酸，微寒，无毒。
【主治】补中，益气力，止泄痢，除蚁瘘。（《别录》）
【发明】〔时珍曰〕雉肉，诸家言其发痔，下痢人不可食，而《别录》用治痢、瘘何邪？盖雉在上应胃土，故能补中；而又食虫蚁，故能治蚁瘘，取其制伏耳。若久食及食非其时，则生虫有毒，故不宜也。

脾虚下痢（日夜不止）。野鸡一只，如食法，入橘皮、葱、椒、五味，和作馄饨煮，空心食之。（《食医心镜》）

消渴饮水（小便数）。用野鸡一只，五味煮取（三升已来）汁饮之。肉亦可食，甚效。（《食医心镜》）

心腹胀满。野鸡一只（不拘雄雌），茴香（炒）、马芹子（炒）、川椒（炒）、陈皮、生姜等分，用醋以一夜蒸饼和雉肉作馅料，外以面皮包作馄饨，煮熟食，仍早服嘉禾散，辰服此，午服导气枳壳丸。（朱氏《集验方》）

**脑**

【主治】涂冻疮。（时珍）

**嘴**

【主治】蚁瘘。（孙思邈）

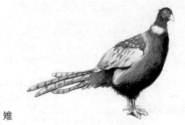

雉

**尾**

【主治】烧灰和麻油，敷天火丹毒。（时珍）

**屎**

【主治】久疟。（时珍）

附方

久疟不止。雄野鸡屎、熊胆、五灵脂、恒山等分，为末，醋糊丸黑豆大。正发时，冷水下一丸。（《圣惠》）

# 鸡

《本经》上品

**释名** 烛夜。〔时珍曰〕按徐铉云：鸡者稽也，能稽时也。

**集解** 〔时珍曰〕鸡类甚多，五方所产，大小形色往往亦异。鸡在卦属巽，在星应昴，无外肾而亏小肠。

之，各从其类也。

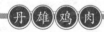

**丹雄鸡肉**

【气味】甘，微温，无毒。

【主治】女人崩中漏下赤白沃。补虚温中止血。（《本经》）

能愈久伤乏疮不瘥者。（《别录》）

补肺。（孙思邈）

【发明】〔宗奭曰〕即赤鸡也。

〔时珍曰〕鸡虽属木，分而配之，则丹雄鸡得离火阳明之象，白雄鸡得庚金太白之象，故辟邪恶者宜之；乌雄鸡属木，乌雌鸡属水，故胎产宜之；黄雌鸡属土，故脾胃宜之；而乌骨者，又得水木之精气，故虚热者宜

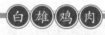

**白雄鸡肉**

【气味】酸，微温，无毒。

【主治】下气，疗狂邪，安五脏，伤中消渴。（《别录》）

调中除邪，利小便，去丹毒风。（《日华》）

附方

癫邪狂妄（自贤自圣，行走不休）。白雄鸡一只煮，以五味和作羹粥食。（《心镜》）

水气浮肿。小豆一升，白雄鸡一只，治如食法，以水三斗煮熟食之，饮汁令尽。（《肘后》）

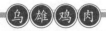

【气味】甘，微温，无毒。

【主治】补中止痛。（《别录》）

止肚痛，心腹恶气，除风湿麻痹，补虚羸，安胎，治折伤并痈疽。生捣，涂竹木刺入肉。（《日华》）

**附方**

补益虚弱。虚弱人用乌雄鸡一只治净，五味煮极烂，空腹饱食之。食生即反损人。或五味淹炙食，亦良。（孟诜）

脚气烦懑。用乌雄鸡一只，治如食法，入米作羹食。（《养老书》）

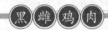

【气味】甘、酸，温、平，无毒。

【主治】作羹食，治风寒湿痹，五缓六急，安胎。（《别录》）

安心定志，除邪辟恶气，治血邪，破心中宿血，治痈疽，排脓补新血，及产后虚羸，益色助气。（《日华》）

治反胃及腹痛，踠折骨痛，乳痈。又新产妇以一只治净，和五味炒香，投二升酒中，封一宿取饮，令人肥白。又和乌油麻二升熬香末之，入酒中极效。（孟诜）

**附方**

中风（舌强不语，目睛不转，烦热）。乌雌鸡一只治净，以酒五升，煮取二升去滓，分作三次，连服之。食葱姜粥，暖卧，取小汗。（《饮膳正要》）

死胎不下。乌鸡一只去毛，以水三升，煮二升去鸡。用帛蘸汁摩脐下，自出。（《妇人良方》）

虚损积劳。用乌雌鸡一头，治如食法，以生地黄一斤（切），饴糖一升，纳腹内缚定，铜器贮，于瓶中蒸五升米熟，取出，食肉饮汁，勿用盐。一月一作，神效。（姚僧垣方）

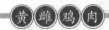

【气味】甘、酸、咸，平，无毒。

【主治】伤中消渴，小便数而不禁，肠澼泄痢，补益五脏，续绝伤，疗五劳，益气力。（《别录》）

治劳劣，添髓补精，助阳气，暖小肠，止泄精，补

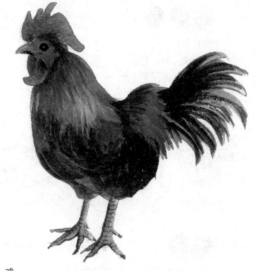

鸡

水气。（《日华》）

补丈夫阳气，治冷气瘦着床者，渐渐食之，良。以光粉、诸石末和饭饲鸡，煮食甚补益。（孟诜）

治产后虚羸，煮汁煎药服，佳。（时珍）

【气味】甘，平，无毒。

**附方**

脾虚滑痢。用黄雌鸡一只炙，以盐、醋涂，煮熟干燥，空心食之。（《心镜》）

【主治】补虚劳羸弱，治消渴，中恶鬼击心腹痛，益产妇，治女人崩中带下，一切虚损诸病，大人小儿下痢禁口，并煮食饮汁，亦可捣和丸药。（时珍）

【发明】〔时珍曰〕乌骨鸡，有白毛乌骨者，黑毛乌骨者，斑毛乌骨者，有骨肉俱乌者，肉白骨乌者；但观鸡舌黑者，则肉骨俱乌，入药更良。

**附方**

赤白带下。白果、莲肉、江米各五钱，胡椒一钱，为末。乌骨鸡一只，如常治净，装末入腹煮熟，空心食之。

遗精白浊（下元虚惫者）。用前方食之良。

脾虚滑泄。乌骨母鸡一只治净，用豆蔻一两，草果二枚，烧存性，掺入鸡腹内，扎定煮熟，空心食之。

三年雄鸡者良。

【气味】咸，平，无毒。

【主治】乌鸡者，主乳难。（《别录》）

治目泪不止，日点三次，良。（孟诜）

亦点暴赤目。（时珍）

**附方**

对口毒疮。热鸡血频涂之，取散。（《皆效方》）

燥癣作痒。雄鸡冠血，频频涂之。（《范汪方》）

即鸡卵也。黄雌者为上，乌雌者次之。

【气味】甘，平，无毒。

【主治】除热火灼烂疮、痫痉，可作虎魄神物。（《本经》）

镇心，安五脏，止惊安胎，治妊娠天行热疾狂走，男子阴囊湿痒，及开喉声失音。醋煮食之，治赤白久痢，及产后虚痢。光粉同炒干，止疳痢，及妇人阴疮。和豆淋酒服，治贼风麻痹，醋浸令坏，敷疿黯。作酒，止产后血运，暖水脏，缩小便，止耳鸣。和蜡炒，治耳鸣、聋，及疳痢。（《日华》）

益气。以浊水煮一枚，连水服之，主产后痢。和蜡煎，止小儿痢。（藏器）

小儿发热，以白蜜一合，和三颗搅服，立瘥。（孟诜）

【发明】〔时珍曰〕卵白象天，其气清，其性微寒；卵黄象地，其气浑，其性温；卵则兼黄白而用之，其性平。精不足者补之以气，故卵白能清气，治伏热、目赤、咽痛诸疾；形不足者补之以味，故卵黄能补血，治下痢、胎产诸疾；卵则兼理气血，故治上列诸疾也。

**附方**

雀卵面疱。鸡卵醋浸令坏，取出敷之。（《普济》）

产后血多（不止）。乌鸡子三枚，醋半升，酒二升，和搅，煮取二升，分四服。（《拾遗》）

妇人白带。用酒及艾叶煮鸡卵，日日食之。（《袖珍方》）

头风白屑。新下乌鸡子三枚，沸汤五升搅，作三度沐之，甚良。（《集验》）

【气味】甘，微寒，无毒。

【主治】目热赤痛，除心下伏热，止烦满咳逆，小儿下泄，妇人产难，胞衣不出，并生吞之。醋浸一宿，疗黄疸，破大烦热。（《别录》）

产后血闭不下，取白一枚，入醋一半搅服。（藏器）

和赤小豆末，涂一切热毒、丹肿、腮痛神效。冬月以新生者酒渍，密封七日取出，每夜涂面，去魅黯鼾疱，令人悦色。（时珍）

**附方**

汤火烧灼。鸡子清和酒调洗，勤洗即易生肌。忌发物。或生敷之亦可。（《经验秘方》）

面黑令白。鸡子三枚，酒浸，密封四七日。每夜以白敷面，如雪白也。（《普济》）

【气味】甘，温，无毒。

【主治】醋煮，治产后虚及痢，小儿发热。煎食，除烦热。炼过，治呕逆。和常山末为丸。竹叶汤服，治久疟。（《药性》）

炒取油，和粉，敷头疮。（《日华》）

卒干呕者，生吞数枚，良。小便不通者，亦生吞之，数次效。补阴血，解热毒，治下痢，甚验。（时珍）

**附方**

小肠疝气。鸡子黄搅，温水服之。三服效。

消灭瘢痕。鸡子五七枚煮熟，取黄炒黑，拭涂，日三。久久自灭。（《圣惠方》）

耳疳出汁。鸡子黄炒油涂之，甚妙。（谈野翁方）

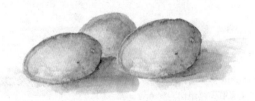

鸡子

# 鸽

宋《嘉祐》

**▍释名** 鹁鸽、飞奴。〔时珍曰〕鸽性淫而易合，故名。

**▍集解** 〔时珍曰〕处处人家畜之，亦有野鸽。名品虽多，大要毛羽不过青、白、皂、绿、鹊斑数色。眼目有大小、黄、赤、绿色而已。亦与鸠为匹偶。

【气味】咸，平，无毒。

【主治】调精益气，治恶疮疥癣，风瘙白癜，疬疡风，炒熟酒服。虽益人，食多恐减药力。（孟诜）

### 附方

消渴饮水（不知足）。用白花鸽一只，切作小片，以土苏煎，含咽。（《心镜》）

【主治】解诸药、百蛊毒。（时珍）

【主治】解疮毒、痘毒。

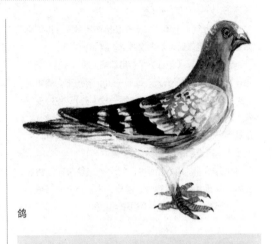

鸽

### 附方

预解痘毒。小儿食之，永不出痘，或出亦稀。用白鸽卵一对，入竹筒封，置厕中，半月取出，以卵白和辰砂三钱，丸绿豆大。每服三十丸，三豆饮下，毒从大小便出也。（《潜江方》）

# 伏翼

《本经》上品

**▍释名** 蝙蝠（音编福）、天鼠、仙鼠、飞鼠、夜燕。〔时珍曰〕伏翼，《尔雅》作服翼，齐人呼为仙鼠，《仙经》列为肉芝。

**▍集解** 〔时珍曰〕伏翼形似鼠，灰黑色。有薄肉翅，连合四足及尾如一。夏出冬蛰，日伏夜飞，食蚊蚋。自能生育，或云鼍虱化蝠，鼠亦化蝠，蝠又化魁蛤，恐不尽然。生乳穴者甚大。或云燕避戊己，蝠伏庚申，此理之不可晓者也。若夫白色者，自有此种尔。《仙经》以为千百岁，服之令人不死者，乃方士诳言也。陶氏、苏氏从而信之，迂矣。

【主治】目瞑痒痛，明目，夜视有精光。久服令人喜乐媚好无忧。（《本经》）

疗五淋，利水道。（《别录》）

主女人生子余疾，带下病，无子。（苏恭）

治久咳上气，久疟瘰疬，金疮内漏，小儿魅病惊风。（时珍）

【发明】〔时珍曰〕蝙蝠性能泻人，故陈子真等服之皆致死。观后治金疮方，皆致下利，其毒可知。《本经》谓其无毒，久服喜乐无忧，《日华》云久服解愁者，皆误后世之言。适足以增忧益愁而已。治病可也，服食不可也。

## 附方

仙乳丸。治上焦热，昼常好瞑。用伏翼（五两重）一枚（连肠胃炙燥），云实（微炒）五两，威灵仙三两，牵牛（炒）、芫实各二两，丹砂、雌黄、铅丹各一两，腻粉半两，为末，蜜丸绿豆大。每服七丸，木通汤下，以知为度。（《普济》）

久咳上气（十年、二十年，诸药不效）。用蝙蝠除翅、足，烧焦研末。米饮服之。（《百一方》）

久疟不止。《范汪方》：用蝙蝠七个，去头、翅、足，捣千下，丸梧子大。每服一丸，清汤下。鸡鸣时一丸，禺中一丸。伏翼丸：蝙蝠一枚（炙），蛇蜕皮一条（烧），蜘蛛一枚（去足炙），鳖甲一枚（醋炙），麝香半钱，为末。五月五日午时研匀，入炼蜜和，丸麻子大。每温酒下五丸。（《圣惠方》）

小儿惊痫。用入蛰蝙蝠一个，入成块朱砂三钱在腹内，以新瓦合，煅存性，候冷为末。空心分四服，（儿小分五服）白汤下。（《医学集成》）

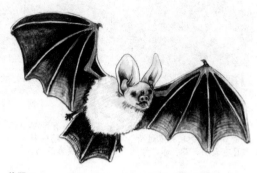

伏翼

 脑

【主治】涂面，去女子面疱。服之，令人不忘。（苏恭）

 血 及 胆

【主治】滴目，令人不睡，夜中见物。（藏器）

# 寒号虫

宋《开宝》

**释名** 鹖鴠、独春，屎名五灵脂。〔时珍曰〕杨氏《丹铅录》，谓寒号虫即鹖鴠，今从之。《诗》作盍旦，《礼》作曷旦，《说文》作鹖鴠，《广志》作侃旦，《唐诗》作渴旦，皆随义借名耳。其屎名五灵脂者，谓状如凝脂而受五行之灵气也。

**集解** 〔时珍曰〕曷旦乃候时之鸟也，五台诸山甚多。其状如小鸡，四足有肉翅。

 肉

【气味】甘，温，无毒。

【主治】食之，补益人。（汪颖）

 五 灵 脂

【气味】甘，温，无毒。

【主治】心腹冷气，小儿五疳，辟疫，治肠风，通利气脉，女子血闭。（《开宝》）

疗伤冷积聚。（苏颂）

凡血崩过多者，半炒半生，酒服，能行血止血。治血气刺痛甚效。（震亨）

止妇人经水过多，赤带不绝，胎前产后血气诸痛，男女一切心腹、胁肋、少腹诸痛，疝痛，血痢肠风腹痛，身体血痹刺痛，肝疟发寒热，反胃消渴，及痰涎挟血成窠，血贯瞳子，血凝齿痛，重舌，小儿惊风，五痫癫疾，杀虫，解药毒，及蛇、蝎、蜈蚣伤。（时珍）

## 附方

手足冷麻。寇曰：风冷，气血闭，手足身体疼痛冷麻，五灵脂二两，没药一两，乳香半两，川乌头一两半（炮去皮），为末，滴水丸如弹子大。每用一丸，生姜温酒磨服。（《本草衍义》）

骨折肿痛。五灵脂、白及各一两，乳香，没药各三钱，为末，熟水同香油调，涂患处。（《乾坤秘韫》）

# 兽部

## 本草纲目

李时珍曰：兽者，四足而毛之总称，地产也。豢养者谓之畜，《素问》曰『五畜为益』是矣。周制，庖人供六畜（马、牛、鸡、羊、犬、豕）六兽（麋、鹿、狼、麕、兔、野豕也），辨其死生鲜薧之物，兽人辨其名物。凡祭祀宾客，供其死兽生兽。皮毛筋骨，入于玉府。冥氏攻猛兽，穴氏攻蛰兽。呜呼！圣人之于养生事死、辨物用物之道，可谓慎且备矣。后世如黄羊黄鼠，今为御供；编尾貂皮，盛为时用。山獭之异，狗宝之功，皆服食所须，而典籍失载。地生之羊，彭侯之肉，非博雅君子，孰能别之？况物究。地生之羊，彭侯之肉，非博雅君子，孰能别之？况物之性理万殊，人之用舍宜慎，盖不但多识其名而已也。于是集诸兽之可供膳食、药物、服器者为兽类。

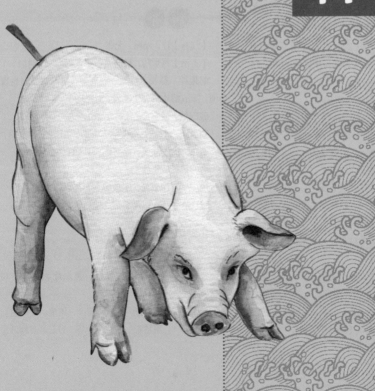

# 豕

《本经》下品

**释名** 猪、豚、豭（音加）、豵（音滞）、豶（音坟）。〔时珍曰〕按许氏《说文》云：豕字象毛足而后有尾形。《林氏小说》云：豕食不洁，故谓之豕。

**集解** 〔颂曰〕凡猪骨细，少筋多膏，大者有重百余斤。食物至寡，故人畜养之，甚易生息。

〔时珍曰〕猪天下畜之，而各有不同。生青兖徐淮者耳大，生燕冀者皮厚，生梁雍者足短，生辽东者头白，生豫州者味短，生江南者耳小，谓之江猪，生岭南者白而极肥。猪孕四月而生，在畜属水，在卦属坎，在禽应室星。

## 豭猪肉

【气味】酸，冷，无毒。凡猪肉：苦，微寒，有小毒。江猪肉：酸，平，有小毒。豚肉：辛，平，有小毒。

【主治】疗狂病久不愈。（《别录》）

压丹石，解热毒，宜肥热人食之。（《拾遗》）

补肾气虚竭。（《千金》）

【发明】〔时珍曰〕按钱乙治小儿疳病麝香丸，以猪胆和丸，猪肝汤服。疳渴者，以猪肉汤或煿猪汤服。其意盖以猪属水而气寒，能去火热耶？

〔弘景曰〕猪为用最多，惟肉不宜多食，令人暴肥，盖虚肌所致也。

〔震亨曰〕猪肉补气，世俗以为补阴误矣，惟补阳尔。今之虚损者，不在阳而在阴。以肉补阴，是以火济水。盖肉性入胃便作湿热，热生痰，痰生则气不降而诸证作矣。谚云：猪不姜，食之发大风，中年气血衰，面发黑䵟也。

### 附方

浮肿胀满（不食、心闷）。用猪脊肉一双，切作生，以蒜、薤食之。（《心镜》）

身肿攻心。用生猪肉以浆水洗，压干切脍，蒜、薤啖之，一日二次，下气去风，乃外国方也。（张文仲方）

破伤风肿。新杀猪肉，乘热割片，贴患处。连换三片，其肿立消。（《简便》）

解丹石毒（发热困笃）。用肥猪肉五斤，葱、薤各半斤，煮食或作臛食。必腹鸣毒下，以水淘之得石，沙石尽则愈。（《千金方》）

打伤青肿。炙猪肉搨之。（《千金》）

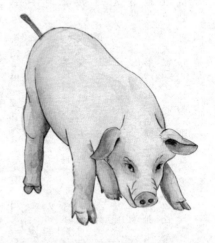

豕

小儿痘疮。猪肉煮汁洗之。（谭氏方）

男女阴蚀。肥猪肉煮汁洗，不过三十斤瘥。（《千金方》）

## 脂膏

【气味】甘，微寒，无毒。

【主治】煎膏药，解斑蝥、芫青毒。（《别录》）

解地胆、亭长、野葛、硫黄毒，诸肝毒，利肠胃，通小便，除五疸水肿，生毛发。（时珍）

破冷结，散宿血。（孙思邈）

利血脉，散风热，润肺。入膏药，主诸疮。（苏颂）

杀虫，治皮肤风，涂恶疮。（《日华》）

治痈疽。（苏恭）

悦皮肤。作手膏，不皲裂。（陶弘景）

胎产衣不下，以酒多服，佳。（徐之才）

### 附方

伤寒时气。猪膏如弹丸，温水化服，日三次。（《肘后方》）

五种疸疾。黄疸、谷疸、酒疸、黑疸、女劳疸。黄汗如黄檗汁，用猪脂一斤，温热服，日三，当利乃愈。

（《肘后方》）

赤白带下。炼猪脂三合，酒五合，煎沸顿服。（《千金方》）

小便不通。猪脂一斤，水二升，煎三沸，饮之立通。（《千金方》）

关格闭塞。猪脂、姜汁各二升，微火煎至二升，下酒五合，和煎分服。（《千金》）

痘疮便秘（四五日）。用肥猪膘一块，水煮熟，切如豆大，与食。自然藏府滋润，痂疤易落，无损于儿。（陈文中方）

卒中五尸。仲景用猪脂一鸡子，苦酒一升，煮沸灌之。（《肘后方》）

中诸肝毒。猪膏顿服一升。（《千金方》）

上气咳嗽。猪肪四两，煮百沸以来，切，和酱、醋食之。（《心镜》）

产后虚汗。猪膏、姜汁、白蜜各一升，酒五合，煎五上五下。每服方寸匕。（《千金翼》）

发落不生。以酢泔洗净，布揩令热。以腊猪脂，入细研铁上生衣，煮三沸，涂之。遍生。（《千金翼》）

冬月唇裂。炼过猪脂，日日涂之。（《十便良方》）

手足皲破。猪脂着热酒中洗之。（《千金方》）

口疮塞咽。用猪膏、白蜜各一斤，黄连末一两，合煎取汁熬稠，每服枣许，日五服。（《千金》）

杂物入目。猪脂煮取水面如油者，仰卧去枕点鼻中，不过数度，与物俱出。（《圣惠方》）

## 脑

【气味】甘，寒，有毒。

【主治】风眩脑鸣，冻疮。（《别录》）

主痈肿，涂纸上贴之，干则易，治手足皲裂出血，以酒化洗，并涂之。（时珍）

附方

喉痹已破（疮口痛者）。猪脑髓蒸熟，入姜、醋吃之，即愈。（《普济方》）

## 髓

【气味】甘，寒，无毒。

【主治】扑损恶疮。（颂）

涂小儿解颅、头疮，及脐肿、眉疮、瘑疥。服之，补骨髓，益虚劳。（时珍）

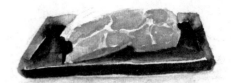
猪肉

【发明】〔时珍曰〕按丹溪治虚损补阴丸，多用猪脊髓和丸。取其通肾命，以骨入骨，以髓补髓也。

附方

骨蒸劳伤。猪脊髓一条，猪胆汁一枚，童便一盏，柴胡、前胡、胡黄连、乌梅各一钱，韭白七根，同煎七分，温服。不过三服，其效如神。（《瑞竹堂方》）

小儿脐肿。猪颊车髓十二铢，杏仁半两，研敷。（《千金》）

 血

【气味】咸，平，无毒。

【主治】生血：疗贲豚暴气，及海外瘴气。（《日华》）

中风绝伤，头风眩晕，及淋沥。（苏恭）

卒下血不止，清酒和炒食之。（思邈）

清油炒食，治嘈杂有虫。（时珍）

压丹石，解诸毒。（吴瑞）

【发明】〔时珍曰〕按陈自明云：妇人嘈杂，皆血液泪汗变而为痰，或言是血嘈，多以猪血炒食而愈，盖以血导血归原之意尔。此固一说，然亦有蛔虫作嘈杂者，虫得血腥则饱而伏也。

附方

交接阴毒（腹痛欲死）。豭猪血乘热和酒饮之。（《肘后》）

中满腹胀（旦食不能暮食）。用不着盐水猪血，漉去水，晒干为末，酒服取泄，甚效。（李楼《奇方》）

 心

【气味】甘、咸，平，无毒。

【主治】惊邪忧恚。（《别录》）

虚悸气逆，妇人产后中风，血气惊恐。（思邈）

补血不足，虚劣。（苏颂）

五脏：主小儿惊痫，出汗。（苏恭）

【发明】〔刘完素曰〕猪，水畜也，故心可以镇恍惚。

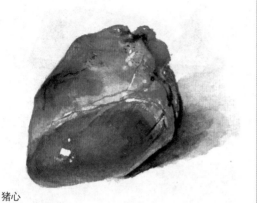

猪心

目难远视（肝虚也）。猪肝一具，细切去皮膜，葱白一握，用豉汁生羹，待熟下鸡子三个，食之。（《普济方》）

肝热目赤（磣痛）。用猪肝一具薄切，水洗净，以五味食之。（《食医心镜》）

女人阴痒。炙猪肝纳入，当有虫出。（《肘后》）

打击青肿。炙猪肝贴之。（《千金》）

急劳瘦悴（日晚即寒热，惊悸烦渴）。用犏猪肝一具（切丝），生甘草末十五两，于铛中布肝一重，掺甘草末一重，以尽为度，取童便五升，文武火煮干，捣烂，众手丸梧子大。每空心米饮下二十丸，渐加至三十丸。（《圣济总录》）

心虚自汗（不睡者）。用犏猪心一个，带血破开，入人参、当归各二两，煮熟去药食之。不过数服，即愈。（《证治要诀》）

心虚嗽血。沉香末一钱，半夏七枚，入猪心中，以小便湿纸包煨熟，去半夏食之。（《证治要诀》）

产后风邪（心虚惊悸）。用猪心一枚，五味，豉汁煮食之。（《心镜》）

肝

【气味】苦，温，无毒。

【主治】小儿惊痫。（苏恭）

切作生，以姜、醋食，主脚气，当微泄。若先利，即勿服。（藏器）

治冷劳脏虚，冷泄久滑赤白，乳妇赤白带下，以一叶薄批，揾着诃子末炙之，再揾再炙，尽末半两，空腹细嚼，陈米饮送下（苏颂）

补肝明目，疗肝虚浮肿。（时珍）

【发明】〔时珍曰〕肝主藏血，故诸血病用为向导入肝。《千金翼》治痢疾有猪肝丸，治脱肛有猪肝散，诸眼目多有猪肝散，皆此意也。

休息痢疾。犏猪肝一具（切片），杏仁（炒）一两，于净锅内，一重肝，一重杏仁，入童子小便二升，文火煎干。取食，日一次。（《千金》）

乳肿胀满（不下食、心闷）。猪肝一具洗切，着葱、豉、姜、椒炙食之。或单煮羹亦可。（《心镜》）

肾

俗名腰子。

【气味】咸，冷，无毒。

【主治】理肾气，通膀胱。（《别录》）

补膀胱水脏，暖腰膝，治耳聋。（《日华》）

补虚壮气，消积滞。（苏颂）

除冷利。（孙思邈）

止消渴，治产劳虚汗，下痢崩中。（时珍）

【发明】〔时珍曰〕猪肾，《别录》谓其理肾气，通膀胱。《日华》亦曰补水脏膀胱，暖腰膝。而又曰虽补肾，久食令人少子。孟诜亦曰：久食令人肾虚。两相矛盾如此，何哉？盖猪肾性寒，不能补命门精气。方药所用，借其引导而已。《别录》理字、通字，最为有理；《日华》暖腰膝、补膀胱水脏之说为非矣。肾有虚热者，宜食之；若肾气虚寒者，非所宜矣。今人不达此意，往往食猪肾为补，不可不审。又《千金》治消渴有猪肾荠苨汤，补肾虚劳损诸病有肾沥汤，方甚多，皆用猪、羊肾煮汤煎药，俱是引导之意。

肾虚遗精（多汗，夜梦鬼交）。用猪肾一枚，切开去膜，入附子末一钱，湿纸裹煨熟，空心食之，饮酒一杯。不过三五服，效。（《经验方》）

肾虚阴痿（羸瘦，精衰少力）。用犏猪肾一对（去脂膜，切片），枸杞叶半斤，以豉汁二盏半相合，同椒、盐、葱煮羹，空腹食。（《经验方》）

肾虚腰痛。用猪腰子一枚（切片），以椒、盐淹去腥水，入杜仲末三钱在内，荷叶包煨食之，酒下。

（《本草权度》）

闪肭腰痛。用豮猪肾一枚（批片），盐、椒淹过，入甘遂末三钱，荷叶包煨熟食，酒送下。（《儒门事亲》）

老人耳聋。猪肾一对（去膜，切），以粳米二合，葱白二根，薤白七根，人参二分，防风一分，为末，同煮粥食。（《奉亲养老方》）

老人脚气（呕逆者）。用猪肾一对，以醋、蒜、五味治食之，日作一服。或以葱白、粳米同煮粥食亦可。（《奉亲养老方》）

卒然肿满。用猪肾（批开），入甘遂末一钱，纸裹煨熟食。以小便利为效，否则再服。（《肘后方》）

肘伤冷痛。猪肾一对，桂心二两，水八升，煮三升，分三服。（《肘后》）

卒得咳嗽。猪肾二枚，干姜三两，水七升，煮二升，稍服取汗。（《肘后方》）

久嗽不瘥。猪肾二枚（去脂膜），入椒四七粒（开口者），水煮啖之。（张文仲方）

心气虚损。猪腰子一枚，水二碗，煮至一碗半，切碎，入人参、当归各半两，煮至八分。吃腰子，以汁送下。未尽者，同滓作丸服。（《百一选方》）

酒积面黄（腹胀不消）。猪腰子一个，批开七刀，葛根粉一钱，掺上合定，每边炙三遍半，手扯作六块，空心吃之，米汤送下。（《普济方》）

久泄不止。猪肾一个（批开），掺骨碎补末，煨熟食之，神效。（《频湖集简方》）

赤白下痢（腰痛）。用猪肾二枚（研烂），入陈皮、椒、酱，作馄饨，空心食之。（《食医心镜》）

产后蓐劳（寒热）。用猪肾一对，切细片，以盐、酒拌之。先用粳米一合，葱、椒煮粥，盐、醋调和。将腰子铺于盆底，以热粥倾于上盖之，如作盦生粥食之。（《济生》）

## 肚

【气味】甘，微温，无毒。

【主治】补中益气止渴，断暴痢虚弱。（《别录》）

补虚损，杀劳虫。酿黄糯米蒸捣为丸，治劳气，并小儿疳蛔黄瘦病。（《日华》）

主骨蒸热劳，血脉不行，补羸助气，四季宜食。（苏颂）

消积聚症瘕，治恶疮。（吴普）

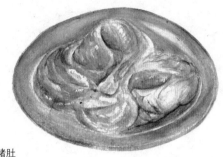

猪肚

【发明】〔时珍曰〕猪水畜而胃属土，故方药用之补虚，以胃治胃也。

### 附方

补益虚赢。用猪肚一具，入人参五两，蜀椒一两，干姜一两半，葱白七个，粳米半升在内，密缝，煮熟食。（《千金翼》）

水泻不止。用豮猪肚一枚，入蒜煮烂捣膏，丸梧子大。每盐汤或米饮服三十丸。丁必卿云：予每日五更必水泻一次，百药不效。用此方，入平胃散末三两，丸服，遂安。（《普济》）

仲景猪肚黄连丸：治消渴。用雄猪肚一枚，入黄连末五两，栝楼根、白粱米各四两，知母三两，麦门冬二两，缝定蒸熟，捣丸如梧子大。每服三十丸，米饮下。

老人脚气。猪肚一枚，洗净切作生，以水洗，布绞干，和蒜、椒、酱、醋五味，常食。亦治热劳。（《养老方》）

温养胎气（胎至九月消息）。用猪肚一枚，如常着葱、五味，煮食至尽。（《千金髓》）

赤白癜风。白煮猪肚一枚，食之顿尽。忌房事。（《外台》）

疥疮痒痛。猪肚一枚，同皂荚煮熟，去荚食之。（《救急》）

## 蹄

【气味】甘、咸，小寒，无毒。

【主治】煮汁服，下乳汁，解百药毒，洗伤挞诸败疮。（《别录》）

滑肌肤，去寒热。（苏颂）

煮羹，通乳脉，托痈疽，压丹石。煮清汁，洗痈疽，溃热毒，消毒气，去恶肉，有效。（时珍）

妇人无乳。《外台》：用母猪蹄一具，水二斗，煮五六升，饮之，或加通草六分。《广济》：用母猪蹄四枚，水二斗，煮一斗，去蹄，入土瓜根、通草、漏卢各三两，再煮六升，去

滓，纳葱、豉作粥或羹食之。或身体微热，有少汗出佳。未通再作。

痈疽发背。母猪蹄一双，通草六分，绵裹煮羹食之。（《梅师》）

老人面药（令面光泽）。用母猪蹄一具，煮浆如胶。夜以涂面，晓则洗去。（《千金翼》）

# 狗

《本经》中品

**■ 释名** 犬、地羊。〔时珍曰〕狗，叩也。吠声有节，如叩物也。或云为物苟且，故谓之狗，韩非云"蝇营狗苟"是矣。

**■ 集解** 〔时珍曰〕狗类甚多，其用有三：田犬长喙善猎，吠犬短喙善守，食犬体肥供馔。凡《本草》所用，皆食犬也。

（肉）

【气味】咸、酸，温，无毒。

【主治】安五脏，补绝伤，轻身益气。（《别录》）

宜肾。（思邈）

补胃气，壮阳道，暖腰膝，益气力。（《日华》）

补五劳七伤，益阳事，补血脉，厚肠胃，实下焦，填精髓，和五味煮，空心食之。凡食犬不可去血，则力少不益人。（孟诜）

【发明】〔弘景曰〕白狗、乌狗入药用。黄狗肉大补虚劳，牡者尤胜。

〔时珍曰〕脾胃属土，喜暖恶寒。犬性温暖，能治脾胃虚寒之疾。脾胃温和，而腰肾受荫矣。若素常气壮多火之人，则宜忌之。丹溪独指阴虚立说，矫枉过正矣。《济生》治真阳虚惫诸虚证，有黄犬肉丸，药多不载。

戊戌酒。大补元气。用黄犬肉一只，煮一伏时，捣如泥，和汁拌炊糯米三斗，入曲如常酿酒。候熟，每旦空心饮之。（《养老方》）

气水鼓胀。狗肉一斤（切），和米煮粥，空腹食之。（《心镜》）

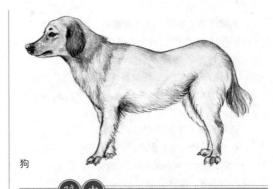

狗

（蹄）（肉）

【气味】酸，平。

【主治】煮汁饮之，能下乳汁。（《别录》）

（血）

白狗者良。

【气味】咸，温，无毒。

【主治】白狗血：治癫疾发作。乌狗血：治产难横生，血上抢心，和酒服之。（《别录》）

补安五脏。（《日华》）

热饮，治虚劳吐血，又解射罔毒。点眼，治痘疮入目。又治伤寒热病发狂见鬼及鬼击病，辟诸邪魅。（时珍）

【发明】〔时珍曰〕术家以犬为地厌，能禳辟一切邪魅妖术。按《史记》云秦时杀狗磔四门以御灾，《风俗通义》云今人杀白犬血题门以辟不祥，则自古已然矣。又《华佗别传》云：琅琊有女子，右股病疮，痒而不痛，愈而复作。陀取稻糠色犬一只系马，马走五十

里，乃断头向痒处合之。须臾一蛇在皮中动，以钩引出，长三尺许，七日而愈。此亦怪证，取狗之血腥，以引其虫耳。

附方

　　小儿卒痫。刺白犬血一升，含之，并涂身上。（葛氏方）

　　卒得癞疮（常时生两脚间）。用白犬血涂之，立愈。（《肘后方》）

　　两脚癣疮。白犬血涂之，立瘥。（《奇效》）

　　疔疮恶肿。取白犬血频涂之，有效。（《肘后》）

　　心　血

　　【主治】心痹心痛。取和蜀椒末，丸梧子大。每服五丸，日五服。（时珍）

　脑

　　【主治】头风痹，鼻中瘜肉，下部䘌疮。（《别录》）猘犬咬伤，取本犬脑敷之，后不复发。（时珍）

附方

　　眉发火瘢（不生者）。蒲灰，以正月狗脑和敷，日三，则生。（《圣惠方》）

　心

　　【主治】忧恚气，除邪。（《别录》）

　　治风痹鼻衄，及下部疮，狂犬咬。（《日华》）

　肾

　　【气味】平，微毒。

　　【主治】妇人产后肾劳如疟者。妇人体热用猪肾，体冷用犬肾。（藏器）

　肝

　　【主治】肝同心捣，涂狂犬咬。又治脚气攻心，作生，以姜、醋之，取泄。先泄者勿用。（藏器）

附方

　　下痢腹痛。狗肝一具（切），入米一升煮粥，合五味

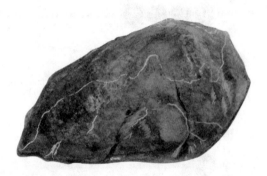

狗肝

食。（《心镜》）

　　心风发狂。黄石散：用狗肝一具（批开），以黄丹、消石各一钱半，研匀，擦在肝内，用麻缚定，水一升煮熟。细嚼，以本汁送下。（《杨氏家藏》）

　胆

　　青犬、白犬者良。

　　【气味】苦，平，有小毒。

　　【主治】明目。（《本经》）

　　敷痂疡恶疮。（《别录》）

　　疗鼻齆，鼻中瘜肉。（甄权）

　　主鼻衄聤耳，止消渴，杀虫除积，能破血。凡血气痛及伤损者，热酒服半个，瘀血尽下。（时珍）

　　治刀箭疮。（《日华》）

　　【发明】〔慎微曰〕按《魏志》云：河内太守刘勋女病左膝疮痒。华佗视之，用绳系犬后足不得行，断犬腹取胆向疮口，须臾有虫若蛇从疮上出，长三尺，病愈也。

附方

　　眼赤涩痒。犬胆汁注目中，效。（《圣惠》）

　　拔白换黑。狗胆汁涂之。（《千金》）

　　反胃吐食（不拘丈夫妇人老少，远年近日）。用五灵脂末，黄狗胆汁和丸龙眼大，每服一丸，好酒半盏磨化服。不过三服，即效。（《本事》）

　　赤白下痢。腊月狗胆一百枚，每枚入黑豆充满，麝香少许。每服一枚，赤以甘草、白以干姜汤送下。（《奇效良方》）

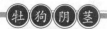

【释名】狗精。

【气味】咸,平,无毒。

【主治】伤中,阴痿不起,令强热大,生子,除女子带下十二疾。(《本经》)

治绝阳及妇人阴痿。(《日华》)

补精髓。(孟诜)

【主治】腰痛,炙热黄狗皮裹之。频用取瘥。烧灰,治诸风。(时珍)

【发明】〔时珍曰〕《淮南万毕术》云:黑犬皮毛烧灰扬之,止天风。则治风之义,有取乎此也。

【主治】产难。(苏恭)

颈下毛:主小儿夜啼,绛囊盛,系儿两手。(藏器)

烧灰汤服一钱,治邪疟。尾:烧灰,敷犬伤。(时珍)

**附方**

汤火伤疮。狗毛细翦,以烊胶和毛敷之。痂落即瘥。(《梅师》)

黄狗者良。

【气味】甘、酸,平,无毒。

【主治】金疮止血。(《别录》)

烧灰,治久痢、劳痢。和干姜、莨菪炒见烟,为丸,空心白饮服十丸,极效。(甄权)

烧灰,壮阳止疟。(《日华》)

治痈疽恶疮,解颅,女人崩中带下。(时珍)

颔骨:主小儿诸痫、诸瘘,烧灰酒服。(苏恭)

**附方**

小儿久痢。狗头烧灰,白汤服。(《千金》)

小儿解颅。黄狗头骨炙为末,鸡子白和,涂之。(《直指》)

赤白带下(不止者)。狗头烧灰,为末。每酒服一

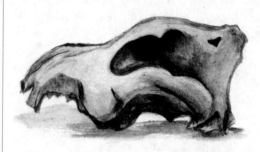

狗头骨

钱,日三服。(《圣惠》)

产后血乱(奔入四肢,并违堕)。以狗头骨灰,酒服二钱,甚效。(《经验后方》)

打损接骨。狗头一个,烧存性为末。热醋调涂,暖卧。(《卫生易简》)

痈疽疔毒。狗头骨灰、芸薹子等分,为末,醋和敷之。(《千金》)

恶疮不愈。狗头骨灰同黄丹末等分,敷之。(《寿域方》)

长肉生肌。老狗头脑骨(瓦炒)二两,桑白皮一两,当归二钱半,为末。麻油调敷。(《直指》)

鼻中瘜肉。狗头灰方寸匕,苦丁香半钱,研末吹之,即化为水。或同硇砂少许,尤妙。(朱氏《集验》)

头风白屑(作痒)。狗头骨烧灰,淋汁沐之。(《圣惠方》)

白狗者良。

【气味】甘,平,无毒。

【主治】烧灰,疗下痢。生肌,敷马疮。(《别录》)

烧灰,疗诸疮瘘,及妒乳痈肿。(弘景)

烧灰,补虚,理小儿惊痫客忤。(《蜀本》)

煎汁,同米煮粥,补妇人,令有子。(藏器)

烧灰,米饮日服,治休息久痢。猪脂调,敷鼻中疮。(时珍)

**附方**

产后烦懑(不食者)。白犬骨烧研,水服方寸匕。(《千金翼》)

# 羊

《本经》中品

**▌释名** 羖、羘、羯。〔时珍曰〕《说文》云：羊字象头角足尾之形。

**▌集解** 〔时珍曰〕生江南者为吴羊，头身相等而毛短。生秦晋者为夏羊，头小身大而毛长。土人二岁而剪其毛，以为毡物，谓之绵羊。

【气味】苦、甘，大热，无毒。

【主治】缓中，字乳余疾，及头脑大风汗出，虚劳寒冷，补中益气，安心止惊。（《别录》）

止痛，利产妇。（思邈）

治风眩瘦病，丈夫五劳七伤，小儿惊痫。（孟诜）

开胃健力。（《日华》）

【发明】〔颂曰〕肉多入汤剂。《胡洽方》有大羊肉汤，治妇人产后大虚，心腹绞痛厥逆，医通用大方也。

〔李杲曰〕羊肉有形之物，能补有形肌肉之气。故曰补可去弱，人参、羊肉之属。人参补气，羊肉补形。凡同羊肉者，皆补血虚，盖阳生则阴长也。

〔时珍曰〕按《开河记》云：隋大总管麻叔谋病风逆，起坐不得。炀帝命太医令巢元方视之。曰：风入腠理，病在胸臆。须用嫩肥羊蒸熟，掺药食之，则瘥。如其言，未尽剂而痊。自后每杀羊羔，同杏酪、五味日食数枚。观此则羊肉补虚之功，益可证矣。

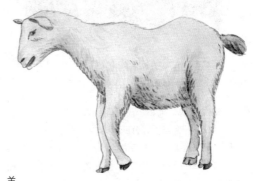

羊

白羊者良。

【气味】甘，平，无毒。

【主治】风眩瘦疾，小儿惊痫。（苏恭）

脑热头眩。（《日华》）

安心止惊，缓中止汗补胃，治丈夫五劳骨热，热病后宜食之，冷病人勿多食。（孟诜）

疗肾虚精竭。

#### 附方

老人风眩。用白羊头一具，如常治，食之。（《千金》）

虚寒腰痛。用羊头、蹄一具，草果四枚，桂一两，生姜半斤，哈昔泥一豆许，胡椒煮食。（《正要》）

白羊者良。

【气味】咸，平，无毒。

【主治】女人中风血虚闷，及产后血运，闷欲绝者，热饮一升即活。（苏恭）

热饮一升，治产后血攻，下胎衣，治卒惊九窍出血，解莽草毒、胡蔓草毒，又解一切丹石毒发。（时珍）

【发明】〔时珍曰〕《外台》云：凡服丹石人，忌食羊血十年，一食前功尽亡。此物能制丹砂、水银、轻

#### 附方

羊肉汤。张仲景治寒劳虚羸，及产后心腹疝痛：用肥羊肉一斤，水一斗，煮汁八升，入当归五两，黄芪八两，生姜六两，煮取二升，分四服。（《金匮要略》）

产后虚羸（腹痛，冷气不调，及脑中风汗自出）。白羊肉一斤，切治如常，调和食之。（《心镜》）

壮阳益肾。用白羊肉半斤切生，以蒜、薤食之。三日一度，甚妙。（《心镜》）

脾虚吐食。羊肉半斤作生，以蒜、薤、酱、豉、五味和拌，空腹食之。（《心镜》）

虚冷反胃。羊肉去脂作生，以蒜薤空腹食之，立效。（《外台》）

壮胃健脾。羊肉三斤（切），粱米二升，同煮，下五味作粥食。（《饮膳正要》）

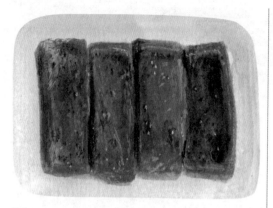

羊血

粉、生银、硇砂、砒霜、硫黄乳、石钟乳、空青、曾青、云母石、阳起石、孔公蘖等毒。凡觉毒发，刺饮一升即解。又服地黄、何首乌诸补药者，亦忌之。《岭表录异》言其能解胡蔓草毒。羊血解毒之功用如此，而《本草》并不言及，诚缺文也。

衄血（一月不止）。刺羊血热饮即瘥。（《圣惠》）

产后血攻（或下血不止，心闷面青，身冷欲绝者）。新羊血一盏饮之。三两服妙。（《梅师》）

大便下血。羊血煮熟，拌醋食，最效。（吴球《便民食疗》）

 乳

白羖者佳。

【气味】甘，温，无毒。

【主治】补寒冷虚乏。（《别录》）

润心肺，治消渴。（甄权）

疗虚劳，益精气，补肺、肾气，和小肠气。合脂作羹食，补肾虚，及男女中风。（张鼎）

利大肠，治小儿惊痫。含之，治口疮。（《日华》）

治大人干呕及反胃，小儿哕啘及舌肿，并时时温饮之。（时珍）

【发明】〔弘景曰〕牛羊乳实为补润，故北人食之多肥健。

〔恭曰〕北人肥健，由不啖咸腥，方土使然，何关饮乳？陶以未达，故屡有此言。

〔时珍曰〕方土饮食，两相资之。陶说固偏，苏说亦过。丹溪言反胃人宜时时饮之，取其开胃脘、大肠之燥也。

小儿口疮。羊乳细滤入含之，数次愈。（《小品方》）

面黑令白。白羊乳三斤，羊胰三副，和捣。每夜洗净涂之，旦洗去。（《总录》）

 心

【气味】甘，温，无毒。

【主治】止忧恚膈气。（《别录》）

心气郁结。羊心一枚，咱夫兰（即回回红花）三钱，浸玫瑰水一盏，入盐少许，徐徐涂心上，炙熟食之，令人心安多喜。（《正要》）

 肺

【气味】同心。

【主治】补肺，止咳嗽。（《别录》）

伤中，补不足，去风邪。（思邈）

治渴，止小便数，同小豆叶煮食之。（苏恭）

小便频数（下焦虚冷也）。羊肺一具(切)作羹，入少羊肉，和盐、豉食。不过三具效。（《集验方》）

鼻中瘜肉。羊肺汤：用干羊肺一具，白术四两，肉苁蓉、通草、干姜、芎藭各二两，为末。食后米饮服五分匕，加至方寸匕。（《千金方》）

 肾

【气味】同心。

【主治】补肾气虚弱，益精髓。（《别录》）

补肾虚耳聋阴弱，壮阳益胃，止小便，治虚损盗汗。（《日华》）

合脂作羹，疗劳痢甚效。蒜、薤食之一升，疗症瘕。（苏恭）

治肾虚消渴。（时珍）

【发明】〔时珍曰〕《千金》、《外台》、《深师》诸方，治虚羸劳损，消渴脚气，有肾沥汤方甚多，皆用羊肾煮汤煎药。盖用为引向，各从其类也。

**附方**

下焦虚冷（脚膝无力，阳事不行）。用羊肾一枚煮熟，和米粉半大两，炼成乳粉，空腹食之，妙。（《心镜》）

肾虚精竭。炮羊肾一双（切），于豉汁中，以五味、米糁作羹、粥食。（《心镜》）

虚损劳伤。羊肾一枚，术一升，水一斗，煮九升服一升，日三。（《肘后方》）

老人肾硬。治老人肾藏虚寒，内肾结硬，虽服补药不入。用羊肾子一对，杜仲（长二寸，阔一寸）一片，同煮熟，空心食之。令人内肾柔软，然后服补药。（《鸡峰备急方》）

 肝

【气味】苦，寒，无毒。

【主治】补肝，治肝风虚热，目赤暗痛，热病后失明，并用子肝七枚，作生食，神效。亦切片水浸贴之。（苏恭）

**附方**

肝虚目赤。青羊肝，薄切水浸，吞之极效。（《龙木论》）

青盲内障。白羊子肝一具，黄连一两，熟地黄二两，同捣，丸梧子大。食远茶服七十丸，日三服。崔承元病内障丧明，有人惠此方报德，服之遂明。（《传信方》）

 胆

【气味】苦，寒，无毒。

【主治】青盲，明目。（《别录》）

点赤障、白翳、风泪眼，解蛊毒。（甄权）

疗疳湿、时行热熛疮，和醋服之，良。（苏恭）

治诸疮，能生人身血脉。（思邈）

同蜜蒸九次，点赤风眼，有效。（朱震亨）

【发明】〔时珍曰〕肝开窍于目，胆汁减则目暗。目者，肝之外候，胆之精华也。故诸胆皆治目病。

**附方**

大便秘塞。羊胆汁灌入即通。（《千金》）

 胃

一名羊膍胵。

【气味】甘，温，无毒。

【主治】胃反，止虚汗，治虚羸，小便数，作羹食，三五瘥。（孟诜）

**附方**

中风虚弱。羊肚一具，粳米二合，和椒、姜、豉、葱作羹食之。（《正要》）

胃虚消渴。羊肚烂煮，空腹食之。（《古今录验》）

下虚尿床。羊肚盛水令满，线缚两头，煮熟，即开取中水顿服之，立瘥。（《千金》）

久病虚羸（不生肌肉，水气在胁下，不能饮食，四肢烦热者）。用羊胃一枚（切），白术一升（切），水二斗，煮九升，分九服，日三。不过三剂瘥。（张文仲方）

 头骨

已下并用羖羊者良。

【气味】甘，平，无毒。

【主治】风眩瘦疾，小儿惊痫。（苏恭）

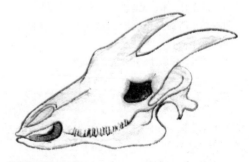

羊头骨

 尾骨

【主治】益肾明目，补下焦虚冷。（《正要》）

**附方**

虚损昏聋。大羊尾骨一条，水五碗，煮减半，入葱白五茎，荆芥一握，陈皮一两，面三两，煮熟，取汁搜面作索饼，同羊肉四两煮熟，和五味食。（《多能鄙事》）

# 牛

**■ 集解** 〔藏器曰〕牛有数种，《本经》不言黄牛、乌牛、水牛，但言牛尔。南人以水牛为牛，北人以黄牛、乌牛为牛。牛种既殊，入用当别。

【气味】甘，温，无毒。

【主治】安中益气，养脾胃。（《别录》）

【发明】〔时珍曰〕韩孞言：牛肉补气，与黄芪同功。

### 附方

腹中痞积。牛肉四两（切片），以风化石灰一钱擦上，蒸熟食。常食痞积自下。（《经验秘方》）

牛皮风癣。每五更炙牛肉一片食，以酒调轻粉敷之。（《直指方》）

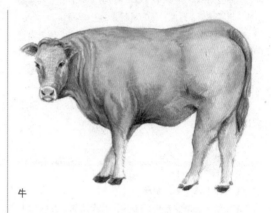

牛

【气味】甘，平，无毒。

【主治】消渴，止呕泄，安中益气，养脾胃。（《别录》）

补虚壮健，强筋骨，消水肿，除湿气。（藏器）

### 附方

水肿尿涩。牛肉一斤（熟蒸），以姜、醋空心食之。（《心镜》）

手足肿痛（伤寒时气，毒攻手足，肿痛欲断）。生牛肉裹之，肿消痛止。（《范汪方》）

水牛者良。

【气味】凉。

【主治】下热风。（孟诜）

### 附方

水肿胀满（小便涩者）。用水牛蹄一具（去毛），

煮汁作羹，蹄切食之。或以水牛尾一条，细切，作腊腊食。或煮食亦佳。（《食医心镜》）

## 乳

【气味】甘，微寒，无毒。

【主治】补虚羸，止渴。（《别录》）

养心肺，解热毒，润皮肤。（《日华》）

冷补，下热气。和酥煎沸食，去冷气痃癖。（藏器）

患热风人宜食之。（孟诜）

老人煮食有益。入姜、葱，止小儿吐乳，补劳。（思邈）

治反胃热哕，补益劳损，润大肠，治气痢，除疸黄，老人煮粥甚宜。（时珍）

【发明】〔震亨曰〕反胃噎膈，大便燥结，宜牛、羊乳时时咽之，并服四物汤为上策。不可用人乳，人乳有饮食之毒，七情之火也。

〔时珍曰〕乳煎荜茇，治痢有效。盖一寒一热，能和阴阳耳。按《独异志》云：唐太宗苦气痢，众医不效，下诏访问。金吾长张宝藏曾困此疾，即具疏以乳煎荜茇方，上服之立愈。宣下宰臣与五品官。魏征难之，逾月不拟。上疾复发，复进之又平。因问左右曰：进方人有功，未见除授何也。征惧曰：未知文武二吏。上怒曰：治得宰相，不妨授三品，我岂不及汝耶？即命与三品文官，授鸿胪寺卿。其方用牛乳半斤，荜茇三钱，同煎减半，空腹顿服。

风热毒气。煎过牛乳一升，生牛乳一升，和匀。空腹服之，日三服。（《千金方》）

下虚消渴（心脾中热、下焦虚冷，小便多，渐羸瘦者）。牛羊乳，渴即饮之，每饮三四合。（《广利方》）

脚气痹弱。牛乳五升，硫黄三两（末之），煎取三升，每服三合。羊乳亦可。或以牛乳五合，煎调硫黄末一两服，取汗尤良。（《肘后》）

重舌出涎。特牛乳饮之。（《圣惠》）

 皮

水牛者良。

【主治】水气浮肿、小便涩少。以皮蒸熟，切入豉汁食之。（《心镜》）

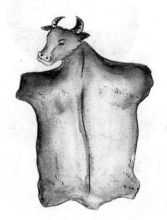

牛皮

 鼻

水牛者良。

【主治】消渴，同石燕煮汁服。（藏器）

治妇人无乳，作羹食之，不过两日，乳下无限，气壮人尤效。（孟诜）

疗口眼㖞斜。不拘干湿者，以火炙热，于不患处一边熨之，即渐正。（宗奭）

 血

【气味】咸，平，无毒。

【主治】解毒利肠，治金疮折伤垂死，又下水蛭。煮拌醋食，治血痢便血。（时珍）

【发明】〔时珍曰〕按《元史》云：布智儿从太祖征回回，身中数矢，血流满体，闷仆几绝。太祖命取一牛剖其腹，纳之牛腹中，浸热血中，移时遂苏。又云：

李庭从伯颜攻郢州，炮伤左胁，矢贯于胸，几绝。伯颜命剖水牛腹纳其中，良久而苏。何孟春云：予在职方时，问各边将无知此术者，非读《元史》弗知也。故书于此，以备缓急。

 脂

黄牛者良，炼过用。

【气味】甘、温，微毒。

【主治】诸疮疥癣白秃，亦入面脂。（时珍）

消渴不止。栝楼根煎：用生栝楼（切）十斤，以水三斗，煮至一斗，滤净，入炼净黄牛脂一合，慢火熬成膏，瓶收。每酒服一杯，日三。（《总录》）

 髓

黑牛、黄牛、牸牛者良，炼过用。

【气味】甘，温，无毒。

【主治】补中，填骨髓。久服增年。（《本经》）

安五脏，平三焦，续绝伤，益气力，止泄利，去消渴，皆以清酒暖服之。（《别录》）

平胃气，通十二经脉。（思邈）

治瘦病，以黑牛髓、地黄汁、白蜜等分，煎服。（孟诜）

润肺补肾，泽肌悦面，理折伤，擦损痛，甚妙。（时珍）

补精润肺（壮阳助胃）。用炼牛髓四两，胡桃肉四两，杏仁泥四两，山药末半斤，炼蜜一斤，同捣成膏，以瓶盛汤煮一日。每服一匙，空心服之。（《瑞竹方》）

劳损风湿。陆抗膏：用牛髓、羊脂各二升，白蜜、姜汁、酥各三升，煎三上三下，令成膏。随意以温酒和服之。（《经心录》）

 脑

水牛、黄牛者良。

【气味】甘，温，微毒。

【主治】风眩消渴。（苏恭）

脾积痞气。润皲裂，入面脂用。（时珍）

吐血咯血（五劳七伤）。用水牛脑一枚（涂纸上阴干）、杏仁（煮去皮）、胡桃仁、白蜜各一斤，香油四两，同熬干为末。每空心烧酒服二钱匕。（《乾坤秘韫》）

 心

已下黄牛者良。

【主治】虚忘，补心。（《别录》）

 脾

【主治】补脾。（藏器）

腊月淡煮，日食一度，治痔瘘。和朴硝作脯食，消痞块。（时珍）

 肺

已下水牛者良。

【主治】补肺。（藏器）

 肝

【主治】补肝，明目。（《别录》）

治疟及痢，醋煮食之。（孟诜）

 肾

【主治】补肾气，益精。（《别录》）

治湿痹。（孙思邈）

 胃

黄牛、水牛俱良。

【气味】甘，温，无毒。

【主治】消渴风眩，补五脏，醋煮食之。（诜）

补中益气，解毒，养脾胃。（时珍）

 脆

一名百叶。

【主治】热气水气，治痢，解酒毒、药毒、丹石毒，发热，同肝作生，以姜、醋食之。（藏器）

 胆

腊月黄牛、青牛者良。

〔弘景曰〕胆原附黄条中，今拔出于此，以类相从耳。

【气味】苦，大寒，无毒。

【主治】除心腹热渴，止下痢及口焦燥，益目精。（《别录》）

腊月酿槐子服，明目，治痔湿弥佳。（苏恭）

酿黑豆，百日后取出，每夜吞二七枚，镇肝明目。（《药性》）

酿南星末，阴干，治惊风有奇功。（苏颂）

除黄杀虫，治痈肿。（时珍）

 角

【气味】苦，寒，无毒。

【主治】水牛者燔之，治时气寒热头痛。（《别录》）

煎汁，治热毒风及壮热。（《日华》）

治淋破血。（时珍）

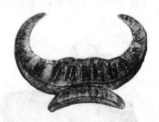

牛角

石淋破血。牛角烧灰，酒服方寸匕，日五服。（《普济》）

赤秃发落。牛角、羊角烧灰等分，猪脂调涂。（《普济方》）

 骨

【气味】甘，温，无毒。

【主治】烧灰，治吐血鼻洪，崩中带下，肠风泻血，水泻。（《日华》）

治邪疟。烧灰同猪脂，涂疳疮蚀人口鼻，有效。（时珍）

【发明】〔时珍曰〕东夷以牛骨占卜吉凶，无往不中。牛非含智之物，骨有先事之灵，宜其可入药治病也。

鼻中生疮。牛骨、狗骨烧灰，腊猪脂和敷。（《千金》）

# 马

《本经》中品

**释名** 〔时珍曰〕按许慎云：马，武也。其字象头、髦、尾、足之形。

**集解** 〔时珍曰〕《别录》以云中马为良。云中，今大同府也。大抵马以西北方者为胜，东南者劣弱不及。马应月，故十二月而生。其年以齿别之。在畜属火，在辰属午。

 **肉**

以纯白牡马者为良。

【气味】辛、苦，冷，有毒。

【主治】伤中，除热下气，长筋骨，强腰脊，壮健，强志轻身，不饥。作脯，治寒热痿痹。（《别录》）

煮汁，洗头疮白秃。（时珍）

**附方**

豌豆疮毒。马肉煮清汁，洗之。（《兵部手集》）

 **乳**

【气味】甘，冷，无毒。

【主治】止渴。（《别录》）

治热。作酪，性温，饮之消肉。（苏恭）

 **心**

已下并用白马者良。

【主治】喜忘。（《别录》）

《肘后方》：治心昏多忘。牛、马、猪、鸡心，干之为末。酒服方寸匕，日三，则闻一知十。

 **肝**

【气味】有大毒。

**附方**

月水不通（心腹滞闷，四肢疼痛）。用赤马肝一片炙研，每食前热酒调服一钱。通乃止。（《圣惠》）

 **骨**

【气味】有毒。

【主治】烧灰和醋，敷小儿头疮及身上疮。（孟诜）

止邪疟。烧灰和油，敷小儿耳疮、头疮、阴疮、瘭疽有浆如火灼。敷乳头饮儿，止夜啼。（时珍）

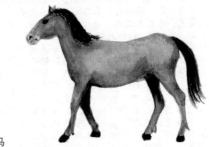

马

 **皮**

【主治】妇人临产，赤马皮催生，良。（孟诜）

治小儿赤秃，以赤马皮、白马蹄烧灰，和腊猪脂敷之，良。（时珍）

 **尾**

【主治】女人崩中，小儿客忤。（时珍）

【发明】〔时珍曰〕马尾，《济生方》治崩中，十灰散中用之。又《延寿书》云：刷牙用马尾，令齿疏损。近人多用烧灰揩拭，最腐齿龈。不可不知。

 **脑**

【气味】有毒。

【主治】断酒。腊月者温酒服之。（孙思邈）

**眼**

白马者，生杀取之。

【气味】平，无毒。

【主治】惊痫腹满疟疾。（《本经》）

 **牙齿**

已下并用白马者良。

【气味】甘，平，有小毒。

【主治】小儿马痫。水磨服。（《别录》）

# 象

**释名** 〔时珍曰〕许慎《说文》云：象（字篆文），象耳、牙、鼻、足之形。

**集解** 〔颂曰〕《尔雅》云：南方之美者，有梁山之犀、象焉。今多出交趾、潮、循诸州。彼人捕得，争食其肉，云肥脆堪作炙。陈藏器云：象具十二生肖肉，各有分段，惟鼻是其本肉，炙食、糟食更美。又胆不附肝，随月在诸肉间，如正月即在虎肉也。徐铉云：象胆随四时，春在前左足，夏在前右足，秋后左足，冬后右足也。淳化中一象春毙。太宗命取胆不获，使问铉。铉以此对，果得于前左足。

〔时珍曰〕象出交、广、云南及西域诸国。野象多至成群。番人皆畜以服重，酋长则饬而乘之。有灰、白二色，形体拥肿，面目丑陋。大者身长丈余，高称之，大六尺许。肉倍数牛，目才若豕，四足如柱，无指而有爪甲，行则先移左足，卧则以臂着地。其头不能俯，其颈不能回，其耳下䏶。其鼻大如臂，下垂至地。鼻端甚深，可以开合。中有小肉爪，能拾针芥。食物饮水皆以鼻卷入口，一身之力皆在于鼻，故伤之则死耳。后有穴，薄如鼓皮，刺之亦死。口内有食齿，两吻出两牙夹鼻，雄者长六七尺，雌者才尺余耳。

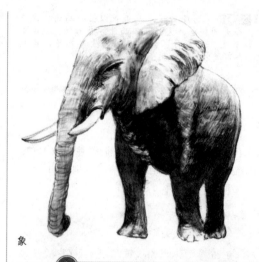

象

## 牙

【气味】甘，寒，无毒。

【主治】诸铁及杂物入肉，刮牙屑和水敷之，立出。治痫病。刮齿屑，炒黄研末，饮服。（《开宝》）

诸物刺咽中，磨水服之，亦出。旧梳屑尤佳。（苏颂）

主风痫惊悸，一切邪魅精物，热疾骨蒸及诸疮，并宜生屑入药。（时珍）

【发明】〔时珍曰〕世人知然犀可见水怪，而不知沉象可驱水怪。按《周礼》壶涿氏掌水虫，欲杀其神者，以橭木贯象齿而沉之，则其神死而渊为陵。注云：橭木，山榆也。以象齿作十字，贯于木而沉之，则龙、罔象之类死也。又按陶贞白云：凡夏月合药，宜置象牙于傍；合丹灶，以象牙夹灶，得雷声乃能发光。

### 附方

小便不通（胀急者）。象牙生煎服之。（《救急》）

小便过多。象牙烧灰，饮服之。（《总录》）

痘疹不收。象牙屑，铜铫炒黄红色为末。每服七八分或一钱，白水下。（王氏《痘疹方》）

骨刺入肉。象牙刮末，以水煮白梅肉调涂，自软。（《简要济众》）

针箭入肉。象牙刮末，水和敷之，即出也。

## 肉

【气味】苦、淡，平，无毒。

【主治】烧灰，和油涂秃疮。多食，令人体重。（《开宝》）

【发明】〔时珍曰〕按《吕氏春秋》云：肉之美者，旄象之约。又《尔雅翼》云：象肉肥脆，少类猪肉，味淡而含滑。则其通小便者，亦淡渗滑窍之义。烧之则从火化，故又能缩小便也。

## 胆

【气味】苦，寒，微毒。

【主治】明目治疳。（《日华》）

治疮肿，以水化涂之。治口臭，以绵裹少许贴齿根，平旦漱去，数度即瘥。（《南海药谱》）

【发明】〔时珍曰〕象胆明目，能去尘膜也，与熊胆同功。雷敩《炮炙论》云："象胆挥粘"是矣。

### 附方

内障目翳（如偃月，或如枣花）。用象胆半两，鲤鱼胆七枚，熊胆一分，牛胆半两，麝香一钱，石决明末一两，为末，糊丸绿豆大。每茶下十丸，日二。（《总录》）

**皮**

【主治】下疮，烧灰和油敷之。又治金疮不合。（时珍）

【发明】〔时珍曰〕象肉臃肿，人以斧刃刺之，半日即合。故近时治金疮不合者，用其皮灰。

**骨**

【主治】解毒。（时珍）

胸前小横骨，烧灰酒服，令人能浮。（《开宝》）

象骨散。治脾胃虚弱，水谷不消，噫气吞酸，吐食霍乱，泄泻脓血，脐腹疼痛，里急频并，不思饮食诸证。用象骨四两（炒），肉豆蔻（炮）、枳壳（炒）各一两，诃子肉（炮）、甘草各二两，干姜半两（炮），为末。每服三钱，水一盏半，煎至八分，和滓热服，食前，日三次。（《宣明方》）

# 阿胶

《本经》上品

■ **释名** 敷致胶。〔弘景曰〕出东阿，故名阿胶。

■ **集解** 〔时珍曰〕凡造诸胶，自十月至二、三月间，用牮牛、水牛、驴皮者为上，猪、马、骡、驼皮者次之，其旧皮、鞋、履等物者为下。俱取生皮，水浸四五日，洗刮极净。熬煮，时时搅之，恒添水。至烂，滤汁再熬成胶，倾盆内待凝，近盆底者名坌胶，煎胶水以咸苦者为妙。大抵古方所用多是牛皮，后世乃贵驴皮。

【气味】甘，平，无毒。

【主治】心腹内崩，劳极洒洒（音藓）。如疟状，腰腹痛，四肢酸痛，女子下血，安胎。久服，轻身益气。（《本经》）

丈夫小腹痛，虚劳羸瘦，阴气不足，脚酸不能久立，养肝气。（《别录》）

男女一切风病，骨节疼痛，水气浮肿，虚劳咳嗽喘急，肺痿唾脓血，及痈疽肿毒。和血滋阴，除风润燥，化痰清肺，利小便，调大肠，圣药也。（时珍）

【发明】〔藏器曰〕诸胶皆主风、止泄、补虚，而驴皮主风为最。

〔宗奭曰〕驴皮煎胶，取其发散皮肤之外也。用乌者，取乌色属水，以制热则生风之义，如乌蛇、乌鸦、乌鸡之类皆然。

〔时珍曰〕阿胶大要只是补血与液，故能清肺益阴而治诸证。按陈自明云：补虚用牛皮胶，去风用驴皮胶。成无己云：阴不足者补之以味，阿胶之甘以补阴血。杨士瀛云：凡治喘嗽，不论肺虚肺实，可下可温，须用阿胶以安肺润肺。其性和平，为肺经要药。小儿惊风后瞳人不正者，以阿胶倍人参煎服最良。阿胶育神

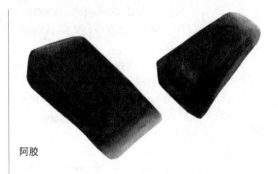

阿胶

人参益气也。又痢疾多因伤暑伏热而成，阿胶乃大肠之要药。有热毒留滞者，则能疏导；无热毒留滞者，则能平安。数说足以发明阿胶之蕴矣。

老人虚秘。阿胶（炒）二钱，葱白三根，水煎化，入蜜二匙，温服。

月水不调。阿胶一钱，蛤粉炒成珠，研末，热酒服即安。一方入辰砂末半钱。

月水不止。阿胶炒焦为末，酒服二钱。（《秘韫》）

妊娠尿血。阿胶炒黄为末，食前粥饮下二钱。（《圣惠》）

妊娠胎动。用阿胶（炙研）二两，香豉一升，葱一升，水三升，煮二物取一升，入胶化服。（《删繁》）

# 牛黄

**▌释名** 丑宝。〔时珍曰〕牛属丑，故隐其名。《金光明经》谓之瞿卢折娜。

**▌集解** 〔颂曰〕今出登、莱州。他处或有，不甚佳。凡牛有黄者，身上夜有光，眼如血色，时复鸣吼，恐惧人。又好照水，人以盆水承之，伺其吐出，乃喝迫，即堕下水中，取得阴干百日。一子如鸡子黄大，重叠可揭折，轻虚而气香者佳。然人多伪之，试法但揩摩手甲上，透甲黄者为真。

【气味】苦，平，有小毒。

【主治】惊痫寒热，热盛狂痉，除邪逐鬼。（《本经》）

疗小儿百病，诸痫热，口不开，大人狂癫，又堕胎。久服，轻身增年，令人不忘。（《别录》）

主中风失音口噤，妇人血噤惊悸，天行时疾，健忘虚乏。（《日华》）

安魂定魄，辟邪魅，卒中恶，小儿夜啼。（甄权）

益肝胆，定精神，除热，止惊痫，辟恶气，除百病。（思邈）

清心化热，利痰凉惊。（宁原）

痘疮紫色，发狂谵语者可用。（时珍）

【发明】〔李杲曰〕牛黄入肝，治筋病。凡中风入脏者，必用牛、雄、脑、麝之剂，入骨髓，透肌肤，以引风出。若风中腑及血脉者用之，恐引风邪流入于骨髓，如油入面，莫之能出也。

〔时珍曰〕牛之黄，牛之病也。故有黄之牛，多病而易死。诸兽皆有黄，人之病黄者亦然。因其病在心及肝胆之间，凝结成黄，故还能治心及肝胆之病。正如人之淋石，复能治淋也。按《宋史》云：宗泽知莱州，使者取牛黄。泽云：方春疫疠，牛饮其毒则结为黄。今和气流行，牛无黄矣。观此，则黄为牛病，尤可征矣。

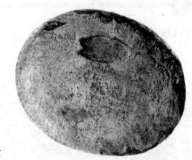

牛黄

**附方**

初生三日（去惊邪，辟恶气）。以牛黄一豆许，以赤蜜如酸枣许，研匀，绵蘸令儿吮之，一日令尽。（姚和众方）

七日口噤。牛黄为末，以淡竹沥化一字，灌之。更以猪乳滴之。（《圣惠方》）

初生胎热（或身体黄者）。以真牛黄一豆大，入蜜调膏，乳汁化开，时时滴儿口中。形色不实者，勿多服。（钱氏《小儿方》）

小儿热惊。牛黄一杏仁大，竹沥、葛汁各一合，和匀与服。（《总微论》）

惊痫嚼舌（迷闷仰目）。牛黄一豆许研，和蜜水灌之。（《广利方》）

痘疮黑陷。牛黄二粒，牛砂一分，研末。蜜浸胭脂，取汁调搽，一日一上。（王氏《痘疹方》）

# 犀

**▌释名** 〔时珍曰〕犀字，篆文象形。其牸名兕，亦曰沙犀。

**▌集解** 〔时珍曰〕犀出西番、南番、滇南、交州诸处。有山犀、水犀、兕犀三种，又有毛犀似之。

山犀居山林，人多得之，水犀出入水中，最为难得。并有二角，鼻角长而额角短。水犀皮有珠甲，而山犀无之。兕犀即犀之牸者，亦曰沙犀，止有一角在顶，文理细腻，斑白分明，不可入药。

犀角

【气味】苦、酸、咸，寒，无毒。

【主治】伤寒温疫，头痛寒热，诸毒气。令人骏健。（《别录》）

治心烦，止惊，镇肝明目，安五脏，补虚劳，退热消痰，解山瘴溪毒。（《日华》）

主风毒攻心，毷氉热闷，拥毒赤痢，小儿麸豆，风热惊痫。（《海药》）

烧灰水服，治卒中恶心痛，饮食中毒，药毒热毒，筋骨中风，心风烦闷，中风失音，皆瘥。以水磨服，治小儿惊热。山犀、水犀，功用相同。（孟诜）

磨汁，治吐血、衄血、下血，及伤寒畜血，发狂谵语，发黄发斑，痘疮稠密，内热黑陷，或不结痂，泻肝凉心，清胃解毒。（时珍）

【发明】〔时珍曰〕犀角，犀之精灵所聚，足阳明药也。胃为水谷之海，饮食药物必先受之，故犀角能解一切诸毒。五脏六腑，皆禀气于胃，风邪热毒，必先干之。故犀角角疗诸血，及惊狂斑痘之证。《抱朴子》云：犀食百草之毒，及众木之棘，所以能解毒。凡蛊毒之乡，有饮食，以此角搅之，有毒则生白沫涌起，无毒则否。以之煮毒药，则无复毒势也。《北户录》云：凡中毒箭，以犀角刺疮中，立愈。由犀食百毒棘刺也。昔温峤过武昌牛渚矶，下多怪物。峤然犀角照之，而水族见形。《淮南·万华术》云：犀角置穴，狐不敢归。则犀之精灵辟邪不惑，于此益可见矣。

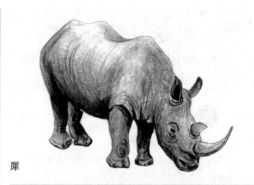

犀

附方

吐血不止（似鹅鸭肝）。用生犀角、生桔梗各一两为末。每酒服二钱。（《总录》）

小儿惊痫（不知人，嚼舌仰目者）。犀角浓磨水服之，立效。为末亦可。（《广利方》）

痘疮稠密（不拘大人小儿）。生犀，于涩器中，新汲水磨浓汁，冷饮服之。（钱氏《小儿方》）

消毒解热。生犀角尖，磨浓汁，频饮之。（同上）

食雉中毒（吐下不止）。用生犀角末方寸匕，新汲水调服，即瘥。（《圣惠方》）

瘭疽毒疮。喜着十指，状如代指，根深至肌，能坏筋骨，毒气入脏杀人。宜烧铁烙之，或灸百壮，日饮犀角汁取瘥。（《千金方》）

下痢鲜血。犀角、地榆、生地黄各一两，为末，炼蜜丸弹子大。每服一丸，水一升，煎五合，去滓温服。（《普济方》）

# 熊

《本经》上品

**释名**　〔时珍曰〕熊者雄也。熊字篆文象形。《述异记》云：在陆曰熊，在水曰能（即鲧所化者）。故熊字从能。《续搜神记》云：熊居树孔中，东土人击树，呼为"子路"则起，不呼则不动也。

**集解**　〔时珍曰〕熊如大豕而竖目，人足黑色。春夏膲肥时，皮厚筋弩，每升木引气，或堕地自快，俗呼跌膘，即《庄子》所谓熊经鸟申也。冬月蛰时不食，饥则舐其掌，故其美在掌，谓之熊蹯。

脂

【释名】熊白。〔弘景曰〕脂即熊白，乃背上肪，色白如玉，味甚美，寒月则有，夏月则无。

【气味】甘，微寒，无毒。

【主治】风痹不仁筋急，五脏腹中积聚，寒热羸瘦，头疡白秃，面上皯疱。久服强志不饥，轻身长年。（《本经》）

治风，补虚损，杀劳虫，酒炼服之。（《日华》）

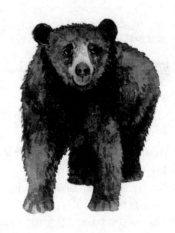

熊

附方

令发长黑。熊脂、蔓荆子（末）等分和匀，醋调涂之。（《圣惠方》）

### 肉

【气味】甘，平，无毒。

【主治】风痹，筋骨不仁。功与脂同。（孙思邈）补虚羸。（孟诜）

【发明】〔时珍曰〕按刘河间云：熊肉振羸，兔目明视。因其气有余，以补不足也。

附方

中风痹疾（中风，心肺风热，手足风痹不随，筋脉五缓，恍惚烦躁）。熊肉一斤（切），入豉汁中，和葱姜椒盐作腌腊，空腹食之。（《食医心镜》）

### 掌

【主治】食之可御风寒，益气力。（《日华》）

### 胆

【气味】苦，寒，无毒。

【主治】时气热盛，变为黄疸，暑月久痢，疳蜃心痛痊忤（苏恭）

小儿惊痫瘛疭，以竹沥化两豆许服之，去心中涎，

甚良。（孟诜）

退热清心，平肝明目，去翳，杀蛔、蛲虫。（时珍）

【发明】〔时珍曰〕熊胆，苦入心，寒胜热，手少阴、厥阴、足阳明经药也。故能凉心平肝杀虫，为惊痫痊忤、翳障疳痔、虫牙蛔痛之剂焉。

附方

赤目障翳。熊胆丸：每以胆少许化开，入冰片一二片，铜器点之，绝奇。或泪痒，加生姜粉些须。（《齐东野语》）

### 脑 髓

【主治】诸聋。（苏恭）

疗头旋。摩顶，去白秃风屑，生发。（《日华》）

# 鹿

《本经》中品

**释名** 斑龙。〔时珍曰〕鹿字篆文，象其头、角、身、足之形。

**集解** 〔时珍曰〕鹿，处处山林中有之。马身羊尾，头侧而长，高脚而行速。牡者有角，夏至则解，大如小马，黄质白斑，俗称马鹿。牝者无角，小而无斑，毛杂黄白色，俗称麀鹿。孕六月而生子。

### 鹿 茸

【气味】甘，温，无毒。

【主治】漏下恶血，寒热惊痫，益气强志，生齿不

老（《本经》）

疗虚劳，洒洒如疟，羸瘦，四肢酸疼，腰脊痛，小便数利，泄精溺血，破瘀血在腹，散石淋痈肿，骨中热疽，养骨安胎下气，杀鬼精物，久服耐老。不可近丈夫阴，令痿。（《别录》）

补男子腰肾虚冷，脚膝无力，夜梦鬼交，精溢自出，女人崩中漏血，赤白带下，炙末，空心酒服方寸

匕。（甄权）

生精补髓，养血益阳，强筋健骨，治一切虚损，耳聋目暗，眩晕虚痢。（时珍）

【发明】〔时珍曰〕按《澹寮方》云：昔西蜀要市中，尝有一道人货斑龙丸，一名茸珠丹。每大醉高歌曰：尾闾不禁沧海竭，九转灵丹都漫说。惟有斑龙顶上珠，能补玉堂关下穴。朝野遍传之。其方盖用鹿茸、鹿角胶、鹿角霜也。又戴原礼《证治要诀》：治头眩晕，甚则屋转眼黑，或如物飞，或见一为二，用茸珠丹甚效。或用鹿茸半两，无灰酒三盏，煎一盏，入麝香少许，温服亦效。云茸生于头，类之相从也。

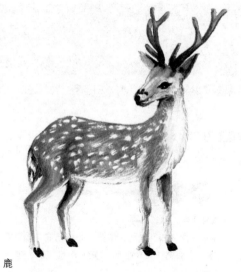

鹿

### 附方

精血耗涸（面色黧黑，耳聋目昏，口渴腰痛，脚弱白浊，上燥下寒，不受峻补者）。鹿茸（酒蒸）、当归（酒浸）各一两，焙为末，乌梅肉煮膏捣，丸梧子大。每米饮服五十丸。（《济生方》）

肾虚腰痛（不能反侧）。鹿茸（炙）、菟丝子各一两，舶茴香半两，为末，以羊肾二对，法酒煮烂，捣泥和，丸梧子大，阴干。每服三五十丸，温酒下，日三

服。（《本事方》）

鹿茸酒。治阳事虚痿，小便频数，面色无光。用嫩鹿茸一两（去毛切片），山药（末）一两，绢袋裹，置酒瓶中，七日开瓶，日饮三盏。将茸焙作丸服。（《普济方》）

# 麇

《本经》下品

**释名**　〔时珍曰〕陆佃云：麇喜（音声）。班固云：麇性淫迷。则麇之名义取乎此。《尔雅》云：牡曰麋（音咎），牝曰麎（音辰），其子曰麇（音夭）。

**集解**　〔《别录》〕曰麇生南山山谷及淮海边。十月取之。

〔弘景曰〕今海陵间最多。千百为群，多牝少牡。

〔时珍曰〕麇，鹿属也。牡者有角。鹿喜山而属阳，故夏至解角；麇喜泽而属阴，故冬至解角。麇似鹿而色青黑，大如小牛，肉蹄，目下有二窍为夜目。故《淮南子》云：孕女见麇而子四目也。《博物志》云：南方麇千百为群，食泽草，践处成泥，名曰麇暖，人因耕获之，其鹿所息处，谓之鹿场也。今猎人多不分别，往往以麇为鹿。牡者犹可以角退为辨，牝者通目为麇鹿矣。

〔时珍曰〕《别录》言十月取脂，炼过收用，而《周礼》冬献狼，夏献麇。注云：狼膏聚，麇膏散。聚则温，散则凉，以顺时也。

【气味】辛，温，无毒。

【主治】痈肿、恶疮，死肌，寒风湿痹，四肢拘缓不收，风头肿气，通腠理。（《本经》）

治少年气盛，面生疮疱，化脂涂之。（时珍）

【气味】甘，温，无毒。

【主治】益气补中，治腰脚。（孟诜）

补五脏不足气。（禹锡）

【发明】〔时珍曰〕按陆农师云：鹿以阳为体，其肉食之燠；麇以阴为体，其肉食之寒。观此，则《别录》麇脂令人阴痿，孟诜言多食肉令人弱房，及角、肉不同功之说，亦此意也。

# 麝

**▋释名** 射父、香獐。〔时珍曰〕麝之香气远射，故谓之麝。

**▋集解** 〔时珍曰〕麝居山，獐居泽，以此为别，麝出西北者香结实，出东南者谓之土麝，亦可用，而力次之。

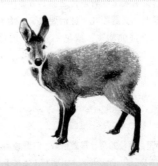

麝

【气味】辛，温，无毒。

【主治】疗诸凶邪鬼气，中恶，心腹暴痛，胀急痞满，风毒，去面𪒟，目中肤翳，妇人产难堕胎，通神仙。（《别录》）

辟恶气，杀鬼精物，去三虫蛊毒，温疟痫痉。久服，除邪，不梦寤魇魅。（《本经》）

通诸窍，开经络，透肌骨，解酒毒，消瓜果食积，治中风、中气、中恶，痰厥，积聚症瘕。（时珍）

【发明】〔李杲曰〕麝香入脾治内病。凡风病在骨髓者宜用之，使风邪得出。若在肌肉用之，反引风入骨，如油入面之不能出也。

〔严用和曰〕中风不省者，以麝香、清油灌之，先通其关，则后免语塞瘫痪之证，而他药亦有效也。

〔时珍曰〕严氏言风病必先用麝香，而丹溪谓风病、血病必不可用，皆非通论。盖麝香走窜，能通诸窍之不利，开经络之壅遏。若诸风、诸气、诸血、诸痛、诸痫、症瘕诸证，经络壅闭，孔窍不利者，安得不用为引导以开之、通之耶？非不可用也，但不可过耳。《济生方》治食瓜果成积作胀者用之，治饮酒成消渴者用之，云果得麝则坏，酒得麝则败，此得用麝之理者也。

**▋附方**

中风不省。麝香二钱研末，入清油二两和匀，灌之，其人自苏也。（《济生》）

破伤风（水毒肿痛不可忍）。麝香末一字纳疮中，出尽脓水，便效。（《普济》）

【气味】甘，温，无毒。

【主治】腹中症病。（时珍）

**▋附方**

小儿症病。麝肉二两（切焙），蜀椒三百枚（炒捣末），以鸡子白和，丸小豆大。每服二三丸，汤下，以知为度。（《范汪方》）

# 狐

**▋释名** 〔时珍曰〕《埤雅》云：狐，孤也。狐性疑，疑则不可以合类，故其字从孤省。或云狐知虚实，以虚击实，实即孤也，故从孤，亦通。

**▋集解** 〔弘景曰〕江东无狐，狐出北方及益州。形似狸而黄，善为魅。

〔时珍曰〕狐，南北皆有之，北方最多。有黄、黑、白三种，白色者尤稀。尾有白钱文者亦佳。日伏于穴，夜出窃食。声如婴儿，气极臊烈。毛皮可为裘，其腋毛纯白，谓之狐白。许慎云：妖兽，鬼所乘也。有三德：其色中和，小前大后，死则首丘。或云狐知上伏，不度阡陌。或云狐善听冰，或云狐有媚珠，或云狐至百岁，礼北斗而变化为男、女、淫妇以惑人。又能击尾出火。或云狐魅畏狗。千年老狐，惟以千年枯木然照，则见真形。或云犀角置穴，狐不敢归。《山海经》云：青丘之山，有狐九尾，能食人，食之不蛊。

【气味】甘，温，无毒。

【主治】同肠作臛食，治疮疥久不瘥。（苏恭）

煮炙食，补虚损，又主五脏邪气，患蛊毒寒热者，宜多服之。（孟诜）

作脍生食，暖中去风，补虚劳。（苏颂）

附方

狐肉羹。治惊痫恍惚，语言错谬，歌笑无度，及五脏积冷，蛊毒寒热诸病。用狐肉一片及五脏治净，入豉汁煮熟，入五味作羹，或作粥食。京中以羊骨汁、鲫鱼代豉汁，亦妙。（《食医心镜》）

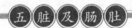

【气味】苦，微寒，有毒。

【主治】蛊毒寒热，小儿惊痫。（《别录》）

补虚劳，随脏而补，治恶疮疥。生食，治狐魅。

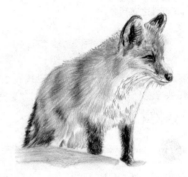

狐

（《日华》）

肝烧灰，治风痫及破伤风，口紧搐强。（时珍）

附方

劳疟瘴疟。野狐肝一具（阴干），重五日更初，北斗下受气为末，粳米饭作丸绿豆大。每以一丸绯帛裹，系手中指，男左女右。（《圣惠》）

【主治】破伤中风。（时珍）

【发明】〔时珍曰〕狐目治破伤风，方见刘氏《保寿堂方》，云神效无比。腊月收取狐目阴干，临时用二目一副，炭火微烧存性，研末，无灰酒服之。又《淮南万毕术》云：狐目狸脑，鼠去其穴。谓涂穴辟鼠也。

# 兔

《别录》中品

■ 释名 ■ 明视。〔时珍曰〕按魏子才《六书精蕴》云：兔字篆文象形。一云：吐而生子，故曰兔。《礼记》谓之明视，言其目不瞬而了然也。

■ 集解 ■〔时珍曰〕按《事类合璧》云：兔大如狸而毛褐，形如鼠而尾短，耳大而锐。上唇缺而无脾，长须而前足短。尻有九孔，趺居，趫捷善走。舐雄豪而孕，五月而吐子。

【气味】辛，平，无毒。

【主治】补中益气。（《别录》）

止渴健脾。生食，压丹石毒。（《日华》）

凉血，解热毒，利大肠。（时珍）

【发明】〔宗奭曰〕兔者，明月之精。有白毛者，得金之气，入药尤效。凡兔至秋深时可食，金气全也，至春、夏则味变矣。然作酱必用五味，既患豌豆疮，又食此物，发毒太甚，恐斑烂损人。

〔时珍曰〕兔至冬月龁木皮，已得金气而气内实，故味美；至春食草麦，而金气衰，故不美也。今俗以饲小儿，云令出痘稀，盖亦因其性寒而解热耳。故又能治消渴，压丹石毒。若痘已出，及虚寒者，宜戒之。刘纯《治例》云：反胃，结肠甚者难治，常食兔肉则便自行。又可证其性之寒利矣。

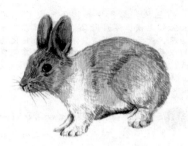

兔

**附方**

消渴羸瘦。用兔一只，去皮、爪、五脏，以水一斗半煎稠，去滓澄冷，渴即饮之。极重者不过二兔。（崔元亮《海上方》）

 **血**

【气味】咸，寒，无毒。

【主治】凉血活血，解胎中热毒，催生易产。（时珍）

**附方**

心气痛。《瑞竹堂方》：用腊兔血和茶末四两，乳香末二两，捣丸芡子大。每温醋化服一丸。谈野翁方：腊月八日，取活兔血和面，丸梧子大。每白汤下二十一丸。

 **脑**

【主治】涂冻疮。（《别录》）

催生滑胎。（时珍）

同膏，治耳聋。（苏恭）

**附方**

手足皲裂。用兔脑髓生涂之。（《圣惠》）

 **头 骨**

【气味】甘，酸，平，无毒。

【主治】头眩痛，癫疾。（《别录》）

连皮毛烧存性，米饮服方寸匕，治天行呕吐不止，以瘥为度。（苏颂）

连毛髓烧灰酒服，治产难下胎，及产后余血不下。（《日华》）

烧末，敷妇人产后阴脱，痈疽恶疮。水服，治小儿疳痢。煮汁服，治消渴不止。（时珍）

**附方**

预解痘毒。十二月取兔头煎汤浴小儿，除热去毒，令出痘稀。（《饮膳正要》）

产后腹痛。兔头炙热摩之，即定。（《必效》）

 **肝**

【主治】目暗。（《别录》）

明目补劳，治头旋眼眩。（《日华》）

和决明子作丸服，甚明目。切洗生食如羊肝法，治丹石毒发上冲，目暗不见物。（孟诜）

**附方**

风热目暗（肝肾气虚，风热上攻，目肿暗）。用兔肝一具，米三合，和豉汁，如常煮粥食。（《普济》）

# 鼠

《别录》下品

**▌释名** 雌鼠（音锥）、老鼠、首鼠、家鹿。〔时珍曰〕此即人家常鼠也。以其尖喙善穴，故南阳人谓之雌鼠。其寿最长，故俗称老鼠。其性疑而不果，故曰首鼠。岭南人食而讳之，谓为家鹿。鼠字篆文，象其头、齿、腹、尾之形。

**▌集解** 〔弘景曰〕入药用牡鼠，即父鼠也。其胆才死便消，不易得也。

〔时珍曰〕鼠形似兔而小，青黑色。有四齿而无牙，长须露眼。前爪四，后爪五。尾文如织而无毛，长与身等。五脏俱全，肝有七叶，胆在肝之短叶间，大如黄豆，正白色，贴而不垂。《卫生家宝方》言其胆红色者何耶？鼠孕一月而生，多者六七子。惠州獠民取初生闭目未有毛者，以蜜养之，用献亲贵。挟而食之，声犹唧唧。谓之蜜唧。《淮南子》云：鱼食巴豆而死，鼠食巴豆而肥。段成式云：鼠食盐而身轻，食砒而即死。《易》云：艮为鼠。《春秋运斗枢》云：玉衡星散而为鼠。《抱朴子》云：鼠寿三百岁。满百岁则色白，善凭人而卜，名曰仲。能知一年中吉凶，及千里外事。鼠类颇繁。《尔雅》、《说文》所载，后世未能悉知，后世所知者，二书复未尽载。可见格物无穷也。

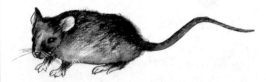

鼠

【气味】甘，微温，无毒。

【主治】疗踒折，续筋骨，生捣敷之，三日一易。（《别录》）

治小儿惊痫。（《日华》）

五月五日同石灰捣收，敷金疮神效。（时珍）

腊月烧之，辟恶气。（弘景）

【发明】〔刘完素曰〕鼠善穿而用以治疮瘘者，因其性而为用也。

附方

疮肿热痛。灵鼠膏：用大雄鼠一枚，清油一斤煎焦，滴水不散，滤再煎，下（炒紫）黄丹五两，柳枝不住搅匀，滴水成珠，下黄蜡一两，熬带黑色成膏，瓷瓶收，出火毒。每用摊贴，去痛而凉。（《经验方》）

破伤风病。角弓反张，牙噤肢强。用鼠一头和尾烧灰，以腊猪脂和敷之。（《梅师》）

乳汁清少。死鼠一头烧末，酒服方寸匕，勿令妇知。（《子母秘录》）

杖疮肿痛。未毛鼠同桑葚子入麻油中浸酿。临时取涂，甚效。（《西湖志》）

汤火伤疮。小老鼠泥包烧研，菜油调涂之。（谈野翁方）

已下并用牡鼠。

【气味】甘，热，无毒。

【主治】小儿哺露大腹，炙食之。（《别录》）

小儿疳疾，腹大贪食者，黄泥裹，烧熟去骨，取肉和五味豉汁作羹食之。勿食骨，甚瘦人。（孟诜）

主骨蒸劳极，四肢羸瘦，杀虫及小儿疳瘦。酒熬入药。（苏颂）

炙食，治小儿寒热诸痫。（时珍）

附方

小儿症癖。老鼠肉煮汁，作粥食之。（姚和众方）

乳汁不通。鼠肉作羹食之，勿令知之。（《产书》）

【主治】目暗。（弘景）

点目，治青盲雀目不见物。滴耳，治聋。（时珍）

【发明】〔时珍曰〕癸水之位在子，气通于肾，开窍于耳，注精于瞳子，其标为齿。鼠亦属子宫癸水，其目夜明，在卦属艮，其精在胆，故胆能治耳聋、青盲，睛能明目，而骨能生齿，皆肾病也。

附方

耳卒聋闭。以鼠胆汁（二枚）滴之，如雷鸣时即通。（《本事方》）

多年老聋。《卫生家宝方》：胜金透关散：用活鼠一枚系定，热汤浸死，破喉取胆，真红色者是也。用川乌头一个（炮去皮）、华阴细辛各二钱，胆矾半钱，为末，以胆和匀，再焙干研细，入麝香半字。

青盲不见。雄鼠胆、鲤鱼胆各二枚，和匀，滴之立效。（《圣惠方》）

【主治】煎之，亦疗诸疮。（弘景）

汤火伤。（苏颂）

耳聋。（时珍）

附方

久聋。鼠脂半合，青盐一钱，蚯蚓一条，同和化，以绵蘸捻滴耳中，塞之。（《圣惠方》）

419

**头**

【主治】瘰疬鼻衄，汤火伤疮。（时珍）

**附方**

鼻衄脓血。正月取鼠头烧灰，以腊月猪脂调敷之。（《外台》）

汤火伤灼。死鼠头，以腊月猪脂煎令消尽，敷之则不作瘢，神效。（《千金方》）

 **目**

【主治】明目，能夜读书，术家用之。（陶弘景）

**附方**

目涩好眠。取一目烧研，和鱼膏点入目眦。兼以绛囊盛两枚佩之。（《肘后》）

# 猬

《本经》中品

■ **释名** 蝟、毛刺、蝟鼠。〔时珍曰〕按《说文》彚字篆文象形，头足似鼠，故有鼠名。

■ **集解** 〔时珍曰〕猬之头、觜似鼠，刺毛似豪猪，踡缩则形如芡房及栗房，攒毛外刺，尿之即开。《炙毂子》云：刺端分两头者为猬，如棘针者为猱。与《蜀》说不同。《广韵》云：似猬而赤尾者，名䱷居。

 **皮**

【气味】苦，平，无毒。

【主治】五痔阴蚀、下血赤白、五色血汁不止，阴肿，痛引腰背，酒煮杀之。（《本经》）

疗腹痛疝积，烧灰酒服。（《别录》）

治肠风泻血，痔病有头，多年不瘥，炙末，白饮服方寸匕。烧灰吹鼻，止衄血。甚解一切药力。（《药性》）

**附方**

肠痔有虫。猬皮烧末，生油和涂。（《肘后方》）

肠风下血。白刺猬皮一枚（铫内爆焦，去皮留刺），木贼半两（炒黑），为末。每服二钱，热酒调下。（杨氏《家藏方》）

五色痢疾。猬皮烧灰，酒服二钱，（《寿域方》）

大肠脱肛。猬皮一斤（烧），磁石（煅）五钱，桂心五钱，为末。每服二钱，米饮下。（叶氏《摘玄》）

反胃吐食。猬皮烧灰，酒服。或煮汁，或五味淹炙食。（《普济》）

小儿惊啼（状如物刺）。用猬皮三寸烧末，敷乳

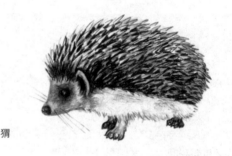

猬

头饮儿。（《子母秘录》）

 **肉**

【气味】甘，平，无毒。

【主治】反胃，炙黄食之。亦煮汁饮。又主瘘。（藏器）

 **胆**

【主治】点目，止泪。化水，涂痔疮。（时珍）

**附方**

痘后风眼（发则两睑红烂眵泪）。用刺猬胆汁，用箸点入，痒不可当，二三次即愈。尤胜乌鸦胆也。（董炳《集验方》）

# 人部

## 本草纲目

李时珍曰：《神农本草》人物惟发髲一种，所以别人于物也。后世方伎之士，至于骨、肉、胆、血，咸称为药，甚哉不仁也。今于此部凡经人用者，皆不可遗。惟无害于义者，则详述之。其惨忍邪秽者则略之，仍辟断于各条之下。

# 爪甲

《纲目》

**▌释名** 筋退。〔时珍曰〕爪甲者，筋之余，胆之外候也。《灵枢经》云：肝应爪，爪厚色黄者胆厚，爪薄色红者胆薄；爪坚色青者胆急，爪软色赤者胆缓；爪直色白无纹者胆直，爪恶色黑多纹者胆结。

【气味】甘、咸，无毒。

【主治】鼻衄，细刮嘬之，立愈。众人甲亦可。（宗奭）

催生，下胞衣，利小便，治尿血，及阴阳易病，破伤中风，去目翳。（时珍）

怀妊妇人爪甲：取末点目，去翳障。（藏器）

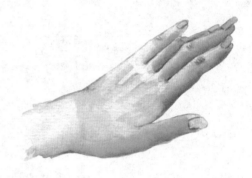

爪甲

### 附方

消除脚气。每寅日割手足甲，少侵肉，去脚气。（《外台秘要》）

小便转胞。自取爪甲，烧灰水服。（《肘后》）

小便尿血。人指甲半钱，头发一钱半，烧研末。每服一钱，空心温酒下。（《圣济录》）

妊娠尿血。取夫爪甲烧灰，酒服。（《千金方》）

胞衣不下。取本妇手足爪甲，烧灰酒服。即令有力妇人抱起，将竹筒于胸前赶下。（《圣惠》）

诸痔肿痛。蚕茧内入男子指甲令满，外用童子顶发缠裹，烧存性，研末，蜜调敷之。仍日日吞牛胆制过槐子，甚效。（万表《积善堂方》）

针刺入肉。凡针折入肉，及竹木刺者。刮人指甲末，同酸枣仁捣烂，唾调涂之。次日定出。（《圣惠方》）

飞丝入目。刮爪甲末，箸头同津液点之，其丝自聚拔出也。（危氏《得效方》）

物入目中。左手爪甲，刀刮屑末，灯草蘸点翳上，三次即出也。

癍痘生翳（一切目疾）。并以木贼擦取爪甲末，同朱砂末等分，研匀，以露水搜，丸芥子大。每以一粒点入目内。（《圣惠》）

目生花翳。刀刮爪甲细末，和乳点之。（《集简方》）

目生珠管。手爪甲（烧灰）、贝齿（烧灰）、龙骨各半两为末。每用少许，点珠管上，日点三四次。（《圣惠方》）

积年泻血，百药不效。用人指甲（炒焦）、麝香各二钱半，干姜(炮)三两，白矾(枯过)、败皮巾(烧灰)各一两，为末。每粥饮一钱，日二服。（《圣济总录》）

# 牙齿

《日华》

**▌释名** 〔时珍曰〕两旁曰牙，当中曰齿。肾主骨，齿者骨之余也。女子七月齿生，七岁齿龀，三七肾气平而真牙生，七七肾气衰，齿槁发素。男子八月齿生，八岁齿龀，三八肾气平而真牙生，五八肾气衰，齿槁发堕。钱乙云：小儿变蒸蜕齿，如花之易苗。不及三十二齿者，由蒸之不及其数也。

【气味】甘、咸，热，有毒。

【主治】除劳治疟，蛊毒气。入药烧用。（《大明》）

治乳痈未溃，痘疮倒黡。（时珍）